W0206682

M. Bäumel | K. Hergeth | T. Bein | M. Creutzenberg

Pharmakotherapie in der Intensivmedizin

Medizinisch Wissenschaftliche Verlagsgesellschaft

Gebrauchsanweisung für dieses Buch

Cave (Pitfalls)
Fehlerquellen und Gefahren bei der Beurteilung einer therapeutischen Situation oder der Anwendung eines Arzneimittels.
Wichtige Aussagen, die Sie nicht überlesen sollten.

Praxistipp
Praktische Hinweise für die Anwendung eines Arzneimittels bzw. für die Umsetzung einer Behandlungsstrategie

Exkurs
Weiterführende Informationen, z. B. zur Pharmakologie, wissenschaftliche Hintergrundinformationen, Diskussionen und die Darstellung wichtiger Studien vertiefen das Wissen.

Wichtige Hinweise

Die Verfasser haben große Mühe darauf verwandt, die fachlichen Inhalte auf den Stand der Wissenschaft bei Drucklegung zu bringen. Die Erkenntnisse der Medizin unterliegen einem laufenden Wandel und zudem sind Irrtümer oder Druckfehler nie auszuschließen. Daher können Verlag und Autoren für Angaben zum diagnostischen oder therapeutischen Vorgehen (zum Beispiel Indikationen, Dosierungen, unerwünschte Wirkungen oder Applikationsformen) keine Gewähr übernehmen. Derartige Angaben müssen vom Leser im Einzelfall anhand der Produktinformation der jeweiligen Hersteller und vergleichbarer Literaturstellen auf ihre Richtigkeit überprüft werden.

Der Inhalt dieses Buches bezieht sich nahezu ausschließlich auf die Intensivmedizin des Erwachsenen. Auf Medikamente und Dosierungsempfehlungen für Kinder wird nur in besonderen Fällen (z. B. Status epilepticus) Bezug genommen. Bei Fragen zur Pharmakotherapie im Kindesalter verweisen wir auf spezielle Lehr- und Nachschlagebücher.

Die in diesem Buch behandelten Medikamente werden prinzipiell als Wirkstoffe, bzw. Freinamen („Generics") dargestellt. Zur Erleichterung einer klinischen Verknüpfung werden beispielhaft häufig verwendete Handelsnamen erwähnt. Diese Verweise verstehen sich aber nicht als Darstellung von „Marktführern" oder als persönliche Wertungen der Autoren. Darüber hinaus ist zu beachten, dass für den größten Teil der behandelten Medikamente mehrere Präparate von verschiedenen Firmen angeboten werden.

M. Bäumel | K. Hergeth | T. Bein | M. Creutzenberg

Pharmakotherapie in der Intensivmedizin

Wirkstoffprofile, Behandlungsstrategien, Fehler und Gefahren

4. Auflage

Medizinisch Wissenschaftliche Verlagsgesellschaft

Dr. rer. nat. Monika Bäumel
Klinik für Anästhesiologie, Apotheke
Universitätsklinikum Regensburg
Franz-Josef-Strauß-Allee 11
93042 Regensburg

Prof. Dr. med. Thomas Bein
Klinik für Anästhesiologie
Universitätsklinikum Regensburg
Franz-Josef-Strauß-Allee 11
93042 Regensburg

Dr. med. Kurt Hergeth
Abteilung für Anästhesie und
operative Intensivmedizin
Klinikum Weiden
Söllnerstraße 16
92637 Weiden

Dr. med. Marcus Creutzenberg
Klinik für Anästhesiologie
Universitätsklinikum Regensburg
Franz-Josef-Strauß-Allee 11
93042 Regensburg

MWV Medizinisch Wissenschaftliche Verlagsgesellschaft mbH & Co. KG
Unterbaumstraße 4
10117 Berlin
www.mwv-berlin.de

ISBN 978-3-95466-369-9

Bibliografische Information der Deutschen Nationalbibliothek
Die Deutsche Nationalbibliothek verzeichnet diese Publikation in der Deutschen Nationalbibliografie; detaillierte bibliografische Informationen sind im Internet über http://dnb.d-nb.de abrufbar.

Bei vorliegendem Werk handelt es sich um die aktualisierte und erweiterte Auflage des Titels „Intensivbuch Pharmakotherapie".

Produkt-/Projektmanagement: Anna-Lena Spies, Berlin
Lektorat: Monika Laut-Zimmermann, Berlin
Layout & Satz: zweiband.media, Agentur für Mediengestaltung und -produktion GmbH, Berlin
Druck: druckhaus köthen GmbH & Co. KG, Köthen

Zuschriften und Kritik an:
MWV Medizinisch Wissenschaftliche Verlagsgesellschaft mbH & Co. KG, Unterbaumstraße 4, 10117 Berlin, lektorat@mwv-berlin.de

Vorwort zur 4. Auflage

Für einen wachsenden Kreis von intensivmedizinisch tätigen oder interessierten Kollegen ist das vorliegende Buch zu einem zuverlässigen Begleiter bei der täglichen klinischen Arbeit geworden. Das Konzept der „Pharmakotherapie in der Intensivmedizin“ hat sich bewährt: Medikamente werden nicht nur in Bezug auf ihren Wirkmechanismus, ihre Indikationen und Dosierungen charakterisiert, sondern auch im Kontext der notwendigen differenzialdiagnostischen und -therapeutischen Überlegungen dargestellt. Ziel ist eine effiziente und sichere Pharmakotherapie. Dazu gehört auch die übersichtliche Darstellung von Nebenwirkungen und Wechselwirkungen mit anderen Medikamenten, die einen Interaktions-Check auf einen Blick ermöglicht.

Die 4. Auflage liegt nun vor. Es erfolgte eine vollständige Überarbeitung unter Berücksichtigung neuer Erkenntnisse, praxisnaher Informationen und der aktuellen Studienlage. Bewährte Medikamente, die in den früheren Auflagen noch nicht berücksichtigt waren, wurden ebenso aufgenommen wie neue Entwicklungen auf dem Gebiet der Antikoagulantien und der Antibiotika. Komplexe pharmakologische Strategien im III. Teil des Buches, die wesentliche Neuerungen erfahren haben, wurden ebenfalls aktualisiert.

Wir möchten erneut dem Team der Medizinisch Wissenschaftlichen Verlagsgesellschaft für die bewährte Zusammenarbeit danken. Wir hoffen, auch mit der 4. Auflage dem anhaltenden Interesse gerecht zu werden.

Regensburg und Weiden, im April 2018
Dr. Monika Bäumel
Dr. Kurt Hergeth
Prof. Dr. Thomas Bein
Dr. Marcus Creutzenberg

Geleitwort zur 1. Auflage

Nur wenige Fächer haben in den letzten zwei Jahrzehnten eine fulminante Entwicklung vollzogen wie die Intensivmedizin. Mittels komplexer Therapiestrategien ermöglicht die Intensivmedizin immer häufiger die erfolgreiche Behandlung kritisch kranker Patienten aller Altersklassen nach ausgedehnten Operationen, schweren Verletzungen oder lebensbedrohlichen Infektionen. Neben umfangreichen medikamentösen Therapiekonzepten schließt die Intensivmedizin heute auch verschiedenste „Organersatztherapien" ein, die temporäre Organausfälle durch maschinellen Ersatz (Beatmung, Nierenersatz, Herz-Kreislaufunterstützung) überbrücken können.

Dieser Fortschritt ist im Wesentlichen zwei klinisch-wissenschaftlichen Strömungen geschuldet: Technische Neuerungen und innovative Materialentwicklungen ermöglichen die komplikationsarme Anwendung aufwendiger apparativer Verfahren in der modernen Intensivmedizin. Hinzu kommt die Entwicklung neuer selektiver Pharmaka, die mit zur Erfolgsgeschichte der modernen Intensivmedizin beitragen. Die Behandlung schwerstkranker Intensivpatienten ist immer von einer „Multi-Pharmaka-Therapie" begleitet. Der sinnvolle Einsatz komplexer Pharmakastrategien fordert vom modernen Intensivmediziner tiefgreifende pharmakologische Kenntnisse. Das exakte Wissen um komplexe Wirkprofile und Interaktionen der Pharmaka mit ihren potenziell lebensbedrohlichen Nebenwirkungen ist ebenso unverzichtbar wie das Verständnis von sinnvoll wirksamen Dosierungen: welches Medikament in welcher Situation mit welcher Dosierung, ohne über die Fallstricke „Interaktion, Komplikation, Unwirksamkeit" zu stolpern? Erfolge der modernen Intensivmedizin fordern ihren Preis: Intensivtherapie stellt im Krankenhaus den Bereich mit den höchsten Kosten dar. Intelligente, klug gewählte Pharmakotherapie kann als wichtiger Hebel dienen, Behandlungsqualität und Kostenbewusstsein miteinander zu verbinden.

An ein speziell auf die Pharmakologie in der Intensivmedizin zugeschnittenes Buch, das vor allem auch auf die Nutzen-Risiko-Abwägung in diesem hochkomplexen Bereich eingeht, wagte sich bisher keine Autorenschaft. Umso mehr ist es zu begrüßen, dass unser Autorenteam an der Universitätsklinik Regensburg die Initiative ergriffen hat und nun ein praxisnahes, evidenzorientiertes Werk vorlegt, das sich von allgemein gehaltenen Pharmakologie-Lehrbüchern bewusst unterscheidet: Das Intensivbuch Pharmakotherapie gibt einen prägnanten und schnellen Überblick zu den Wirkstoffen, welche in der modernen Intensivmedizin häufig Einsatz finden. Ganz bewusst wird dabei ein besonderer Fokus auf Medikamenteninteraktionen, auf Änderungen der Pharmakotherapie bei eingeschränkten Organfunktionen und verständliche (Hintergrund-)Informationen gelegt. Didaktisch einprägsam und zum raschen Nachschlagen sind Rubriken („Praxistipp" und „Cave!") hervorgehoben, die günstige Aspekte der Therapie betonen, aber auch vor speziellen Fehlern und Gefahren warnen.

In einem weiteren Abschnitt dieses Buches werden pharmakologische Therapiestrategien für besondere Herausforderungen angeboten, die von der akuten Bronchialobstruktion bis zur Antikoagulation während der Nierenersatztherapie reichen. Wie so häufig in der Medizin bewirken Pharmaka nicht nur Gutes, sie können auch Auslöser komplexer Störungen sein, die sich dem Intensivmediziner nicht immer unmittelbar erschließen. Dankenswerterweise haben sich die Autoren auch diesem bedeutsamen Thema gestellt, indem sie kurz und prägnant klinisch wichtige, manchmal bedrohliche Symptome (Fieber, Nierenfunktionsstörung, Hörverlust, Blutbildveränderungen) als möglicherweise „medikamenteninduziert" zur Diskussion stellen und somit den Leser sensibilisieren, auch an diese Ursache zu denken.

Dieses Buch ist nicht an einem Schreibtisch entstanden, sondern es resultiert aus einem innovativen Weg, den die Klinik für Anästhesiologie des Universitätsklinikums Regensburg eingeschlagen hat, indem sie eine engagierte Pharmazeutin ins Team der Intensivstation aufnahm. Diese stellte sich als unschätzbare Hilfe für die konsequente Umsetzung einer differenzierten Pharmakotherapie bei unseren Intensivpatienten heraus. Es ist darum eine nahezu logische Folge, diese positiven Erfahrungen in einem überschaubaren Buch zu Papier zu bringen, um sie mit allen interessierten Medizinern und Pharmazeuten zu teilen.

Diesem Intensivbuch Pharmakotherapie wünsche ich den großen Erfolg, den es verdient, da es einen wichtigen Aspekt der modernen Intensivmedizin anschaulich bearbeitet. Meinen Mitarbeitern von den Intensivstationen danke ich, dass sie trotz der erheblichen klinischen Belastung auf ihren Stationen zielstrebig diese Arbeit für das Abfassen dieses Buches auf sich genommen haben. Ich hege die Hoffnung, aber auch die feste Überzeugung, dass ein solches für die Intensivmedizin zugeschnittenes kompetentes Nachschlagewerk einen erheblichen Beitrag zur Optimierung pharmakologischer Strategien beitragen und somit den weiteren Weg der modernen Intensivmedizin begleiten wird, zum Wohle der uns anvertrauten Patienten.

Prof. Dr. med. Bernhard M. Graf, MSc.
Direktor der Klinik für Anästhesiologie
Universitätsklinikum Regensburg

Inhalt

I

Pharmaka in der Intensivmedizin

1 Diuretika

Unter Diuretika versteht man Substanzen, die eine vermehrte renale Ausscheidung von extrazellulärer Flüssigkeit sowie Elektrolyten bewirken. Neben ihren unterschiedlichen Angriffsorten lassen sich die Diuretika je nach ihrer Wirkstärke in zwei Gruppen unterteilen. Als High-ceiling-Diuretika bezeichnet man die Substanzen, mit denen aufgrund ihrer linearen Dosis-Wirkungs-Beziehung eine stärkere Diurese durch Dosissteigerung erzielt werden kann. Unter Low-ceiling-Diuretika versteht man diejenigen Substanzen, bei denen nach einer geringen Dosissteigerung keine weitere Zunahme der Wirkpotenz erreicht werden kann.

Furosemid (z. B. Lasix®)

Wirkmechanismus

Furosemid ist der Hauptvertreter der Schleifendiuretika. Es blockiert am dicken aufsteigenden Schenkel der Henle'schen Schleife rasch und reversibel den $Na^+/K^+/2Cl^-$-Carrier in der luminalen Zellmembran. Durch die verminderte Salzrückresorption kann die Hypertonizität des Nierenmarks nicht aufrechterhalten werden. Die Fähigkeit zur Konzentrierung des Harnes geht verloren, es kommt zur vermehrten Wasserausscheidung.

Charakterisierung

- Furosemid ist ein *High-ceiling*-Diuretikum, 20 bis 25 % des Glomerulusfiltrates können zur Ausscheidung gebracht werden.
- Wirkeintritt nach 2–15 Minuten, Wirkdauer 4 bis 6 Stunden, Elimination überwiegend renal.
- Schleifendiuretika sind Mittel der Wahl in der Akut- bzw. Notfallbehandlung.
- Eine einmalige Gabe innerhalb von 24 Stunden führt durch die kurze und starke Diurese zu einem sog. *Rebound*-Effekt, d. h. der diuretische Nettoeffekt wird durch Flüssigkeitsretention und postdiuretische Natriumretention vermindert.
- Die Erweiterung der venösen Kapazitätsgefäße und der damit verbundene verminder-

te venöse Rückstrom zum Herzen führen zu einer Senkung der myokardialen Wandspannung. Dies stellt einen günstigen hämodynamischen Effekt bei herzinsuffizienten Patienten dar. Voraussetzung für initiale Vasodilatation sind eine intakte Prostaglandinsynthese und ein aktiviertes Renin-Angiotensin-Aldosteron-System.

Intravenöse Bolusgabe und rasche Injektion führen häufiger zu Ototoxizität als kontinuierliche Verabreichung.

Im Nierenversagen beträgt die intravenöse Höchstdosis beim Erwachsenen 20 mg pro Stunde. Höhere Dosen führen zu keiner Effektsteigerung. Ist ein prärenales Nierenversagen ausgeschlossen und bleibt die Oligurie/Anurie bestehen, muss ein Nierenersatzverfahren angestrebt werden.

Bei oraler Gabe können die Einzeldosis und die Maximaldosis deutlich höher liegen als bei intravenöser Gabe. Die Bioverfügbarkeit variiert individuell stark. Die orale Dosis kann das Doppelte der intravenösen betragen.

Bei Diuretika-induzierter Hypovolämie kann die Gabe von nicht-steroidalen Analgetika/Antirheumatika zu einem akuten Nierenversagen führen.

Bei Verdacht auf eine milde allergische Reaktion (z. B. Hautexanthem) unter Furosemid kann trotz Strukturanalogie alternativ das Schleifendiuretikum Torasemid (z. B. Torem®) versucht werden, wenn der Patient Schleifendiuretika benötigt. Intravenöse Dosierung Torasemid: 5 bis 20 mg als Einzelgabe. Bei kontinuierlicher Applikation 5 bis 20 mg pro Stunde. Die orale Dosis entspricht etwa der intravenösen.

Sequenzielle Nephronblockade: *Aufgrund der verschiedenen Angriffspunkte am Nierentubulus kann die zusätzliche Gabe von Thiazid-Diuretika (Angriffsort frühdistaler Tubulus) eine additive Wirkung auf die Diurese erzielen.*

Die längere Anwendung von Schleifendiuretika kann zu einem sogenannten „breaking"-Phänomen führen, d. h. ihre Wirkung wird durch kompensatorische Steigerung der Natriumresorption im frühdistalen Tubulus herabgesetzt. Die eben dort angreifenden Thiazide wirken diesem Effekt entgegen.

Indikation

Herzinsuffizienz, Hypertonie, dekompensierte Niereninsuffizienz, Leberzirrhose, Lungenödem, ARDS

Dosierung

- **intravenös:** Bolus mit 5 bis 20 mg, kontinuierlich bis 20 mg pro Stunde (s. o.)
- **oral:** Einzeldosis: Initial mit 20 mg; 2 bis 3 Dosen am Tag. Maximale Gesamtdosis 500 mg/Tag

Patienten mit eingeschränkter Leberfunktion

- keine Dosisreduktion erforderlich

Nebenwirkungen

- Hypokaliämie (Verstärkung durch Glukokortikoide)
- Hyponatriämie, Hypomagnesiämie
- Hypernatriämie
- allergisches Exanthem, Lyell-Syndrom
- vorübergehende Kreatinin- und Harnstofferhöhung
- interstitielle Nephritis
- Hörstörungen und Tinnitus (meist reversibel)

Interaktionen

- **Aminoglykosid-Antibiotika:** Nephro-und Ototoxizität ↑
- **Cephalosporine:** Nephrotoxizität ↑
- **Cisplatin:** Nephro- und Ototoxizität ↑
- **Lithium:** Kardio- und Neurotoxizität ↑
- **Methotrexat:** Furosemidwirkung ↓
- **Muskelrelaxanzien:** relaxierende Wirkung ↑
- **Nicht-steroidale Analgetika/Antirheumatika (NSAR):** Furosemidwirkung ↓, akutes Nierenversagen bei Hypovolämie

- **Phenytoin:** Furosemidwirkung ↓
- **Polymyxin-Antibiotika:** Nephrotoxizität ↑
- **Probenecid:** Furosemidwirkung ↓
- **Sucralfat:** Furosemidwirkung ↓ bei oraler Gabe

Hydrochlorothiazid (z. B. HCT-ratiopharm®)

Wirkmechanismus

Die Hauptwirkung erfolgt im frühdistalen Tubulus innerhalb des Nephrons durch Blockade des Na^+/Cl^--Kotransporters. Dadurch werden vermehrt Natrium- und Chloridionen sowie Kalium- und Magnesiumionen ausgeschieden. Es übt außerdem eine schwache hemmende Wirkung auf die Carboanhydratase im proximalen Tubulus aus.

Charakterisierung

- Hydrochlorothiazid gehört zu den *Low-ceiling*-Diuretika, die Diuresestärke beträgt im Vergleich zu den Schleifendiuretika etwa die Hälfte.
- Wirkeintritt nach 1 bis 2 Stunden, diuretische Wirkdauer 10 bis 12 Stunden, antihypertensive Wirkdauer bis zu 24 Stunden, Elimination renal.
- Aufgrund der protrahierten Wirkung wird eine größere Nettoausscheidung an Kochsalz und Wasser erreicht als durch Schleifendiuretika. Hydrochlorothiazid eignet sich daher als Dauertherapeutikum.
- Die renale Calcium-Ausscheidung wird im Gegensatz zu Schleifendiuretika durch Thiazide über eine Stimulierung der Calcium-Resorption im frühdistalen Tubulus gesenkt.
- In der Langzeittherapie führt Hydrochlorothiazid zur Senkung des peripheren Widerstandes durch verminderte Vasokonstriktion.

Bei einer Kreatinin-Clearance von < 30 ml/min. sollte die Therapie abgebrochen werden. Hydrochlorothiazid ist bei dieser stark eingeschränkten Nierenfunktion unwirksam. Da die glomeruläre Filtrationsrate weiter gesenkt wird, ist die Therapie sogar schädlich. Durch das erhöhte, tubuläre Natriumangebot an der Macula densa wird über eine tubulo-glomeruläre Rückkopplung die glomeruläre Filtrationsrate reduziert.

Bei Diuretika-induzierter Hypovolämie kann die Gabe von nicht-steroidalen Analgetika/Antirheumatika zu einem akuten Nierenversagen führen.

Eine Dosissteigerung außerhalb der üblichen Tagesdosen führt zu keiner Effektivitätserhöhung, sondern zu einer Zunahme der unerwünschten Nebenwirkungen (Low-ceiling-Diuretika).

Die Darreichungsform von Hydrochlorothiazid ist üblicherweise die Tablettenform. Ist eine Sondenapplikation nötig, so können die Tabletten geteilt sowie zermörsert und suspendiert werden.

Die durch die Therapie erhöhten Kalium-Verluste werden durch eine gleichzeitige Gabe von Kalium-sparenden Diuretika (Triamteren, Amilorid) vermindert bzw. verhindert.

Indikation

Arterielle Hypertonie, Ödeme (kardial, hepatisch, renal)

Dosierung

Oral

- **Arterielle Hypertonie:** 1 x 12,5–25 mg pro Tag
- **Ödeme:** 1 x 25–50 mg pro Tag

Patienten mit eingeschränkter Nierenfunktion

- **Serumkreatinin-Clearance: < 30 ml/min.:** kontraindiziert!

Hydrochlorothiazid ist bei stark eingeschränkter Nierenfunktion unwirksam und schädlich.

Patienten mit eingeschränkter Leberfunktion

- Bei schwerer Beeinträchtigung der Lebersyntheseleitung ist die Gabe von Hydrochlorothiazid kontraindiziert.

Nebenwirkungen

- allergische Hautreaktionen
- Hyperurikämie
- interstitielle Nephritis
- Ikterus
- Pankreatitis
- Hypokaliämie
- Hyponatriämie
- metabolische Alkalose
- Hyperglykämie und Glukosurie
- reversibler Anstieg von Kreatinin bzw. Harnstoff
- Erhöhung der Serumlipide (Cholesterin, Triglyceride)
- Serumamylase ↑
- akute Cholezystitis bei vorbestehender Cholelithiasis
- Hypermagnesiurie
- Übelkeit, Erbrechen, Diarrhoe, Abdominalschmerzen
- Arzneimittelfieber
- Vaskulitis
- Leukopenie, Thrombozytopenie
- Sehstörungen
- interstitielle Pneumonie

Interaktionen

- **ACE-Hemmer**: massiver Blutdruckabfall, Verschlechterung der Nierenfunktion
- **β-Blocker**: Hyperglykämie
- **Colestyramin oder Colestipol**: Absorption von Hydrochlorothiazid ↓
- **Glukokortikoide**: Hypokaliämie ↑
- **Herzwirksame Glykoside**: Herzglykosid-Wirkung ↑, Nebenwirkung der Herzglykoside ↑
- **Lithium**: Kardio- und Neurotoxizität ↑
- **Methyldopa**: Hämolysen durch Bildung von Antikörpern gegen Hydrochlorothiazid
- **Muskelrelaxanzien**: relaxierende Wirkung ↑
- **Nicht-steroidale Analgetika/Antirheumatika (NSAR)**: Hydrochlorothiazidwirkung ↓, akutes Nierenversagen bei Hypovolämie
- **Urikosurika**: urikosurische Wirkung ↓ (Gichtanfälle)
- **Zytostatika** (z. B. Methotrexat, Cyclophosphamid, Fluoruracil): Knochenmarkstoxizität ↑ insbesondere Granulozytopenie

Xipamid (z. B. Xipamid AbZ)

Xipamid nimmt eine Sonderstellung zwischen Schleifendiuretika und Thiazid-Diuretika ein und ist in der Wirkung den anderen Thiaziden überlegen. Es hemmt im frühdistalen Tubulus die Natriumchlorid-Rückresorption von der peritubulären Blutseite her, wodurch es sich im Wirkmechanismus von den anderen Thiaziden unterscheidet. Da die glomeruläre Filtrationsrate nicht beeinflusst wird, kann Xipamid bis zur terminalen Niereninsuffizienz eingesetzt werden.

Dosierung

- **Hypertonie**: 1 x 10–20 mg pro Tag
- **Ödeme**: 1 x 10–40 mg pro Tag
- **Maximale Tagesdosis**: 2 x 40 mg pro Tag

Spironolacton (z. B. Aldactone®)

Wirkmechanismus

Spironolacton gehört als Aldosteronantagonist zur Gruppe der kaliumsparenden bzw. kaliumretinierenden Diuretika. Im spätdistalen Tubulus und im Sammelrohr aktiviert das Mineralkortikoid Aldosteron die luminalen Natriumkanäle und kontrolliert die peritubuläre Na^+/K^+-Austauschpumpe (Na^+/K^+-ATPase). Dadurch wird Natrium über die luminale Zellmembran resorbiert und Kalium sezerniert. Indem Spironolacton kompetitiv die Bindung von Aldosteron an seinen Rezeptor hemmt, wird sowohl die Natrium-Reabsorption als auch die Kaliumausscheidung vermindert.

Charakterisierung

- Spironolacton ist ein *Low-ceiling*-Diuretikum, als Monotherapeutikum besitzt es nur eine schwache diuretische Wirkung.
- Wirkeintritt nach 2 bis 4 Stunden, Wirkdauer 16 bis 24 Stunden.
- Der maximale diuretische Effekt tritt erst nach 3 bis 5 Tagen ein (er kann auch erst nach 2 Wochen auftreten).
- Spironolacton ist bei fehlender bzw. erniedrigter Sekretion von Aldosteron wirkungslos (z. B. bei Nebennierenrindeninsuffizienz).
- Elimination renal und hepatisch.

Hyperkaliämie ist häufig zu beobachten und somit für eine Spironolacton-Therapie kontraindiziert.

Die durch Hydrocortison induzierte Hypernatriämie kann durch Verabreichung von Spironolacton vermindert werden.

Bei Patienten mit Leberzirrhose führt eine Aktivierung des Renin-Angiotensin-Aldosteron-Systems sowie ein reduzierter hepatischer Aldosteronmetabolismus zu einem sog. sekundären Hyperaldosteronismus. Dieser kann mit Spironolacton therapiert werden.

Die oralen Darreichungsformen sind zermörserbar bzw. suspendierbar und somit zur Sondenapplikation geeignet.

Indikation

Ödeme, primärer Hyperaldosteronismus, sekundärer Hyperaldosteronismus (s. o.), Hydrocortison-induzierte Hypernatriämie, (Herzinsuffizienz, Hypertonie)

Dosierung

Oral

- **Ödeme**: Initial: 1–2 x 100–200 mg pro Tag
- **Erhaltungstherapie**: 1–2 x 100–200 mg pro Tag; maximale Tagesdosis: 400 mg
- **Leberzirrhose**: initial: 4 x 25 mg pro Tag, Steigerung bis zur maximalen Tagesdosis von 400 mg

Patienten mit eingeschränkter Nierenfunktion

- Serumkreatinin-Clearance: 30–60 ml/min.: sorgfältige Überwachung der Therapie
- Serumkreatinin-Clearance: < 30 ml/min.: Gabe von Spironolacton ist kontraindiziert

Patienten mit eingeschränkter Leberfunktion

- Keine Dosisreduktion erforderlich

Nebenwirkungen

- Gynäkomastie
- Hirsutismus
- Magen-Darm-Beschwerden, u. a. mit Blutungen der Magenschleimhaut sowie gastrointestinale Ulcera
- Hyperchlorämische metabolische Azidose
- Erhöhung des Harnsäurespiegels

Interaktionen

- **ACE-Hemmer**: Hyperkaliämie, akutes Nierenversagen
- **Furosemid**: akutes Nierenversagen
- **Herzwirksame Glykoside**: Glykosidempfindlichkeit ↓, Digoxin-Blutspiegel ↑
- **Kaliumsparende Diuretika** (Triamteren, Amilorid): Hyperkaliämie
- **Lithium**: Kardio- und Neurotoxizität ↑
- **Nicht-steroidale Analgetika/Antirheumatika (NSAR)**: Spironolactonwirkung ↓, Hyperkaliämie

Kaliumcanrenoat (Aldactone®)

Kaliumcanrenoat ist die intravenös zu applizierende „Schwestersubstanz" von Spironolacton mit identischem Wirkmechanismus und Nebenwirkungsprofil.

Dosierung

- 200–400 mg i. v. pro Tag (aufgeteilt in 2 Einzeldosen)

2 Immunsuppressiva

Immunsuppressive Substanzen unterdrücken die Immunantwort, indem sie sowohl die Vermehrung als auch die Aktivierung von Immunzellen hemmen. Dadurch wird eine Toleranz von körperfremden oder fälschlicherweise als körperfremd erkannten Substanzen bzw. Geweben entwickelt, die wichtig ist für die Prophylaxe von Abstoßungsreaktionen bei Organtransplantationen sowie bei der Behandlung von AutoimmuFnerkrankungen:. Der Nachteil einer Therapie mit Immunsuppressiva ist dabei die verminderte Abwehr gegen Infekte oder Tumorzellen.

2.1 Calcineurin-Inhibitoren

Wirkmechanismus

Calcineurin-Inhibitoren binden im Cytosol an Immunophiline, die wiederum mit dem Enzym Calcineurin, eine Proteinphosphatase, in der T-Zelle interagieren. Dadurch wird die Dephosphorylierung des Transkriptionsfaktors NF-AT (nukleärer Faktor aktivierter T-Zellen) verhindert und somit die Synthese und Freisetzung von T-Zell-stimulierenden Zytokinen, wie z. B. IL-2, inhibiert. Die Aktivierung von T-Zellen wird unterdrückt.

Ciclosporin (z. B. Sandimmun®)

Charakterisierung

- Ciclosporin ist ein zyklisches Polypeptid und wird von dem Bodenpilz *Tolypocladium inflatum* synthetisiert.
- Ciclosporin wirkt spezifisch und reversibel auf Lymphozyten.
- Die Absorption erfolgt hauptsächlich im Duodenum und Jejunum. Sie kann individuell sehr unterschiedlich sein.
- Maximale Plasmakonzentrationen werden innerhalb von 1 bis 6 Stunden nach Applikation erreicht

- Die orale Bioverfügbarkeit beträgt 20 bis 50%.
- Die Proteinbindung im Plasma beträgt etwa 90%, überwiegend an Lipoproteine gebunden.
- Der Metabolismus erfolgt über das Cytochrom P-450-Enzymsytem in der Leber.
- Die Eliminationshalbwertszeit liegt zwischen 6 und 20 Stunden, überwiegend biliäre Elimination.
- Ciclosporin bindet an das Immunophilin Cyclophilin.

Aufgrund der relativ niedrigen Bioverfügbarkeit nach oraler Applikation muss die Dosierung nach individuellem Blutspiegel erfolgen. Die Blutentnahme zur Wirkstoffspiegelkontrolle soll direkt vor der nächsten Gabe vorgenommen werden.

Das im Handel befindliche Infusionslösungskonzentrat für die intravenöse Applikation enthält Rizinusöl. Dadurch kann es zu anaphylaktischen Reaktionen kommen.

Aufgrund des Rizinusölgehaltes im Infusionslösungskonzentrat sollte die orale Applikation bevorzugt werden. Postoperativ empfiehlt es sich, so bald wie möglich auf die orale Applikationsform umzustellen. Für die orale Gabe muss die 2–3-fache Dosis der i. v.-Applikation gegeben werden, grundsätzlich erfolgt die Dosierung jedoch nach Blutspiegel.

Die intravenöse Applikation muss langsam über 4 Stunden erfolgen.

Durch die gleichzeitige Gabe von Cytochrom P-450-Enzyminhibitoren kann die Nephro- und Hepatotoxizität von Ciclosporin verstärkt werden. Der Wirkstoffspiegel im Blut sollte deshalb engmaschig kontrolliert und die Ciclosporindosis entsprechend angepasst werden.

Der Blutspiegel (Vollblut) wird vor der Morgendosis bestimmt. Liegt das Resultat bis zum Nachmittag vor, kann die Abend- und nächste Morgendosis festgelegt werden. Sinnvoll erscheinen als Dosierungszeitpunkte deshalb 8 und 20 Uhr.

Ciclosporin wird nicht renal eliminiert, ist aber nephrotoxisch. Die gleichzeitige Gabe von weiteren nephrotoxischen Substanzen sollte deshalb vermieden werden.

Bei der festen oralen Arzneiform handelt es sich um Weichgelatinekapseln, die nicht über die Sonde verabreicht werden können. Für die Sondenapplikation eignet sich eine im Handel befindliche Ciclosporin Lösung. Kapseln und Lösung sind bioäquivalent und können im Dosisverhältnis 1:1 appliziert werden.

Bei gleichzeitiger Gabe von Rifampicin kann die Ciclosporinkonzentration im Blut absinken. Eine 3- bis 5-fache Erhöhung der Ciclosporindosis kann erforderlich sein.

Um eine bessere Verteilung zu erlangen, kann zur Herstellung einer oralen Ciclosporin-Lösung ca. 100 ml Milch oder Orangensaft (kein Grapefruitsaft) verwendet werden.

Indikation

Prophylaxe und Therapie der Transplantatabstoßung

Dosierung

- Prinzipiell erfolgt die Dosierung *unter Kontrolle des Blutspiegels* (siehe Praxistipp)!
- **Intravenös:** 2 mg/kg KG pro Tag in zwei Einzeldosen.
  Die intravenöse Dosis muss *über 4 Stunden* appliziert werden!
- **Oral:** ca. 5 mg/kg KG pro Tag, bzw. die 2–3-fache Dosierung der i. v.-Gabe.
- **Der therapeutische Zielbereich** vor der nächsten Gabe liegt zwischen 100 und 200 ng/ml.

Patienten mit eingeschränkter Nierenfunktion

- Ciclosporin kann die Nierenfunktion beeinträchtigen. Deshalb müssen die Serum-Kreatinin-Spiegel regelmäßig kontrolliert werden.
- Falls der Serum-Kreatinin-Spiegel um mehr als 30% im Verlauf der Therapie ansteigt,

muss die Dosis um 25 bis 50 % reduziert werden.
- Falls der Serum-Kreatinin-Spiegel um mehr als 50 % im Verlauf der Therapie ansteigt, muss die Dosis um mindestens 50 % reduziert werden.
- Falls eine Dosisreduktion innerhalb eines Monats keine Senkung des Serum-Kreatinin-Spiegels bewirkt, muss ein alternatives Immunsuppressivum gewählt werden.
- Ciclosporin ist nicht hämodialysierbar; eine zusätzliche Gabe ist daher nicht erforderlich!

Patienten mit eingeschränkter Leberfunktion
- Die Ciclosporindosis ist bei Patienten mit schwerer Leberfunktionsstörung (Child-Pugh C) um 20 bis 50 % zu reduzieren. Engmaschige Blutspiegelkontrollen sind erforderlich!

Nebenwirkungen

- Nierenfunktionsstörung, Niereninsuffizienz; unter Langzeittherapie: Nierenschädigung mit Strukturveränderungen (z. B. interstitielle Fibrose)
- Anstieg von Bilirubin und Leberenzymen
- Anämie, Leukozytopenie, Thrombozytopenie
- Hämolytisch-urämisches Syndrom
- Elektrolytstörungen (v. a. Hyperkaliämie)
- Hypertonie
- Tremor, Parästhesien
- Hypercholesterolämie, Hyperglykämie
- Gingivitis hypertrophicans, Hypertrichose
- Gastritis, Übelkeit, Erbrechen, Durchfall
- Ödeme

Interaktionen

Patienten entwickeln nach Transplantation häufig Infektionen. Bei Gabe von Antibiotika/Antimykotika ist sorgfältig auf die möglichen Interaktionen zu achten, welche den Ciclosporin-Spiegel erheblich beeinflussen können!

- **CYP-450-Inhibitoren** (z. B. Erythromycin, Fluconazol, Omeprazol, Diltiazem, Verapamil, Ritonavir, Grapefruitsaft): Ciclosporin-Konzentration ↑
- **CYP-450-Induktoren** (z. B. Rifampicin, Carbamazepin, Phenytoin, Phenobarbital, Johanniskrautextrakt): Ciclosporin-Konzentration ↓
- **Aciclovir**: Nephrotoxizität ↑
- **Amilorid**: Hyperkaliämie
- **Amiodaron**: Verdopplung/Erhöhung der Ciclosporinkonzentration im Blut
- **Aminoglykoside**: Nephrotoxizität ↑
- **Amphotericin B**: Nephrotoxizität ↑
- **Ciprofloxacin**: Nephrotoxizität ↑
- **Diclofenac**: Nephrotoxizität ↑
- **Digoxin**: Erhöhung der Digoxin-Plasmakonzentration
- **Fibrate**: Nephrotoxizität ↑
- **Foscarnet**: Nephrotoxizität ↑
- **Ganciclovir**: Nephrotoxizität ↑
- **Spironolacton**: Hyperkaliämie
- **Statine**: Steigerung der Plasmakonzentration von Statinen und damit erhöhtes Risiko für Myopathien und Rhabdomyolyse
- **Triamteren**: Hyperkaliämie
- **Trimethoprim**: Nephrotoxizität ↑

Tacrolimus (z. B. Prograf®)

Charakterisierung

- Tacrolimus ist ein Makrolid-Lacton und wird von dem Pilz *Streptomyces tsukubaensis* synthetisiert.
- Tacrolimus wirkt auf Lymphozyten und unterdrückt die Bildung von einigen Lymphokinen.
- Maximale Plasmakonzentrationen werden innerhalb von 1 bis 3 Stunden nach oraler Applikation erreicht.
- Die orale Bioverfügbarkeit beträgt im Durchschnitt 20 bis 25 %.

- Die Proteinbindung im Plasma beträgt über 99 %, überwiegend an Serumalbumin und α_1-saures Glycoprotein gebunden.
- Der Metabolismus erfolgt über das Cytochrom P-450-Emzymsytem (vorwiegend CYP3A4) in der Leber.
- Die Eliminationshalbwertszeit liegt zwischen 12 und 16 Stunden (bei gesunden Probanden ca. 43 Stunden), überwiegend biliäre Elimination.
- Tacrolimus bindet an das Immunophilin FK-Bindungs-Protein-12 (FKBP-12).

Aufgrund einer möglichen anaphylaktischen Reaktion sollte Tacrolimus nur dann intravenös gegeben werden, wenn eine orale Applikation nicht möglich ist. Die Gefahr für Anaphylaxie kann durch langsame Infusion oder durch vorherige Gabe eines Antihistaminikums vermindert werden.

Die Bioverfügbarkeit nach oraler Applikation ist individuell sehr unterschiedlich. Deshalb muss die Dosierung nach individuellem Blutspiegel erfolgen. Die Blutentnahme zur Wirkstoffspiegelkontrolle soll direkt vor der nächsten Gabe vorgenommen werden.

Tacrolimus ist potenziell nephro- und hepatotoxisch. Blutspiegel müssen engmaschig kontrolliert werden!

Die orale Dosis kann 7–10-fach höher sein als die intravenöse Dosis. Zu einer Überdosierung mit bedrohlichen unerwünschten Nebenwirkungen (z. B. zerebrale Schäden) kann es kommen, wenn die orale Dosis versehentlich intravenös gegeben wird.

Der Umfang und die Resorptionsgeschwindigkeit von oral verabreichtem Tacrolimus werden hauptsächlich von fettreicher Nahrung verringert.

Tacrolimus-haltige Infusionslösungen sind im Alkalischen instabil und dürfen somit nicht mit alkalisch reagierenden Lösungen kombiniert werden.

Tacrolimus verlängert die Halbwertszeit und erhöht die Nephrotoxizität von Ciclosporin. Deshalb darf eine Umstellung von Ciclosporin auf Tacrolimus erst bei niedrigen Ciclosporinspiegeln erfolgen. In der Praxis ist dies erst 24 Stunden nach Absetzen von Ciclosporin der Fall.

Die Gabe von Tacrolimus kann zu Hyperkaliämien führen bzw. bereits bestehende Hyperkaliämien verstärken. Daher sollten keine kaliumsparenden Diuretika sowie hohe Mengen Kalium verabreicht werden.

Die gleichzeitige Gabe von nephrotoxischen Substanzen sollte vermieden werden.

Für die orale Applikation können die im Handel befindlichen Kapseln bei Bedarf geöffnet, deren Inhalt in Wasser suspendiert und über die Sonde appliziert werden.

*Im Falle eines Tacrolimus-induzierten hämolytisch-urämischen Syndroms (Tacrolimus-induzierte Mikroangiopathie) können Plasmapherese und die Gabe von FFP (*fresh frozen plasma*) als Gegenmaßnahmen versucht werden. Die Immunsuppression kann auf* Sirolimus *(Rapamune®) umgestellt werden.*

Bei gleichzeitiger Gabe von Rifampicin sinkt die Tacrolimuskonzentration im Blut. Eine bis zu 10-fache Dosissteigerung von Tacrolimus kann daher notwendig sein.

Obwohl Tacrolimus nicht hämodialysierbar ist, kann im Falle einer Überdosierung eine Senkung des toxischen Spiegels mittels Hämofiltration bzw. Hämodiafiltration versucht werden.

Indikation

Systemische Anwendung zur Prophylaxe der Transplantatabstoßung nach Leber-, Nieren- oder Herztransplantationen.

Dosierung

- Prinzipiell erfolgt die Dosierung unter *Kontrolle des Blutspiegels* (Vollblut)!

Oral

- 0,1–0,2 mg/kg KG pro Tag in zwei Einzeldosen

Intravenös (Cave: nur, wenn orale Gabe unmöglich!)

- **Lebertransplantation**: 0,03 mg/kg KG pro Tag
- **Herztransplantation**: 0,01 mg/kg KG pro Tag
- **Nierentransplantation**: 0,03 mg/kg KG pro Tag
- **Der therapeutische Zielspiegel** soll in der Regel zwischen 10 und 14 ng/ml liegen.

Patienten mit eingeschränkter Nierenfunktion

- In der Regel ist keine Dosisanpassung notwendig. Allerdings sollten aufgrund des nephrotoxischen Potenzials möglichst niedrige Dosierungen gewählt werden.
- Während der Therapie muss eine strenge Überwachung der Nierenfunktion erfolgen (Bestimmung von Serumkreatininwert, Kreatinin-Clearance, Harnvolumen)!
- Im Falle einer postoperativen Oligurie sollte eine Fortsetzung der Tacrolimus-Therapie frühestens nach 48 Stunden erfolgen oder über eine alternative immunsuppressive Therapie nachgedacht werden.
- Tacrolimus wird nicht hämodialysiert, eine zusätzliche Gabe ist daher nicht erforderlich.

Patienten mit eingeschränkter Leberfunktion

- Um die Talspiegel im Blut zu erreichen und somit eine Überdosierung zu vermeiden, kann bei mäßigen bis schweren Leberfunktionsstörungen (Child-Pugh B/C) eine Dosisreduktion notwendig sein.
- Bei eingeschränkter Leberfunktion ist der Metabolismus von Tacrolimus beeinträchtigt und somit die Eliminationshalbwertszeit verlängert und die Clearance vermindert. Das Risiko für eine Nierenschädigung ist damit erhöht. Engmaschige Blutspiegelkontrollen sind erforderlich!

Nebenwirkungen

- Nephrotoxizität: Nierenfunktionsstörung, Niereninsuffizienz, Anurie
- Hepatotoxizität: Erhöhung der Leberenzymwerte, Cholangitis, Hepatitis
- Anämie, Leukozytopenie, Leukozytose, Thrombozytopenie, thrombotische thrombozytopenische Purpura
- Hämolytisch-urämisches Syndrom
- Elektrolytstörungen (z. B. Hyperkaliämie, aber auch Hypokaliämie), metabolische Azidose
- Hypertonie
- Kardiomyopathien: Tachykardie, Kammerarrhythmie, Herzinsuffizienz
- Neurotoxizität: Tremor, Parästhesien, Krampfanfälle, bis hin zu irreversiblen neurologischen Schäden
- Hypercholesterinämie, Hyperglykämie
- Störungen des Sehvermögens
- Gastrointestinale Störungen: Übelkeit, Durchfall
- Ödeme

Interaktionen

Patienten entwickeln nach Transplantation häufig Infektionen. Bei Gabe von Antibiotika/Antimykotika ist sorgfältig auf die möglichen Interaktionen zu achten, welche den Tacrolimus-Spiegel erheblich beeinflussen können!

- **CYP-450-Inhibitoren** (z. B. Erythromycin, Fluconazol, Omeprazol, Diltiazem, Verapamil, Ritonavir, Grapefruitsaft): Tacrolimus-Blutspiegel ↑
- **CYP-450-Induktoren** (z. B. Rifampicin, Carbamazepin, Isoniazid, Metamizol, Phenytoin, Phenobarbital, Johanniskrautextrakt): Tacrolimus-Blutspiegel ↓
- **Aciclovir**: Nephrotoxizität ↑
- **Amilorid**: Hyperkaliämie
- **Aminoglykoside**: Nephrotoxizität ↑
- **Amphotericin B**: Nephrotoxizität ↑
- **Ciclosporin**: Verlängerung der Ciclosporin-Halbwertszeit, Nephrotoxizität ↑
- **Ciprofloxacin**: Nephrotoxizität ↑
- **Cotrimoxazol**: Nephrotoxizität ↑
- **Ganciclovir**: Nephrotoxizität ↑, Neurotoxizität ↑
- **Ibuprofen**: Nephrotoxizität ↑

- **Spironolacton**: Hyperkaliämie
- **Triamteren**: Hyperkaliämie
- **Vancomycin**: Nephrotoxizität ↑

2.2 mTOR-Inhibitoren

Wirkmechanismus

Durch die Bindung an das Immunophilin FKBP-12 wird mTOR (*mammalian Target of Rapamycin*) gehemmt. Die Proteinkinase mTOR aktiviert durch Phosphorylierung verschiedene Translations- und Elongationsfaktoren und steuert damit die Translation von Regulatoren des Zellzyklus in T- und B-Lymphozyten. Die Hemmung des Enzyms mTOR führt folglich zu einer Blockade der Progression des Zellzyklus. Die Lymphozyten können weder proliferieren noch aktiviert werden.

Sirolimus (Synonym: Rapamycin) (Rapamune®)

Charakterisierung

- Sirolimus ist ein Makrolid und wird aus dem Pilz *Streptomyces hygroscopius* isoliert.
- Sirolimus weist antiangiogene und tumorsuppressive Eigenschaften auf.
- Sirolimus unterdrückt die Wundheilung.
- Maximale Plasmakonzentrationen werden innerhalb von 1 bis 2 Stunden nach oraler Applikation erreicht.
- Die orale Bioverfügbarkeit beträgt im Durchschnitt 14 %.
- Sirolimus wird in starkem Ausmaß an feste Blutbestandteile gebunden.
- Der Metabolismus erfolgt bevorzugt über das Cytochrom P-450-Enzymsytem (CYP3A4) in der Leber.
- Die Eliminationshalbwertszeit beträgt etwa 62 Stunden, überwiegend biliäre Elimination.
- Im Vergleich zu Calcineurininhibitoren fehlende Nephro- und Neurotoxizität.

Aufgrund der niedrigen Bioverfügbarkeit nach oraler Applikation muss die Dosierung nach individuellem Blutspiegel erfolgen. Die Blutentnahme zur Wirkstoffspiegelkontrolle soll direkt vor der nächsten Gabe erfolgen.

Bei einer Kombinationstherapie mit Ciclosporin kann der Sirolimus-Blutspiegel steigen, da Ciclosporin den Stoffwechsel von Sirolimus inhibiert. Während einem ausschleichenden Absetzen von Ciclosporin muss deshalb eine engmaschige Blutspiegelkontrolle erfolgen. Eine bis zu vierfach höhere Sirolimus-Dosierung wird dann erforderlich, da die inhibierende Wirkung auf den Sirolimus-Stoffwechsel wegfällt und ein rascherer Abbau erfolgt.

Fettreiche Mahlzeiten können die Bioverfügbarkeit und damit die Wirkstoffkonzentrationen nach oraler Applikation von Sirolimus verringern.

Sirolimus ist ein Substrat der Multisubstanz-Efflux-Pumpe P-Glykoprotein (P-gp) im Dünndarm und des Cytochrom P-450-Enzymsytems (überwiegend CYP3A4) in der Leber. Die Resorption und Elimination von Sirolimus kann daher von anderen Substanzen, die ebenfalls mit diesen Proteinen interagieren, beeinflusst werden.

Sirolimus gibt es ausschließlich als orale Darreichungsform. Für die Sondenapplikation wird Sirolimus als Lösung empfohlen. Lösung und Tablette sind bioäquivalent und können im Dosisverhältnis 1:1 appliziert werden.

Falls Sirolimus mit Ciclosporin kombiniert wird, ist zu beachten, dass Sirolimus 4 Stunden nach der oralen Ciclosporin-Gabe appliziert wird, um den Einfluss von Ciclosporin auf den Sirolimus-Stoffwechsel zu minimieren.

Um Schwankungen des Wirkstoffspiegels im Blut so gering wie möglich zu halten, sollte die Sirolimus-Gabe stets gleichbleibend in Abhängigkeit von der Nahrung erfolgen.

Aufgrund von möglichen Wundheilungsstörungen, ist eine Therapie mit Sirolimus innerhalb der Akutphase nach Transplantation nicht zu empfehlen.

Indikation

Prophylaxe der Transplantatabstoßung.

Dosierung

- Prinzipiell erfolgt die Dosierung *unter Kontrolle des Blutspiegels* (Vollblut)!

Initial

- Initialdosis: 6 mg p. o., danach 1 x 2 mg p. o. pro Tag für ca. 2 bis 3 Monate
- Der *Vollblut-Talspiegel* soll dabei zwischen 4 bis 12 ng/ml liegen.
- Die begleitende Ciclosporin-Behandlung muss stufenweise reduziert werden.

Erhaltungstherapie

- Nach *Vollblut-Talspiegel*: 12 bis 20 ng/ml (Der höhere Talspiegel ist nötig, da nach dem Absetzen von Ciclosporin Sirolimus allein die Immunsuppression sicherstellen muss).

Patienten mit eingeschränkter Nierenfunktion

- Eine Dosisanpassung ist nicht notwendig.

Patienten mit eingeschränkter Leberfunktion

- Die Blutspiegel müssen engmaschig kontrolliert werden. Eine Dosisreduktion um etwa 30 bis 50 % der normalen Dosis kann notwendig sein.

Nebenwirkungen

- Thrombozytopenie, Neutropenie, Leukopenie, Panzytopenie
- Anämie, thrombotische thrombozytopenische Purpura, hämolytisch-urämisches Syndrom
- erhöhte Laktat-Dehydrogenase, erhöhte Lebertransaminasen
- Lungenembolie, Pneumonie, Pneumonitis
- Hypokaliämie
- Infektionen des Harntraktes, Pyelonephritis
- Hypercholesterinämie, Hypertriglyceridämie
- Tachykardie
- Bauchschmerzen, Diarrhoe
- Stomatitis, Pankreatitis
- Lymphozele, tiefe Venenthrombose
- periphere Ödeme, Lymphödeme
- Arthralgie, Osteonekrose
- Proteinurie, nephrotisches Syndrom
- Akne, Hautausschlag
- Wundheilungsstörungen

Interaktionen

Patienten entwickeln nach Transplantation häufig Infektionen. Bei Gabe von Antibiotika/Antimykotika ist sorgfältig auf die möglichen Interaktionen zu achten, welche den Sirolimus-Spiegel erheblich beeinflussen können!

- **CYP-450-Inhibitoren** (z. B. Erythromycin, Fluconazol, Omeprazol, Diltiazem, Verapamil, Ritonavir, Grapefruitsaft): Sirolimus-Konzentration ↑
- **CYP-450-Induktoren** (z. B. Rifampicin, Carbamazepin, Phenytoin, Phenobarbital, Johanniskrautextrakt): Sirolimus-Konzentration ↓
- **ACE-Hemmer**: Risiko für Angioödeme ↑
- **Calcineurin-Inhibitoren**: Risiko für hämolytisch-urämisches Syndrom, thrombotisch-thrombozytopenische Purpura, thrombotische Mikroangiopathie ↑
- **Ciclosporin**: Nephrotoxizität ↑
- **Fibrate**: Mögliche Rhabdomyolyse
- **Statine** (Ausnahme: Atorvastatin): Mögliche Rhabdomyolyse

Everolimus (z. B. Certican®)
Everolimus ist ein synthetisches Derivat von Sirolimus, das ebenfalls als Immunsuppressivum zur Prophylaxe der Transplantatabstoßung eingesetzt werden kann. Im Wesentlichen unterscheiden sich die beiden mTOR-Inhibitoren in ihren pharmakokinetischen Eigenschaften. Die Eli-

minationshalbwertszeit von Everolimus ist kürzer und beträgt 28 Stunden.

2.3 Mycophenolatmofetil (CellCept®)

Wirkmechanismus

Mycophenolatmofetil wird zu der aktiven Substanz Mycophenolsäure metabolisiert. Durch Bindung an das Enzym Inosinmonophosphat-Dehydrogenase wird die *De-novo*-Guanosinnucleotid-Biosynthese gehemmt. Da hauptsächlich die T- und B-Lymphozyten auf die *De-novo*-Synthese von Purinen angewiesen sind, inhibiert Mycophenolatmofetil die Proliferation der Lymphozyten sowie die Antikörperbildung.

Charakterisierung

- Mycophenolatmofetil ist der Ester der Mycophenolsäure (*Prodrug*), die aus *Penicillium glaucum* isoliert wird.
- Mycophenolatmofetil wird nach Verabreichung in den aktiven Metaboliten Mycophenolsäure in der Leber umgewandelt.
- Maximale Plasmakonzentrationen werden innerhalb von 6 bis 12 Stunden nach Applikation erreicht.
- Die orale Bioverfügbarkeit beträgt im Durchschnitt 94 %, d. h. die orale Dosis entspricht der intravenösen Dosis.
- Mycophenolsäure wird zu 97 % an Plasmaalbumin gebunden.
- Die Eliminationshalbwertszeit beträgt 16 bis 18 Stunden, überwiegend renale Elimination als Mycophenolsäure-Glucuronid (MPAG).
- Mycophenolsäure-Glucuronid unterliegt dem enterohepatischen Kreislauf. Darmbakterien katalysieren eine Deglucuronidierung und die freigesetzte Säure wird wieder absorbiert.

Mycophenolatmofetil sollte nicht länger als 14 Tage intravenös appliziert werden. Die orale Applikation sollte so früh wie möglich begonnen werden.

Mycophenolatmofetil darf intravenös nicht als schnelle Injektion oder Bolusinjektion gegeben werden. Infusionslösungen sollen über mindestens 2 Stunden intravenös verbreicht werden.

Aufgrund der in Tierversuchen nachgewiesenen teratogenen Eigenschaften von Mycophenolatmofetil ist beim Umgang mit der Substanz Vorsicht geboten (siehe Praxistipp).

Die Anwendung von Mycophenolatmofetil während der Schwangerschaft kann zu angeborenen Missbildungen vorwiegend des Ohres führen.

Tabletten sollten aufgrund der potenziell teratogenen Wirkung nicht geteilt, germörsert oder suspendiert werden. Kapseln sollten deshalb ebenfalls nicht geöffnet werden. Für die Sondenapplikation steht ein Pulver zur Herstellung einer Suspension im Handel zur Verfügung.

Bei der Herstellung der intravenösen Lösung oder der oralen Suspensionslösung ist aufgrund der in Tierversuchen nachgewiesenen teratogenen Eigenschaften von Mycophenolatmofetil Vorsicht geboten. Das Pulver sollte nicht eingeatmet werden. Außerdem sollte Hautkontakt bei der Zubereitung vermieden werden. Nach Kontakt muss die betreffende Hautstelle mit ausreichend Seife und Wasser gereinigt werden. Nach Augenkontakt müssen die Augen ebenfalls ausreichend mit Wasser gespült werden.

Mycophenolatmofetil kann auch zu den Mahlzeiten verabreicht werden, um gastrointestinale Nebenwirkungen zu minimieren.

Indikation

Prophylaxe der Transplantatabstoßung bei Patienten mit allogener Nieren-, Herz- oder Lebertransplantation.

Dosierung

- **Nierentransplantation:** 2 x 1 g i. v. pro Tag
- **Herztransplantation:** 2 x 1,5 g i. v. pro Tag
- **Lebertransplantation:** Die ersten Tage 2 x 1 g i. v. pro Tag, danach 2 x 0,75 g p. o. pro Tag
- **Die intravenöse Dosis** entspricht der oralen Dosis.

Patienten mit eingeschränkter Nierenfunktion

- Patienten mit schwerer Niereninsuffizienz sollte nicht mehr als 1 g zweimal pro Tag verabreicht werden.
- Durch Hämodialyse werden wahrscheinlich keine klinisch signifikanten Mengen Mycophenolsäure bzw. Mycophenolsäureglucuronid eliminiert.
- Für Herz- oder Lebertransplantierte Patienten mit schwerer Niereninsuffizienz liegen keine Daten vor.

Patienten mit eingeschränkter Leberfunktion

- Keine Dosisanpassung erforderlich.

Nebenwirkungen

- Leukopenie, Thrombozytopenie, Anämie
- Infektionen, Sepsis
- Tremor, Konvulsionen, Parästhesien
- Fieber
- Ödeme
- Hypertonie, Hypotonie
- Tachykardie
- Hepatitis, Ikterus, Hyperbilirubinämie
- Hyperglykämie
- Hypercholesterolämie
- Elektrolytstörungen
- Niereninsuffizienz
- Hypertrophie der Haut, Exanthem
- Diarrhoe, Übelkeit, Erbrechen

Interaktionen

- **Aciclovir:** Plasmakonzentration von Aciclovir ↑
- **Antazida, magnesium- und aluminiumhaltig:** Absorption von Mycophenolatmofetil bei gleichzeitiger Verabreichung ↓ (klinische Relevanz allerdings eher gering)
- **Ciclosporin:** Plasmakonzentration von Mycophenolatmofetil ↓
- **Colestyramin:** Wirksamkeit von Mycophenolatmofetil ↓
- **Eisensulfat:** Bioverfügbarkeit von Mycophenolatmofetil ↓
- **Ganciclovir:** Plasmakonzentrationen von Ganciclovir und Mycophenolsäure-Glucuronid ↑
- **Rifampicin:** Plasmakonzentration von Mycophenolatmofetil ↓
- **Sirolimus:** Plasmakonzentration von Mycophenolatmofetil ↓
- **Tacrolimus:** bei Patienten nach Lebertransplantation Plasmakonzentration von Tacrolimus ↑

Mycophenolsäure (Myfortic®)
Im Gegensatz zu Mycophenolatmofetil (Prodrug) handelt es sich bei Mycophenolsäure um die wirksame Substanz. Bezüglich Wirkungs- und Nebenwirkungsprofil sind beide vergleichbar. Mycophenolsäure ist allerdings nur für Patienten nach Nierentransplantationen zugelassen.
Dosierung: 2 x 720 mg p. o. am Tag

2.4 Antikörper

Zur Prophylaxe von Abstoßungsreaktionen nach Organtransplantation können als Immunsuppressiva auch proteinogene Wirkstoffe eingesetzt werden. Es handelt sich dabei um makromolekulare Stoffe, die aus Serum gewonnen bzw. gentechnisch hergestellt werden. Da bei einer akuten Abstoßungsreaktion hauptsächlich die Lymphozyten für eine ausgeprägte Immunantwort verantwortlich sind, zielen die im Folgenden genannten Antikörper im Wesentlichen auf diese Immunzellgruppe.

Therapeutisch verwendbar sind sowohl polyklonale als auch monoklonale Antikörper.

2.4.1 Polyklonale Antikörper

Polyklonale Antikörper werden aus Seren von Tieren (z. B. Kaninchen) gewonnen, die zuvor mit humanen Lymphozyten bzw. Lymphoblasten immunisiert wurden.

Die gebildeten Antikörper binden an unterschiedliche Oberflächenproteine der Immunzellen und induzieren Komplement-abhängige zytotoxische Reaktionen sowie Apoptose. Neben einem starken Abfall der Lymphozyten können auch Thrombozytopenien und Granulozytopenien beobachtet werden.

Aufgrund ihres tierischen Ursprungs können Antikörper gegen diese polyklonalen Antikörper gebildet werden. Deshalb muss in jedem Fall vor erstmaliger Applikation eine Allergietestung in Form eines Hauttests am Patienten durchgeführt werden. Außerdem kann es zu einer lebensbedrohlichen allergischen Reaktion kommen, die auch als „Serumkrankheit" (Symptome sind u. a. Fieber, Juckreiz, Hautausschlag, Gelenk- und Muskelschmerzen) bezeichnet wird.

Durch vorherige Applikation von Glukokortikoiden (z. B. Prednisolon) bzw. Antihistaminika kann die systemische Verträglichkeit verbessert werden.

ATG-Fresenius® S

- polyklonaler Antikörper aus Kaninchen
- gewonnen aus Immunseren von Kaninchen, die mit Lymphoblasten einer humanen T-Zelllinie immunisiert wurden

Dosierung

- 2–5 mg/kg KG i. v. pro Tag, Anwendung über 5 bis 14 Tage
- Mindestens über 4 Stunden intravenös applizieren!

Thymoglobulin

- polyklonaler Antikörper aus Kaninchen
- gewonnen aus Immunseren von Kaninchen, die mit humanen Thymozyten immunisiert wurden

Dosierung

- 1–1,5 mg/kg KG i. v. pro Tag, Anwendung über 2 bis 9 Tage zur Prophylaxe; bei Behandlung von Abstoßungsreaktionen bis zu 14 Tage
- Mindestens über 4 Stunden intravenös applizieren!

2.4.2 Monoklonale Antikörper

Monoklonale Antikörper sind gentechnisch hergestellte Wirkstoffe, die spezifisch an ein bestimmtes Oberflächenprotein auf Immunzellen binden.

Basiliximab (Simulect®)

Der Antikörper Basiliximab erkennt das CD25-Epitop. CD25 ist die α-Untereinheit des IL-2-Rezeptors und wird erst nach Aktivierung von T-Zellen exprimiert. Basiliximab verhindert somit spezifisch die T-Zell-Proliferation, während ruhende T-Zellen nicht beeinflusst werden. Aufgrund dieser Spezifität wird durch Basiliximab keine Myelosuppression verursacht.

Bei Basiliximab handelt es sich um einen chimären Antikörper, d. h. der konstante Teil der schweren Kette besteht aus humanem Protein, die variable Region aus Mausprotein (ca. 25 %). Eine Allergietestung vor Applikation ist daher nicht notwendig, schwere akute Überempfindlichkeitsreaktionen wie beispielsweise Urtikaria, Hypotension, Tachykardie und Bronchospasmus sind jedoch möglich.

- **Eliminations-Halbwertszeit:** ca. 7 Tage

Dosierung

- 20 mg i. v. am Transplantationstag, danach 20 mg i. v. am Tag 4 nach der Transplantation
- Intravenöse Infusionsdauer 20–30 min.
- Basiliximab wird in der Regel als Kombinationstherapie zusammen mit Ciclosporin und Glukokortikoiden (z. B. Prednisolon) appliziert.

3 Antiarrhythmika

Antiarrhythmika sind Pharmaka, die zur Frequenz- bzw. Rhythmuskontrolle bei Störungen der Herzschlagfolge eingesetzt werden (s. Abb. 1).

Für die medikamentöse Therapie von bradykarden Herzrhythmusstörungen stehen β-Rezeptor-Agonisten (z. B. Adrenalin, Orciprenalin) und Parasympatholytika (z. B. Atropin) zur Verfügung (s. Teil III).

Zur Behandlung von tachykarden Herzrhythmusstörungen werden Substanzen mit unterschiedlichen Wirkmechanismen eingesetzt. Es handelt sich dabei um eine heterogene Gruppe von Substanzen, die in verschiedene Klassen eingeteilt werden können (Einteilung nach Vaughan-Williams).

Antiarrhythmogene Wirksubstanzen besitzen eine geringe therapeutische Breite. Die meisten wirken außerdem selbst proarrhythmogen (v. a. Klasse-I-Antiarrhythmika). Eine strenge Indikationsstellung vor Therapiebeginn sowie eine sorgfältige Überwachung der Patienten ist daher unbedingt notwendig!

3.1 Klasse-I-Antiarrhythmika (Natriumkanalblocker)

Wirkmechanismus

Durch Blockade der Natriumkanäle wird der Einstrom von Natriumionen während der Depolarisation gehemmt (Verlängerung der Phase 0 des Aktionspotenzials). Die Leitungsgeschwindigkeit wird somit vermindert und die Refraktärzeit nimmt im Vorhof- und Kammermyokard zu. Im EKG zeigt sich die Wirkung als Verbreiterung des QRS-Komplexes. Außerdem wirken sie negativ inotrop und vasodilatierend.

Ajmalin (z. B. Gilurytmal®)

Charakterisierung

- Nebenalkaloid, welches aus der Pflanze *Rauwolfia serpentina* isoliert wird.

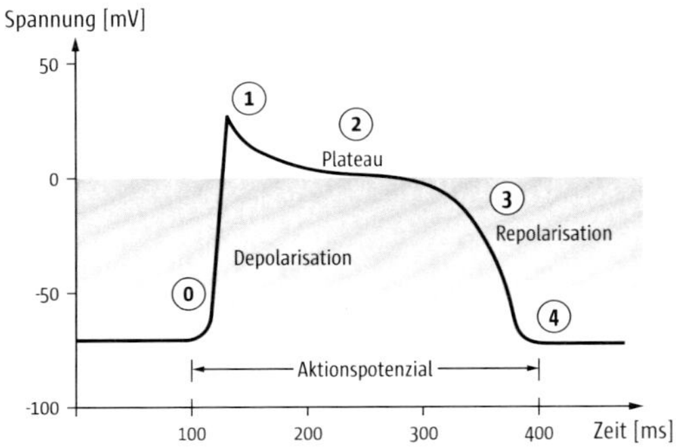

0: Na^+-Einstrom, Depolarisation, Auslösung eines AP
1, 2: Inaktivierung der Na^+-Kanäle, Ca^{2+}-Einstrom
3: Inaktivierung Ca^{2+}-Einstrom, K^+-Ausstrom
4: diastolische Depolarisation
1–4: Refraktärphase

Abb. 1 Antiarrhythmika – Phasen des Aktionspotenzials (AP)

- Verlängerung der Dauer des Aktionspotenzials (Verlängerung der Depolarisation in Phase 0 und 4) und der Refraktärzeit.
- In therapeutischen Dosen geringe negativ inotrope Wirkung und geringe Blutdrucksenkung.
- EKG: Verlängerung der PQ-, QRS- und QT-Strecken.
- Der Wirkungseintritt erfolgt nach ca. 1 Minute, Wirkdauer etwa 15 Minuten.
- Die Proteinbindung im Plasma beträgt etwa 75 %, überwiegend an saure Glykoproteine.
- Die Eliminationshalbwertszeit beträgt ca. 95 Minuten, überwiegend hepatische Elimination.
- Der Metabolismus erfolgt u. a. über das Cytochrom P-450-Enzymsytem in der Leber. Ajmalin inhibiert das Isoenzym CYP 2D6.
- Eine orale Applikation ist aufgrund der niedrigen und stark schwankenden Bioverfügbarkeit nicht möglich.
- Ajmalin ist weder hämodialysierbar noch hämofiltrierbar.

Proarrhythmogenes Potenzial! Durch die Verzögerung der Erregungsleitung können kreisende Erregungen oder möglicherweise Kammerarrhythmien entstehen.

Eine zu schnelle Injektion kann schwerwiegende unerwünschte Nebenwirkungen (z. B. starker Blutdruckabfall, Atemstillstand) zur Folge haben.

Ajmalin ist bei bestehender Herzinsuffizienz, AV-Block, Adam-Stokes-Anfällen, Bradykardie, hypertropher Kardiomyopathie, Digitalisintoxikation, Myasthenia gravis sowie innerhalb der ersten drei Monate nach Myokardinfarkt kontraindiziert.

Medikamente, die eine QT-Zeitverlängerung verursachen können (z. B. Makrolide, Neuroleptika, Antidepressiva, Antihistaminika), sollen nicht gleichzeitig verabreicht werden. Es können neben einem erhöhten Risiko für eine Verlängerung des QT-Intervalls lebensbedrohliche *Torsade de pointes*-Tachykardien auftreten (s. auch Teil II).

Falls bei akuten, bedrohlichen Herzrhythmusstörungen noch keine differenzierte elektrokardiographische Diagnose vorliegt, kann aufgrund des raschen Wirkungseintritts und der relativ kurzen Wirkdauer Ajmalin als Notfallmedikament dienen (siehe Teil III).

Indikation

AV-Reentry-Tachykardie, supraventrikuläre Tachykardien bei WPW-Syndrom, ventrikuläre Tachykardien

Dosierung

I. V.-Injektion

- Injektionsgeschwindigkeit 5–10 mg/min
- Injektionsgeschwindigkeit bei vorgeschädigtem Herzen (Kardiomyopathie, Herzinsuffizienz, ischämische Erkrankung): 2,5–3 mg/min

- **Maximale Einzeldosis**: 50 mg über 5 Minuten als Bolus, nach 30 Minuten Wiederholung möglich

Kontinuierliche Infusion
- **Initial**: 20 mg/h, bei Bedarf bis zu 50 mg/h
- **Tageshöchstdosis**: 1200 mg/Tag

Verbreiterung des QRS-Komplexes und Verlängerung der QT-Zeit können rasch unter der kontinuierlichen Infusion auftreten.

Patienten mit eingeschränkter Nierenfunktion
- Therapie muss unter strikter kardiologischer Überwachung (hämodynamische Parameter, EKG) stattfinden!

Patienten mit eingeschränkter Leberfunktion
- Dosisanpassung erforderlich: max. 30 mg/h

Nebenwirkungen

- Hypotonie
- Cholestase
- Anstieg der Leberenzymwerte
- Übelkeit, Erbrechen, Obstipation, Durchfall
- Kopfschmerzen
- Hitzegefühl, Hautrötung (Flush)

Interaktionen

- **Andere Antiarrhythmika**: additive Hemmung der AV-Erregungsüberleitung, der intraventrikulären Erregungsleitung, der Kontraktionskraft
- **Antidepressiva** (CYP-2D6-Substrat): Serumspiegel der Antidepressiva ↑
- **β-Blocker** (CYP-2D6-Substrat): additive Hemmung der AV-Erregungsüberleitung, der intraventrikulären Erregungsleitung, der Kontraktionskraft; Serumspiegel der β-Blocker ↑
- **Calciumantagonisten**: additive Hemmung der AV-Erregungsüberleitung, der intraventrikulären Erregungsleitung, der Kontraktionskraft
- **Carbamazepin** (CYP-450-Enzyminduktor): Ajmalin-Serumspiegel ↓
- **Chinidin**: Ajmalin-Serumspiegel ↑
- **Diazepam**: Cholestase ↑
- **Hormone**: Cholestase ↑
- **Neuroleptika** (CYP-2D6-Substrat): Serumspiegel der Neuroleptika ↑
- **Phenobarbital** (CYP-450-Enzyminduktor): Ajmalin-Serumspiegel ↓
- **Phenytoin** (CYP-450-Enzyminduktor): Ajmalin-Serumspiegel ↓
- **Rifampicin** (CYP-450-Enzyminduktor): Ajmalin-Serumspiegel ↓
- **Salycilate**: Cholestase ↑
- **Sulfonamide**: Cholestase ↑

3.2 Klasse-II-Antiarrhythmika (β-Adrenozeptor-Antagonisten, „β-Blocker“)

Wirkmechanismus

Durch Antagonisierung der β-adrenergen Rezeptoren wird der durch Katecholamine induzierte Calcium-Einstrom verringert. Es resultieren eine verzögerte AV-Überleitung sowie eine Abnahme der Sinusfrequenz. β-Rezeptorblocker hemmen die positiv chronotrope, positiv dromotrope und arrhythmogene Wirkung des gesteigerten Sympathikotonus.

Metoprolol (z. B. Lopresor®)

Charakterisierung

- Metoprolol inhibiert selektiv β1-adrenerge Rezeptoren. Bei Patienten mit schwerer arterieller Verschlusskrankheit muss bei längerer Anwendung die geringe β2-Rezeptorblockierende Wirkung beachtet werden (β2-Rezeptoren wirken vasodilatierend).
- Die kardiologische Wirkung ist negativ chronotrop sowie negativ inotrop.

- Die Blutdrucksenkung tritt verzögert ein.
- Die orale Bioverfügbarkeit beträgt ca. 50 % aufgrund des ausgeprägten First-pass-Metabolismus.
- Der Wirkungseintritt nach i. v.-Applikation erfolgt nach ca. 20 Minuten.
- Nach oraler Applikation werden maximale Serumspiegel nach 1,5–2 Stunden erreicht.
- Die Wirkdauer beträgt nach i. v.-Applikation 5–8 Stunden, nach oraler Applikation 10–20 Stunden (sofort freisetzende Formulierung) bzw. etwa 24 Stunden (retardierte Formulierung).
- Metoprolol wird zu 12 % an Plasmaproteine gebunden, überwiegend Albumin.
- Die Eliminationshalbwertszeit beträgt 3–5 Stunden, überwiegend renale Elimination.
- Der Metabolismus erfolgt über das Cytochrom P-450-Emzymsytem (CYP2D6-Isoenzym) in der Leber.

Metoprolol ist bei Patienten mit Asthma bronchiale, COPD, kardiogenem Schock, höhergradigem AV-Block und bei kreislaufinsuffizienten Patienten kontraindiziert.

Die Sensibilität auf Allergene und das Ausmaß einer anaphylaktischen Reaktion können erhöht sein. Darauf ist besonders bei Patienten mit schwerer Anaphylaxie in der Anamnese zu achten!

Bei Patienten mit Leberzirrhose oder portokavalem Shunt können erhöhte Metoprolol-Serumspiegel und eine verminderte Clearance auftreten. Die Dosierung muss dementsprechend reduziert werden.

Ein plötzliches Absetzen von Clonidin kann bei einer gleichzeitigen Therapie mit Metoprolol zu einer überschießenden Blutdruckerhöhung führen.

Metoprolol eignet sich aufgrund der relativ guten Verträglichkeit als Basisantiarrhythmikum.

ß-Blocker senken die Herzfrequenz und damit den myokardialen Sauerstoffverbrauch. Deshalb ist Metoprolol das Medikament der Wahl bei hämodynamisch stabilen Patienten mit ischämischer Herzerkrankung.

Bei Patienten mit kompensierter Herzinsuffizienz kann Metoprolol angewendet werden.

Wird die orale Medikation von einem sofort wirkstofffreisetzenden auf ein retardiertes Präparat umgestellt, so kann die Gesamttagesdosis unverändert bleiben.

Die im Handel erhältlichen Beloc Zok® Retardtabletten können nach Suspendieren in Wasser über eine Sonde appliziert werden. Die Tabletten dürfen geteilt, jedoch aufgrund der enthaltenen Retardpellets nicht gemörsert werden!

Indikation

Sinustachykardie, Vorhofflimmern, Vorhofflattern, Hypertonie, hämodynamisch stabile ischämische Herzerkrankung

Dosierung

Intravenös

- **Akuttherapie**: 5 mg langsam über 5 Minuten, nach 5–10 Minuten Wiederholung bis zur Gesamtdosis von 15 mg, danach bei hämodynamischer Verträglichkeit Oralisierung (s. u.)

Falls Metoprolol nur i. v. gegeben werden kann, beträgt die Maximaldosis 20 mg/Tag.

Oral

- **Akuttherapie**: Ca. 50 mg* 15 Minuten nach der letzten i. v. Injektion; in den folgenden 48 Stunden: 4 x ca. 50 mg* pro Tag. Falls die klinische Situation keinen sofortigen Wirkungseintritt erfordert, kann die Therapie auch oral mit 50 mg Metoprolol begonnen werden. Anschließend auf 2 x ca. 50 mg/Tag* steigern, dann bei Bedarf 2 x ca. 100 mg/Tag*.

Falls während der vorausgegangen i. v.-Therapie die Gesamtdosis von 15 mg nicht vertragen wurde, sollte mit 1 x ca. 25 mg* begonnen werden!

- **Erhaltungstherapie:** Ca. 100–200 mg* p. o. pro Tag

(* Die im Handel erhältlichen Beloc Zok®, Beloc Zok® mite bzw. Beloc Zok® Herz Retard-Tabletten beinhalten 95 mg, 47,5 mg bzw. 23,75 mg Metoprolol pro Retard-Tablette.)

Patienten mit eingeschränkter Nierenfunktion

- Keine Dosisanpassung erforderlich

Patienten mit eingeschränkter Leberfunktion

- Bei Patienten mit schwerer Leberfunktionsstörung (Leberzhirrhose, Child-Pugh C) muss die Dosis reduziert werden.

Nebenwirkungen

- Hypotonie
- Bradykardie
- Müdigkeit, Schlafstörungen
- Schwindel
- depressive Verstimmungen
- Gastrointestinale Beschwerden (Obstipation, Diarrhoe, Erbrechen)
- Kopfschmerzen
- Muskelkrämpfe, Parästhesien
- Bronchospasmus, Atemnot
- Exantheme, Rötungen, Juckreiz
- übermäßiges Schwitzen
- Kältegefühl in den Extremitäten
- Erhöhung der Lebertransaminasen, Hepatitis
- Thrombozytopenie, Leukopenie

Interaktionen

- **Amiodaron:** bradykarder Effekt ↑
- **Andere Antiarrhythmika** (CYP-450-(CYP2D6)-Enzymsubstrat): kardiodepressive Wirkung ↑, Metoprolol-Plasmaspiegel ↑
- **Antidepressiva, trizyklische:** Blutdruck ↓, Metoprolol-Plasmaspiegel ↑
- **Antihistaminika** (CYP 450-(CYP2D6)-Enzymsubstrat): Metoprolol-Plasmaspiegel ↑
- **Antihypertensiva:** Blutdruck ↓
- **Barbiturate:** Blutdruck ↓, Metabolismus von Metoprolol ↑
- **Calciumantagonisten, Non-Dihydropyridine** (z. B. Diltiazem, Verapamil): Blutdruck ↓
- **Clonidin:** bradykarder Effekt ↑
- **Digoxin:** bradykarder Effekt ↑
- **Diuretika:** Blutdruck ↓
- **Insulin/Antidiabetika:** hypoglykämische Wirkung ↑, Warnzeichen einer Hypoglykämie (z. B. Tachykardie) ↓
- **H_2-Antihistaminika** (CYP 450-(CYP2D6)-Enzymsubstrat): Metoprolol-Plasmaspiegel ↑
- **MAO-Hemmer:** überschießende Hypertension (kontraindiziert!)
- **Muskelrelaxanzien**, periphere: neuromuskuläre Blockade ↑
- **Narkotika:** Blutdruck ↓
- **Neuroleptika** (CYP-450-(CYP2D6)-Enzymsubstrat): Metoprolol-Plasmaspiegel ↑
- **Nifedipin:** Blutdruck ↓
- **Phenothiazine:** Blutdruck ↓
- **Rifampicin:** blutdrucksenkende Wirkung ↓, Metabolismus von Metoprolol ↑
- **Selektive Serotonin-Wiederaufnahmehemmer:** bradykarder Effekt ↑
- **Sympathomimetika** (z. B. Adrenalin, Noradrenalin): Blutdruck ↑
- **Vasodilatatoren:** Blutdruck ↓

Esmolol (z. B. Esmocard®)

Wirkmechanismus

Esmolol ist ein kardioselektiver β-Blocker, der zur Akutbehandlung von supraventrikulären und ventrikulären Tachykardien und der Hypertonie eingesetzt wird. Esmolol senkt den Blutdruck und die Herzfrequenz durch einen selektiven Antagonismus an adrenergen β_1-Rezeptoren. Es hat einen raschen Wirkungseintritt und eine kurze Halbwertszeit von nur

9 Minuten, weil es im Blut durch Esterasen rasch hydrolysiert wird.

Charakterisierung

- Sofortiger Wirkungseintritt
- Gute Wirkungskontrolle wegen der kurzen Wirkdauer
- Durch die rasche Beendigung der β-Blockade nach kontinuierlicher Gabe ist eine gute Kontrolle der Nebenwirkungen möglich.

Indikationen

- Behandlung der supraventrikulären Tachykardie (ausgenommen Präexzitationssyndrome)
- Zur schnellen Senkung der Ventrikelfrequenz bei Patienten mit Vorhofflimmern (insbesondere postoperativ: Klasse I Empfehlung), Vorhofflattern und bei Sinustachykardie.

Dosierung

- Bolusgaben von 10 mg i. v., falls erforderlich repetitiv
- 50–150 µg/kg KG/min i. v. kontinuierlich

Patienten mit eingeschränkter Nierenfunktion
- Keine Dosisanpassung erforderlich.

Patienten mit eingeschränkter Leberfunktion
- Keine Dosisanpassung erforderlich.

Esmolol darf nicht eingesetzt werden beim kardiogenen Schock, bei AV-Block II. oder III. Grades, Präexzitationssyndromen (z. B. WPW-Syndrom), schwerer Hypotonie, akutem Asthmaanfall.

Esmolol ist nicht für den chronischen Gebrauch indiziert. Es kann aber vor Gabe eines langwirksamen Betablockers die Wirkung einer β-Blockade damit ausgetestet werden. Zur Blutdruckkontrolle bei akuter Aortendissektion wird es empfohlen.

Nebenwirkungen

- symptomatische oder asymptomatische Hypotonie
- Bradykardie
- Krämpfe
- Synkopen, Sprechstörungen
- Bronchospasmus

Interaktionen

- **Amiodaron**: Verlängerung der AV-Überleitungszeit, negativ inotrope Wirkung ↑
- **Antihypertensiva**: Hypotonie-Risiko ↑
- **Barbiturate**: Blutdrucksenkende Wirkung ↑
- **Clonidin**: Risiko Rebound-Hypertonie ↑ bei gleichzeitigem Absetzen
- **Disopyramid**: Verlängerung der AV-Überleitungszeit, negativ inotrope Wirkung ↑
- **Diltiazem**: Risiko AV-Blockade ↑
- **Digoxin**: Digoxin-Blutspiegel ↑ (ca. 10–20 %)
- **Ergotamin-Derivate (z. B. Methergin)**: Schwere periphere Vasokonstriktion, Hypertonie
- **Morphin**: Esmolol-Blutspiegel ↑ (um ca. 40 %)
- **Moxonidin**: Risiko Rebound-Hypertonie ↑ bei gleichzeitigem Absetzen
- **Nicht steroidale Antiphlogistika (NSAIDs)**: Blutdrucksenkende Wirkung ↓
- **Phenothiazine (z. B. Chlorpromazin)**: Blutdrucksenkende Wirkung ↑
- **Trizyklische Antidepressiva (z. B. Amitriptylin)**: blutdrucksenkende Wirkung ↑
- **Verapamil**: Risiko AV-Blockade ↑

3.3 Klasse-III-Antiarrhythmika (Kaliumkanalblocker)

Wirkmechanismus

Klasse-III-Antiarrhythmika hemmen selektiv den repolarisierenden Kaliumausstrom (Phase 3) in der Myokardzelle. Somit werden die Repolarisation und damit die Aktionspotenzialdauer verlängert. Die Refraktärzeit nimmt deutlich zu, wodurch kreisende Erregungen durchbrochen werden können.

- Starke Anreicherung im Gewebe (v. a. Fettgewebe).
- Der Metabolismus erfolgt über das Cytochrom P-450-Emzymsytem in der Leber.
- Amiodaron ist nicht dialysierbar.

Amiodaron (z. B. Cordarex®)

Charakterisierung

- Die kardiale Wirkung ist vorwiegend negativ chronotrop. Die negativ inotrope Wirkung kann bei Intensivpatienten ausgeprägt sein.
- Neben der Hauptwirkung der Klasse-III-Antiarrhythmika (Hemmung des Kaliumausstroms und damit Erhöhung der Aktionspotenzialdauer) beeinflusst Amiodaron weitere unterschiedliche kardiale Ionenkanalstrukturen, wie z. B. Blockade der Calciumkanäle, Verzögerung des Natriumeinstroms und Blockade der β-Rezeptoren.
- EKG: Verlängerung der QT-Zeit, Entwicklung einer U-Welle und Deformierung der T-Welle möglich; eine übermäßige QT-Zeitverlängerung erhöht das Risiko für *Torsade de pointes*-Tachykardie.
- Amiodaron ist eine Iod-haltige chemische Verbindung.
- Die orale Bioverfügbarkeit beträgt ca. 50 %.
- Der Wirkungseintritt bei i. v.-Injektion erfolgt nach ca. 15 Minuten, bei oraler Applikation nach ca. zwei Tagen bis zu zwei Wochen
- Eine Aufsättigung (*steady state*) ist nach einem bis mehreren Monaten erreicht.
- Die Wirkung nach Absetzen hält weitere 7 bis 50 Tage an.
- Die Proteinbindung im Plasma beträgt etwa 96 %.
- Die Eliminationshalbwertszeit ist sehr lang und beträgt 20–100 Tage (kann individuell sehr stark variieren!), Elimination über Leber und Galle. Amiodaron kann nach Therapieende noch über mehrere Monate ausgeschieden werden.

Amiodaron ist bei höhergradigen Reizbildungs- und Erregungsleitungsstörungen (AV-Block zweiten bis dritten Grades, bi- und trifaszikulärer Schenkelblock, Sinusbradykardie < 50/min.), vorbestehender QT-Zeitverlängerung, Schilddrüsenerkrankungen, Hypokaliämien, Iodallergien und bei gleichzeitiger Behandlung mit MAO-Hemmern kontraindiziert.

Aufgrund der deutlich verlängerten Repolarisation und damit Aktionspotenzialdauer können frühe Nachdepolarisationen entstehen, die zu *Torsade de pointes* Arrhythmien führen können. Im Vergleich zu Sotalol bzw. Klasse-I-Antiarrhythmika/Chinidin ist das Risiko jedoch deutlich geringer.

Amiodaron ist eine Iod-haltige chemische Verbindung. Zur Überprüfung der Schilddrüsenfunktion müssen daher T3, T4 und TSH bestimmt werden (s. Teil III).

Da Amiodaron eine sehr lange Halbwertszeit besitzt und sich stark im Gewebe anreichert, ist die Substanz schlecht steuerbar. Außerdem kann Amiodaron zu schwerwiegenden unerwünschten extrakardialen Nebenwirkungen führen (s. u.). Deshalb sollten bei längerer Therapiedauer (> 5 Tage) Serumspiegelkontrollen durchgeführt werden (therapeutischer Bereich: 0,5–2,5 mg/l).

Die extrakardialen unerwünschten Nebenwirkungen (s. u.) stellen den bedeutendsten limitierenden Faktor der Therapie dar! Obwohl in den meisten Fällen die Symptome nach Absetzen reversibel sind, kann eine protrahierte bzw. dauerhafte Schädigung nicht ausgeschlossen werden.

Zur Herstellung der Infusionslösung darf nur 5 %ige Glucoselösung verwendet werden. Die Dauerinfusion muss unter Lichtschutz erfolgen!

Amiodaron kann zur Behandlung tachykarder Herzrhythmusstörungen unter Beachtung der Kontraindikationen auch als Antiarrhythmikum der Wahl bei herzinsuffizienten und kreislaufinstabilen Patienten eingesetzt werden (langsame Infusion!).

Die relativ schnell einsetzende Wirkung nach i. v.-Applikation (ca. 15 Minuten) nimmt im Verlauf rasch ab. Deshalb wird in der Regel die Therapie bis zur Aufsättigung (steady state) als Dauerperfusion bzw. oral fortgesetzt.

Während der Aufsättigungsphase sollte eine erste Serumspiegelkontrolle nach 5–7 Tagen erfolgen.

Amiodaron besitzt aufgrund zusätzlicher Wirkungen an unterschiedlichen kardialen Ionenkanalstrukturen ein geringeres Risiko, proarrhythmogene Effekte (z. B. Torsade-de-pointes-Tachykardien) zu induzieren. Deshalb ist es dem weiteren Klasse-III-Antiarrhythmikum Sotalol vorzuziehen.

Amiodaron kann besonders unter Dauertherapie (> 4 Woche) toxische Nebenwirkungen verursachen. Es empfiehlt sich daher, auf den Verlauf folgender Laborparameter besonders zu achten: Leberwerte (> dreifacher Normwert: Medikament absetzen), Kreatinin, Elektrolyte (Kalium, Magnesium, Calcium), Schilddrüsenhormone (T3, reverse T3, T4 und TSH), Werte der Blutgasanalyse (Lungenfunktion), EKG-Parameter. Außerdem sollte auf Visusverschlechterungen geachtet werden.

Um das Risiko einer Venenentzündung zu minimieren, sollte die Dauerinfusion über einen zentralen Venenkatheter zugeführt werden.

Indikation

Paroxysmales Vorhofflimmern, -flattern, ventrikuläre Tachykardie oder bei Patienten, die auf Therapie mit anderen Antiarrhythmika nicht ansprechen, oder diese nicht indiziert sind

Dosierung

Intravenös

- **Initial:** 150 mg i. v. über 5 Minuten, bei Bedarf nach frühestens 15 Minuten weitere 150 mg i. v.
- **Erhalt:** 0,5 mg/kg KG/h als Dauerinfusion

Oral

- **Initial** für 1–3 Wochen 800–1200 mg pro Tag in 1–2 Einzeldosen, danach für 1 Monat 600–800 mg pro Tag in 1–2 Einzeldosen
- **Erhalt:** 400 mg pro Tag oder niedriger je nach Serumspiegel

Für die Behandlung supraventrikulärer Tachykardien können niedrigere Dosierungen ausreichen.

Bei Umstellung von i. v. auf orale Applikation

- < 1 Woche i. v.-Therapie: 800–1200 mg/Tag
- 1–3 Wochen i. v.-Therapie: 600–800 mg/Tag
- > 3 Wochen i. v.-Therapie: 200–400 mg/Tag

Patienten mit eingeschränkter Nierenfunktion

- Keine Dosisanpassung erforderlich.

Patienten mit eingeschränkter Leberfunktion

- Falls die Leberenzymwerte den 2- bis 3-fachen Wert des Normwertes erreichen und keine andere Ursache hierfür anzunehmen ist, sollte die Dosis reduziert werden.

Nebenwirkungen

- Hypotonie
- Bradykardie
- Überleitungsstörungen
- Schilddrüsenfunktionsstörungen (Hypo-, Hyperthyreosen)
- Ablagerungen auf der Cornea (Sehstörungen)
- Interstitielle Lungenfibrose, Pneumonitis, Pneumonien; in sehr seltenen Fällen (meistens nach chirurgischen Eingriffen) kann eine Amiodaron-Therapie zu einem schweren akuten Lungenversagen (ARDS) führen.
- Erhöhung der Lebertransaminasen, akute Hepatitis, Leberzhirrhose

- Neuropathien: Tremor, Parästhesien, Ataxie, Dyskinesien, Myopathien
- Photosensibilisierung
- Hyperpigmentierung der Haut, Hautverfärbungen
- Übelkeit, Erbrechen, Obstipation

Interaktionen

- **Andere Antiarrhythmika** (CYP-450-(2D6)-Enzymsubstrat): Amiodaron kann durch Enzymhemmung die Serumspiegel der anderen Antiarrhythmika erhöhen und damit das Risiko für deren unerwünschte Nebenwirkungen/Toxizität erhöhen.
- **Antidepressiva** (CYP-450-(2D6)-Enzymsubstrat): Amiodaron kann durch Enzymhemmung die Serumspiegel der Antidepressiva erhöhen und damit das Risiko für deren unerwünschte Nebenwirkungen/Toxizität erhöhen.
- **Antihistaminika** (CYP-450-(2D6)-Enzymsubstrat): Amiodaron kann durch Enzymhemmung die Serumspiegel der Antihistaminika erhöhen und damit das Risiko für deren unerwünschte Nebenwirkungen/Toxizität erhöhen.
- **Azolantimykotika** (CYP-450-(3A4)-Enzyminhibitor): Amiodaron-Serumspiegel ↑
- **β-Blocker** (z. B. Metoprolol, Propranolol): AV-Block, Bradykardie
- **Carbamazepin** (CYP-450-(2C8,3A4)-Enzyminduktor): Amiodaron-Serumspiegel ↓
- **Ciclosporin** (CYP-450-(3A4)-Enzymsubstrat): Ciclosporin-Serumspiegel ↑
- **Cumarine**: gerinnungshemmender Effekt ↑
- **Diclofenac** (CYP-450-(3A4)-Enzyminhibitor): Amiodaron-Serumspiegel ↑
- **Digoxin, Digitoxin**: AV-Block, Bradykardie
- **Digoxin**: Digoxin-Plasmakonzentration ↑
- **Diltiazem**: Bradykardie, AV-Block
- **Diuretika, kaliuretische** (z. B. Schleifendiuretika, Thiazide): durch möglicherweise induzierte Hypokaliämien Risiko für QT-Zeitverlängerung ↑, Torsade de pointes ↑
- **Doxycyclin** (CYP-450-(3A4)-Enzyminhibitor): Amiodaron-Serumspiegel ↑
- **Fentanyl** (CYP-450-(3A4)-Enzymsubstrat): Bradykardie ↑, Hypotension ↑, Fentanyl-Serumspiegel ↑
- **Fluorchinolone** (z. B. Ciprofloxacin, Moxifloxacin): QT-Zeitverlängerung ↑
- **Laxanzien** durch möglicherweise induzierte Hypokaliämien Risiko für Torsade de pointes ↑
- **Losartan** (CYP-450-(2C9)-Enzymsubstrat): Amiodaron kann durch Enzymhemmung die Losartan-Serumspiegel erhöhen und damit das Risiko für unerwünschte Nebenwirkungen/Toxizität erhöhen.
- **Makrolid-Antibiotika** (z. B. Erythromycin, Clarithromycin [CYP 450-(3A4)-Enzyminhibitor]): QT-Zeitverlängerung ↑, Risiko für Kammerarrythmien, Torsade de pointes ↑, Amiodaron-Serumspiegel ↑
- **MAO-Hemmer**: Risiko für Torsade de pointes ↑ (kontraindiziert!)
- **Midazolam** (CYP-450-(3A4)-Enzymsubstrat): Midazolam-Serumspiegel ↑
- **Neuroleptika** (CYP-450-(2D6)-Enzymsubstrat): Amiodaron kann durch Enzymhemmung die Serumspiegel der Neuroleptika erhöhen und damit das Risiko für deren unerwünschte Nebenwirkungen/Toxizität erhöhen.
- **Phenobarbital** (CYP-450-(2C8,3A4)-Enzyminduktor): Amiodaron-Serumspiegel ↓
- **Phenytoin** (CYP-450-(2C8,3A4)-Enzyminduktor, CYP-450-(2C9)-Enzymsubstrat): Amiodaron-Serumspiegel ↓, Amiodaron kann durch Enzymhemmung die Phenytoin-Serumspiegel erhöhen und damit das Risiko für unerwünschte Nebenwirkungen/Toxizität erhöhen.
- **Propofol** (CYP-450-(3A4)-Enzyminhibitor): Amiodaron-Serumspiegel ↑
- **QT-Zeit-verlängernde Arzneimittel**, z. B. Sotalol, Neuroleptika, Amitriptylin, Makrolide, Azolantimykotika (s. a. Teil II): QT-Verlängerung, Risiko für Kammerarrhythmien einschließlich Torsade de pointes ↑
- **Rifampicin**: Amiodaron-Serumspiegel ↓
- **Statine**: (CYP 450-(3A4)-Enzymsubstrat) Statin-Serumspiegel ↑, muskuläre Statin-Toxizität (Myopathie, Rhabdomyolyse) ↑; max. Sim-

vastatin-Tagesdosis: 20 mg; max. Lovastatin-Tagesdosis: 40 mg; alternativ: Pravastatin
- **Tacrolimus** (CYP-450-(3A4)-Enzymsubstrat): Tacrolimus-Serumspiegel ↑
- **Verapamil** (CYP-450-(3A4)-Enzyminhibitor): Bradykardie, AV-Block, Amiodaron-Serumspiegel ↑

Dronedaron (z. B. Multaq®)

Die Entwicklung von Dronedaron erfolgte mit der Absicht, eine nebenwirkungsärmere Alternative zu Amiodaron bei der Behandlung des Vorhofflimmerns/-flatterns zu erhalten. Zwei wesentliche Modifikationen wurden dabei am Amiodaron-Molekül vorgenommen:

- Durch Entfernung der Jod-Komponente wurden die unerwünschten Effekte auf die Schilddrüsenfunktion beseitigt.
- Die schwächere Lipophilie durch Einführung einer Methan-Sulfonyl-Gruppe hat eine geringere Akkumulation im Gewebe zur Folge. Die Organtoxizität ist herabgesetzt, die Halbwertszeit verkürzt.

Wirkmechanismus

Die elektrophysiologischen Eigenschaften von Dronedaron können allen vier Gruppen der Klassifikation nach Vaughan-Williams zugeordnet werden: Es besitzt Natrium- (Klasse I), Kalium- (Klasse III) und Calcium- (Klasse IV) kanalblockierende Eigenschaften. Außerdem wirkt es antiadrenerg (Klasse II).

Dronedaron reduziert die Gefahr für das Wiederauftreten von Vorhofflimmern/-flattern. Bei bestehendem Vorhofflimmern/-flattern führt es zu einer Abnahme der ventrikulären Schlagfrequenz (Frequenzkontrolle). Außerdem kann es das Risiko von ventrikulären Tachykardien und Kammerflimmern verringern. Unter der Einnahme von Dronedaron kann es auch zu einer medikamentösen Kardioversion von Vorhofflimmern/flattern in einen Sinusrhythmus kommen.

Charakterisierung

- Dronedaron wird *oral* eingenommen.
- Ein *Fließgleichgewicht* („steady state") wird im Körper bereits nach 4 bis 8 Tagen erreicht (im Vergleich dazu bei Amiodaron erst nach 13 Wochen).
- Dronedaron wird umfangreich v. a. *über CYP 3A4 metabolisiert*. 84 % der Metabolite werden über die Faezes ausgeschieden, 6 % über den Urin.
- Die Eliminationshalbwertszeit beträgt 25 bis 30 Stunden.
- Dronedaron führt nach 7 Tagen zu einem *Anstieg des Serumkreatinin-Wertes* um 18 % des Ausgangswertes. Dies bedeutet keine tatsächliche Verschlechterung der Nierenfunktion: Zu der Erhöhung des Kreatinins im Serum kommt es durch die Beeinträchtigung der tubulären Sezernierung von Kreatinin in der Niere. Die für die Nierenfunktion entscheidende glomeruläre Filtrationsrate bleibt unbeeinflusst.
- Dronedaron wird nach erfolgreicher elektrischer *Kardioversion* eines Vorhofflimmerns/-flatterns zum Erhalt des Sinusrhythmus eingesetzt.
- Die Gabe von Dronedaron führte in einer Studie bei *Patienten mit einer Herzinsuffizienz* NYHA III–IV zu einer erhöhten Mortalität infolge eines Herzversagens.

Dronedaron darf **nicht bei Patienten mit einer bestehenden oder in der Vorgeschichte aufgetretenen Herzinsuffizienz,** anamnestischer kardialer Dekompensation oder Vorhofflimmern mit einer Dauer von mehr als 6 Monaten angewendet werden. Ebenso verbietet sich eine Anwendung beim hämodynamisch instabilen Patienten.

Dronedaron eignet sich nicht zur Behandlung von Vorhofflimmern/-flattern **beim septischen Patienten.**

Dronedaron ist **kontraindiziert bei Patienten mit AV-Block II. oder III. Grades** (außer bei implantiertem Herzschrittmacher).

Dronedaron darf **nicht zusammen mit Antiarrhythmika der Klasse I** (z. B. Flecainid, Propafenon, Ajmalin, Chinidin, Lidocain, Phenytoin) **und III** (z. B. Amiodaron) angewendet werden.

Die **gleichzeitige Anwendung** folgender Medikamente ist aufgrund ihrer CYP 3A4-Inhibition **kontraindiziert**: Ketoconazol, Itraconazol, Voriconazol, Posaconazol, Telithromycin, Clarithromycin, Nefazodon und Ritonavir.

Die **gleichzeitige Gabe von Medikamenten**, die Torsade-de-pointes-Tachykardien hervorrufen können, ist **kontraindiziert**: Phenothiazine, trizyklische Antidepressiva, Terfenadin, Makrolid-Antibiotika (Erythromycin, Clarithromycin, Roxithromycin, Azithromycin).

Die gleichzeitige Gabe von Dabigatran ist kontraindiziert, da es zu einem Anstieg der Dabigatran-Blutspiegel und damit zu Blutungen kommen kann.

Die **gleichzeitige Einnahme von Grapefruitsaft** muss vermieden werden, da es *zu einem massiven Anstieg des Dronedaron-Blutspiegels kommen kann.*

Dronedaron **kann zusammen mit β-Blockern, Calciumantagonisten und Digoxin** eingesetzt werden, allerdings ist auf das erhöhte Risiko von Bradykardien zu achten. Der Digoxin-Blutspiegel kann stark erhöht sein. Es wird empfohlen, die Digoxin-Dosis um 50 % zu reduzieren und regelmäßig Blutspiegelkontrollen durchzuführen.

Dronedaron führt zu einem leichten **Anstieg des Serumkreatinin-Wertes**, ohne dass dies eine Verschlechterung der Nierenfunktion bedeutet.

Da es unter einer Therapie mit Dronedaron vereinzelt zu Fällen von schwerer Leberschädigung kommen kann, sollten vor Beginn der Therapie und im Verlauf die Leberwerte kontrolliert werden.

Bei der Wahl zwischen Dronedaron und Amiodaron gilt:
Dronedaron bietet beim hämodynamisch stabilen Patienten im Vergleich zu Amiodaron ein günstigeres Nebenwirkungsprofil und wird daher besser toleriert (z. B. bei Patienten mit Schilddrüsenfunktionsstörungen, Jodallergie, Lungenfibrose).

Die Wahrscheinlichkeit des Wiederauftretens eines Vorhofflimmerns/-flatterns scheint unter Amiodaron geringer zu sein.

Amiodaron kann auch beim Patienten mit schwerer Herzinsuffizienz oder Sepsis-bedingter Kreislaufinsuffizienz gegeben werden.

Indikation

- Zum Erhalt des Sinusrhythmus nach einer erfolgreichen Kardioversion bei klinisch stabilen Patienten mit paroxysmalem oder persistierendem Vorhofflimmern.
- Es sollte nur angewendet werden, nachdem alternative Behandlungsoptionen in Erwägung gezogen wurden.

Dosierung

- 2 x 400 mg/Tag p. o.

Patienten mit eingeschränkter Nierenfunktion

Dronedaron ist kontraindiziert bei stark eingeschränkter Nierenfunktion (Kreatinin-Clearance < 30 ml/min)

Patienten mit eingeschränkter Leberfunktion

Dronedaron ist bei schwerer Einschränkung der Leberfunktion kontraindiziert. Bei Verdacht auf eine hepatozelluläre Leberschädigung (Transaminasenanstieg) sollte Dronedaron abgesetzt werden.

Nebenwirkungen

- Bradykardie
- Verlängerung der QT-Zeit

- Hepatozelluläre Leberschädigung
- Störungen des Geschmacksinns
- Müdigkeit
- Übelkeit, Erbrechen
- Diarrhoe
- Erytheme
- Erhöhung des Plasmakreatinin-Wertes

Interaktionen

- **Antiarrhythmika Klasse I** (z. B. Ajmalin, Chinidin, Flecainid, Lidocain, Phenytoin, Propafenon): Kontraindiziert
- **Antiarrhythmika Klasse III** (z. B. Amiodaron, Sotalol): Kontraindiziert
- **Antidepressiva, trizyklische** (z. B. Amitriptylin): Kontraindiziert
- **Azithromycin**: Kontraindiziert
- **β-Blocker** (z. B. Metoprolol): Bradykardierisiko ↑, β-Blocker-Blutspiegel ↑
- **Carbamazepin**: Dronedaron-Blutspiegel ↓↓
- **Clarithromycin**: Kontraindiziert
- **Dabigatran**: Kontraindiziert, Dabigatran-Blutspiegel ↑
- **Digitoxin**: Bradykardierisiko ↑
- **Digoxin**: Bradykardierisiko ↑, Digoxin-Blutspiegel ↑
- **Diltiazem**: Bradykardierisiko ↑, Dronedaron-Blutspiegel ↑
- **Erythromycin**: Kontraindiziert
- **Grapefruitsaft**: Kontraindiziert
- **Itraconazol**: Kontraindiziert
- **Ketoconazol**: Kontraindiziert
- **Nefazodon**: Kontraindiziert
- **Nifedipin**: Dronedaron-Blutspiegel ↑
- **Phenobarbital**: Dronedaron-Blutspiegel ↓↓
- **Phenothiazine** (z. B. Levomepromazin): Kontraindiziert
- **Phenytoin**: Kontraindiziert
- **Posaconazol**: Kontraindiziert
- **Rifampicin**: Dronedaron-Blutspiegel ↓↓
- **Ritonavir**: Kontraindiziert
- **Roxithromycin**: Kontraindiziert
- **Sirolimus**: Sirolimus-Blutspiegel ↑
- **Statine**: Statin-Blutspiegel ↑, Rhabdomyolyse-Risiko ↑
- **Tacrolimus**: Tacrolimus-Blutspiegel ↑
- **Telithromycin**: Kontraindiziert
- **Terfenadin**: Kontraindiziert
- **Verapamil**: Bradykardierisiko ↑, Dronedaronspiegel ↑
- **Voriconazol**: Kontraindiziert

3.4 Klasse-IV-Antiarrhythmika (Calciumkanalblocker, Calciumantagonisten)

Wirkmechanismus

Durch Bindung an den langsamen, spannungsabhängigen Calciumkanal (L-Typ) wird der Calciumioneneinstrom in die Myokardzelle inhibiert. Die Depolarisationsgeschwindigkeit wird damit reduziert und die Erregungsüberleitung im AV-Knoten verlängert. Durch Zunahme der Refraktärzeit werden Nachpotenziale supprimiert.

Verapamil (z. B. Isoptin®)

Charakterisierung

- Die kardiale Wirkung ist vorwiegend negativ inotrop, chronotrop und dromotrop. Die Erregungsleitung am AV-Knoten wird blockiert.
- Verapamil blockiert auch den Calciumstrom an der glatten Gefäßmuskulatur. Dies führt zu einem vasodilatierenden Effekt und damit zu einer Abnahme des peripheren Widerstandes.
- Die orale Bioverfügbarkeit beträgt ca. 20–35 %.
- Der Wirkungseintritt bei i. v.-Injektion erfolgt rasch nach ca. 1–5 Minuten, bei oraler Applikation nach ca. 1–2 Stunden (unretardierte Formulierung).

- Die Wirkdauer beträgt nach i. v. Applikation 10–20 Minuten, nach oraler Applikation 6–8 Stunden (unretardierte Formulierung).
- Die Proteinbindung im Plasma beträgt etwa 90 %.
- Die Eliminationshalbwertszeit beträgt 3–7 Stunden, Ausscheidung zu ca. 70 % mit dem Urin (überwiegend als Metabolit).
- Der Metabolismus erfolgt über das Cytochrom P-450-Enzymsytem mit einem ausgeprägten *first-pass*-Effekt.

Verapamil ist nicht dialysierbar. Hämofiltration und Plasmapherese werden jedoch aufgrund der hohen Plasmaproteinbindung als Maßnahmen bei Überdosierung empfohlen.

Verapamil ist bei Patienten mit Herz-Kreislauf-Schock, akutem komplizierten Myokardinfarkt (Hypotonie, Bradykardie, Linksherzinsuffizienz), AV-Block I. und II. Grades, Sinusknotensyndrom, manifester Herzinsuffizienz und WPW-Syndrom kontraindiziert.

Aufgrund der Blockierung des AV-Knotens, darf Verapamil nicht bei Patienten mit akzessorischen Leitungsbahnen (z. B. WPW-Syndrom) eingesetzt werden. Das Risiko, eine Kammertachykardie zu induzieren, wäre dadurch erhöht.

Unmittelbar nach Injektion kann ein deutlicher Blutdruckabfall beobachtet werden!

Verapamil darf aufgrund der antihypertensiven Wirkung Patienten in der Sepsis bzw. Patienten mit Kreislaufinsuffizienz nicht verabreicht werden.

Die Pacing- bzw. Sensingschwelle kann bei Patienten mit Herzschrittmacher erhöht sein.

Verapamil kann mit Digoxin kombiniert werden, falls die Digitalis-Monotherapie nicht zu einer ausreichenden Frequenzkontrolle führt.

Aufgrund der geringen oralen Bioverfügbarkeit von 20–35 % liegt die orale Dosis deutlich über der intravenösen (bis zum 3-fachen Wert). Bei einer Dosierung über 320 mg wird kein zusätzlicher Nutzen erreicht.

Indikation

Vorhofflimmern, Vorhofflattern, paroxysmale supraventrikuläre Tachykardien

Nicht bei WPW-Syndrom!

Dosierung

Intravenös

- **Initial:** 5 mg i. v. langsam über 2 Minuten, nach 5–10 Minuten weitere 5 mg
- **Erhalt:** 0,05–0,1 mg/kg KG/h als Dauerinfusion; in Abständen von 30–60 Minuten ist eine weitere Steigerung möglich
- **Tageshöchstdosis:** 1,5 mg/kg KG/Tag

Oral

- **Initial:** 3 x 80 mg (unretardierte Formulierung)
- **Tageshöchstdosis:** 320 mg

Patienten mit eingeschränkter Nierenfunktion

- Keine Dosisanpassung erforderlich.

Patienten mit eingeschränkter Leberfunktion

- Bei stark eingeschränkter Leberfunktion (z. B. Leberzirrhose, Child-Pugh C) sollte die Dosis auf 20–50 % der Normaldosis reduziert werden.

Nebenwirkungen

- Hypotonie
- Bradykardie
- Schwindel, Schläfrigkeit
- allergische Reaktionen der Haut
- Parästhesien, Neuropathien, Tremor
- Hautrötung, Flush, Wärmegefühl
- Knöchelödem
- Kopfschmerzen
- Übelkeit, Erbrechen, Obstipation

Interaktionen

- **Acetylsalicylsäure**: Blutungsneigung ↑
- **Amiodaron** (CYP-450-(3A4)-Enzymsubstrat): Amiodaron-Serumspiegel ↑
- **Antiarrhythmika**: kardiodepressive Wirkung ↑
- **Antidepressiva** (CYP-450-(3A4)-Enzyminhibitor): Verapamil-Serumspiegel ↑
- **Azolantimykotika** (CYP-450-(3A4)-Enzyminhibitor): Verapamil-Serumspiegel ↑
- **Benzodiazepine** (CYP-450-(3A4)-Enzyminhibitor): Verapamil-Serumspiegel ↑
- **Calcium**: Verapamil-Wirkung ↓
- **Carbamazepin** (CYP-450-(3A4)-Enzyminduktor): Carbamazepin-Wirkung ↑, neurotoxische Wirkung ↑, Verapamil-Serumspiegel ↓
- **Chinidin**: Blutdruck ↓, Chinidin-Serumspiegel ↑, hypertrophe obstruktive Kardiomyopathie: Lungenödem möglich
- **Ciclosporin** (CYP-450-(3A4)-Enzymsubstrat): Ciclosporin-Serumspiegel ↑
- **Clarithromycin** (CYP-450-(3A4)-Enzyminhibitor): Verapamil-Serumspiegel ↑
- **Digoxin, Digitoxin**: Digoxin-, Digitoxin-Serumspiegel ↑
- **Diuretika**: Blutdruckabfall ↑
- **Diclofenac** (CYP-450-(3A4)-Enzyminhibitor): Verapamil-Serumspiegel ↑
- **Doxycyclin** (CYP-450-(3A4)-Enzyminhibitor): Verapamil-Serumspiegel ↑
- **Erythromycin** (CYP-450-(3A4)-Enzyminhibitor): Verapamil-Serumspiegel ↑
- **Fentanyl** (CYP-450-(3A4)-Enzymsubstrat): Fentanyl-Serumspiegel ↑
- **Lovastatin** (CYP-450-(3A4)-Enzymsubstrat): Lovastatin-Serumspiegel ↑, muskuläre Lovastatin-Toxizität (Myopathie, Rhabdomyolyse) ↑; max. Lovastatin-Tagesdosis: 40 mg; alternativ: Pravastatin
- **Midazolam** (CYP-450-(3A4)-Enzymsubstrat): Midazolam-Serumspiegel ↑
- **Muskelrelaxanzien**: Wirkung der Muskelrelaxanzien ↑
- **Phenobarbital** (CYP-450-(3A4)-Enzyminduktor): Verapamil-Serumspiegel ↓
- **Phenytoin** (CYP-450-(3A4)-Enzyminduktor): Verapamil-Serumspiegel ↓
- **Propofol** (CYP-450-(3A4)-Enzyminhibitor): Verapamil-Serumspiegel ↑
- **Rifampicin** (CYP-450-(3A4)-Enzyminduktor): Verapamil-Serumspiegel ↓
- **Simvastatin** (CYP-450-(3A4)-Enzymsubstrat): Simvastatin-Serumspiegel ↑, muskuläre Simvastatin-Toxizität (Myopathie, Rhabdomyolyse) ↑; max. Simvastatin-Tagesdosis: 20 mg; alternativ: Pravastatin
- **Tacrolimus** (CYP-450-(3A4)-Enzymsubstrat): Tacrolimus-Serumkonzentration ↑

Sowohl Calciumkanalblocker vom Phenylalkylamin-Typ (Verapamil, Gallopamil) als auch vom Benzothiazepin-Typ (Diltiazem) besitzen eine antiarrhythmische Wirkung. Sie binden an die α_1-Untereinheit des langsamen, spannungsabhängigen L-Typ-Calciumkanals und blockieren somit den kardialen Calciumioneneinstrom. Calciumkanalblocker vom 1,4-Dihydropyridin-Typ (z. B. Nifedipin) können nicht an diese Tertiärstruktur des Calciumkanals in der Repolarisationsphase (Phase 3) binden und wirken daher nicht antiarrhythmogen.

3.5 Herzglykoside

Wirkmechanismus

Die Herzglykoside sind eine Gruppe von Substanzen, die wesentliche Pflanzeninhaltsstoffe von *Digitalis purpurea* (Roter Fingerhut) und *Digitalis lanata* (Wolliger Fingerhut) sind. Zum therapeutischen Einsatz kommen ihre Hauptvertreter Digoxin und Digitoxin. Sie hemmen die sarcolemmale Na^+/K^+-ATPase und bewirken dadurch eine Zunahme der Natriumionenkonzentration im Inneren des Kardiomyozyten. Dies führt zu einem verminderten Austausch von Natrium- und Calciumionen und damit zu einem erniedrigten Auswärtstransport der Calciumionen. Die daraus resultierende erhöhte intrazelluläre Calciumionenkonzentration induziert die Verstärkung der Kontraktionskraft des Herzens. Die Hemmung der Na^+/K^+-ATPase führt außerdem zu einer verminderten Erregungsüberleitung im Vorhof und am AV-Knoten.

Digoxin (z. B. Lanicor®)

Charakterisierung

- Digoxin wirkt positiv inotrop, negativ chronotrop und negativ dromotrop.
- Digoxin ist ein mittellangwirksames Herzglykosid.
- Digoxin besitzt nur eine geringe therapeutische Breite.
- Die orale Bioverfügbarkeit beträgt ca. 60–80 %.
- Therapeutische Serumspiegel 0,8–2,0 ng/ml laut Fachinformation, neuere Studien belegen allerdings bereits eine Zunahme der toxischen Wirkung ab einem Serumspiegel über 1,2 ng/ml.
- Der Wirkungseintritt bei i. v.-Injektion erfolgt nach ca. 5–30 Minuten, bei oraler Applikation nach 0,5–2 Stunden.
- Die Wirkdauer beträgt nach intravenöser und oraler Applikation 3–4 Tage.
- Die Proteinbindung im Plasma beträgt etwa 20 %.
- Digoxin unterliegt dem enterohepatischen Kreislauf.
- Die Eliminationshalbwertszeit beträgt ca. 40 Stunden, bei Patienten mit Nierenfunktionsstörungen ist sie verlängert. Die Ausscheidung erfolgt überwiegend unverändert renal.
- Digoxin ist nur zu einem kleinen Teil dialysierbar.

Digoxin ist bei Patienten mit ventrikulären Tachyarrhythmien, AV-Block II. und III. Grades, akzessorischen atrioventrikulären Leitungsbahnen (z. B. WPW-Syndrom) oder bei hypertropher obstruktiver Kardiomyopathie kontraindiziert.

Die Wirksamkeit von Digoxin kann durch Hypokaliämie, Hyperkalziämie (z. B. bei Hyperparathyreoidismus) und Hypomagnesiämie verstärkt sein (s. Digitalisintoxikation). Die Elektrolyt-Serumspiegel müssen daher regelmäßig kontrolliert werden.

Aufgrund der geringen therapeutischen Breite und der interindividuellen Herzglykosidempfindlichkeit muss die Digoxin-Dosis individuell eingestellt und mittels Serumspiegelmessungen regelmäßig kontrolliert werden!

Die Herzglykosidempfindlichkeit kann bei Patienten mit folgenden Diagnosen erhöht sein: Hypothyreose, Hypoxämie, Myokarditis, akuter Myokardinfarkt, Elektrolytstörungen, ältere Patienten.

Bei anurischen Patienten ist die Eliminationshalbwertszeit stark verlängert (2,5-fach) und beträgt etwa 100 Stunden.

Ein Digoxin-Serumspiegel über 2,0 ng/ml kann laut Fachinformation zu Digitalisintoxikationen führen. Neuere Studien belegen allerdings das Auftreten von Symptomen, welche auf eine toxische Wirkung deuten, bereits ab einem Serumspiegel über 1,2 ng/ml.

Im (Belastungs-)EKG können unter Digoxin-Therapie falsch positive ST- und T-Streckenveränderungen beobachtet werden.

Bei bestehender Nierenfunktionsstörung kann Digitoxin anstatt Digoxin eingesetzt werden. Der Vorteil von Digitoxin gegenüber Digoxin liegt darin, dass die Elimination durch eine Nierenfunktionsstörung kaum beeinträchtigt ist. Allerdings sind die lange Wirksamkeit und die sehr langsame Elimination (7–8 Tage!) von Digitoxin ein gravierender Nachteil.

Intensivstationen, welchen eine zeitnahe und wiederholte Messung der Serumspiegel möglich ist, sollten auch bei eingeschränkter Nierenfunktion Digoxin verwenden.

Digoxin kann bei hämodynamisch instabilen Patienten eingesetzt werden.

Um kardiale Nebenwirkungen zu vermeiden, sollte eine Digoxin-Aufsättigung möglichst langsam erfolgen.

Die Serumspiegelmessung sollte 6 Stunden nach der letzten Digoxin-Gabe durchgeführt werden.

Indikation

Tachyarrhythmia absoluta bei Vorhofflimmern/Vorhofflattern, paroxysmales Vorhofflimmern/Vorhofflattern, chronische Herzinsuffizienz.

Dosierung

Intravenös

- **Initial:** 0,4 mg i. v. langsam (über 5–10 Minuten), weitere 0,2–0,4 mg nach Bedarf bis zu einer Gesamtdosis von 1,0 mg/Tag
- **Erhaltungsdosis:** 0,2 mg/Tag i. v., bzw. nach Serumspiegel

Oral

- entsprechend der intravenösen Dosierung.

Regelmäßige Serumspiegelkontrollen (ca. 6 Stunden nach der letzten Gabe) müssen erfolgen!

Zielspiegel: 0,8 bis 1,2 ng/ml.

Patienten mit eingeschränkter Nierenfunktion

Bei leicht erhöhtem Kreatinin-Wert (bis 2 mg/dl) ist eine *Dosisreduktion auf 0,1 mg/Tag* zu empfehlen.

Eine genauere Dosisabschätzung kann *anhand der Kreatinin-Clearance* vorgenommen werden:

- **Kreatinin-Clearance 50–100 ml/min.:** 50 % der Normaldosierung 0,1 mg/Tag
- **Kreatinin-Clearance 20–50 ml/min.:** 30–50 % der Normaldosierung jeden 2. Tag 0,1 mg/Tag
- **Kreatinin-Clearance < 20 ml/min.:** 30 % der Normaldosierung jeden 3. Tag 0,1 mg/Tag und Serumspiegelmessung

Bei höheren Kreatinin-Werten sollten medikamentöse Alternativen erwogen werden oder engmaschige Serumspiegelkontrollen erfolgen.

Patienten mit eingeschränkter Leberfunktion

- Keine Dosisanpassung erforderlich

Nebenwirkungen

- Arrhythmien
- Übelkeit, Erbrechen
- Kopfschmerzen
- Müdigkeit, Schlaflosigkeit
- Unruhezustände, Depressionen
- Sehstörungen (hauptsächlich bei Überdosierung!)

Interaktionen

- **ACTH:** Digoxin-Toxizität ↑ durch induzierte Hypokaliämie bzw. Hypomagnesiämie
- **Adrenalin:** Digoxin-Serumkonzentration ↓
- **Amilorid:** positiv inotrope Digoxin-Wirkung ↓
- **Amiodaron:** Digoxin-Serumkonzentration ↑: Zu Beginn einer zusätzlichen Amiodaron-Therapie wird eine Dosisreduktion von Digoxin um 50 % empfohlen.
- **Amphotericin B:** Digoxin-Toxizität ↑ durch induzierte Hypokaliämie bzw. Hypomagnesiämie
- **Antidepressiva**, trizyklische (z. B. Amitriptylin): Risiko für Herzrhythmusstörungen ↑
- **Atropin:** Digoxin-Serumkonzentration ↑
- **Benzylpenicillin:** Digoxin-Toxizität ↑ durch induzierte Hypokaliämie bzw. Hypomagnesiämie
- **β-Blocker:** Bradykardie ↑
- **Calcium:** Digoxin-Toxizität ↑
- **Calciumantagonisten:** Digoxin-Serumkonzentration ↑
- **Captopril:** Digoxin-Serumkonzentration ↑
- **Ciclosporin:** Digoxin-Serumkonzentration ↑
- **Clarithromycin:** Digoxin-Serumkonzentration ↑
- **Diltiazem:** Digoxin-Serumkonzentration ↑
- **Diuretika:** Digoxin-Toxizität ↑ durch Diuretika-induzierte Hypokaliämie bzw. Hypomagnesiämie
- **Erythromycin:** Digoxin-Serumkonzentration ↑
- **Gentamicin:** Digoxin-Serumkonzentration ↑
- **Glukokortikoide:** Digoxin-Toxizität ↑ durch induzierte Hypokaliämie bzw. Hypomagnesiämie

- **Johanniskraut**: Digoxin-Wirkung ↓
- **Kalium**: positiv inotrope Digoxin-Wirkung ↓, Risiko für Herzrhythmusstörungen ↑
- **Kaliumcanrenoat**: positiv inotrope Digoxin-Wirkung ↓, Risiko für Herzrhythmusstörungen ↑
- **Laxanzien**: Digoxin-Toxizität ↑ durch induzierte Hypokaliämie bzw. Hypomagnesiämie nach Laxanzien-Abusus
- **Levothyroxin**: Digoxin-Serumkonzentration ↓
- **Metoclopramid**: Digoxin-Serumkonzentration ↓
- **Phenytoin**: Digoxin-Serumkonzentration ↓
- **Rifampicin**: Digoxin-Serumkonzentration ↓
- **Salbutamol**: Digoxin-Serumkonzentration ↓
- **Salicylate**: Digoxin-Toxizität ↑ durch induzierte Hypokaliämie bzw. Hypomagnesiämie
- **Spironolacton**: Digoxin-Serumkonzentration ↑, positiv inotrope Digoxin-Wirkung ↓, Risiko für Herzrhythmusstörungen ↑
- **Tetracycline**: Digoxin-Serumkonzentration ↑
- **Triamteren**: positiv inotrope Digoxin-Wirkung ↓, Risiko für Herzrhythmusstörungen ↑
- **Trimethoprim**: Digoxin-Serumkonzentration ↑
- **Verapamil**: Digoxin-Serumkonzentration ↑

Exkurs: Digitalisintoxikation

Im Verlauf einer Digitalis-Therapie können aufgrund der sehr geringen therapeutischen Breite Intoxikationen auftreten.

Die am häufigsten zu beobachtenden Symptome sind supraventrikuläre Arrhythmien (z. B. extreme Bradykardie, Vorhofflimmern, Vorhofflattern, AV-Überleitungsstörungen) und ventrikuläre Arrhythmien (z. B. Extrasystolen, Kammertachykardie bis hin zu Kammerflimmern), gastrointestinale Störungen (z. B. Übelkeit, Erbrechen, Anorexie) und neurotoxische Reaktionen, wie z. B. Kopfschmerzen, Müdigkeit und Sehstörungen (Halo- und Skotombildung, Störungen des Farbsehens).

Maßnahmen

Neben dem **sofortigen Abbrechen** der Digitalis-Behandlung werden je nach Schweregrad folgende Therapiemaßnahmen empfohlen:

Rhythmusstörungen

Leichte Rhythmusstörungen, wie vereinzelte Kammerextrasystolen, AV-Block I. und II. Grades und Vorhofflimmern: Therapieabbruch meist ausreichend

Bedrohliche Rhythmusstörungen: Durch Hämofiltration kann lediglich ein kleiner Teil an Digoxin eliminiert werden. (Digitoxin kann nicht durch Nierenersatzverfahren eliminiert werden).

Kaliumhaushalt

Ein niedriger Kaliumspiegel sollte nur dann ausgeglichen werden, wenn keine AV-Blockierung vorliegt. Kalium kann durch seine membranstabilisierende Wirkung eine AV-Blockierung verstärken.

Hyperkaliämie: Eine Digitalisintoxikation kann durch Hemmung der Na^+/K^+-ATPase auch eine Hyperkaliämie hervorrufen.

Magnesiumhaushalt

Ein erniedrigter Magnesiumspiegel im Blut sollte ausgeglichen werden.

Carbo medicinalis

Bei Intoxikationen sollte Carbo medicinalis enteral appliziert werden, um die Resorption und den enterohepatischen Kreislauf zu unterbinden.

Bradykarde Rhythmusstörungen

Extreme Sinusbradykardie, Sinusknotenstillstand, AV-Block II. und III. Grades:

- 0,5–1 mg Atropin i. v.
- Passagere transvenöse Schrittmachertherapie

Tachykarde Rhythmusstörungen

Eine elektrische Kardioversion ist außer beim Kammerflimmern wenig erfolgreich.

- **Phenytoin** besetzt dieselben Rezeptoren wie Digitalispräparate und kann daher erfolgreich sowohl bei supraventrikulären als auch bei ventrikulären Rhythmusstörungen eingesetzt werden und ist daher das *Mittel der Wahl*. **Dosierung** 125 bis 250 mg über 10 Minuten intravenös.
- **Lidocain** kann bei tachykarden ventrikulären durch Digitalis verursachten Rhythmusstörungen eingesetzt werden. **Dosis:** 100 mg über 5 Minuten intravenös.

Digitalisantidot (z. B. Digifab™)

Spezifische, an Digoxin bindende monovalente Fab- Immunglobulinfragmente dienen der Digitalis-Neutralisierung.

Sowohl Intoxikationen mit Digoxin als auch Digitoxin können erfolgreich behandelt werden.

Die Elimination der gebildeten Komplexe erfolgt renal. Dennoch wird die intravenöse Gabe in gleicher Dosis beim niereninsuffizienten Patienten vorgenommen. Bei der verzögerten renalen Ausscheidung der gebildeten Komplexe könnte eine Reintoxikation durch erneut aus der Bindung freiwerdendes Digoxin möglich sein.

- **Die Serumspiegelbestimmungen** von Digoxin und Digitoxin sind nach Antidot-Applikation verfälscht.
- **Dosierung** z. B. Digifab™: 1 Ampulle enthält 40 mg Digoxin-Immunglobulin (bindet 0,5 mg Digoxin).
- **Bei Einnahme einer unklaren Digitalis-Menge** (z. B. Suizidversuch) werden 20 Ampullen empfohlen (800 mg).
- **Bei Intoxikationen im Rahmen chronischer Einnahme** sollten 6 Ampullen (240 mg) ausreichend sein.
- **Genaue Dosisberechnungen anhand des Ausgangsserumspiegels** des Digitalispräparates können der Packungsbeilage entnommen werden.

Die Applikation erfolgt intravenös über 30 Minuten. Bei Herz-/Kreislaufstillstand im Bolus. Da das Präparat vom Schaf gewonnen wird, ist eine allergische Reaktion möglich.

4 Glukokortikoide

Glukokortikoide sind glanduläre Hormone, die endogen überwiegend in der *Zona fasciculata* der Nebennierenrinde synthetisiert werden. Sie spielen eine wichtige Rolle in Stresssituationen, in der Regulation des Fett-, Protein- und Kohlenhydratstoffwechsels und wirken hauptsächlich diabetogen, katabol, mineralokortikoid sowie antiphlogistisch. Therapeutisch werden sie überwiegend aufgrund ihrer antiphlogistischen Wirkung eingesetzt, die wiederum mit den immunsuppressiven Eigenschaften der Glukokortikoide in Verbindung steht. Die unterschiedlichen Äquivalenzen bezüglich Glukokortikoid-Effekt und Mineralokortikoid-Effekt der verschiedenen Glukokortikoide sind – bezogen auf die „Muttersubstanz" Cortisol – in Tabelle 1 aufgeführt.

Wirkmechanismus

Nach Bindung an den Glukokortikoid-Rezeptor im Cytosol wandert der Ligand-Rezeptor-Kom-

Tab. 1 Unterschiedliche Effekte der Glukokortikoide im Vergleich zu Cortisol („Äquivalenz-Effekte")

Substanz	Glukokortikoid-Effekt	Mineralokortikoid-Effekt
Cortisol (= Hydrocortison)	1,0	1,0
Cortison	0,8	1,0
Prednison	4	0,8
Prednisolon	4	0,8
Methylprednisolon	5	0,5
Dexamethason	25	0

plex in den Zellkern, wo er an spezifische DNA-Sequenzen (*Response*-Elemente) bindet. Über diese Bindung wird die Expression von unterschiedlichen Genen reguliert, die wiederum inflammatorische und immunmodulierende Moleküle kodieren. Durch die Gabe von Glukokortikoiden wird somit die Transkription von proinflammatorischen und immunstimulierenden Genen vermindert und die Transkription von antiinflammatorischen und immunsuppressiven Genen stimuliert.

Aufgrund ihres Wirkmechanismus besteht bei systemisch angewandten Glukokortikoiden kein direkter Zusammenhang zwischen Plasmahalbwertszeit und biologischer Halbwertszeit. Während erstere in der Regel kurz ist, kann die Wirkdauer (biologische Halbwertszeit) mehrere Tage betragen.

Hydrocortison (z. B. Hydrocortison Hoechst®)

Charakterisierung

- Hydrocortison wirkt gleichermaßen antiphlogistisch und mineralokortikoid.
- Maximale Serumkonzentration wird nach Nüchterneinnahme innerhalb von einer Stunde erreicht, durch Mahlzeiten wird die Resorption verzögert.
- Die Serumhalbwertszeit beträgt 1,5 Stunden.
- Hydrocortison ist ein relativ kurz wirksames Glukokortikoid und kumuliert somit bei täglicher kontinuierlicher Gabe nicht.
- Die biologische Halbwertszeit (Wirkdauer) beträgt 8 bis 12 Stunden; die Elimination erfolgt überwiegend renal.
- Der Metabolismus erfolgt überwiegend in der Leber. Das CYP-450-Enzymsystem ist dabei nur geringfügig beteiligt. Klinisch relevante Interaktionen mit anderen Substraten des CYP-450-Enzymsystems spielen daher kaum eine Rolle.
- Die Proteinbindung ist dosisabhängig. Im niedrigen Bereich wird Hydrocortison zu über 90 % gebunden, hauptsächlich an Transkortin.
- Die **Cushing-Schwellendosis** beträgt 30–40 mg pro Tag.
- **Eine längere Therapie** mit Dosen oberhalb 30 bis 40 mg pro Tag (Cushing-Schwellendosis) kann zu vermehrten unerwünschten Nebenwirkungen führen.

Bei Patienten mit Hypothyreose kann die Wirkung verstärkt, bei Hyperthyreose vermindert sein.

Da Glukokortikoide vermehrt Calciumionen in der Niere sezernieren, ist bei Risikopatienten (ältere Patienten, Patientinnen nach der Menopause, Patienten mit eingeschränkter körperlicher Aktivität, längerfristige Glukokortikoid-Behandlung) eine Osteoporose-Prophylaxe zu empfehlen.

Das im Handel befindliche Infusionslösungskonzentrat enthält 50 % Ethanol.

Indikationen

Septischer Schock

Die generelle Gabe von Hydrocortison bei Patienten im septischen Schock kann nicht mehr empfohlen werden: Die Schocksymptomatik bildete sich in einer großen, prospektiv randomisierten Studie zwar schneller zurück, eine Reduktion der Mortalität konnte nicht erzielt werden bei gleichzeitiger Zunahme der Gefahr von Superinfektionen und erneuten septischen Episoden.

Hydrocortison hat seinen Stellenwert noch beim therapierefraktären septischen Schock, wenn auch durch hochdosierte Vasopressortherapie und Volumengabe eine Kreislaufstabilisierung nicht möglich ist.

- **Dosierung** 100 mg i. v. als Bolus, dann 10 mg/h kontinuierlich. Nach Besserung der Symptomatik Reduktion der kontinuierlichen stündlichen Dosis um 2 mg pro Tag. Eine Behandlungsdauer von 7 Tagen sollte nicht unterschritten werden.

Eine **intravenöse Hydrocortison-Dauerperfusion** *hat den Vorteil, dass Blutzuckerschwankungen seltener auftreten.*

Aufgrund der mineralokortikoiden Wirkung des Hydrocortisons tritt bei kontinuierlicher Applikation eine **Hypernatriämie** *auf. Durch die Gabe eines Aldosteronantagonisten (Spironolacton, Kaliumcanrenoat) kann man in der Praxis diese Nebenwirkung vermindern (obwohl dies pharmakologisch eigentlich nicht logisch erscheint, da beide Medikamente an unterschiedlichen Rezeptortypen angreifen).*

Die niedrigdosierte Glukokortikoid-Gabe beim moderat-schweren ARDS ($PaO_2/FIO_2 < 150$) vor dem 14. Behandlungstag wird derzeit empfohlen.

Primäre und sekundäre Nebenniereninsuffizienz

- **Dosierung** Bei einer akuten Nebenniereninsuffizienz werden 100 mg Hydrocortison i. v. als Bolus gefolgt von 10 mg/h kontinuierlich verabreicht.

Mit Besserung der klinischen Symptomatik wird die Dosis über die nächsten Tage reduziert. Solange eine tägliche Dosis von 100 mg nicht unterschritten wird, liegt eine ausreichende mineralokortikoide Substitution vor. Bei weiterer Reduktion muss Fludrocortison (z. B. Astonin H®) mit hoher mineralokortikoider Potenz addiert werden (0,1 mg pro Tag p. o.). Die Erhaltungsdosis liegt bei 20 bis 30 mg Hydrocortison/Tag.

Bei außerordentlichen körperlichen Belastungen bzw. Stresssituationen (z. B. Operation, akute Erkrankung) muss eine doppelte bis dreifache (bis max. zehnfache) Dosis verabreicht werden.

Die Einmalgabe sollte angepasst an den zirkadianen Rhythmus morgens zwischen 6 und 8 Uhr erfolgen, damit eine Suppression auf das hypothalamisch-hypophysäre System so gering wie möglich ist. Ist eine zweimalige Gabe erforderlich, so sollten zwei Drittel morgens und ein Drittel der Tagesdosis nachmittags (z. B. 15 Uhr) verabreicht werden.

Hydrocortison-Tabletten sind in der Regel teilbar, zermörserbar und suspendierbar und sind für die Sondenapplikation geeignet.

Patienten mit eingeschränkter Nierenfunktion

- Keine Dosisanpassung erforderlich.

Patienten mit eingeschränkter Leberfunktion

- Aufgrund der Metabolisierung erscheint eine Dosisreduktion folgerichtig, ist jedoch nicht praxisrelevant.

Nebenwirkungen

- Striae rubrae, Petechien, verzögerte Wundheilung
- Muskelschwäche
- Myopathie (bei gleichzeitiger Behandlung mit nicht-depolarisierenden Muskelrelaxanzien)
- Osteoporose, aseptische Knochennekrosen
- Steoroidpsychose
- Magen-Darm-Ulzera, Pankreatitis
- Vollmondgesicht, Stammfettsucht
- verminderte Glucosetoleranz
- Natrium-Retention mit Ödembildung, vermehrte Kalium-Ausscheidung
- Inaktivität bzw. Atrophie der Nebennierenrinde
- gesteigerter Appetit, Gewichtszunahme
- Hypertonie
- Vaskulitis
- Erhöhung des Thromboserisikos
- Katarakt, Glaukom
- Schwächung der Immunabwehr

Interaktionen

- **Amphotericin B**: Hypokaliämie ↑
- **Antazida**: Glukokortikoid-Absorption (oral) ↓; im Abstand von mind. 2 Stunden verabreichen
- **Anticholinergika** (z. B. Atropin): Augen-Innendruck ↑
- **Antidiabetika**: blutzuckersenkende Wirkung ↓
- **Aprepitant**: Glukokortikoid-Serumkonzentration ↑
- **Azolantimykotika**: Glukokortikoid-Serumkonzentration ↑
- **Barbiturate**: kortikoide Wirkung ↓
- **Calciumkanalblocker** (Non-Dihydropyridin-Typ): Glukokortikoid-Serumkonzentration ↑
- **Ciclosporin**: Ciclosporin-Blutspiegel ↑, Risiko für zerebrale Krampfanfälle ↑
- **Cumarin-Derivate**: Antikoagulanzienwirkung ↓
- **Diuretika, kaliuretisch**: Kaliumausscheidung ↑
- **Herzglykoside**: Herzglykosidwirkung ↑ (bei Kaliummangel)
- **Makrolide**: Glukokortikoid-Serumkonzentration ↑
- **Muskelrelaxanzien**: Risiko für Myopathien ↑, verlängerte relaxierende Wirkung möglich
- **Nichtsteroidale Antiphlogistika/Antirheumatika**: Risiko für gastrointestinale Blutungen ↑
- **Östrogene**: kortikoide Wirkung ↑
- **Phenytoin**: kortikoide Wirkung ↓
- **Rifampicin**: kortikoide Wirkung ↓
- **Salycilate**: Risiko für gastrointestinale Blutungen ↑
- **Somatropin**: Somatropin-Wirkung ↓ bei Hydrocortison-Überdosierung

Prednisolon (z. B. Decortin® H)

Charakterisierung

- Maximale Serumkonzentrationen werden nach oraler Applikation innerhalb von ein bis zwei Stunden erreicht.
- Die Metabolisierung erfolgt in der Leber durch Glucuronidierung (70 %) und Sulfatierung (30 %) und über CYP-450-Enzymsystem.
- Plasmaproteinbindung (87 %) erfolgt hauptsächlich an Transkortin und Plasmaalbumin.
- Die Eliminationshalbwertszeit beträgt etwa 3 Stunden, Elimination überwiegend renal.
- Die Wirkdauer (biologische Halbwertszeit) von 12 bis 36 Stunden ist aufgrund des Wirkmechanismus länger als die Verweildauer im Serum.
- Nach Passieren der Blut-Hirn-Schranke beträgt die Prednisolon-Konzentration im Liquor etwa ein Zehntel der Plasmakonzentration.
- Die Wirkung ist im Vergleich zu Cortisol (= Hydrocortison) viermal stärker.
- Prednisolon besitzt nur eine geringe mineralokortikoide Wirkung.
- **Cushing-Dosis**: 7,5 mg/Tag.

Falls hohe Dosen Prednisolon verabreicht werden (z. B. zur Immunsuppression), sollte aufgrund der mineralokortikoiden Wirkung ausreichend Kalium zugeführt und die Einnahme von Natrium eingeschränkt werden.

Da Glukokortikoide vermehrt Calciumionen in der Niere sezernieren, ist bei Risikopatienten (ältere Patienten, Patientinnen nach der Menopause, Patienten mit eingeschränkter körperlicher Aktivität, längerfristige Glukokortikoid-Behandlung) eine Osteoporose-Prophylaxe zu empfehlen.

Bei Patienten mit Hypothyreose kann die Wirkung verstärkt, bei Hyperthyreose vermindert sein.

Bei Hypoalbuminämie ist zu beachten, dass der Anteil an freiem und damit wirksamen Prednisolon erhöht ist.

Aufgrund von außergewöhnlichen Belastungen wie beispielsweise Fieber oder Operationen kann eine Steigerung der Glukokortikoid-Dosis notwendig sein.

Um eine ausreichende und effektive Immunsuppression nach Organtransplantation zu erzielen, wird Prednisolon in der Regel mit einem Calcineurin-Inhibitor bzw. anderen Immunsuppressiva kombiniert.

Postoperativ wird nach Organtransplantation in der Regel die Dosierung von Prednisolon schrittweise reduziert. Zwölf Monate postoperativ kann bei einem immunologisch problemlosen Verlauf versucht werden, auf die Gabe von Prednisolon gegebenenfalls zu verzichten.

Prednisolon Tabletten sind in der Regel teilbar, zermörserbar und suspendierbar und sind für die Sondenapplikation geeignet.

Indikation

Anaphylaktischer Schock, schwerer akuter Asthmaanfall, Abstoßungskrise bzw. -prophylaxe nach Organtransplantation, Pseudokrupp

Dosierung

- **Asthmaanfall:** 1–2 mg/kg KG i. v.
- **Schwere Exazerbation bei COPD:** 2 x 50–125 mg pro Tag i. v. für max. 3 Tage, dann 60 mg pro Tag und stufenweise Reduktion innerhalb 14 Tage.
- **Anaphylaktischer Schock:** 250–1000 mg i. v.
- **Abstoßungsreaktion nach Transplantation:** 500 mg i. v. pro Tag über 3 Tage.
- **Pseudokrupp:** 50–100 mg Prednisolon rectal (z. B. Rectodelt®)

Prophylaktische Gabe von Glukokortikoiden vor Extubation nach Langzeitbeatmung (> 72 h) zur Vermeidung von Atemwegskomplikationen (Larynxödem/Stridor/Reintubation):
Für die Applikation von Kortikosteroiden nach schwieriger Atemwegssicherung oder prolongierten Manipulationen im Bereich des Larynx zur Prävention eines Larynxödems gibt es keine klare Studienlage. Die Gabe einer Einmaldosis eine Stunde vor geplanter Extubation ist uneffektiv. Im Gegensatz hierzu senken mehrere Einzeldosen beginnend 12 bis 24 Stunden vor Extubation zumindest die Inzidenz eines Postextubationsstridors.

Ausschleichen der Glukokortikoid-Therapie

- **Bei zu raschem Absetzen** einer Glukokortikoid-Therapie besteht die *Gefahr einer Nebennierenrindeninsuffizienz.*
- **Eine maximal einwöchige,** selbst in hoher Dosis durchgeführte Steroidtherapie kann abrupt beendet werden.
- **Eine zweiwöchige Therapie** sollte stufenweise über 1 Woche ausgeschlichen werden.
- **Nach einer einmonatigen Therapie** erscheint die Reduktion über zwei Wochen sinnvoll. Als Faustregel gilt: Reduktion um 20 % der zuletzt eingenommenen Dosis. Der Dosisabbau erfolgt daher in immer kleineren Schritten. Bei der Wahl für das Zeitintervall bis zur nächsten Reduktion spielt auch die Gefahr des Wiederaufflammens der Grunderkrankung eine Rolle.
- **Bei einer Therapie über Monate oder Jahre** kann es erforderlich sein, unterhalb der Grenzdosis von z. B. 7,5 mg Prednisolon/Tag die Dosis lediglich nur um 1 mg jeden Monat zu reduzieren.
- **Zur Beurteilung der Nebennierenfunktion** kann auch die Bestimmung des morgendlichen basalen Cortisolplasmaspiegels oder ein ACTH-Kurztest vorgenommen werden (nach mindestens 22-stündiger Steroidpause).

Patienten mit eingeschränkter Nierenfunktion

- Keine Dosisanpassung erforderlich
- Nur schwach dialysierbar (5 bis 20 %), daher nicht praxisrelevant

Patienten mit eingeschränkter Leberfunktion

- Bei schwerer Lebererkrankung (Hepatitis, Leberzirrhose) sollte die Dosis aufgrund der verlängerten Eliminationshalbwertszeit verringert werden. Bei chronischer Lebererkrankung ist keine Dosisanpassung notwendig.

Nebenwirkungen

- Striae rubrae, Petechien, verzögerte Wundheilung
- Muskelatrophie, Osteoporose
- Steroidpsychose (Depressionen, Euphorie)
- Magen-Darm-Ulzera, gastrointestinale Blutungen, Pankreatitis
- Vollmondgesicht, Stammfettsucht
- verminderte Glucosetoleranz
- Natrium-Retention mit Ödembildung, vermehrte Kalium-Ausscheidung
- Inaktivität bzw. Atrophie der Nebennierenrinde
- gesteigerter Appetit, Gewichtszunahme
- Hypertonie
- Erhöhung des Thromboserisikos
- Lymphopenie, Eosinopenie

Interaktionen

- **CYP 450-(3A4)-Enzyminhibitoren** (z. B. Erythromycin, Diclofenac, Propofol, Fluconazol, Verapamil): Glukokortikoidwirkung ↑
- **CYP 450-(3A4)-Enzyminduktoren** (z. B. Rifampicin, Phenytoin, Carbamazepin, Phenobarbital): Glukokortikoidwirkung ↓
- **ACE-Hemmer**: Risiko für Blutbildveränderungen ↑
- **Acetylsalicylsäure**: Risiko für gastrointestinale Blutungen ↑
- **Amphotericin B**: Hypokaliämie ↑
- **Antazida**: Glukokortikoid-Absorption (oral) ↓; im Abstand von mind. 2 Stunden verabreichen
- **Anticholinergika** (z. B. Atropin): Augen-Innendrucksteigerungen ↑
- **Antidiabetika**: blutzuckersenkende Wirkung ↓
- **Aprepitant**: Glukokortikoid-Serumkonzentration ↑
- **Azolantimykotika**: Glukokortikoid-Serumkonzentration ↑
- **Barbiturate**: kortikoide Wirkung ↓
- **Calciumkanalblocker** (Non-Dihydropyridintyp): Glukokortikoid-Serumkonzentration ↑
- **Ciclosporin**: Ciclosporin-Blutspiegel ↑, Risiko für zerebrale Krampfanfälle ↑
- **Cumarin-Derivate**: Antikoagulanzienwirkung ↓
- **Diuretika, kaliuretisch**: Hypokaliämie ↑
- **Herzglykoside**: Herzglykosidwirkung ↑ (bei Kaliummangel)
- **Makrolid-Antibiotika**: Glukokortikoid-Serumkonzentration ↑
- **Muskelrelaxanzien, nicht-depolarisierende**: Risiko für Myopathien ↑, verlängerte relaxierende Wirkung möglich
- **Nichtsteroidale Antiphlogistika/Antirheumatika**: Risiko für gastrointestinale Blutungen ↑
- **Östrogene**: kortikoide Wirkung ↑
- **Somatotropin**: Somatotropin-Wirkung ↓ bei Prednisolon-Langzeitgabe

Dexamethason (z. B. Dexa-ratiopharm®)

Charakterisierung

- Dexamethason besitzt *keine mineralokortikoide Wirkung*.
- Etwa 4 Stunden nach intravenöser Gabe wird ein maximaler Spiegel im Liquor gemessen.
- Der Liquorspiegel beträgt etwa 1/6 des gleichzeitigen Plasmaspiegels.
- Dexamethason besitzt eine orale Bioverfügbarkeit von 80–90 %. Es wird somit fast vollständig resorbiert und innerhalb von 1 bis 2 Stunden ein maximaler Blutspiegel erreicht.
- Die Serumhalbwertszeit beträgt ca. 4,5 Stunden.
- Die biologische Halbwertszeit (Wirkdauer) beträgt 36 Stunden; Elimination erfolgt überwiegend renal.
- Der Metabolismus erfolgt hauptsächlich in der Leber über das CYP 450-Enzymsystem.
- Die Proteinbindung ist dosisabhängig, bevorzugt an Albumin.
- Die Wirkung ist im Vergleich zu Hydrocortison (Cortisol) 25-mal stärker, im Vergleich zu Prednisolon/Prednison 7,5-mal stärker.
- **Cushing-Dosis**: 1,5 mg/Tag

Wegen der langen biologischen Halbwertszeit und damit starken Beeinflussung der Hypothalamus-Hypophyse-Nebennieren-Achse ist Dexamethason für die immunsuppressive Therapie ungeeignet.

Aufgrund der sehr langen Wirkdauer besteht bei täglicher kontinuierlicher Gabe die Gefahr der Kumulation und damit Überdosierung.

Um eine akute Nebennierenrinden-Insuffizienz zu vermeiden, muss zur Beendigung der Therapie, die mehr als etwa 10 Tage andauert, Dexamethason ausschleichend abgesetzt werden. Ebenso muss eine Dosisreduktion schrittweise erfolgen

Bei Hypoalbuminämie ist zu beachten, dass der Anteil an freiem und damit wirksamen Dexamethason erhöht ist.

Bei Patienten mit Hypothyreose kann die Wirkung verstärkt, bei Hyperthyreose vermindert sein.

Dexamethason ist sowohl ein Substrat als auch ein Induktor des CYP 450-Enzymsystems (CYP 3A4).

Aufgrund von außergewöhnlichen Belastungen wie beispielsweise Fieber oder Operationen kann eine Steigerung der Glukokortikoid-Dosis notwendig sein.

Da Glukokortikoide vermehrt Calciumionen in der Niere sezernieren, ist bei Risikopatienten (ältere Patienten, Patientinnen nach der Menopause, Patienten mit eingeschränkter körperlicher Aktivität, längerfristige Glukokortikoid-Behandlung) eine Osteoporose-Prophylaxe zu empfehlen.

Die Beeinträchtigung der Nebennierenrindenfunktion ist unter einer Prednisolon-Therapie geringer. Falls eine längere Therapie mit Glukokortikoiden klinisch notwendig ist, sollte deshalb eine Umstellung auf Prednisolon erfolgen.

Bei Patienten mit Hypothyreose sollten ggf. niedrigere Dexamethason-Dosierungen eingesetzt werden.

Dexamethason Tabletten sind in der Regel teilbar und zermörserbar. Nach Suspendierung in Wasser sind sie für die Sondenapplikation geeignet.

Indikationen

Tumorbedingtes Hirnödem, parenterale Anfangsbehandlung akuter schwerer Hautkrankheiten, parenterale Anfangsbehandlung von Autoimmunerkrankungen (z. B. Lupus erythematodes, rheumatoide Arthritis), Palliativtherapie maligner Tumore, Prophylaxe und Therapie von postoperativem oder Zytostatika-induziertem Erbrechen.

Dosierung

- **Intravenös:** Bolus mit 5 bis 20 mg, Dosiswiederholung 3–4 x täglich.
- **Oral:** Einzeldosis: Initial 20 mg; 2–3 x täglich.

Patienten mit eingeschränkter Nierenfunktion

- Keine Dosisanpassung erforderlich.

Patienten mit eingeschränkter Leberfunktion

- Bei schwerer Lebererkrankung (Hepatitis, Leberzirrhose) ist eine Dosisreduktion erforderlich, da die Eliminationshalbwertszeit verlängert ist.

Nebenwirkungen

- Striae rubrae, Petechien, verzögerte Wundheilung
- Muskelschwäche
- Osteoporose, aseptische Knochennekrosen
- Steroidpsychose
- Magen-Darm-Ulzera, Pankreatitis
- Vollmondgesicht, Stammfettsucht
- verminderte Glucosetoleranz
- Natrium-Retention mit Ödembildung, vermehrte Kalium-Ausscheidung
- gesteigerter Appetit, Gewichtszunahme
- Hypercholesterinämie, Hypertriglyceridämie
- Hypertonie
- Vaskulitis
- Erhöhung des Thromboserisikos
- Katarakt, Glaukom

- Schwächung der Immunabwehr

Eine hochdosierte Glukokortikoid-Therapie kann das Auftreten einer „Critical Illness Polyneuropathie/Myopathie" (CIP/CIM) begünstigen. Die Inzidenz dieses intensivmedizinisch relevanten Erkrankungsbildes im Rahmen der Hydrocortison-Therapie beim septischen Schock ist derzeit unklar.

Interaktionen

- **CYP 450-(3A4)-Enzyminhibitoren** (z. B. Erythromycin, Diclofenac, Propofol, Fluconazol, Verapamil): Glukokortikoid-Wirkung ↑
- **CYP 450-(3A4)-Enzyminduktoren** (z. B. Rifampicin, Phenytoin, Carbamazepin, Phenobarbital): Glukokortikoid-Wirkung ↓
- **CYP 450-(3A4)-Enzymsubstrate** (z. B. Benzodiazepine, Tacrolimus, Ciclosporin, Erythromycin, Calciumkanalblocker): Serumkonzentration bzw. Wirkung der Enzymsubstrate ↓
- **ACE-Hemmer**: Risiko für Blutbildveränderungen ↑
- **Acetylsalicylsäure**: Risiko für gastrointestinale Blutungen ↑
- **Amphotericin B**: Hypokaliämie ↑
- **Antazida**: Glukokortikoid-Absorption (oral) ↓; im Abstand von mind. 2 Stunden verabreichen
- **Anticholinergika** (z. B. Atropin): Augen-Innendrucksteigerungen ↑
- **Antidiabetika**: blutzuckersenkende Wirkung ↓
- **Aprepitant**: Glukokortikoid-Serumkonzentration ↑
- **Azolantimykotika**: Glukokortikoid-Serumkonzentration ↑
- **Barbiturate**: kortikoide Wirkung ↓
- **Calciumkanalblocker** (Non-Dihydropyridintyp): Glukokortikoid-Serumkonzentration ↑
- **Ciclosporin**: Ciclosporin-Blutspiegel ↑, Risiko für zerebrale Krampfanfälle ↑
- **Cumarin-Derivate**: Antikoagulanzienwirkung ↓
- **Diuretika, kaliuretisch**: Hypokaliämie ↑
- **Herzglykoside**: Herzglykosidwirkung ↑ (bei Kaliummangel)
- **Makrolid-Antibiotika**: Glukokortikoid-Serumkonzentration ↑
- **Muskelrelaxanzien, nicht-depolarisierende**: Risiko für Myopathien ↑, verlängerte relaxierende Wirkung möglich
- **Nichtsteroidale Antiphlogistika/Antirheumatika**: Risiko für gastrointestinale Blutungen ↑
- **Östrogene**: kortikoide Wirkung ↑
- **Somatropin**: Somatropin-Wirkung ↓

5 Analgetika

In der intensivmedizinischen Schmerztherapie werden sowohl Opioid-Analgetika als auch Nicht-Opioid-Analgetika eingesetzt. Letztere lassen sich weiter unterteilen in saure antiphlogistisch-antipyretische Analgetika, die sog. nichtsteroidalen Antiphlogistika (NSAID), und in nichtsaure antipyretische Analgetika.

5.1 Opioid-Analgetika

Wirkmechanismus

Opioid-Analgetika sind Agonisten der Opioid-Rezeptoren (im Wesentlichen μ-, κ- und δ-Rezeptoren), die im ZNS und in peripheren Organen und Geweben lokalisiert sind. Nach Bindung der Opioidagonisten an den G-Protein-gekoppelten Opioid-Rezeptoren werden die Erregungsübertragung in den Neuronen und die Neurotransmitterfreisetzung aus den Endigungen der Axone verringert.

Keine Kombination von starken (z. B. Morphin, Fentanyl) mit schwachen Opioiden (z. B. Tramadol, Tilidin)! Durch Konkurrenz an den Opioid-Rezeptoren kann die Wirkung der starken Opioide abgeschwächt werden.

Buprenorphin, ein partieller μ-Agonist, besitzt eine starke Rezeptoraffinität. Bei starken Schmerzen kann daher die analgetische Wirkung anderer, zusätzlich applizierter Opioide aufgrund der kompetitiven Bindung am Rezeptor eingeschränkt sein. Der Wechsel auf ein anderes Opioid ist daher in diesem Fall bei starken Schmerzen empfehlenswert.

Vermeidung von Entzugserscheinungen bei Absetzen einer Opioid-Therapie:

1. Eine perioperative Opioidtherapie von wenigen Tagen kann problemlos beendet werden.
2. Analgosedierung zur Beatmung: Nach einer einwöchigen Analgosedierung sollte die kontinuierliche Opioidzufuhr über 48 Stunden schrittweise reduziert werden. Bestand die

Analgosedierung länger, können mehrere Tage notwendig sein.

3. Chronischer Schmerzpatient: Bei Patienten, die mehrere Wochen bis Monate eine chronische Opioid-Medikation benötigt haben, darf die Opioid-Gabe nicht abrupt abgesetzt werden. Je nach Opioid benötigt man einen unterschiedlichen Zeitraum für die langsame Dosisreduktion:
   - Morphin, Hydromorphon, Oxycodon: Dosisreduktion max. 20 % pro Tag
   - Levomethadon: Dosisreduktion max. 10–20 % pro Woche
   - Fentanyl, transdermal: Dosisreduktion alle 3 Tage um ein Drittel

Treten dennoch Entzugssymptome auf, genügen 25 % der vorhergehenden Tagesdosis zu deren Beseitigung.

Eine Opioid-Therapie, welche die Dauer einer perioperativen Schmerztherapie überschreitet, sollte immer von einer Laxanzien-Gabe begleitet sein (z. B. Polyethylenglykol (Macrogol®) 2 x 125 ml pro Tag).

Morphin (z. B. Morphin Merck®)

Charakterisierung

- Morphin ist ein reiner µ-Agonist und ein stark wirksames Opioid.
- Morphin induziert die Freisetzung von Histamin aus Mastzellen.
- Nach oraler Applikation wird Morphin hauptsächlich aus dem oberen Dünndarm und zu einem kleinen Teil aus dem Magen resorbiert.
- Die orale Bioverfügbarkeit beträgt 20–40 %, Morphin besitzt einen ausgeprägten First-pass-Effekt.
- Ein Wirkeintritt ist nach oraler Gabe nach 30–90 Minuten zu erwarten, nach intravenöser Applikation innerhalb weniger Minuten.
- Die Wirkdauer beträgt 4–6 Stunden. Bei retardierten Formulierungen ist sie auf 12 Stunden verlängert.
- Nach parenteraler Applikation beträgt die Eliminationshalbwertszeit etwa 2–5 Stunden, sie kann allerdings individuell recht unterschiedlich sein. Die Elimination erfolgt vornehmlich renal.
- Morphin penetriert gut in Leber, Niere, Muskelgewebe und in den Gastrointestinaltrakt.
- Morphin wird überwiegend in der Leber verstoffwechselt. Auch das Darmepithel ist am Metabolismus beteiligt. Die Metabolite sind vorwiegend Morphin-3-glucuronid und Morphin-6-glucuronid. Sie besitzen eine längere Halbwertszeit als freies Morphin. Morphin-6-glucuronid ist biologisch wirksam.
- Die Plasmaproteinbindung beträgt 20–35 %, hauptsächlich an Albumin.

Durch Morphin wird aus Mastzellen Histamin freigesetzt, welches Hautreaktionen, Hypotonie sowie Bronchokonstriktion hervorruft. Bei Asthmatikern kann dies einen asthmatischen Anfall auslösen.

Bei Niereninsuffizienz kumuliert der biologisch wirksame Metabolit Morphin-6-glucuronid. Die Wirkdauer ist dabei insgesamt verlängert, da die Halbwertszeit der Metaboliten länger als die Morphin-Halbwertszeit ist.

Sondenkost verringert die Resorption von oral appliziertem Morphin.

Im Verlauf der Therapie vermindert sich bei längerfristiger Anwendung die zentrale Empfindlichkeit für Morphin (Toleranzentwicklung!). Es können Morphin-Dosierungen notwendig sein, die sich im Falle einer Erstanwendung bereits in toxischen Bereichen befinden würden.

Die Äquipotenz zwischen oraler Gabe und parenteraler Gabe beträgt 3:1. Bei Umstellung von oraler Gabe auf parenterale Applikation muss dementsprechend die Dosis um zwei Drittel reduziert werden.

Morphin Retardkapseln (z. B. von Hexal) können in der Regel über eine Sonde appliziert werden (Mindestdurchmesser der Sonde: 8 Charrière). Die in den Hartkapseln befindlichen retardierten Pellets sollten dafür in 20 ml Wasser suspendiert werden (nicht mörsern!). Die Sonde muss vorher und nachher mit mind. 15 ml Flüssigkeit gespült werden, da die Resorptionsrate von Morphin durch Sondenkost verringert wird.

Indikation

Starke und stärkste Schmerzen.

Dosierung

- **Intravenös:** Aufgrund seiner geringeren Kumulationsneigung und der Unabhängigkeit von der Nierenfunktion, wird zur Akutschmerztherapie Piritramid dem Morphin vorgezogen. Die kontinuierliche, intravenöse Gabe von Morphin hat ihren Stellenwert bei der Analgosedierung des sterbenden Patienten (z. B. 5–10 mg/h). Intravenöse Dosen von Morphin und Piritramid können in der Praxis äquipotent gerechnet werden.
- **Oral:** Reichen bei einem chronischen Schmerz- oder Tumorpatienten Analgetika der WHO-Stufen I und II nicht mehr für eine ausreichende Analgesie aus, wird mit einer Morphin-Therapie begonnen, z. B. 3 x 20 mg retardiertes Morphin oral. Neben der retardierten Formulierung benötigt der Patient für Durchbruchsschmerzen noch ein rasch wirksames Morphinpräparat (Morphin Tropfen oder Sevredol® Tabletten). Diese Bedarfsdosis soll ein Sechstel der Morphin-Tagesdosis betragen. In unserem Beispiel 10 mg unretardiertes Morphin.
- Wird die **Bedarfsdosis** häufig (> 4-mal pro Tag) benötigt, muss die Tagesdosis an retardiertem Morphin erhöht werden.

Um Entzugserscheinungen zu vermeiden, muss bei Absetzen die Morphindosis schrittweise reduziert werden.

Patienten mit eingeschränkter Nierenfunktion

- Bei Patienten mit Niereninsuffizienz kumuliert der biologisch aktive Metabolit Morphin-6-glucuronid. Eine reduzierte Dosierung ist daher zu empfehlen. Trotz Angaben über eine mögliche Elimination von Morphin und seine Metaboliten durch Nierenersatzverfahren wird auch in diesem Fall eine Dosisreduktion empfohlen.

Patienten mit eingeschränkter Leberfunktion

- Aufgrund der Metabolisierung in der Leber muss die Dosierung vorsichtig erfolgen. Bei Patienten mit Leberinsuffizienz ist zum einen der First-pass-Metabolismus verringert, so dass sich die Bioverfügbarkeit für Morphin erhöht. Zum anderen ist die Verstoffwechselung verzögert und damit die Halbwertszeit erhöht.

Nebenwirkungen

- Obstipation! Bei lang andauernder Therapie mit hohen Morphindosen oft schwer zu therapieren! Daher bereits bei Therapiebeginn Laxanzien als Begleitmedikation verabreichen.
- Übelkeit, Erbrechen (besonders bei der erstmaligen Applikation)
- Abnahme der Magenmotilität
- Atemdepression, Bronchospasmus (v. a. bei Asthmatikern), Lungenödem
- Sedierung
- Euphorie, Schlaflosigkeit, Veränderung der kognitiven und sensorischen Leistungsfähigkeit (z. B. Verwirrtheit, Halluzinationen)
- Hypertonie, Hypotonie, Tachykardie, Bradykardie
- Miosis

- Tonuserhöhung der Sphinkteren der Harnblase, Miktionsstörung
- Tonuserhöhung der Sphinkteren der Gallengänge, Gallenkoliken
- Schwitzen
- Urtikaria, Pruritus
- Mundtrockenheit
- Kopfschmerz, Schwindel

Interaktionen

- **Anästhetika**: Morphin-Nebenwirkung ↑ (v.a. Atemdepression, Sedierung, Hypotonie, Koma)
- **Antidepressiva**: Morphin-Nebenwirkung ↑ (v.a. Atemdepression, Sedierung, Hypotonie, Koma), anticholinerge Nebenwirkungen ↑ (z.B. Obstipation, Mundtrockenheit, Harnverhaltung)
- **Antiemetika**: Morphin-Nebenwirkung ↑ (v.a. Atemdepression, Sedierung, Hypotonie, Koma), anticholinerge Nebenwirkung ↑ (z.B. Obstipation, Mundtrockenheit, Harnverhaltung)
- **Antihistaminika**: Morphin-Nebenwirkung ↑ (v.a. Atemdepression, Sedierung, Hypotonie, Koma), anticholinerge Nebenwirkung ↑ (z.B. Obstipation, Mundtrockenheit, Harnverhaltung)
- **Barbiturate**: Morphin-Nebenwirkung ↑ (v.a. Atemdepression, Sedierung, Hypotonie, Koma)
- **Hypnotika/Sedativa**: Morphin-Nebenwirkung ↑ (v.a. Atemdepression, Sedierung, Hypotonie, Koma)
- **MAO-Hemmer**: bei Einnahme von MAO-Hemmern innerhalb der letzten zwei Wochen: lebensbedrohliche Wirkung auf Atmungs- und Kreislauffunktion sowie auf das zentrale Nervensystem möglich
- **Muskelrelaxanzien**: relaxierende Wirkung ↑
- **Neuroleptika**: Morphin-Nebenwirkung ↑ (v.a. Atemdepression, Sedierung, Hypotonie, Koma)
- **andere Opioide**: Morphin-Nebenwirkung ↑ (v.a. Atemdepression, Sedierung, Hypotonie, Koma)
- **Psychopharmaka**: anticholinerge Nebenwirkung ↑ (z.B. Obstipation, Mundtrockenheit, Harnverhaltung)
- **Rifampicin**: Morphin-Wirkung ↓
- **Tranquilizer**: Morphin-Nebenwirkung ↑ (v.a. Atemdepression, Sedierung, Hypotonie, Koma)

Opiat-Intoxikation

Typische diagnostische Merkmale einer akuten Opiatintoxikation sind Miosis, Atemdepression (bis auf 2 bis 4 Atemzüge pro Minute) und Bewusstlosigkeit (Trias der Symptome). Bei bestehender starker Hypoxie ist eine Mydriasis zu beobachten. Die Haut und Schleimhäute sind häufig zyanotisch, die Körpertemperatur sinkt. Die Todesursache ist hauptsächlich Atemstillstand.

Therapie: Vorrangig muss die Atemdepression durch Beatmung bzw. durch Injektion des Morphinantagonisten Naloxon (z.B. Narcanti®) behandelt werden Die Dosierung kann nach erwünschter klinischer Wirkung 0,2–0,4 mg Naloxon (entsprechend 1/2–1 Ampulle) betragen. Bei vollständiger Antagonisierung der Opiatwirkung muss beim operierten oder intensivmedizinischen Patienten mit der Wiederkehr der Schmerzsymptomatik gerechnet werden, eine vorsichtig titrierte Gabe ist daher empfehlenswert. Muss eine anhaltende Atemdepression zwingend beseitigt werden, dann weitere Gabe von 1–3 x 0,4 mg Naloxon i.v. alle 2–3 Minuten. Außerdem Volumentherapie.

Naloxon hat eine *kürzere Eliminationshalbwertszeit* als Morphin, nämlich ca. eine Stunde nach parenteraler Gabe. Es muss daher mit einem Wiederauftreten der Atemdepression gerechnet werden.

Bei Patienten mit **chronischer Opiat-Einnahme** kann eine Antagonisierung mit Naloxon zu einem **akuten Entzugssyndrom** führen! Empfehlenswert ist daher eine geringere Naloxon-Dosis (ab 0,04 mg) bzw. eine rein symptomatische Behandlung.

Piritramid (z. B. Dipidolor®)

Charakterisierung

- Piritramid ist ein reiner μ-Agonist und ein stark wirksames Opioid.
- Piritramid führt zu keiner Histaminfreisetzung aus Mastzellen.
- Die analgetische Wirkpotenz entspricht ⅔ der Morphinwirkung, d. h. 15 mg Piritramid i. v. entsprechen 10 mg Morphin i. v.
- Der Wirkeintritt erfolgt nach intravenöser Applikation rasch nach 1–2 Minuten.
- Maximale Serumkonzentrationen werden nach 10 Minuten erreicht.
- Die Wirkdauer beträgt 5–8 Stunden.
- Der Metabolismus erfolgt in der Leber.
- Die Eliminationshalbwertszeit beträgt 4–10 Stunden, die Elimination erfolgt überwiegend mit den Fäzes.
- Die Proteinbindung beträgt 88–94 %.

Eine ***vorbestehende chronische Opioid-Medikation*** *mit anderen starken Opioiden (z. B. Oxycodon, Fentanyl, Hydromorphon) wird perioperativ bzw. auf der Intensivstation fortgeführt. Piritramid wird dem akuten Schmerz entsprechend zusätzlich („on top") verabreicht. Dabei wird mit der schon vorbestehenden Opioid-Medikation der chronische Schmerz abgedeckt. Deren Weglassen hätte zur Folge, dass kompensatorisch wesentlich höhere Dosen an Piritramid verabreicht werden müssten. Die schwierigere Dosisabschätzung macht eine erfolgreiche Akutschmerztherapie problematischer.*

Gleichermaßen wird eine ***vorbestehende Substitutionstherapie mit Levomethadon*** *(L-Polamidon®) bei Drogenabhängigen perioperativ bzw. auf der Intensivstation fortgeführt. Piritramid wird entsprechend der Akutschmerzsituation verabreicht. Sind Schmerzzustände mit Analgetika der WHO-Stufen I und II nicht beherrschbar, dürfen auch einem Drogenabhängigen Opiate zur Schmerzbehandlung nicht vorenthalten werden. Auf eine intravenöse patientenkontrollierte Analgesie (PCA) sollte aber in diesem Fall verzichtet werden. Der Patient könnte sich dabei durch eigene zusätzliche Gaben eine euphorisierende Wirkung verschaffen.*

Bei Verwendung von Piritramid in PCA-Pumpen: Es wird ein Sperrintervall von 10 Minuten eingestellt, da der maximale Wirkungseintritt erst nach ca. 10 Minuten erreicht ist.

Piritramid ist im Allgemeinen ein gut verträgliches starkes Opioid-Analgetikum. In der Regel treten keine kardiovaskulären Wirkungen auf. Die gastrointestinalen Nebenwirkungen werden seltener beobachtet als bei anderen Opioiden.

Indikation

- Starke und stärkste Schmerzen.

Dosierung

- **Bei Einzelgaben:** 3–7,5 mg i. v.
- **PCA:** Im Rahmen der patientenkontrollierten intravenösen Analgesie wird ein Bolus von 1,5–2 mg i. v. eingestellt.

Patienten mit eingeschränkter Nierenfunktion

- Unabhängig von der Nierenfunktion ist keine Dosisanpassung erforderlich.

Patienten mit eingeschränkter Leberfunktion

- Die Dosis muss verringert werden.

Nebenwirkungen

- Übelkeit, Erbrechen
- Obstipation
- Atemdepression, Bronchospasmus
- Sedierung
- Euphorie
- Hypotonie
- Bradykardie
- Tonuserhöhung der Sphinkteren der Harnblase, Miktionsstörung
- Tonuserhöhung der Sphinkteren der Gallengänge
- Miosis

- Schwitzen
- Pruritus, Urtikaria
- Mundtrockenheit
- Schwindel

Interaktionen

- **Barbiturate**: Piritramid-Nebenwirkung ↑ (v. a. Atemdepression)
- **Benzodiazepine**: Piritramid-Nebenwirkung ↑ (v. a. Atemdepression)
- **Hypnotika**: Piritramid-Nebenwirkung ↑ (v. a. Atemdepression)
- **Inhalationsanästhetika**: Piritramid-Nebenwirkung ↑ (v. a. Atemdepression)
- **MAO-Hemmer**: bei Einnahme von MAO-Hemmern innerhalb der letzten zwei Wochen: lebensbedrohliche Wirkung auf Atmungs- und Kreislauffunktion sowie auf das zentrale Nervensystem möglich
- **Pancuronium**: Pancuronium-Wirkung ↑
- **Phenothiazine**: Piritramid-Nebenwirkung ↑ (v. a. Atemdepression)
- **Vecuronium**: Vecuronium-Wirkung ↑

Oxycodon/Naloxon (z. B. Targin® Retardtabletten) und Oxycodon (z. B. Oxygesic injekt®)

Zur Analgesie im Rahmen der perioperativen Schmerztherapie wird Oxycodon in Kombination mit Naloxon empfohlen. Naloxon reduziert dabei lokal im Darm die Opioid-typische Obstipation.

Der Einsatz von Naloxon als Antidot bei Opiat-Intoxikationen wird auf Seite 48 besprochen.

Charakterisierung

Oxycodon

- Oxycodon ist ein Opioid-Rezeptoragonist und ein stark wirksames Opioid.
- Die analgetische Wirkung von Oxycodon ist im Vergleich zu Morphin doppelt so stark, d. h. 20 mg Morphin pro Tag entsprechen 10 mg Oxycodon pro Tag (jeweils Retardformulierungen).
- Die orale Bioverfügbarkeit von Oxycodon beträgt 60 %.
- Nach oraler Gabe tritt die Wirkung nach ca. 1 Stunden ein (retardierte Formulierung).
- Retardierte Oxycodon-Formulierungen besitzen eine Wirkdauer von 12 Stunden.
- Oxycodon wird über das CYP 450-Enzymsystem metabolisiert.
- Die Eliminationshalbwertszeit beträgt ca. 4,5 Stunden (Retardtablette). Die Elimination erfolgt über Urin und Fäzes.
- Die Plasmaproteinbindung beträgt ca. 40 %.

Naloxon

- Naloxon ist ein reiner Opioid-Rezeptorantagonist.
- Nach enteraler Gabe verdrängt Naloxon im Darmlumen andere Opioide an ihren Rezeptoren und wirkt somit der Obstipation entgegen.
- Naloxon unterliegt nach Resorption im Darm einem ausgeprägten First-pass-Metabolismus in der Leber. Die orale Bioverfügbarkeit von Naloxon liegt daher unter 3 %. Naloxon hat somit keine klinisch relevante Wirkung auf das zentrale Nervensystem.

Um die retardierte Wirkstofffreisetzung zu erhalten, dürfen Targin®-Retardtabletten nicht geteilt, gemörsert oder suspendiert werden. Sie sind daher nicht für die Sondenapplikation geeignet. Die formstabile Polymermatrix der Retardtablette kann nach oraler Gabe u. U. im Stuhl sichtbar sein.

Bei Durchbruchschmerzen muss ein schnell freisetzendes Opioid, z. B. Morphin Tropfen oder Tabletten (Sevredol® Tabletten), zusätzlich gegeben werden. Dabei soll als Einzeldosis 1/6 der entsprechenden Morphin-Äquivalenzdosis gegeben wer-

den. Bsp.: Ein Patient bekommt 20 mg Oxycodon pro Tag (entspricht 40 mg Morphin pro Tag), dann wird 7 mg Morphin als Tropfen verabreicht.

Beim Wechsel eines länger verabreichten starken Opioids auf ein anderes starkes Opioid (Opioidrotation) gilt die sog. „50 %-Regel“: von dem neuen Opioid soll zunächst nur die Hälfte der Äquivalenzdosis verabreicht werden! Dadurch wird die höhere Sensibilität des Opioid-Rezeptors für das neue Opioid berücksichtigt, um Überdosierungen zu vermeiden. Der Patient muss jedoch über eine ausreichende Bedarfsmedikation verfügen, falls Schmerzen auftreten.

Indikation

Mäßige bis starke Schmerzen.

Dosierung Oxycodon/Naloxon

- **oral:** 2 x 10/5 mg bis 20/10 mg Oxycodon/Naloxon
- **tägliche Maximaldosis:** 40/20 mg Oxycodon/Naloxon

Oxycodon

- **bei Einzelgaben:** 2 mg i.v.

Wird keine optimale Schmerzfreiheit erreicht, können zusätzliche Dosen eines retardierten Oxycodon verabreicht werden. Mit einer vermehrten Beeinträchtigung der Darmtätigkeit ist dann allerdings wieder zu rechnen.

Um Entzugserscheinungen zu vermeiden, muss bei Absetzen die Oxycodondosis schrittweise reduziert werden.

Patienten mit eingeschränkter Nierenfunktion

- Bei Patienten mit Niereninsuffizienz ist die Elimination vermindert. Eine Dosisreduktion ist daher zu empfehlen.

Patienten mit eingeschränkter Leberfunktion

- Bei Patienten mit geringer Leberfunktionsstörung sollte die Dosis reduziert werden. Laut aktueller Fachinformation (Targin® Retardtabletten) ist eine mittlere bis stark eingeschränkte Leberfunktion eine Kontraindikation.

Nebenwirkungen

- Diarrhoe, Abdominalschmerz
- Übelkeit, Erbrechen
- Atemdepression, Dyspnoe
- Sedierung
- Angst, Unruhe, Verwirrtheit, Halluzinationen, Depressionen
- Stomatitis
- Gallenkolik
- Harnretention, Dysurie
- Sehstörungen
- Vertigo
- Palpitationen
- Hypertonie, Hypotonie, Tachykardie
- Vasodilatation
- Schwitzen
- Hautausschlag, Pruritus
- Tremor, Parästhesien
- Muskelzucken, Muskelspasmen, Myalgie
- Mundtrockenheit
- Kopfschmerz, Schwindel

Interaktionen

Obwohl Oxycodon über das CYP 450-Enzymsystem metabolisiert wird, ergeben sich daraus keine klinisch relevanten Wechselwirkungen.

- **Andere zentral wirksamen Medikamente:** Atemdepression ↑, Sedierung ↑
- **Antidepressiva:** Atemdepression ↑, Sedierung ↑
- **Antiemetika:** Atemdepression ↑, Sedierung ↑
- **Antihistaminika:** Atemdepression ↑, Sedierung ↑
- **Benzodiazepine:** Atemdepression ↑, Sedierung ↑
- **Hypnotika:** Atemdepression ↑, Sedierung ↑
- **Neuroleptika:** Atemdepression ↑, Sedierung ↑
- **Opioide:** Atemdepression ↑, Sedierung ↑

- **Phenothiazine:** Atemdepression ↑, Sedierung ↑
- **Sedativa:** Atemdepression ↑, Sedierung ↑

Fentanyl (z. B. Fentanyl B. Braun®)

Charakterisierung

- Fentanyl ist ein reiner µ-Agonist und ein kurz wirksames, starkes Opioid.
- Fentanyl ist in seiner analgetischen Wirkung 100-mal stärker als Morphin. Die sedierende Wirkung jedoch ist im Vergleich zu Morphin oder Sufentanil geringer.
- Fentanyl ist stark lipophil und penetriert schnell in das ZNS.
- Die Wirkdauer beträgt 30 Minuten. Bei kontinuierlicher Infusion ist sie aufgrund steigender Plasma- und Gewebekonzentrationen verlängert.
- Die Eliminationshalbwertszeit beträgt 1–7 Stunden nach intravenöser Gabe. Bei Intensivpatienten kann sie nach längerer Fentanyl-Applikation auf bis zu 25 Stunden verlängert sein.
- Der Metabolismus erfolgt rasch über das CYP 450-3A4-Enzymsystem in der Leber.
- Fentanyl wird renal eliminiert.
- Die Plasmaproteinbindung beträgt 80–85 %.

Bei mehrstündiger intravenöser Gabe kumuliert Fentanyl und die Wirkdauer ist verlängert.

Die Eliminationshalbwertszeit kann sich nach mehrmaligen Gaben und bei älteren Patienten verlängern.

Aufgrund der im Vergleich zu Morphin bzw. Sufentanil geringeren sedierenden Potenz muss dem Intensivpatienten für eine ausreichende Analgosedierung zur Erleichterung der Beatmungstherapie eine zusätzliche Medikation (z. B. Ketamin, Propofol, Midazolam) verabreicht werden.

Nach längerer kontinuierlicher Infusion können Entzugssymptome auftreten.

Im Verlauf der Therapie vermindert sich bei längerfristiger Anwendung die zentrale Empfindlichkeit für Fentanyl (Toleranzentwicklung!).

Indikation

Analgesie in der Intensivmedizin und klinischen Anästhesie.

Dosierung

Die Dosierung muss individuell ermittelt werden.

- **Bolus:** 0,05–0,3 mg i. v.
- **Kontinuierliche Infusion:** 0,05–0,4 mg/h i. v.

Um Entzugserscheinungen zu vermeiden, muss bei Absetzen die Fentanyldosis schrittweise reduziert werden (s. Teil III Entzugsdelir).

Patienten mit eingeschränkter Nierenfunktion

- In der intensivmedizinischen Praxis lassen sich keine relevanten Dosierungsunterschiede im Vergleich zwischen nierengesunden, niereninsuffizienten oder Patienten mit Nierenersatzverfahren erkennen.

Patienten mit eingeschränkter Leberfunktion

- Bei schwerer Beeinträchtigung der Lebersyntheseleistung ist mit einem niedrigeren Fentanylbedarf zu rechnen.

Nebenwirkungen

- Übelkeit, Erbrechen
- Obstipation
- Atemdepression
- Miosis, Sehstörungen
- Sedierung, Somnolenz
- Schwindel
- Bradykardie, Herzrhythmusstörungen
- Blutdruckabfall, periphere Vasodilatation

- Muskelrigidität (v. a. Thoraxsteife); hauptsächlich nach hohen Dosen i. v.
- Verwirrtheit
- Tonuserhöhung der ableitenden Harnwege, Harnretention
- Schwitzen
- Pruritus, Urtikaria

Interaktionen

- **Antihistaminika**: Sedierung ↑, Atemdepression, Blutdruckveränderungen, Koma bis hin zur Letalität sind möglich; ggf. Dosisreduktion
- **Baclofen**: Fentanyl-Wirkung ↑
- **Benzodiazepine** (z. B. Diazepam, Midazolam): Atemdepression, Blutdruck ↓
- **Buprenorphin**: z. T. Antagonisierung der Fentanyl-Wirkung; bei Opioid-Abhängigen können Entzugssymptome auftreten
- **Carbamazepin**: Fentanylbedarf ↑
- **Clonidin**: Fentanyl-Wirkung ↑, Atemdepression
- **Droperidol**: Blutdruck ↓↑, Pulmonalarteriendruck ↓, Zittern, Ruhelosigkeit, Halluzinationen
- **MAO-Hemmer**: bei Einnahme von MAO-Hemmern innerhalb der letzten zwei Wochen: lebensbedrohliche Wirkung auf Atmungs- und Kreislauffunktion sowie auf das zentrale Nervensystem möglich. Auf Hinweise für das Auftreten eines Serotoninsyndroms achten.
- **andere Opioide**: gegenseitige Wirkungsverstärkung
- **Pentazocin**: z. T. Antagonisierung der Fentanyl-Wirkung; bei Opioid-Abhängigen können Entzugssymptome auftreten
- **Phenothiazine**: Sedierung ↑, Atemdepression, Blutdruckveränderungen, Koma bis hin zur Letalität sind möglich; ggf. Dosisreduktion
- **Phenytoin**: Fentanylbedarf ↑
- **Ritonavir**: Fentanyl-Elimination ↓, Atemdepression
- **Sedativa**: gegenseitige Wirkungsverstärkung
- **Valproat**: Fentanylbedarf ↑

Exkurs: Fentanyl TTS (transdermales therapeutisches System, z. B. Durogesic® SMAT)

Aus einem auf der Haut aufgebrachten Pflaster diffundiert Fentanyl konstant über 72 Stunden in die Kapillaren der Haut. Konstante Serumkonzentrationen werden nach 12 bis 24 Stunden erreicht und bleiben für den restlichen Zeitraum gleich. Zu beachten ist jedoch die Patienten-individuelle Pharmakokinetik.

Die Eliminationshalbwertszeit ist davon abhängig, wie lange das Fentanyl-haltige Pflaster auf der Haut angebracht wurde:

- **nach 24-Stunden**: Halbwertszeit beträgt im Durchschnitt 17 Stunden
- **nach 72 Stunden**: Halbwertszeit beträgt 20–25 Stunden

Die transdermale Absorption ist abhängig von der Körpertemperatur. Bei Patienten mit hohem Fieber kann sich die Fentanylkonzentration im Blut um ein Drittel erhöhen. Gleiches gilt bei Patienten, deren Hautareal an der entsprechenden Klebestelle gewärmt wird (z. B. Heizkissen). Die Fentanyl-Dosierung sollte in diesen Fällen ggf. reduziert werden.

Bei katecholaminpflichtigen Patienten besteht die Gefahr einer mangelhaften Resorption von Fentanyl.

Die Pharmakokinetik kann individuell sehr unterschiedlich sein. Aufgrund des Hautdepots von Fentanyl klingen im Falle einer Überdosierung die Symptome möglicherweise erst nach Tagen ab.

Im Verlauf der Therapie vermindert sich bei längerfristiger Anwendung die zentrale Empfindlichkeit für Fentanyl *(Toleranzentwicklung!)*.

Nach den derzeit bestehenden arzneimittelrechtlichen Zulassungen ist eine *Teilung der Fentanyl-haltigen Pflaster* unabhängig von dem Systemtyp (Membran- bzw. Matrix-Pflaster) *nicht zulässig!* Eine Dosiergenauigkeit und eine fachgerechte Lagerung kann nach Zerschneiden der Pflaster nicht mehr sicher gewährleistet werden.

Fentanyl TTS ist aufgrund der langen kontinuierlichen Wirkstofffreisetzung vor allem für Patienten mit konstantem Schmerzsyndrom geeignet. Falls dennoch akut zusätzliche Schmerzen auftreten, kann additiv ein schnell wirksames Opioid (z. B. Morphin Tropfen) gegeben werden.

Da die Wirkung von Fentanyl TTS verzögert eintritt, wird dem Patienten die vorherige Opioid-Medikation 12 Stunden weiter verabreicht.

Indikation

Chronische starke bis stärkste Schmerzen.

Dosierung

Die Dosierung muss individuell ermittelt werden.

Bei Umstellung von Morphin-Gaben per os auf Fentanyl TTS bzw. vice versa gelten folgende Dosisäquivalenzen:

- 25 µg/h entsprechen 50–90 mg Morphin p. o. pro Tag
- 50 µg/h entsprechen 91–150 mg Morphin p. o. pro Tag
- 75 µg/h entsprechen 151–210 mg Morphin p. o. pro Tag
- 100 µg/h entsprechen 211–270 mg Morphin p. o. pro Tag
- 25 µg/h entsprechen jeweils weitere 60 mg Morphin p. o. pro Tag

Die analgetische Wirkung hält in der Regel 72 Stunden pro Fentanyl-Pflaster an. Es kann allerdings vereinzelt auch notwendig sein, das Pflaster nach 48 Stunden zu wechseln.

Beim Wechsel eines länger verabreichten starken Opioids auf ein anderes starkes Opioid (Opioidrotation) gilt die sog. „50 %-Regel": von dem neuen Opioid soll zunächst nur die Hälfte der Äquivalenzdosis verabreicht werden! Dadurch wird die höhere Sensibilität des Opioid-Rezeptors für das neue Opioid berücksichtigt, um Überdosierungen zu vermeiden. Der Patient muss jedoch über eine ausreichende Bedarfsmedikation verfügen, falls Schmerzen auftreten.

Um Entzugserscheinungen zu vermeiden, muss bei Absetzen die Fentanyldosis schrittweise reduziert werden.

Patienten mit eingeschränkter Nierenfunktion

- Keine Dosisanpassung notwendig.

Patienten mit eingeschränkter Leberfunktion

- Keine Dosisanpassung notwendig.

Nebenwirkungen

- Siehe Fentanyl.

Interaktionen

- Siehe Fentanyl.

In der Fachinformation vom transdermalen Fentanyl wird außerdem auf die Rolle der *CYP 450-(3A4)-Inhibitoren* hingewiesen, z. B. Amiodaron, Aprepitant, Clarithromycin, Ciclosporin, Diltiazem, Doxycyclin, Erythromycin, Fluconazol, Haloperidol, Lidocain, Metronidazol, Propofol, Sertralin, Tetracyclin, Verapamil, Voriconazol: Fentanyl-Serumspiegelkonzentration ↑, Fentanyl-Nebenwirkungen ↑. *Schwere Atemdepression* kann die Folge sein.

Sufentanil (z. B. Sufenta®)

Charakterisierung

- Sufentanil weist sich durch eine hohe Affinität zum µ-Rezeptor aus. Es ist ein kurz wirksames, hochpotentes Opioid.
- Sufentanil i. v. ist in seiner Wirkung ca. 1000-fach potenter als Morphin und 7–10-fach potenter als Fentanyl i. v.
- Sufentanil wirkt im Vergleich zu Fentanyl *stärker sedierend*.
- Es ist eine lipophile Substanz.
- Die Eliminationshalbwertszeit beträgt 2–5 Stunden. Die Elimination erfolgt renal.

- Die Wirkdauer beträgt dosisabhängig 15 Minuten bis 2 Stunden.
- Sufentanil wird hauptsächlich in der Leber metabolisiert.
- Die Plasmaproteinbindung beträgt ca. 93 %.

Die Wirkdauer von Sufentanil nimmt selbst nach längerer Applikationsdauer nur geringfügig zu, so dass die Wirkung von Sufentanil auch nach längerer Applikation gut steuerbar und vorhersehbar ist.

Sufentanil eignet sich sehr gut für die Analgosedierung im Rahmen der Intensivtherapie, besonders bei langfristiger Anwendung. Durch die sedierende Komponente werden Dosiserhöhungen im Rahmen der Toleranzentwicklung nicht so schnell erforderlich wie bei Fentanyl.

Bei Sufentanil und Fentanyl nehmen mit zunehmender Infusionsdauer die **Kontext-sensitiven Halbwertszeiten** *zu. Nach einer vierstündigen Infusion beträgt die Kontext-sensitive-Halbwertszeit von Sufentanil ca. 34 Minuten, von Fentanyl ca. 263 Minuten. Klinisch kann daher bei Intensivpatienten, die über einen längeren Zeitraum mit Sufentanil i. v. analgosediert sind, im Vergleich zu Fentanyl i. v. nach Absetzen der Medikation eine schnellere Erholung beobachtet werden. In der Aufwachphase wird außerdem unter Sufentanil-Therapie die Symptomatik des Delirs (Durchgangssyndrom) weniger beobachtet.*

Bei kurzdauernden operativen Eingriffen kann es aufgrund der sedierenden Komponente zu verzögertem Aufwachverhalten kommen.

Indikation

Operative Eingriffe und zur Analgesie bei intensivmedizinischen Patienten mit Beatmung.

Dosierung

- **Bolus**: 20–40 µg i. v. beim normalgewichtigen Erwachsenen
- **Kontinuierliche Infusion**: 15–80 µg/h i. v.

Patienten mit eingeschränkter Nierenfunktion

- In der intensivmedizinischen Praxis lassen sich keine relevanten Dosierungsunterschiede im Vergleich zwischen nierengesunden, niereninsuffizienten oder Patienten mit Nierenersatzverfahren erkennen.

Patienten mit eingeschränkter Leberfunktion

- Bei schwerer Beeinträchtigung der Lebersyntheseleistung ist mit einem niedrigeren Sufentanilbedarf zu rechnen.

Nebenwirkungen

- Obstipation
- Atemdepression
- Leichter Blutdruckabfall, Bradykardie (Bei Relaxation mit Pancuronium tritt in der Regel keine Abnahme der Herzfrequenz auf)
- Muskelrigidität, Myoklonie (hauptsächlich zu Beginn und am Ende der Narkose)

Interaktionen

Obwohl Sufentanil in der Leber bevorzugt über das Enzym CYP 450-3A4 metabolisiert wird, gibt es bislang nur unzureichende in vivo-Daten bezogen auf klinisch relevante Interaktionen. In vitro konnte allerdings gezeigt werden, dass die Elimination von Sufentanil durch Inhibitoren des Enzyms CYP 450-3A4 (z. B. Erythromycin) verringert wird.

- **Anästhetika**: Atemdepression ↑, Sedierung ↑
- **Barbiturate**: Atemdepression ↑, Sedierung ↑
- **MAO-Hemmer**: bei Einnahme von MAO-Hemmern innerhalb der letzten zwei Wochen: lebensbedrohliche Wirkung auf Atmungs- und Kreislauffunktion sowie auf das zentrale Nervensystem möglich

- **Etomidat**: Atemdepression ↑, Sedierung ↑
- **Neuroleptika**: Atemdepression ↑, Sedierung ↑
- **Opioide**: gegenseitige Wirkungsverstärkung
- **Sedativa**: gegenseitige Wirkungsverstärkung
- **Tranquilizer**: Atemdepression ↑, Sedierung ↑

Remifentanil (z. B. Ultiva®)

Charakterisierung

- Remifentanil ist ein reiner μ-Agonist und ein sehr kurz wirksames, starkes Opioid.
- Remifentanil ist 100–200-fach potenter als Morphin.
- Die Lipophilie ist im Vergleich zu Fentanyl und Sufentanil geringer. Es wirkt nur schwach sedierend.
- Die Wirkdauer ist extrem kurz und beträgt 3–10 Minuten
- Die Eliminationshalbwertszeit beträgt ca. 10–20 Minuten. Die Kontext-sensitive Halbwertszeit nach einer vierstündigen Infusion beträgt 3–4 Minuten. Im Gegensatz zu allen anderen Opioiden wird Remifentanil auch nach längerer Infusionsdauer immer noch rasch eliminiert.
- Remifentanil wird renal eliminiert.
- Remifentanil wird durch unspezifische Blut- und Gewebeesterasen hydrolysiert. Diese Inaktivierung erfolgt sehr schnell und die Wirkung hält deshalb nur wenige Minuten an.
- Die Plasmaproteinbindung beträgt ca. 70%.

Da nach Absetzen von Remifentanil sehr schnell (wenige Minuten!) die analgetische Wirkung nachlässt, muss rechtzeitig vor Therapieende ein alternatives Analgetikum verabreicht werden.

Die Empfindlichkeit für Remifentanil kann relativ schnell herabgesetzt sein (schnelle Toleranzentwicklung).

Die Wirkdauer von Remifentanil ist sehr kurz und unabhängig von der Dauer der Infusion. Remifentanil ist somit extrem gut steuerbar, für Intensivpatienten mit längerfristiger Beatmung in der Weaningphase als kontinuierliche Gabe geeignet. Falls postoperativ eine schnelle Extubation angestrebt wird oder eine Analgesie für kurzfristige Eingriffe (z. B. Bronchoskopie) notwendig ist, kann eine Medikation mit Remifentanil sinnvoll sein.

Die Therapiekosten für Remifentanil liegen in der Regel höher als für andere alternative Opioide.

Indikation

Analgetische Komponente bei operativen Eingriffen und zur Analgesie bei intensivmedizinischen Patienten mit Beatmung.

Dosierung

- **Anästhesie bei Spontanatmung**: 0,04 μg/kg KG/min.
- **Analgosedierung**: 0,05–0,3 μg/kg KG/min.

Patienten mit eingeschränkter Nierenfunktion

- Keine Dosisanpassung erforderlich.

Patienten mit eingeschränkter Leberfunktion

- Obwohl die Pharmakokinetik nicht beeinflusst wird, können bei Patienten mit eingeschränkter Leberfunktion Nebenwirkungen wie Atemdepression stärker auftreten. Diese Wirkung scheint klinisch wenig relevant zu sein, da die Wirkdauer sehr kurz ist. Die Dosierung sollte dennoch vorsichtig erfolgen.

Nebenwirkungen

- Übelkeit, Erbrechen
- Obstipation
- akute Atemdepression, Atemstillstand
- Hypoxie

- Bradykardie, Hypotonie, postoperativ: Hypertonie
- Muskelrigidität bei zu rascher Injektion ausgeprägter als bei anderen Opioiden
- Pruritus

Interaktionen

- **β-Blocker**: Hypotonie, Bradykardie
- **Calciumantagonisten**: Hypotonie, Bradykardie
- **Opioide**: Atemdepression ↑

5.2 Nicht-opioide Analgetika

Wirkmechanismus

Die Arachidonsäure wird durch Cyclooxygenasen (COX-1 und COX-2) zu Prostaglandinen metabolisiert. Als Gewebshormone übernehmen diese im Körper unterschiedliche Aufgaben. Die Prostaglandine (PGE2, PGF2, PGD2) induzieren im Wesentlichen die Schleimsekretion im Magen und steigern die Durchblutung in den Nieren. PGE2 induziert zudem im Wärmeregulationszentrum des vorderen Hypothalamus eine Sollwertverstellung und damit Erhöhung der Körpertemperatur. Prostazyklin (PGI2) bewirkt am Endothel eine Vasodilatation sowie eine Hemmung der Thrombozytenaggregation. Demgegenüber führt Thromboxan (TXA2) zu einer Thrombozytenaggregation und Vasokonstriktion.

Durch Noxen werden Prostaglandine vermehrt freigesetzt, die in peripheren Geweben und im zentralen Nervensystem die Erregungsschwelle der Nozizeptoren senken.

Indem nicht-opioide Analgetika die Cyclooxygenasen und damit die Prostaglandinbiosynthese inhibieren, wirken sie in der Peripherie sowie im zentralen Nervensystem analgetisch und antipyretisch. Allerdings führt diese Hemmung auch zu unerwünschten Wirkungen an Magen und Niere sowie zu einer Beeinflussung des Blutgerinnungssystems.

5.2.1 Nichtsteroidale Antiphlogistika (NSAID)

Diclofenac (z. B. Voltaren®)

Charakterisierung

- Diclofenac gehört als Essigsäure-Derivat in die Gruppe der sauren antipyretischen Analgetika, die sich bevorzugt in Organen mit niedrigem pH-Wert (z. B. Magen, Niere) anreichern.
- Als saures Analgetikum reichert sich Diclofenac besonders gut im Interstitium der entzündlichen Gewebe (niedriger pH-Wert) an und wirkt dort antiphlogistisch.
- Die orale Bioverfügbarkeit variiert zwischen 35–70 %, da Diclofenac einem ausgeprägten First-pass-Metabolismus unterliegt.
- Diclofenac wird in der Leber metabolisiert.
- Die Eliminationshalbwertszeit beträgt 2 Stunden. Diclofenac wird sowohl renal (ca. 70 %) als auch biliär (ca. 30 %) eliminiert.
- Die sehr hohe Plasmaproteinbindung (> 99 %) führt zu einer guten Penetration in entzündliches Gewebe.

Diclofenac darf nicht bei anamnestisch bekannten Magenulzera sowie bei gastro-intestinaler Blutungsgefahr verabreicht werden.

Bei Asthmatikern besteht die Gefahr, einen Bronchospasmus auszulösen.

Die orale und die rektale Gabe sind äquipotent.

Indikation

Entzündlicher Schmerz, Knochen- und Weichteilschmerzen.

Dosierung

- **Oral/rektal**: 1–3 x 50 mg pro Tag; Tageshöchstdosis: 150 mg

Patienten mit eingeschränkter Nierenfunktion

- Bei Patienten mit eingeschränkter Nierenfunktion ist unter intensivmedizinischen Bedingungen die Gabe von Diclofenac kontraindiziert.

Patienten mit eingeschränkter Leberfunktion

- Bei Patienten mit schwerer Leberinsuffizienz (Einschränkung der Syntheseleistung) ist die Diclofenac-Applikation kontraindiziert. Die Dosis muss allerdings bei Patienten mit leichter bis mittlerer Leberfunktionsstörung nicht angepasst werden.

Nebenwirkungen

- Gastrointestinale Beschwerden, z. B. Übelkeit, Erbrechen, Ulzera, Blutungen oder Perforationen, Diarrhoe, Obstipation
- Leberschäden, Anstieg der Lebertransaminasen
- Blutungsneigung, Verlängerung der Blutungszeit
- Nierenschädigung (v. a. bei chronischer Anwendung)
- Allergische Reaktionen, z. B. Hautreaktionen

Interaktionen

- **ACE-Hemmer**: Verschlechterung der Nierenfunktion, besonders bei exsikkierten Patienten oder Patienten mit anamnestisch bekannter Niereninsuffizienz
- **Acetylsalicylsäure**: Risiko für gastrointestinale Blutungen ↑
- **Angiotensin-II-Rezeptorantagonisten**: Verschlechterung der Nierenfunktion, besonders bei exsikkierten Patienten oder Patienten mit anamnestisch bekannter Niereninsuffizienz
- **Ciclosporin**: Nierentoxizität ↑
- **Digoxin**: Digoxin-Blutspiegel ↑
- **Diuretika**: diuretische Wirkung ↓; kaliumsparende Diuretika: Hyperkaliämie
- **Glukokortikoide**: Gastrointestinale Nebenwirkungen ↑ (v. a. Ulzera, Blutungen)
- **Lithium**: Lithium-Blutspiegel ↑
- **Methotrexat**: Methotrexat-Toxizität ↑, daher einen Einnahmeabstand von 24 Stunden einhalten
- **andere NSAID**: Blutungsrisiko ↑, Risiko für gastrointestinale Ulzera ↑
- **Orale Antidiabetika**: blutzuckersenkende Wirkung ↑
- **Phenytoin**: Phenytoin-Blutspiegel ↑
- **Probenecid**: Urikosurische Wirkung ↓, Diclofenac-Elimination ↓
- **selektive Serotonin-Wiederaufnahmehemmer**: Risiko für gastrointestinale Blutungen ↑
- **Thrombozytenaggregationshemmer**: Risiko für gastrointestinale Blutungen ↑

5.2.2 Nichtsaure antipyretische Analgetika

Paracetamol (z. B. Paracetamol STADA®)

Charakterisierung

- Paracetamol ist ein Anilinderivat (p-Aminophenolderivat) und wirkt analgetisch und antipyretisch.
- Die Penetration von Paracetamol erfolgt rasch und ubiquitär in die Gewebe.
- Die orale Bioverfügbarkeit beträgt ca. 98 %.
- Der analgetische Wirkeintritt erfolgt nach intravenöser Applikation innerhalb von 5–10 Minuten (maximale analgetische Wirkung nach ca. 1 Stunde), der antipyretische Effekt innerhalb 30 Minuten. Nach oraler Gabe ist eine maximale Wirkung innerhalb 1 Stunde, nach rektaler Applikation nach 2–3 Stunden zu erwarten.
- Die analgetische Wirkung hält 4–6 Stunden, die antipyretische Wirkung mind. 6 Stunden an.

- Paracetamol wird in der Leber metabolisiert. Der größte Anteil wird zu Glucuroniden und Sulfatkonjugaten, ein kleinerer Teil wird über das Cytochrom P-450-Enzymsystem zu N-Acetyl-p-benzochinonimin verstoffwechselt. N-Acetyl-p-benzochinonimin ist aufgrund seiner Bindung an Leberproteine hepatotoxisch. Es wird im Körper rasch durch Glutathion inaktiviert und als Mercaptursäurekonjugat über den Harn eliminiert.
- Die Eliminationshalbwertszeit beträgt 2 Stunden. Sie ist bei Patienten mit eingeschränkter Synthesefunktion der Leber, Niereninsuffizienz bzw. bei Intoxikation verlängert. Die Ausscheidung erfolgt renal.
- Die Plasmaproteinbindung ist gering, weshalb sich Paracetamol nicht in entzündlichen Geweben anreichert. Paracetamol besitzt daher keine antiphlogistische Wirkung.

Das in der Leber beim Abbau von Paracetamol entstehende Stoffwechselprodukt N-Acetyl-p-benzochinonimin ist massiv hepatotoxisch. Ab einer Einnahme von mehr als 100 mg/kg KG Paracetamol am Tag muss bei einem Erwachsenen deshalb mit Leberzellnekrosen gerechnet werden, die eine notwendige Lebertransplantation zur Folge haben können (siehe Exkurs).

Die oralen, rektalen bzw. intravenösen Dosierungen sind äquipotent.

Indikation

Leichte bis mittelstarke Schmerzen, Fieber.

Dosierung

Oral/Rektal

- **Einzeldosis:** 1 g p. o./rektal, bei Bedarf bis zu 4-mal täglich, jedoch max. 4 g pro Tag!

Intravenös

- **Einzeldosis:** 15 mg/kg KG i. v., bei Bedarf bis zu 4-mal täglich, jedoch max. 4 g pro Tag!
- Die Infusionslösung wird *über 15 min. i. v.* appliziert.

Die Tageshöchstdosis beträgt 60 mg/kg KG, jedoch max. 4 g!

Patienten mit eingeschränkter Nierenfunktion

- Bei Patienten mit stark eingeschränkter Nierenfunktion (Kreatinin-Clearance < 30 ml/min.) muss das Dosisintervall auf 8 Stunden verlängert werden.

Patienten mit eingeschränkter Leberfunktion

- Paracetamol ist bei Patienten mit schwerer hepatozellulärer Schädigung (Child-Pugh > 9) kontraindiziert. Bei Patienten mit eingeschränkter Syntheseleistung muss entweder die Dosis reduziert oder das Dosisintervall verlängert werden.

Nebenwirkungen

- Anstieg der Lebertransaminasen, bei Überdosierung massive Leberschädigung

Interaktionen

Klinisch relevante Interaktionen von Paracetamol mit anderen Arzneimitteln sind in der Regel erst bei einer Einnahme über einen längeren Zeitraum (> 1 Woche) in höherer Dosierung (> 2 g) zu erwarten.

- **Antikoagulanzien, oral** (v. a. Vitamin-K-Antagonisten): gerinnungshemmender Effekt ↑
- **CYP 450-Enzyminduktoren** (z. B. Carbamazepin, Phenobarbital, Phenytoin, Rifampicin): Paracetamol-Wirkung ↓, Hepatotoxizität ↑: Diese Interaktion wird erst bei längerer Paracetamol-Einnahme (> 1 Woche) in höheren Dosierungen klinisch relevant.

- **Cholestyramin**: Paracetamol-Resorption ↓, ggf. Paracetamol 1 Stunde vor oder 3–4 Stunden nach Cholestyramin applizieren
- **Isoniazid**: Hepatotoxizität ↑
- **Probenecid**: Paracetamol-Elimination ↓
- **Zidovudin**: Neutropenie ↑

Exkurs: Paracetamol-Intoxikation

Bei Einnahme von mehr als 100 mg/kg KG Paracetamol besteht die Gefahr einer akuten hepatozellulären Leberschädigung mit konsekutivem Leberversagen. Jeder Patient mit einer akuten Überdosierung muss hochdosiert mit Acetylcystein (ACC) behandelt werden. ACC stellt die hepatischen Glutathion-Speicher wieder her, die für die Elimination notwendig sind und im Rahmen einer Paracetamol-Überdosierung aufgebraucht werden.

Es gibt Diagramme, welche die Indikation zur ACC-Therapie in Abhängigkeit von der Serum-Paracetamolkonzentration und dem Zeitpunkt nach Einnahme darstellen (Rumack-Matthew-Diagramm). Allerdings sind damit erhebliche Risiken verbunden. Der Zeitpunkt der Einnahme ist meist nicht genau bekannt, mehrere hochdosierte Einnahmen können an mehreren Tagen vorgenommen worden sein und es besteht ein Zeitverlust bis zum Erhalt des Serum-Paracetamolspiegels.

Es ist ratsam jeden Patienten, der eine Paracetamol-Überdosierung erhalten hat, einer raschen hochdosierten ACC-Therapie zuzuführen.

ACC-Schema

- **Initialdosis**: 150 mg/kg KG in 200 ml Glukose 5 % i. v. über 15 Minuten,
- **dann** 50 mg/kg KG in 500 ml Glukose 5 % i. v. über 4 Stunden,
- **dann** 100 mg/kg KG in 1000 ml Glukose 5 % i. v. über 16 Stunden.
- (zusätzlicher **Elektrolytersatz** nach Bedarf)

Ist nach Absolvierung des Schemas weiterhin *Paracetamol in der Serumspiegelkontrolle* nachweisbar, sollte ACC weiter gegeben werden, bis der Nachweis nicht mehr gelingt: Fortführung des letzten Schrittes, d. h. 100 mg/kg KG in 1000 ml Glukose 5 % i. v. über 16 Stunden.

Als Nebenwirkungen der hochdosierten ACC Therapie sind allergische Reaktionen zu erwarten, wie z. B. Exanthem, Bronchospasmus und Übelkeit. Treten allergische Nebenwirkungen auf, kann 1 Stunde nach der Applikation von Antihistaminika versucht werden, das Regime fortzuführen.

Metamizol (z. B. Novalgin®)

Charakterisierung

- Metamizol ist ein Pyrazolinon und besitzt neben der analgetischen und antipyretischen Wirkung spasmolytische Eigenschaften.
- Nach oraler Gabe wird das *Prodrug* Metamizol im Gastrointestinaltrakt zu 4-Methylaminophenazon hydrolysiert und anschließend resorbiert.
- Die orale Bioverfügbarkeit beträgt abhängig von der Applikationsform ca. 80–90 %.
- Die Wirkung tritt nach oraler Gabe nach ca. 30–60 min., nach parenteraler Gabe nach ca. 30 min. ein.
- 4-Methylaminophenazon wird in der Leber zu dem ebenfalls aktiven Metaboliten 4-Aminophenazon verstoffwechselt.
- Die Eliminationshalbwertszeit beträgt 4–7 Stunden. Die Ausscheidung erfolgt renal.
- Der Metabolit Rubazonsäure kann den Harn rot färben, ist aber unbedenklich und tritt meist eher bei sehr hohen Metamizol-Dosen auf.
- Die Plasmaproteinbindung beträgt 50–60 %.

Eine sehr seltene aber lebensbedrohliche Nebenwirkung von Metamizol ist die Agranulozytose. Bei Auftreten muss ein Granulozyten-koloniestimulierender Faktor (G-CSF, z. B. Filgrastim, Lenograstim) appliziert werden (5 µg/kg KG s. c.).

Die parenterale Applikation von Metamizol kann aufgrund des vasodilatierenden Effekts eine schwere Kreislaufinsuffizienz hervorrufen. Besonders eine zu schnelle Injektion (> 500 mg/min.) bei akuter Niereninsuffizienz erhöht das Risiko für Schockreaktionen. Eine parenterale Gabe von Metamizol ist deshalb nur nach strenger Indikationsstellung als Kurzinfusion zu empfehlen.

Im Fall einer Überdosierung kann 4-Methylaminophenazon, der wirksame Hauptmetabolit von Metamizol, durch Hämodialyse oder Hämofiltration eliminiert werden.

Zur Sondenapplikation stehen im Handel Metamizol-haltige Tropfen zur Verfügung.

Indikation

Kolikartige Schmerzen, mittelstarke Schmerzen, Fieber.

Dosierung

Oral

- **Einzeldosis:** 0,5–1 g p. o.
- **Maximale Dosis:** 4 x 1 g pro Tag, kurzfristig 6 g pro Tag

Intravenös

- **Einzeldosis:** 1–2,5 g i. v.
- **Maximale Dosis:** 4 x 1 g pro Tag, kurzfristig 6 g pro Tag

Um hypotensive Krisen zu vermeiden, muss Metamizol langsam injiziert werden (max. 500 mg/min.). Eine höhere intravenöse Einzelgabe (> 1000 mg) darf nur nach sehr strenger Indikationsstellung erfolgen!

Patienten mit eingeschränkter Nierenfunktion

- Bei Patienten mit Niereninsuffizienz (v. a. bei akuter Einschränkung der Nierenfunktion) sollten keine hohen Mehrfachdosen aufgrund der Kumulationsgefahr appliziert werden.
- Aufgrund der vasodilatierenden Wirkung kann es beim katecholaminpflichtigen Patienten zu einer Minderperfusion der Nieren mit einer Verschlechterung der Funktion kommen.

Patienten mit eingeschränkter Leberfunktion

Metamizol sollte Patienten mit eingeschränkter Lebersyntheseleistung nicht in mehrfachen hohen Dosierungen verabreicht werden.

Nebenwirkungen

- Agranulozytose
- Schockreaktionen, anaphylaktischer Schock mit Bronchokonstriktion und Blutdruckabfall (v. a. nach intravenöser Gabe und innerhalb der ersten Stunde nach Applikation)
- Hypotension
- Exanthem
- akute Verschlechterung der Nierenfunktion sowie akutes Nierenversagen sehr selten; selten interstitielle Nephritis

Interaktionen

- **Ciclosporin:** Ciclosporin-Serumspiegel ↓

6 Analgosedierung

6.1 Opioid-Analgetika

Wirkmechanismus

Opioid-Analgetika sind Agonisten der Opioid-Rezeptoren (im Wesentlichen μ-, κ- und δ-Rezeptoren), die im ZNS und in peripheren Organen und Geweben lokalisiert sind. Nach Bindung der Opioidagonisten an den G-Protein-gekoppelten Opioid-Rezeptoren werden die Erregungsübertragung in den Neuronen und die Neurotransmitterfreisetzung aus den Endigungen der Axone verringert.

Vermeidung von Entzugserscheinungen bei Absetzen einer Opioid-Therapie

1. Eine perioperative Opioidtherapie von wenigen Tagen kann problemlos beendet werden.
2. Analgosedierung zur Beatmung: Nach einer einwöchigen Analgosedierung sollte die kontinuierliche Opioidzufuhr über 48 Stunden schrittweise reduziert werden. Bestand die Analgosedierung länger, dann können mehrere Tage notwendig sein.

Eine Opioid-Therapie, welche die Dauer einer perioperativen Schmerztherapie überschreitet, sollte immer von einer Laxanzien-Gabe begleitet sein (z. B. Polyethylenglykol (Macrogol®) 2 x 125 ml pro Tag).

Fentanyl (z. B. Fentanyl® Janssen)

Charakterisierung

- Fentanyl ist ein reiner μ-Agonist und ein kurz wirksames, starkes Opioid.
- Fentanyl ist in seiner analgetischen Wirkung 100-mal stärker als Morphin. Die sedierende Wirkung ist jedoch im Vergleich zu Morphin oder Sufentanil geringer.
- Fentanyl ist stark lipophil und penetriert schnell in das ZNS.

- Die Wirkdauer beträgt 30 Minuten. Bei kontinuierlicher Infusion ist sie aufgrund steigender Plasma- und Gewebekonzentrationen verlängert.
- Die Eliminationshalbwertszeit beträgt 1–7 Stunden nach intravenöser Gabe. Bei Intensivpatienten kann sie nach längerer Fentanyl-Applikation auf bis zu 25 Stunden verlängert sein.
- Der Metabolismus erfolgt rasch über das CYP 450-3A4-Enzymsystem in der Leber.
- Fentanyl wird renal eliminiert.
- Die Plasmaproteinbindung beträgt 80–85 %.

Bei mehrstündiger intravenöser Gabe kumuliert Fentanyl und die Wirkdauer ist verlängert.

Die Eliminationshalbwertszeit kann sich nach mehrmaligen Gaben und bei älteren Patienten erheblich verlängern.

Aufgrund der im Vergleich zu Morphin bzw. Sufentanil geringeren sedierenden Potenz muss dem Intensivpatienten für eine ausreichende Analgosedierung zur Erleichterung der Beatmungstherapie eine zusätzliche Medikation (z. B. Ketamin, Propofol, Midazolam) verabreicht werden.

Nach längerer kontinuierlicher Infusion können Entzugssymptome auftreten.

Im Verlauf der Therapie vermindert sich bei längerfristiger Anwendung die zentrale Empfindlichkeit für Fentanyl (Toleranzentwicklung!).

Indikation

Analgesie in der Intensivmedizin und klinische Anästhesie.

Dosierung

Die Dosierung muss individuell ermittelt werden.

- **Bolus:** 0,05–0,3 mg i. v.
- **kontinuierliche Infusion:** 0,05–0,4 mg/h i. v.

Um Entzugserscheinungen zu vermeiden, muss bei Absetzen die Fentanyldosis schrittweise reduziert werden (s. Teil III Entzugsdelir).

Patienten mit eingeschränkter Nierenfunktion

- In der intensivmedizinischen Praxis lassen sich keine relevanten Dosierungsunterschiede im Vergleich zwischen nierengesunden, niereninsuffizienten oder Patienten mit Nierenersatzverfahren erkennen.

Patienten mit eingeschränkter Leberfunktion

- Bei schwerer Beeinträchtigung der Lebersyntheseleistung ist mit einem niedrigeren Fentanylbedarf zu rechnen.

Nebenwirkungen

- Übelkeit, Erbrechen
- Obstipation
- Atemdepression
- Miosis, Sehstörungen
- Sedierung, Somnolenz
- Schwindel
- Bradykardie, Herzrhythmusstörungen
- Blutdruckabfall, periphere Vasodilatation
- Muskelrigidität (v. a. Thoraxsteife); hauptsächlich nach hohen Dosen i. v.
- Verwirrtheit
- Tonuserhöhung der ableitenden Harnwege, Harnretention
- Schwitzen
- Pruritus, Urtikaria

Interaktionen

- **Antihistaminika:** Sedierung ↑, Atemdepression, Blutdruckveränderungen, Koma bis hin zur Letalität sind möglich; ggf. Dosisreduktion
- **Baclofen:** Fentanyl-Wirkung ↑
- **Benzodiazepine** (z. B. Diazepam, Midazolam): Atemdepression, Blutdruck ↓

- **Buprenorphin**: z. T. Antagonisierung der Fentanyl-Wirkung; bei Opioid-Abhängigen können Entzugssymptome auftreten
- **Carbamazepin**: Fentanylbedarf ↑
- **Clonidin**: Fentanyl-Wirkung ↑, Atemdepression
- **Droperidol**: Blutdruck ↓↑, Pulmonalarteriendruck ↓, Zittern, Ruhelosigkeit, Halluzinationen
- **MAO-Hemmer**: bei Einnahme von MAO-Hemmern innerhalb der letzten zwei Wochen: lebensbedrohliche Wirkung auf Atmungs- und Kreislauffunktion sowie auf das zentrale Nervensystem möglich
- **andere Opioide**: gegenseitige Wirkungsverstärkung
- **Pentazocin**: z. T. Antagonisierung der Fentanyl-Wirkung; bei Opioid-Abhängigen können Entzugssymptome auftreten
- **Phenothiazine**: Sedierung ↑, Atemdepression, Blutdruckveränderungen, Koma bis hin zur Letalität sind möglich; ggf. Dosisreduktion
- **Phenytoin**: Fentanylbedarf ↑
- **Ritonavir**: Fentanyl-Elimination ↓, Atemdepression
- **Sedativa**: gegenseitige Wirkungsverstärkung
- **Valproat**: Fentanylbedarf ↑

Sufentanil (z. B. Sufenta®)

Charakterisierung

- Sufentanil weist sich durch eine hohe Affinität zum μ-Rezeptor aus. Es ist ein kurz wirksames, hochpotentes Opioid.
- Sufentanil i. v. ist in seiner Wirkung ca. 1000-fach potenter als Morphin und 7–10-fach potenter als Fentanyl i. v.
- Sufentanil wirkt im Vergleich zu Fentanyl *stärker sedierend*.
- Es ist eine lipophile Substanz.
- Die Eliminationshalbwertszeit beträgt 2–5 Stunden. Die Elimination erfolgt renal.
- Die Wirkdauer beträgt dosisabhängig 15 Minuten bis 2 Stunden.
- Sufentanil wird hauptsächlich in der Leber metabolisiert.
- Die Plasmaproteinbindung beträgt ca. 93 %.

Die Wirkdauer von Sufentanil nimmt selbst nach längerer Applikationsdauer nur geringfügig zu, so dass die Wirkung von Sufentanil auch nach längerer Applikation gut steuerbar und vorhersehbar ist.

Sufentanil eignet sich sehr gut für die Analgosedierung im Rahmen der Intensivtherapie, besonders bei langfristiger Anwendung. Durch die sedierende Komponente werden Dosiserhöhungen im Rahmen der Toleranzentwicklung nicht so schnell erforderlich wie bei Fentanyl.

Bei Sufentanil und Fentanyl nehmen mit zunehmender Infusionsdauer die **Kontext-sensitiven Halbwertszeiten** *zu. Nach einer vierstündigen Infusion beträgt die Kontext-sensitive-Halbwertszeit von Sufentanil ca. 34 Minuten, von Fentanyl ca. 263 Minuten. Klinisch kann daher bei Intensivpatienten, die über einen längeren Zeitraum mit Sufentanil i. v. analgosediert sind, im Vergleich zu Fentanyl nach Absetzen der Medikation eine schnellere Erholung beobachtet werden. In der Aufwachphase wird außerdem unter Sufentanil-Therapie die Symptomatik des Delirs (Durchgangssyndrom) weniger beobachtet.*

Bei kurzdauernden operativen Eingriffen kann es aufgrund der sedierenden Komponente zu verzögertem Aufwachverhalten kommen.

Indikation

Operative Eingriffe und zur Analgesie bei intensivmedizinischen Patienten mit Beatmung.

Dosierung

- **Bolus**: 20–40 μg i. v. beim normalgewichtigen Erwachsenen
- **Kontinuierliche Infusion**: 15–80 μg/h i. v.

Patienten mit eingeschränkter Nierenfunktion

- In der intensivmedizinischen Praxis lassen sich keine relevanten Dosierungsunterschiede im Vergleich mit nierengesunden, niereninsuffizienten oder Patienten mit Nierenersatzverfahren erkennen.

Patienten mit eingeschränkter Leberfunktion

- Bei schwerer Beeinträchtigung der Lebersyntheseleistung ist mit einem niedrigeren Sufentanilbedarf zu rechnen.

Nebenwirkungen

- Obstipation
- Atemdepression
- leichter Blutdruckabfall, Bradykardie (bei Relaxation mit Pancuronium tritt in der Regel keine Abnahme der Herzfrequenz auf).
- Muskelrigidität, Myoklonie (hauptsächlich zu Beginn und am Ende einer Narkose)

Interaktionen

Obwohl Sufentanil in der Leber bevorzugt über das Enzym CYP 450-3A4 metabolisiert wird, gibt es bislang nur unzureichende in vivo-Daten bezogen auf klinisch relevante Interaktionen. In vitro konnte allerdings gezeigt werden, dass die Elimination von Sufentanil durch Inhibitoren des Enzyms CYP 450-3A4 (z. B. Erythromycin) verringert wird.

- **Anästhetika**: Atemdepression ↑, Sedierung ↑
- **Barbiturate**: Atemdepression ↑, Sedierung ↑
- **MAO-Hemmer**: bei Einnahme von MAO-Hemmern innerhalb der letzten zwei Wochen: lebensbedrohliche Wirkung auf Atmungs- und Kreislauffunktion sowie auf das zentrale Nervensystem möglich
- **Etomidat**: Atemdepression ↑, Sedierung ↑
- **Neuroleptika**: Atemdepression ↑, Sedierung ↑
- **andere Opioide**: gegenseitige Wirkungsverstärkung
- **Sedativa**: gegenseitige Wirkungsverstärkung
- **Tranquilizer**: Atemdepression ↑, Sedierung ↑

Remifentanil (z. B. Ultiva®)

Charakterisierung

- Remifentanil ist ein reiner μ-Agonist und ein sehr kurz wirksames, starkes Opioid.
- Remifentanil ist 100–200-fach potenter als Morphin.
- Die Lipophilie ist im Vergleich zu Fentanyl und Sufentanil geringer. Es wirkt nur schwach sedierend.
- Die Wirkdauer ist extrem kurz und beträgt 3–10 Minuten
- Die Eliminationshalbwertszeit beträgt ca. 10–20 Minuten. Die Kontext-sensitive Halbwertszeit nach einer vierstündigen Infusion beträgt 3–4 Minuten. Im Gegensatz zu allen anderen Opioiden wird Remifentanil auch nach längerer Infusionsdauer immer noch rasch eliminiert.
- Remifentanil wird renal eliminiert.
- Remifentanil wird durch unspezifische Blut- und Gewebeesterasen hydrolysiert. Diese Inaktivierung erfolgt sehr schnell, die Wirkung hält deshalb nur wenige Minuten an.
- Die Plasmaproteinbindung beträgt ca. 70 %.

Da nach Absetzen von Remifentanil sehr schnell (wenige Minuten!) die analgetische Wirkung nachlässt, muss rechtzeitig vor Therapieende ein alternatives Analgetikum verabreicht werden.

Die Empfindlichkeit für Remifentanil kann relativ schnell herabgesetzt sein (rasche Toleranzentwicklung).

Die Wirkdauer von Remifentanil ist sehr kurz und unabhängig von der Dauer der Infusion. Remifentanil ist somit extrem gut steuerbar, für Intensivpatienten mit längerfristiger Beatmung in der Weaningphase geeignet. Falls postoperativ eine schnelle Extubation angestrebt wird oder eine Analgesie für kurzfristige Eingriffe (z. B. Bronchosko-

pie) notwendig ist, kann eine Medikation mit Remifentanil sinnvoll sein.

Die Therapiekosten für Remifentanil liegen in der Regel höher als für andere alternative Opioide.

Indikation

Analgetische Komponente bei operativen Eingriffen und zur Analgesie bei intensivmedizinischen Patienten mit Beatmung.

Dosierung

- **Analgesie unter erhaltener Spontanatmung:** 0,04 µg/kg KG/min. (Pulsoxymetrie!).
- **Analgosedierung:** 0,05–0,3 µg/kg KG/min.

Patienten mit eingeschränkter Nierenfunktion

- Keine Dosisanpassung erforderlich.

Patienten mit eingeschränkter Leberfunktion

Obwohl die Pharmakokinetik nicht beeinflusst wird, können bei Patienten mit eingeschränkter Leberfunktion Nebenwirkungen wie Atemdepression stärker auftreten. Diese Wirkung scheint klinisch wenig relevant zu sein, da die Wirkdauer sehr kurz ist. Die Dosierung sollte dennoch vorsichtig erfolgen.

Nebenwirkungen

- Übelkeit, Erbrechen
- Obstipation
- akute Atemdepression, Atemstillstand
- Hypoxie
- Bradykardie, Hypotonie, postoperativ: Hypertonie
- Muskelrigidität bei zu rascher Injektion ausgeprägter als bei anderen Opioiden
- Pruritus

Interaktionen

- **β-Blocker:** Hypotonie, Bradykardie
- **Calciumantagonisten:** Hypotonie, Bradykardie
- **andere Opioide:** Atemdepression ↑
- **Zentraldämpfende Arzneimittel:** Nebenwirkungen ↑

6.2 Injektionsanästhetika (Hypnotika, Injektionsnarkosemittel)

Substanzen, die als Injektionsanästhetika eingesetzt werden, blockieren im zentralen Nervensystem die nozizeptive Impulsweiterleitung. Dies führt im Wesentlichen zu einer Ausschaltung des Bewusstseins.

Propofol (z. B. Disoprivan®)

Charakterisierung

- Durch Bindung an die α-Untereinheit des $GABA_A$-Rezeptors moduliert Propofol den Chloridionenkanal des postsynaptischen Neurons. Die induzierte Hyperpolarisation resultiert in einer verminderten Erregbarkeit des Neurons. Propofol inhibiert zudem den exzitatorischen Neurotransmitter Glutamat sowie den Natriumkanal-abhängigen Einstrom von Natrium in die Zelle.
- Propofol ist ein schnell und kurz wirksames Hypnotikum.
- Propofol besitzt *keine analgetische Wirkung*.
- Die Wirkung tritt nach ca. 30–40 Sekunden ein.
- Die Wirkdauer beträgt 4–8 Minuten.
- Nach intravenöser Gabe verteilt sich Propofol sehr schnell in das Gewebe. Der Blutspiegel nimmt somit initial mit einer Halbwertszeit von ca. 2 Minuten sehr rasch ab (Alpha-Phase). Die anschließende Eliminationsphase (Beta-Phase) dauert länger mit einer Halbwertszeit von ca. 30–60 Minuten.

- Propofol wird in der Leber metabolisiert. Die inaktiven Metaboliten werden überwiegend renal eliminiert.
- Die Plasmaproteinbindung beträgt ca. 98 %.

Bei einer kontinuierlichen Anwendung von mehreren Stunden bis Tagen auf der Intensivstation kann Propofol kumulieren. Die sogenannte „Kontext-sensitive Halbwertszeit" – d. h. die Zeit, in der die Plasmakonzentration nach Beendigung einer kontinuierlichen Infusion auf die Hälfte abfällt – ist für Propofol aber wesentlich günstiger als für Midazolam. Nach achtstündiger Infusionsdauer beträgt sie für Propofol 40 min., für Midazolam 80 min.

Propofol eignet sich zur Sedierung des wachen Patienten bei diagnostischen Eingriffen, z. B. für eine Endoskopie. Es werden repetitiv Boli von 10 bis 20 mg appliziert. Trotz der geringen Dosierung besteht immer die Gefahr einer mehrminütigen Apnoe (Monitorüberwachung!).

Das *Propofol-Infusionssyndrom (PRIS)* ist eine sehr seltene, jedoch lebensbedrohliche Komplikation. Es tritt vor allem bei längerer Anwendung (> 7 Tage) und hohen Dosierungen (> 4 mg/kg KG/h) auf. Klinische Symptome sind Herzinsuffizienz, Herzrhythmusstörungen, Lactatazidose, Hepatomegalie, lipämisches Plasma, erhöhte Kreatinkinase im Serum, Rhabdomyolyse, Myoglobinämie, Myoglobinurie, Niereninsuffizienz und Fieber. Als Sofortmaßnahmen gelten das Absetzen von Propofol sowie die Umstellung auf ein alternatives Hypnotikum (z. B. Midazolam). Neben der symptomatischen Therapie kann der metabolischen Entgleisung mittels Hämodialyse bzw. Hämofiltration entgegengewirkt werden.

Propofol induziert eine negativ inotrope Wirkung und Vasodilatation. Die Folgen (Blutdruckabfall sowie eine Abnahme des Herzzeitvolumens) sind insbesondere bei geriatrischen sowie bei kardiovaskulär erkrankten Patienten zu beachten.

Aufgrund der schlechten Wasserlöslichkeit handelt es sich bei der Propofol-Injektionslösung um eine Öl-in-Wasser-Emulsion. Das darin enthaltene Sojaöl muss kalorisch berücksichtigt werden. 1 ml der Propofol-haltigen Emulsion enthält 0,1 g Fett. Bei kontinuierlicher Lipidinfusion im Rahmen der parenteralen Ernährung und gleichzeitiger Propofolgabe können daher Hypertriglyceridämien auftreten.

Da die Propofol-haltige Lösung eine Lipidkomponente enthält, ist sie besonders für mikrobielle Kontaminationen gefährdet. Eine strenge aseptische Handhabung ist deshalb unbedingt erforderlich! Das Infusionssystem sollte nach spätestens 12 Stunden gewechselt werden. Aufgrund der Lipidtropfengröße darf kein Bakterienfilter verwendet werden.

Propofol wird meist von den Patienten als ein angenehmes Anästhetikum während der Einschlaf- und Aufwachphase empfunden. Während der Aufwachphase sind leichter Überhang sowie in seltenen Fällen Euphorie zu beobachten. Postoperative Übelkeit und Erbrechen treten seltener im Vergleich zu alternativen Anästhetika/Hypnotika auf.

Indikation

Bewusstseinsausschaltung, Analgosedierung (totale intravenöse Anästhesie).

Dosierung

- **Bolus (Narkoseeinleitung)**: 1,5–2,5 mg/kg KG i. v.
- **Kontinuierliche Injektion**: 1–4 mg/kg KG/h i. v. für max. 7 Tage
- **Maximale Dosierung** 4 mg/kg KG/h i. v.
- Einsparungen bei der Propofol-Dosierung werden durch *Kombination mit anderen Sedativa/Analgetika* erreicht.
- **Bei geriatrischen und kardiovaskulären Patienten** muss eine geringere Dosierung gewählt werden. Die kardiovaskulären Wirkungen (Blutdruckabfall, Bradykardie, Abnahme des Herzzeitvolumens) sind bei älteren Patienten ausgeprägter als bei jüngeren Patienten.

Patienten mit eingeschränkter Nierenfunktion

- Keine Dosisanpassung notwendig.

Patienten mit eingeschränkter Leberfunktion

- Keine Dosisanpassung notwendig.

Nebenwirkungen

- Hypotonie
- Bradykardie
- exzitatorische Aktivität, Muskelzuckungen, Myoklonie
- Atemdepression, Hyperventilation, Apnoe (Dauer ca. 1 Minute): dosisabhängig, meist direkt nach Injektion
- Husten
- Singultus (während der Einleitungsphase)
- Injektionsschmerzen
- Thrombose, Venenentzündung

Allergische Reaktionen, die durch Sojaöl hervorgerufen werden!

Interaktionen

Die bisherigen Erfahrungen zeigten keine schwerwiegenden Wechselwirkungen mit anderen Arzneistoffen.

- Bei gleichzeitiger Applikation von **Opioiden** ist eine Verstärkung der Atemdepression (bis hin zu Apnoe) bzw. Blutdrucksenkung möglich.
- **β-Blocker** begünstigen bradykarde Ereignisse.

Ketamin (z. B. Ketamin Inresa)

Charakterisierung

Ketamin, ein Cyclohexanon-Derivat, unterscheidet sich hinsichtlich seines Wirkmechanismus von den anderen Injektionsanästhetika, indem es den N-Methyl-D-Aspartat-Rezeptor (NMDA-Rezeptor), ein Subtyp des Glutamat-Rezeptors, blockiert.

- Ketamin bewirkt eine sog. **„dissoziative Anästhesie“**. Der Patient befindet sich in keinem direkten Schlafzustand, sondern ist eher von seiner Umgebung geistig entkoppelt. Der Zustand ist mit einer Amnesie assoziiert. Während der Anästhesie sind Korneal-, Blinzel-, Pharynx- und Larynxreflexe noch vorhanden. Der Skelettmuskeltonus ist erhöht.
- Ketamin wirkt **stark analgetisch**.
- Ketamin führt zu einem Anstieg der Katecholamin-Konzentration im Blut und damit zu einer Aktivierung des Sympathikus. Hypertension und Tachykardie sind die Folge.
- Ketamin steigert die Sekretion der Speichel-, Tracheal- und Bronchialdrüsen.
- Ketamin induziert in der Aufwachphase u. a. schwere Alpträume und optische Halluzinationen („bad trips“).
- Die Wirkung tritt nach ca. 30–60 Sekunden ein.
- Die anästhetische Wirkdauer beträgt 5–20 Minuten. Die analgetische Wirkung hält 2–3 Stunden an.
- Der Metabolismus erfolgt in der Leber.
- Die Eliminationshalbwertszeit beträgt 2–4 Stunden. Die Elimination erfolgt überwiegend renal.
- Die Plasmaproteinbindung ist mit 12 % sehr gering.
- Nach intramuskulärer Gabe beträgt die Bioverfügbarkeit 93 %. Der Wirkungseintritt erfolgt nach wenigen Minuten.

Aufgrund der erhöhten sympathischen Aktivität führt die Gabe von Ketamin zu Tachykardie und Hypertension. Daher sollte Ketamin bei Patienten mit koronarer Herzerkrankung oder tachykarden Herzrhythmusstörungen nicht singulär verwendet werden.

Die Wirkdauer kann durch Mehrfachinjektionen verlängert sein.

Obwohl im Vergleich zu anderen Injektionsanästhetika unter Ketamintherapie noch Schutzreflexe des oberen Respirationstraktes vorhanden sind, muss dennoch mit Aspiration gerechnet werden.

Um die psychischen Nebenwirkungen (z. B. Alpträume, optische Halluzinationen) zu dämpfen, kann Ketamin mit einem Benzodiazepin kombiniert werden.

Als Prämedikation sollte Atropin gegeben werden, um die verstärkte Salivation zu hemmen.

Bei kreislaufinstabilen Patienten kann Ketamin aufgrund seiner kreislaufstabilisierenden Wirkung bevorzugt eingesetzt werden.

Indikation

Zur Narkoseeinleitung bei Patienten im Schock, Verbrennungen, unkooperativen Kindern; Narkose bei kleineren chirurgischen Eingriffen, Adjuvans bei der kontinuierlichen Analgosedierung von Intensivpatienten.

Dosierung

Initial

- i.v.: als Bolus 1–2 mg/kg KG, danach 0,5–3 mg/kg KG/h
- i.m.: 5–12 mg/kg KG

Notfall-Schmerzbehandlung

- i.v.: 0,2–0,5 mg/kg KG
- i.m.: 0,5–1 mg/kg KG

Patienten mit eingeschränkter Nierenfunktion

- Keine Dosisanpassung notwendig.

Patienten mit eingeschränkter Leberfunktion

- Keine Dosisanpassung notwendig.

Nebenwirkungen

- Hypertension
- Tachykardie
- Mydriasis
- exzitatorische Aktivität, erhöhter Muskeltonus, Muskelbewegungen, motorische Unruhe
- Sehstörungen (in der Aufwachphase)
- Halluzinationen, Alpträume, Delir
- Hypersalivation
- Atemdepression, Atemstillstand: abhängig von Dosierung und Injektionsgeschwindigkeit
- Übelkeit, Erbrechen

Interaktionen

- **Benzodiazepine**: Ketamin-Wirkdauer ↑, zentralnervöse Nebenwirkungen ↓
- **Halothan**: Halothan-Wirkung ↑
- **Muskelrelaxanzien**, nichtdepolarisierende: Wirkdauer der Muskelrelaxanzien ↑
- **Neuroleptika**: Ketamin-Wirkdauer ↑, zentralnervöse Nebenwirkungen ↓
- **Schilddrüsenhormone**: arterielle Hypertonie, Tachykardie
- **Sedativa**: Ketamin-Wirkdauer ↑
- **Sympathomimetika** (direkte und indirekte): arterielle Hypertonie, Tachykardie

Exkurs: Esketamin (Ketanest® S)

Das im Handel befindliche Ketamin® enthält ein racemisches Gemisch aus den beiden Enantiomeren (S)- und (R)-Ketamin. Das Präparat Ketanest® dagegen beinhaltet das reine Enantiomer (S)-Ketamin (Esketamin). Esketamin ist im Vergleich zu seinem Enantiomer 2–4-fach stärker analgetisch und anästhetisch wirksam. Die Wirkdauer ist dabei mit dem Racemat vergleichbar. Als Vorteile sind die tendenziell kürzere Aufwachzeit (Esketamin wird in der Leber schneller als sein Enantiomer verstoffwechselt) und die anscheinend geringeren psychischen Nebenwirkungen, wie beispielsweise schwere Alpträume und Halluzinationen, zu nennen.

Es gibt Hinweise, dass Esketamin im Gegensatz zu Ketamin Präkonditionierungs-Effekte im Rahmen einer Ischämie weniger beeinträchtigt. Diese Präkonditionierungs-Effekte sind physiologische, protektive Mechanismen, die durch eine passagere Ischämie induziert werden können und die Toleranz von Organen gegenüber einer folgenden längeren Ischämie erhöhen.

Midazolam (z. B. Dormicum®)

Charakterisierung

- Midazolam ist ein Benzodiazepin und bindet an die Benzodiazepin-Bindungsstelle des $GABA_A$-Rezeptors. Die Bindung von GABA an ihren Rezeptor induziert die Öffnung des Ligand-gesteuerten Ionenkanals und den Einstrom von Chlorid-Ionen. Dadurch wird die exzitatorische Wirkung auf das postsynaptische Neuron vermindert. Benzodiazepine erhöhen durch ihre Bindung an den $GABA_A$-Rezeptor die Frequenz der Ionenkanalöffnung und verstärken damit die GABA-Wirkung. Eine Benzodiazepin-Wirkung setzt somit immer die Anwesenheit von GABA voraus, d. h. Benzodiazepine wirken nur in GABA-aktivierten Synapsen.
- Midazolam wirkt je nach Dosierung sedierend, antikonvulsiv, hypnotisch und anxiolytisch (nicht analgetisch).
- Die Wirkung tritt nach ca. 2 Minuten ein und erreicht ihr Wirkmaximum nach ca. 5–10 Minuten.
- Die Wirkdauer ist kurz und beträgt 15–30 Minuten.
- Der Metabolismus erfolgt in der Leber über das Cytochrom P-450-3A4-Enzym.
- Die Eliminationshalbwertszeit beträgt 1,5–2,5 Stunden. Midazolam wird überwiegend renal eliminiert.
- Midazolam ist zu über 96 % an Plasmaproteine (vorwiegend Albumin) gebunden.

Bei Patienten mit eingeschränkter Lebersyntheseleistung (z. B. Leberzirrhose) und bei älteren Patienten (> 60 Jahre) muss mit einer längeren Eliminationshalbwertszeit gerechnet werden.

Bei langfristiger kontinuierlicher Anwendung auf der Intensivstation ist mit einer erhebliche Kumulation und Wirkungsverlängerung zu rechnen (s. Teil III Analgosedierung). Außerdem nimmt die Wirksamkeit im Verlauf ab. Das Absetzen von Midazolam muss ausschleichend erfolgen, um Entzugserscheinungen (z. B. Verwirrtheit, Halluzinationen, Krämpfe) zu vermeiden.

Die Wirkung von Midazolam kann bei Überdosierung durch *Flumazenil (Anexate®) antagonisiert werden.* Die Halbwertszeit und die Wirkdauer von Flumazenil sind kurz und betragen knapp eine Stunde. Der Patient kann deshalb nach Nachlassen der Flumazenil-Wirkung wieder in einen sedierenden Zustand gelangen.

Dosierung *von Flumazenil: Prinzipiell muss die Dosis titriert werden!*

Initial *0,2 mg i. v.; danach bei Bedarf 0,1 mg i. v. (Bevor eine Nachinjektion erfolgt, sollte vor der nächsten Injektion ca. 1 Minute lang die Wirkung abgewartet werden).*

Indikation

Sedierung von beatmeten Patienten, Narkoseeinleitung, als Prämedikation bei klinischen Untersuchungen bzw. chirurgischen Eingriffen

Dosierung

- Die Dosis sollte immer titriert werden! Dabei wird die Dosierung bei Bedarf in einem Abstand von jeweils 2 Minuten erhöht.
- **Sedierung bei diagnostischen Eingriffen:** Bolus von 2 mg i. v.
- **Analgosedierung:** Kontinuierliche Infusion von (2)-4-(10) mg pro Stunde beim normalgewichtigen Erwachsenen.

Je höher die Dosis und je länger die kontinuierliche Applikation, desto größer ist die Kumulationsgefahr. Das Aufwachverhalten kann nach mehrtägiger kontinuierlicher Gabe erheblich verlängert sein – oft mehrere Tage, gerade beim geriatrischen Patienten (s. Teil III).

Patienten mit eingeschränkter Nierenfunktion

- Eine Dosierung bei Patienten mit eingeschränkter Nierenfunktion muss vorsichtig erfolgen. Die Dosierung muss einschleichend begonnen und anschließend ggf. langsam erhöht werden. Die Wirkdauer kann verlängert sein, so dass eine niedrigere Dosierung meist ausreicht.

Patienten mit eingeschränkter Leberfunktion

- Bei Patienten mit eingeschränkter Lebersyntheseleistung muss die Dosis vorsichtig titriert werden. Die benötigte Dosis ist in der Regel niedriger. Sowohl die Wirkstärke als auch die Wirkdauer können erhöht sein.

Nebenwirkungen

- Atemdepression, Apnoe, Atemstillstand (bei Überdosierung und zu rascher Injektion)
- Ataxie, Schläfrigkeit, anterograde Amnesie
- Hypotonie, Bradykardie, Herzstillstand (bei Überdosierung und zu rascher Injektion)
- kognitive Dysfunktionen, Halluzinationen
- Agitiertheit
- unwillkürliche Bewegungen, Muskeltremor, tonische/klonische Krämpfe
- Hyperaktivität, Aggressivität, paroxysmale Erregung
- Übelkeit, Erbrechen, Obstipation
- Hautausschlag, Urtikaria, Pruritus
- Kopfschmerzen, Schwindel

Interaktionen

Da Midazolam über das Cytochrom P-450-3A4-Enzym verstoffwechselt wird, ist die Midazolam-Clearance durch Inhibitoren (z. B. Azol-Antimykotika, Makrolid-Antibiotika, Verapamil) bzw. Induktoren (z. B. Rifampicin, Phenytoin, Carbamazepin) des Enzyms beeinträchtigt. Diese Interaktion kann besonders nach längerer kontinuierlicher Infusion klinisch relevant werden.

- **Antihypertensiva**, zentral wirksame: sedierende Wirkung ↑, Atemdepression ↑
- **Antidepressiva**, sedierende: sedierende Wirkung ↑, Atemdepression ↑
- **Antipsychotika**: sedierende Wirkung ↑, Atemdepression ↑
- **Aprepitant**: Midazolam-Plasmakonzentration ↑, Midazolam-Eliminationshalbwertszeit ↑: Die Interaktion ist abhängig von der Aprepitant-Dosierung (ab 80 mg/Tag)
- **Atorvastatin**: Midazolam-Plasmakonzentration ↑
- **Barbiturate**: sedierende Wirkung ↑, Atemdepression ↑
- **andere Benzodiazepine**: sedierende Wirkung ↑, Atemdepression ↑
- **Carbamazepin**: Midazolam-Plasmakonzentration ↓, Midazolam-Eliminationshalbwertszeit ↓
- **Clarithromycin**: Midazolam-Plasmakonzentration ↑, Midazolam-Eliminationshalbwertszeit ↑
- **Diltiazem**: Midazolam-Plasmakonzentration ↑, Midazolam-Eliminationshalbwertszeit ↑
- **Erythromycin**: Midazolam-Plasmakonzentration ↑, Midazolam-Eliminationshalbwertszeit ↑
- **Etomidat**: sedierende Wirkung ↑, Atemdepression ↑
- **Fluconazol**: Midazolam-Plasmakonzentration ↑, Midazolam-Eliminationshalbwertszeit ↑
- **H1-Antihistaminika**: sedierende Wirkung ↑, Atemdepression ↑
- **Johanniskraut**: Midazolam-Plasmakonzentration ↓, Midazolam-Eliminationshalbwertszeit ↓
- **Ketamin**: sedierende Wirkung ↑, Atemdepression ↑
- **Opioide**: sedierende Wirkung ↑, Atemdepression ↑
- **Phenytoin**: Midazolam-Plasmakonzentration ↓, Midazolam-Eliminationshalbwertszeit ↓

- **Posaconazol:** Midazolam-Plasmakonzentration ↑
- **Propofol:** sedierende Wirkung ↑, Atemdepression ↑
- **Rifampicin:** Midazolam-Plasmakonzentration ↓, Midazolam-Eliminationshalbwertszeit ↓
- **Saquinavir:** Midazolam-Plasmakonzentration ↑, Midazolam-Eliminationshalbwertszeit ↑
- **Verapamil:** Midazolam-Plasmakonzentration ↑, Midazolam-Eliminationshalbwertszeit ↑
- **Voriconazol:** Midazolam-Plasmakonzentration ↑, Midazolam-Eliminationshalbwertszeit ↑

Lormetazepam (z. B. Sedalam®)

Charakterisierung

- Lormetazepam ist ein Benzodiazepin und bindet an die Benzodiazepin-Bindungsstelle des $GABA_A$-Rezeptors. Die Bindung von GABA an ihren Rezeptor induziert die Öffnung des Ligand-gesteuerten Ionenkanals und den Einstrom von Chlorid-Ionen. Dadurch wird die exzitatorische Wirkung auf das postsynaptische Neuron vermindert. Benzodiazepine erhöhen durch ihre Bindung an den $GABA_A$-Rezeptor die Frequenz der Ionenkanalöffnung und verstärken damit die GABA-Wirkung. Eine Benzodiazepin-Wirkung setzt somit immer die Anwesenheit von GABA voraus, d. h. Benzodiazepine wirken nur in GABA-aktivierten Synapsen.
- Lormetazepam wirkt je nach Dosierung sedierend, antikonvulsiv, hypnotisch und anxiolytisch (nicht analgetisch).
- Lormetazepam wird in der Leber zu Lormetazepam-Glucuronid metabolisiert, das pharmakologisch inaktiv ist. Ein geringer Teil des verabreichten Lormetazepams wird zu dem aktiven Metaboliten Lorazepam demethyliert, welches jedoch sofort durch Glucuronidierung inaktiviert wird. Im Urin werden über 90 % als Lormetazepam-Glucuronid und weniger als 10 % als Lorazepam-Glucuronid ausgeschieden.
- Lormetazepam wird nicht über das Cytochrom P-450-System verstoffwechselt, dadurch kommt es zu weniger pharmakologischen Interaktionen mit anderen Medikamenten, die häufig Cytochrom P-450-Hemmer oder -Induktoren sind.
- Die terminale Eliminationshalbwertszeit beträgt durchschnittlich 9 Stunden (8–15 h).

Vorteilhaft ist ein Einsatz von Lormetazepam über einen begrenzten Zeitraum (wenige Tage) und damit Vermeidung eines Wirkungsverlustes durch Toleranzentwicklung sowie einer Entzugssymptomatik nach Absetzen.

Die Wirkung von Lormetazepam kann bei Überdosierung durch Flumazenil (Anexate®) antagonisiert werden. Die Halbwertszeit und die Wirkdauer von Flumazenil sind kurz und betragen knapp eine Stunde. Der Patient kann deshalb nach Rückgang der Flumazenil-Wirkung wieder in einen sedierenden Zustand gelangen.

Lormetazepam kann im Rahmen des Weanings von der Beatmung zeitlich begrenzt eingesetzt werden, wenn nur noch eine leichte Sedierung zur Tubustoleranz gewünscht wird und der Patient erweckbar sein soll. Zu diesem Zweck kommt Lormetazepam vor allem im Weaning-Prozess ohne Kombination mit anderen Sedativa zum Einsatz. Die Verabreichung ist meist auf wenige Tage beschränkt. Lormetazepam scheint sich für diese Indikation aufgrund seiner geringeren Kumulationsneigung besser als andere Benzodiazepine wie z. B. Midazolam zu eignen.

Falls eine analgetische Therapie erforderlich ist, kann zusätzlich eine kontinuierliche Infusion mit Sufentanil erfolgen.

Die Zeitdauer einer kontinuierlichen Propofolinfusion, die häufig zu Beginn einer Sedierungs-

therapie bei beatmeten Patienten gewählt wird, kann durch den Einsatz von Lormetazepam begrenzt werden.

Im Vergleich zu Clonidin, das ebenfalls zum Erreichen einer leichten Sedierung verwendet wird, ist bei Lormetazepam das Risiko einer Bradykardie oder Hypotonie deutlich geringer.

Indikation

- Zur symptomatischen Behandlung akuter Spannungs-, Erregungs- und Angstzustände im Rahmen operativer und diagnostischer Eingriffe sowie in der Intensivmedizin (Tubustoleranz).

Dosierung

- Kontinuierliche Infusion mit 0,2–0,4 mg pro Stunde beim erwachsenen Patienten (bis zu einem RASS von 0/-1).

Patienten mit eingeschränkter Nierenfunktion

- Eine Dosisanpassung ist in der Regel nicht erforderlich, da es im Wesentlichen nur zu einer Akkumulation des inaktiven Lormetazepam-Glucuronids kommt.

Patienten mit eingeschränkter Leberfunktion

- Eine Dosisanpassung ist in der Regel nicht erforderlich, die Inaktivierungs- und Ausscheidungsprozesse werden nicht beeinflusst.
- Bei schwerer Leberinsuffizienz können Symptome einer Enzephalopathie verstärkt werden.

Nebenwirkungen

- Atemdepression
- Ataxie, Muskelschwäche
- Kopfschmerzen, Schwindel
- Antegrade Amnesie, Verwirrtheit, Aggressivität
- Allergische Reaktionen, Exantheme
- Nystagmus

Interaktionen

- **Antidepressiva:** Atemdepression ↑
- **Antihistaminika (z. B. Dimetinden):** Atemdepression ↑
- **β-Blocker:** Wechselwirkungen nicht sicher vorhersehbar (Hypotonie, Atemdepression ↑)
- **Digitalis-Präparate:** Wechselwirkungen nicht sicher vorhersehbar (Hypotonie, Atemdepression ↑)
- **Neuroleptika:** Atemdepression ↑
- **Theophyllin:** Wechselwirkungen nicht sicher vorhersehbar (Hypotonie, Atemdepression ↑)

Dexmedetomidin (z. B. Dexdor)

Charakterisierung

- Dexmedetomidin ist ein selektiver α_2-Rezeptor-Agonist und wirkt sympatholytisch. Es reduziert die Freisetzung von Noradrenalin in den sympathischen Nervenendigungen.
- Die sedierende Wirkung wird durch eine verminderte Aktivität im Locus coeruleus, dem vorherrschenden noradrenergen Nucleus im Hirnstamm, vermittelt.
- Dexmedetomidin besitzt eine 8-mal höhere Selektivität für α_2-Rezeptoren als Clonidin.
- Dexmedetomidin hat eine kürzere Bindungszeit am α_2-Rezeptor als Clonidin und ist daher besser steuerbar.
- In niedriger Dosierung überwiegt die zentral dämpfende Wirkung mit konsekutiver Hypotonie und Bradykardie, in höherer Dosierung kommt es α_1-Rezeptor-vermittelt zu einer peripheren vasokonstriktorischen Wirkung und Hypertonie, die Bradykardie besteht weiter.
- Die Metabolisierung erfolgt weitgehend hepatisch über Glucuronidierung, Methylierung und Cytochrom P-450-katalysierte Oxidation. Die Metabolite haben keine relevante pharmakologische Aktivität. Die Metabolite werden zu 95 % renal ausgeschieden.

- Die terminale Eliminationshalbwertszeit beträgt etwa 1,9 bis 2,5 Stunden.
- α_2-Rezeptor-vermittelt wirkt Dexmedetomidin auch koanalgetisch.
- Dexmedetomidin wirkt nicht antikonvulsiv.
- Dexmedetomidin zeigt keine ausgeprägte atemdepressive Wirkung.
- Seit September 2011 ist Dexmedetomidin in Deutschland zugelassen.

Dexmedetomidin darf bei Patienten mit bradykarden Herzrhythmusstörungen und unbehandelter Hypotonie nicht verabreicht werden. Bei akuten zerebrovaskulären Ereignissen ist Dexmedetomidin kontraindiziert, da es durch die vasokonstriktorische Wirkung zu einer Verminderung der zerebralen Durchblutung kommen kann. Die vasokonstriktorische Wirkung kann sich auch ungünstig bei Patienten mit koronarer Herzerkrankung auswirken. Die blutdrucksenkende Wirkung kann bei vorbestehender schwerer ventrikulärer Dysfunktion die Symptome einer Herzinsuffizienz verstärken.

Dexmedetomidin sollte nicht bei Patienten mit Disposition für eine maligne Hyperthermie angewendet werden, da die Unbedenklichkeit nicht sicher ist.

Auf eine Bolusapplikation von Dexmedetomidin sollte verzichtet werden, da es durch die hohe Dosierung zu einer peripheren Vasokonstriktion und Hypertonie kommen kann.

Eine Sedierung mit Dexmedetomidin soll dem natürlichen Schlaf ähneln. In der klinischen Praxis muss sich zeigen, ob das Auftreten eines Delirs unter Dexmedetomidin seltener ist als unter einer Behandlung mit anderen Sedativa und wie die Patienten eine Sedierung mit diesem Medikament subjektiv erleben (Dexmedetomidin bewirkt keine sichere Amnesie).

Dexmedetomidin kann im Rahmen des Weanings von der Beatmung zeitlich begrenzt eingesetzt werden, wenn nur noch eine leichte Sedierung zur Tubustoleranz gewünscht wird und der Patient erweckbar sein soll. Zu diesem Zweck kommt Dexmedetomidin vor allem im Weaning-Prozess ohne Kombination mit anderen Sedativa zum Einsatz. Die Verabreichung ist meist auf wenige Tage beschränkt. Die geringe Kumulationsneigung wirkt sich dabei günstig aus.

Die Zeitdauer einer kontinuierlichen Propofolinfusion, die häufig zu Beginn einer Sedierungstherapie bei beatmeten Patienten gewählt wird, kann durch den Einsatz von Dexmedetomidin begrenzt werden.

Das Benzodiazepin Lormetazepam wird für die gleiche Indikation eingesetzt. Bradykardie und Hypotonie treten unter einer Therapie mit Lormetazepam weniger ausgeprägt auf, allerdings besitzt Lormetazepam keine koanalgetischen Eigenschaften.

Indikation

- Leichte Sedierung zur Tubustoleranz beim erweckbaren Patienten.

Dosierung

- **Initial:** Kontinuierliche Infusion von 0,7 µg/kg KG/h
- **Anpassung der Dosierung:** 0,2–1,4 µg/kg KG/h. Falls für das gewünschte Sedierungsniveau die Höchstdosis von 1,4 µg/kg KG/h nicht ausreicht, sollte auf ein anderes Sedativum gewechselt werden. Ggf. können Propofol oder Midazolam verabreicht werden, bis Dexmedetomidin klinische Wirkung zeigt.

Patienten mit eingeschränkter Nierenfunktion

- Keine Dosisanpassung erforderlich.

Patienten mit eingeschränkter Leberfunktion

- Da Dexmedetomidin in der Leber metabolisiert wird, sollte es bei Patienten mit eingeschränkter Leberfunktion wegen der Kumulationsgefahr vorsichtig eingesetzt werden. Eine Dosisreduktion sollte erwogen werden.

Nebenwirkungen

- Übelkeit, Erbrechen, Mundtrockenheit
- Bradykardie
- Erhöhung der Körpertemperatur
- Halluzinationen
- Hyperglykämie
- Hypertonie
- Hypoalbuminämie
- Hypoglykämie
- Hypotonie
- Metabolische Azidose

Interaktionen

- Verstärkung der blutdrucksenkenden Wirkung von Dexmedetomidin durch gleichzeitige Gabe von Antihypertensiva
- Verstärkung der bradykardisierenden Wirkung von Dexmedetomidin durch gleichzeitige Gabe von anderen bradykardisierenden Medikamenten wie z. B. β-Blocker, Calciumantagonisten, Digitalis-Präparate, Chinidin, Amiodaron, Dronedaron.

Sowohl Dexmedetomidin als auch Lormetazepam werden in der Intensivmedizin zur Herstellung einer leichten Sedierung mit Tubustoleranz und Erweckbarkeit verwendet. In der aktuellen S3 Leitlinie Analgesie, Sedierung und Delirmanagement in der Intensivmedizin werden für beide Medikamente in einigen Punkten Vorzüge genannt:

- *Benzodiazepine: Symptomorientierte Agitationsbehandlung und Anxiolyse*
- *Alpha-2-Agonisten: Stressreduktion und vegetative Dämpfung, kontinuierliche Gabe zur Therapie eines Delirs.*

7 Antiinfektiva

Aufgrund der Vielfältigkeit kann in diesem Rahmen nur auf eine Auswahl an Antiinfektiva eingegangen werden, die aus intensivmedizinischer Sicht den höchsten Stellenwert besitzen. Darüber hinaus sei auf die einschlägige Literatur sowie auf aktuelle Leitlinien zur Behandlung von Infektionen hingewiesen. Dieses Kapitel versteht sich nicht als Kompendium der Infektiologie, sondern soll die Antiinfektiva in ihrem für die Intensivmedizin bedeutsamen Profil charakterisieren und Praxis-Tipps für die Anwendung geben.

Patienten, die eine Hämodialyse als Nierenersatzverfahren erhalten, werden mit der entsprechenden Dosis therapiert, die für Patienten mit einer Serumkreatinin-Clearance < 10 ml/min. angegeben ist. Zusätzlich erhalten diese Patienten direkt nach Beenden der Hämodialyse die jeweilige Extradosis.

Im Rahmen der Intensivtherapie wird in der Regel die intravenöse Applikation gewählt, um eine rasche und sichere Wirkung zu erzielen. Intensivpatienten weisen häufig Motilitäts- und Resorptionsstörungen im Gastrointestinaltrakt auf, so dass eine enterale Applikation die Wirkung nicht sicher gewährleistet.

Unter kalkulierter Therapie wird das Ansetzen einer antibiotischen Therapie entsprechend einem vermuteten Keimspektrum verstanden, bevor ein Keimnachweis oder Antibiogramm vorliegt.

Verwendete Abkürzungen für Nierenersatzverfahren:
HD = Hämodialyse
CVVH = kontinuierliche veno-venöse Hämofiltration
CVVHD = kontinuierliche veno-venöse Hämodialyse
Die Dosierungen bei SLEDD (Genius®-Dialyse) entsprechen denen bei CVVH.

7.1 Antibiotika

7.1.1 Betalaktam-Antibiotika

Wirkmechanismus

Betalaktam-Antibiotika inhibieren die Zellwandsynthese, indem sie Transpeptidasen blockieren, welche Peptidoglykan-Stränge während der Zellteilung vernetzen. Ihre bakterizide Wirkung trifft somit nur auf proliferierende Bakterien zu.

Für die bakterizide Wirkung der Betalaktam-Antibiotika ist die Zeitdauer des Wirkspiegels oberhalb der minimalen Hemmkonzentration (MHK) entscheidend. Um eine erfolgreiche Eradikation zu erzielen, ist somit eine Dosierung zu wählen, mit der man möglichst über einen längeren Zeitraum konstant-hohe Wirkkonzentrationen erreicht. Deshalb soll die erforderliche Tagesdosis mehrfach über den Tag verteilt in kleineren Einzeldosen gegeben werden.

Penicilline

Piperacillin (z. B. Piperacillin-ratiopharm®)

Charakterisierung

- Piperacillin ist ein Acylaminopenicillin und wirkt bakterizid.
- Piperacillin penetriert gut in Lunge, Galle, Leber, Niere, Urin, Muskelgewebe, Knochen, Haut, Perikard-, Pleura-, Peritoneal- und Synovialflüssigkeit.
- Piperacillin penetriert nicht in Liquor (mäßig bei Meningitis), Gehirn, Prostata und Galle bei Obstruktion.
- Die Eliminationshalbwertszeit beträgt 1 Stunde. Die Elimination erfolgt zum größten Teil renal, zu einem kleineren Teil biliär.
- Die Metabolisierung ist nur sehr gering. Piperacillin wird zum größten Teil unverändert renal eliminiert.
- Die Plasmaproteinbindung beträgt 20 %.
- Piperacillin ist hämodialysierbar.

Piperacillin wird durch β-Laktamasen inaktiviert. Deshalb muss Piperacillin mit einem β-Laktamase-Inhibitor, wie z. B. Sulbactam (Combactam®) oder Tazobactam (als fixe Kombination Tazobac®), kombiniert werden, um als Breitspektrum-Antibiotikum wirksam zu sein.

Patienten mit einer bekannten Penicillin-Überempfindlichkeit können auch auf Piperacillin allergisch reagieren.

Nach längerer Piperacillin-Gabe (> 2 Wochen) erhöht sich das Risiko für Blutungen (Beeinträchtigung der Thrombozytenfunktion).

Im Rahmen der Intensivmedizin wird Piperacillin aufgrund seiner Instabilität gegenüber β-Laktamasen immer mit einem β-Laktamase-Inhibitor (z. B. Sulbactam, Tazobactam) kombiniert. Als Kombination eignet sich Piperacillin gut zur kalkulierten Therapie mit breit wirksamem Spektrum.

Obwohl prinzipiell auch bei hoch-dosierter, nicht nierenadaptierter Piperacillin-Therapie Krämpfe auftreten können, ist das Risiko weitaus geringer als unter Imipenem/Cilastatin-Therapie.

Wirkungsspektrum

Wirksam gegen hämolysierende Streptokokken, Pneumokokken, Staphylococcus aureus (in Kombination mit β-Laktamase-Inhibitor z. B. Sulbactam), Clostridium perfringens, Enterococcus faecalis, gramnegative Enterobakterien, Pseudomonas aeruginosa, Proteus vulgaris.

Typische Indikationen

1. Piperacillin hat eine sehr gute Wirksamkeit gegen typische Erreger aus der Enterobakterien-Gruppe: Gramnegative Stäbchen:

Escherichia coli, Proteus vulgaris, Enterobacter aerogenes.
Grampositive Kokken: Enterococcus faecalis (jedoch keine Wirksamkeit gegen Enterococcus faecium).
Die Wirksamkeit wird durch die Kombination mit einem β-Laktamase-Inhibitor erhöht, da Enterobakterien zum Teil β-Laktamasen ausbilden können. Piperacillin eignet sich sehr gut zur kalkulierten Therapie bei Peritonitis. Bei Klebsiellen und Serratia-Stämmen kann eine Resistenz vorliegen, so dass hier Ceftriaxon, Imipenem oder Ciprofloxacin zur kalkulierten Therapie geeigneter sind.
Enterobacter cloacae ist fast immer gegen Piperacillin resistent, Imipenem jedoch zuverlässig wirksam.

2. Piperacillin hat eine gute Wirksamkeit gegenüber anaeroben Keimen. Es eignet sich daher auch zur Pneumoniebehandlung im Rahmen einer Aspiration. Die zusätzliche Gabe von Metronidazol zur Abdeckung des anaeroben Keimspektrums (z. B. im Rahmen der Peritonitis-Therapie) ist nicht erforderlich.
3. Piperacillin besitzt eine gute Wirksamkeit gegen Pseudomonas aeruginosa. Ob eine alleinige Therapie mit Piperacillin ausreicht oder eine „doppelte Abdeckung" erfolgen sollte, ist Gegenstand der Diskussion. Im Rahmen der Behandlung kritisch kranker Patienten auf der Intensivstation empfehlen die Autoren die zusätzliche Gabe von Ciprofloxacin. Ceftazidim und das Aminoglykosid Tobramycin sind ebenfalls gegen Pseudomonas aeruginosa wirksam.
4. Wegen der guten Wirksamkeit gegen gramnegative Problemkeime (z. B. Pseudomonas) eignet sich Piperacillin sehr gut zur kalkulierten Behandlung der nosokomialen Pneumonie (d. h. Erwerb der Pneumonie nach mehr als 5 Tagen Aufenthalt im Krankenhaus).
5. Piperacillin ist wirkungslos bei grampositiven Problemkeimen wie multiresistenter Staphylococcus aureus (MRSA), Enterococcus faecium oder Vancomycin-resistenten Enterokokken (VRE).
6. Behandlung pulmonaler Infekte:
   - Pneumokokken sind in Deutschland noch weitgehend sensibel auf Penicilline wie z. B. Piperacillin. Andernorts wurde eine zunehmende Resistenz verzeichnet. Wirksame Alternativen sind Imipenem oder Moxifloxacin.
   - Bei Haemophilus influenzae muss mit einer Resistenz gegenüber Piperacillin/Sulbactam gerechnet werden. Mittel der Wahl sind Cefuroxim oder Chinolone (Ciprofloxacin, Moxifloxacin).
7. Bei der Behandlung von Infektionen mit Streptococcus pyogenes (β-hämolysierende Streptokokken der Gruppe A) ist Penicillin G wirksamer als Piperacillin/Sulbactam (z. B. Angina tonsillaris, Erysipel).

Dosierung

- **Intravenös:** 3 x 4 g pro Tag plus Sulbactam 3 x 1 g
- Piperacillin/Sulbactam wird als Infusionslösung *innerhalb von 20–60 Minuten* appliziert.

Patienten mit eingeschränkter Nierenfunktion

Bei Patienten mit eingeschränkter Nierenfunktion muss die Dosis folgendermaßen angepasst werden:

- **Kreatinin-Clearance: 30–10 ml/min.:** 2 x 4 g i. v. Piperacillin, 2 x 1 g i. v. Sulbactam
- **Kreatinin-Clearance: < 10 ml/min.:** 2 x 4 g i. v. Piperacillin, 2 x 1 g i. v. Sulbactam

Patienten mit Nierenersatzverfahren

- **Hämodialyse (HD):** einmalige Extradosis nach HD: 4 g i. v. Piperacillin, 1 g i. v. Sulbactam
- **CVVH/CVVHD:** 2 x 4 g i. v. Piperacillin, 2 x 1 g i. v. Sulbactam

Patienten mit eingeschränkter Leberfunktion

- Bei Patienten mit starker Beeinträchtigung der Lebersyntheseleistung ist keine Dosisreduktion erforderlich.

Nebenwirkungen

- allergische Reaktionen, wie z. B. Exanthem, Erythema exsudativum multiforme, Stevens-Johnson-Syndrom, Urtikaria, Fieber, Eosinophilie, angioneurotisches Ödem, Larynxödem, Serumkrankheit, hämolytische Anämie, allergische Vaskulitis, akute Nephritis und anaphylaktischer Schock
- Übelkeit, Erbrechen, Flatulenz, Magendruck, Diarrhoe, pseudomembranöse Kolitis
- Purpura, Schleimhautblutung, Exantheme
- Transaminasenanstieg, Bilirubinanstieg und Anstieg der alkalischen Phosphatase
- in Einzelfällen Leukopenie, Thrombozytopenie, Eosinophilie, verminderte Kaliumkonzentration im Blut
- Abnahme von Hämoglobin und Hämatokrit
- Blutungen bei längerer Behandlung
- Anstieg des Serumkreatininwertes, Anstieg der Harnstoffkonzentration
- Krämpfe, Tremor, Myoklonie: bei erhöhten Serumkonzentrationen bzw. erhöhter Dosierung bei Niereninsuffizienz

Interaktionen

- **Antikoagulanzien**: gerinnungshemmende Wirkung ↑
- **Muskelrelaxanzien**: Wirkungsverstärkung und Wirkungsverlängerung der Muskelrelaxanzien
- **Probenecid**: Serumspiegel ↑ und Eliminationshalbwertszeit ↑ von Piperacillin
- **Thrombozytenaggregationshemmer**: gerinnungshemmende Wirkung ↑

Amoxicillin/Clavulansäure (z. B. Augmentan®)

Charakterisierung

- Amoxicillin ist ein Aminopenicillin und wirkt bakterizid. Die Clavulansäure inhibiert die β-Laktamase einiger Bakterienarten, wirkt selbst aber kaum antibakteriell.
- Gute Penetration in Lunge, Galle, Leber, Niere, Urin, Muskelgewebe, Knochen, Haut, Perikard-, Pleura-, Peritoneal- und Synovialflüssigkeit, Fettgewebe, Tonsillen.
- Amoxicillin/Clavulansäure penetriert nicht in Liquor (mäßig bei Meningitis), Gehirn, Prostata und Augen-Kammerwasser.
- Die Eliminationshalbwertszeit beträgt ca. 1 Stunde. Die Elimination von Amoxicillin erfolgt vorwiegend renal, während Clavulansäure auch über die Fäzes ausgeschieden bzw. als Kohlendioxid ausgeatmet wird.
- Die Plasmaproteinbindung von Amoxicillin beträgt ca. 18 %, von Clavulansäure ca. 25 %.
- Amoxicillin/Clavulansäure ist hämodialysierbar.

Patienten mit einer bekannten Penicillin-Überempfindlichkeit können auch auf Amoxicillin/Clavulansäure allergisch reagieren. Außerdem ist in 5 bis 20 % der Fälle eine Kreuzallergie mit Cephalosporinen möglich.

Da Abbauprodukte von Amoxicillin das Risiko für allergische Reaktionen erhöhen, sollte die Infusionslösung erst möglichst kurz vor der Anwendung zubereitet und als Kurzinfusion (15–30 Minuten) appliziert werden.

Wirkungsspektrum

Wirksam gegen Staphylococcus aureus, Pneumokokken, Streptokokken, Enterococcus faecalis, Helicobacter pylori, Haemophilus influenzae, Listeria, Borrelia burgdoferi, Salmonella, Shigella, Enterobacteriaceae, Meningococcus, Moraxella.

Typische Indikationen

- Harnwegsinfekte, Sinusitis, Otitis media, gynäkologische Infektionen
- Ambulant erworbene Pneumonie (allerdings werden atypische Erreger nicht abgedeckt)
- Endokarditisprophylaxe: 2,2 g Amoxicillin/ Clavulansäure i. v. 30 bis 60 Minuten vor dem geplanten Eingriff
- **Eradikationstherapie bei Helicobacter pylori-Nachweis** (Tripeltherapie): 2 x 1 g Amoxicillin i. v., 2 x 500 mg Clarithromycin i. v., 2 x 20 mg Pantoprazol i. v.
- Amoxicillin wirkt bei einem Teil der Anaerobier (z. B. Fusobakterien, Clostridien), jedoch nicht bei Bacteroides fragilis. Bei Clostridien (z. B. Gasbrand) wirkt Penicillin wesentlich besser. Amoxicillin ist daher nicht das Mittel der Wahl für Anaerobier-Infektionen.
- Durch den Zusatz des β-Laktamase-Inhibitors Clavulansäure besteht auch eine Wirksamkeit gegenüber Staphylococcus aureus (nicht jedoch MRSA). Bei nachgewiesener Staphylokokken-Infektion ist es jedoch nicht Mittel der Wahl: Cefuroxim oder Clindamycin sind geeigneter.

Dosierung

- **Intravenös:** 3 x 2,2 g, d. h. 3 x 2 g Amoxicillin und 3 x 200 mg Clavulansäure
- Amoxicillin/Clavulansäure wird als Infusionslösung *innerhalb von 15–30 Minuten* appliziert.

Patienten mit eingeschränkter Nierenfunktion

Bei Patienten mit eingeschränkter Nierenfunktion muss die Dosis folgendermaßen angepasst werden:

- **Kreatinin-Clearance: 30–10 ml/min.:** 2 x 1,2 g i. v. Amoxicillin/Clavulansäure
- **Kreatinin-Clearance: < 10 ml/min.:** 2 x 600 mg i. v. Amoxicillin/Clavulansäure

Patienten mit Nierenersatzverfahren

- **Hämodialyse (HD):** einmalige Extradosis nach HD: 1,2 g i. v. Amoxicllin/Clavulansäure
- **CVVH/CVVHD:** 2 x 1,2 g i. v. Amoxicillin/Clavulansäure

Patienten mit eingeschränkter Leberfunktion

Bei Patienten mit eingeschränkter Syntheseleistung der Leber ist keine Anpassung der Dosierung erforderlich. Falls jedoch die Werte der Leberenzyme während der Therapie mit Amoxicillin/Clavulansäure ansteigen, muss die Therapie abgebrochen werden.

Nebenwirkungen

- allergische Reaktionen, wie z. B. Exanthem, Urtikaria, Fieber, Eosinophilie, angioneurotische Ödeme, Serumkrankheit, allergische Vaskulitis, allergische Nephritis, anaphylaktischer Schock
- Übelkeit, Erbrechen, Diarrhoe, Bauchschmerzen, pseudomembranöse Kolitis
- Cholestase, Anstieg der Leberenzymwerte, Leberfunktionsstörungen, Hepatitis, Leberversagen
- Psychosen, Halluzinationen, Verwirrtheit, Agitiertheit
- Leukopenie, Thrombozytopenie; sehr selten Granulozytopenie, Agranulozytose, Panzytopenie, Myelosuppression
- Verlängerung der Blutungszeit
- Krampfanfälle bei hohen Dosierung bzw. bei nicht-nierenadaptierten Dosierungen
- Urtikaria, Pruritus, Exantheme, Erythema exsudativum multiforme; sehr selten Stevens-Johnson-Syndrom, Lyell-Syndrom
- Kristallurie und interstitielle Nephritis bei hohen intravenösen Dosierungen
- Kopfschmerzen, Schwindel

Interaktionen

- **Allopurinol**: Risiko für Exantheme ↑
- **Antikoagulanzien**: gerinnungshemmende Wirkung ↑
- **Digoxin**: Digoxin-Resorption ↑
- **Disulfiram**: Unverträglichkeit von Disulfiram ↑
- **Diuretika**: Amoxicillin-Elimination ↑
- **Probenecid**: Serumspiegel ↑ und Eliminationshalbwertszeit ↑ von Amoxicillin
- **Thrombozytenaggregationshemmer**: gerinnungshemmende Wirkung ↑

Cephalosporine

Die übermäßige Verwendung von Cephalosporinen in einer Klinik kann zur Selektion von Vancomycin-resistenten Enterokokken (VRE) beitragen.

Cefazolin (z. B. Cefazolin Fresenius)

Charakterisierung

- Cefazolin ist ein Cephalosporin der I. Generation.
- Cefazolin besitzt eine gute Gewebegängigkeit (Lunge, Leber, Peritoneum, Muskulatur, Knochen, Perikard, Pleura, Peritoneum), allerdings penetriert es nicht in den Liquor.
- Cefazolin wird nicht metabolisiert. Die Elimination erfolgt renal durch glomeruläre Filtration und tubuläre Sekretion. Nur ein kleiner Teil wird über die Galle ausgeschieden. Die Eliminationshalbwertszeit beträgt 2 Stunden.
- Die Plasmaproteinbindung beträgt 80 %.
- Cefazolin ist hämodialysierbar.

Patienten mit einer bekannten Penicillin-Überempfindlichkeit können auch auf Cefazolin allergisch reagieren (5 bis 20 % der Fälle).

Cefazolin kann selten zu plasmatischen Gerinnungsstörungen führen. Deshalb muss bei Patienten mit Blutungsneigung oder -gefahr der Quickwert regelmäßig kontrolliert werden.

Wegen physikalisch-chemischer Inkompatibilität darf Cefazolin nicht mit Calciumgluconat über den gleichen intravenösen Zugang verabreicht werden.

Cefazolin eignet sich gut zur Behandlung von Infekten, bei denen Staphylococcus aureus der alleinige Erreger ist. Bei schweren Infektionen und durch Staphylococcus aureus verursachte Sepsis bietet sich die Kombination Cefazolin und Clindamycin zur Behandlung an. Cefazolin zeichnet sich durch das Erreichen hoher Serumspiegel und Clindamycin durch eine gute Gewebegängigkeit aus.

Wirkungsspektrum und typische Indikationen

- Wirksam gegen Staphylococcus aureus, Pneumokokken, Streptokokken.
- **Koagulasenegative Staphylokokken** (wichtigster Vertreter: Staphylococcus epidermidis) **und MRSA** (Methicillin-resistenter Staphylococcus aureus) **sind resistent** gegenüber Cefazolin.
- Infektionen mit Staphylococcus aureus (Knochen-, Weichteil- und Hautinfektionen).
- präoperative Infektionsprophylaxe bei unfallchirurgischen und orthopädischen Eingriffen.

Dosierung

- **Intravenös**: 3 x 2 g pro Tag
- Cefazolin wird als Infusionslösung innerhalb von 15–30 Minuten appliziert.
- **Zur präoperativen Infektionsprophylaxe** werden 2 g Cefazolin 30 Minuten vor dem Hautschnitt

appliziert. (Bei einem kürzeren Zeitintervall kann die prophylaktische Wirkung herabgesetzt sein).

Patienten mit eingeschränkter Nierenfunktion

Bei Patienten mit eingeschränkter Nierenfunktion muss die Dosis folgendermaßen angepasst werden:

- **Kreatinin-Clearance: 30–10 ml/min.**: 2 x 1 g i. v. pro Tag
- **Kreatinin-Clearance: < 10 ml/min.**: 1 x 1 g i. v. alle 24 h

Patienten mit Nierenersatzverfahren

- **Hämodialyse (HD)**: 1 x 1 g i. v. alle 24 h. Am Dialyse-Tag soll die Dosis nach erfolgter Dialyse appliziert werden
- **CVVH/CVVHD**: 2 x 1 g i. v. pro Tag

Patienten mit eingeschränkter Leberfunktion

Bei Patienten mit eingeschränkter Syntheseleistung der Leber ist keine Anpassung der Dosierung erforderlich.

Nebenwirkungen

- Allergische Reaktionen wie z. B. Exanthem, Urtikaria, Fieber, Pruritus, Eosinophilie
- Leukozytopenie, Thrombozytopenie
- Hämolytische Anämie
- Plasmatische Gerinnungsstörungen
- Parästhesien
- Zentralnervöse Erregungszustände und Krämpfe
- Kopfschmerzen
- Erhöhte Lebertransaminasen und Bilirubinwerte
- Interstitielle Nephritis
- Fieber
- Falsch positiver Coombs-Test

Interaktionen

- **Aminoglykoside**: Nephrotoxizität ↑
- **Antikoagulanzien** (ASS, Heparin, Phenprocoumon): Blutungsneigung ↑
- **Diuretika**: Nephrotoxizität ↑
- **Probenecid**: Eliminationshalbwertszeit von Cefazolin ↑

Exkurs: Flucloxacillin (z. B. Staphylex®)

Isoxazolylpenicilline sind Penicillinase-fest und daher gegen Staphylococcus aureus gut wirksam. Der bekannteste Vertreter ist Flucloxacillin. Wegen des schmalen Wirkungsspektrums sind Infektionen mit Staphylococcus aureus die einzige Indikation. Da Flucloxacillin potentiell hepatotoxisch ist, stellt es nicht das Mittel der ersten Wahl dar: Mit Cefazolin und Clindamycin stehen gut verträgliche Alternativen zur Verfügung. Flucloxacillin wird nach wie vor bei Endokarditis und Meningitis verursacht durch Staphylococcus aureus empfohlen. Auch in der schweren Sepsis durch eine Staphylococcus aureus-Infektion stellt Flucloxacillin eine Therapieoption dar, insbesondere wenn ein mangelnder Therapieerfolg mit anderen Antibiotika vorliegt.

Die Dosierung liegt für die genannten Indikationen bei 12 g pro Tag intravenös, verteilt auf 4 bis 6 Einzelgaben.

Koagulasenegative Staphylokokken (wichtigster Vertreter: Staphylococcus epidermidis) und MRSA sind nicht sensibel auf Flucloxacillin.

Cefuroxim (z. B. Cefuroxim saar®)

Charakterisierung

- Cefuroxim gehört in die Gruppe der Cephalosporine der 2. Generation.
- Cefuroxim penetriert gut in Lunge, Galle, Leber, Niere, Urin, Muskelgewebe, Knochen, Haut, Perikard-, Pleura-, Peritoneal- und Synovialflüssigkeit.
- Cefuroxim penetriert nicht in Liquor (mäßig bei Meningitis), Gehirn, Kammerwasser und Prostata.
- Die Eliminationshalbwertszeit beträgt 1–1,5 Stunden. Die Elimination erfolgt zum größten Teil in unveränderter Form renal.
- Die Plasmaproteinbindung beträgt 30 %.
- Cefuroxim ist hämodialysierbar.

Patienten mit einer bekannten Cephalosporin-Allergie dürfen nicht mit Cefuroxim behandelt werden. Es besteht auch eine Kreuzallergie mit Penicillinen, so dass Patienten mit bekannter, leichterer Penicillin-Überempfindlichkeit (idiopathisch, Typ IV-Reaktionen) nur unter großer Vorsicht Cefuroxim erhalten sollten. Cefuroxim darf dagegen Patienten, die anamnestisch auf Penicilline mit einem anaphylaktischen Schock reagierten, nicht appliziert werden.

Cefuroxim-Infusionslösungen sind licht- und wärmeempfindlich.

2 bis 5 % aller Patienten mit extraabdominellen Eingriffen erleiden einen Wundinfekt. Präoperativ wird daher oft die einmalige Gabe von Cefuroxim vorgenommen. Die Applikation sollte 30 Minuten vor dem Hautschnitt erfolgen, um eine optimale prophylaktische Wirkung zu erzielen.

Wirkungsspektrum

Wirksam gegen hämolysierende Streptokokken, Pneumokokken, Hämophilus influenzae, Staphylococcus aureus (nicht MRSA), Clostridium perfringens, Enterobacteriaceae.

Koagulasenegative Staphylokokken (wichtigster Vertreter: Staphylococcus epidermidis) sind meist resistent gegenüber Cefuroxim.

Typische Indikationen

- Cefuroxim ist β-Laktamase-stabil und deshalb zur Behandlung von Staphylococcus aureus Infektionen gut geeignet (nicht MRSA).
- Behandlung von HNO-Infektionen
- Behandlung einer ambulant erworbenen Pneumonie (atypische Erreger werden nicht erfasst)
- Behandlung einer Pneumonie beim polytraumatisierten Patienten innerhalb der ersten Tage, da Staphylococcus aureus dabei der häufigste Erreger ist.
- Tritt eine Pneumonie nach mehr als 5 Tagen auf, muss mit nosokomialen Keimen gerechnet werden. Cefuroxim ist dann insuffizient, die Behandlung sollte deshalb z. B. mit Piperacillin/Sulbactam erfolgen.
- Medikament der Wahl zur Behandlung von Infektionen mit Hämophilus influenzae

Dosierung

- **Intravenös:** 3 x 1,5 g i. v. pro Tag
- **Die Infusionsdauer** beträgt 20–60 Minuten.

Patienten mit eingeschränkter Nierenfunktion

Bei Patienten mit eingeschränkter Nierenfunktion muss die Dosis folgendermaßen angepasst werden:

- **Kreatinin-Clearance: 30–10 ml/min.:** 2 x 1,5 g i. v.
- **Kreatinin-Clearance: < 10 ml/min.:** 1 x 0,75 g i. v.

Patienten mit Nierenersatzverfahren

- **Hämodialyse (HD):** einmalige Extradosis nach HD: 1,5 g i. v.
- **CVVH/CVVHD:** 2 x 0,75 g i. v.

Patienten mit eingeschränkter Leberfunktion

- Bei Patienten mit starker Beeinträchtigung der Lebersyntheseleistung ist keine Dosisreduktion erforderlich.

Nebenwirkungen

- allergische Reaktionen, wie z. B. Exanthem, Pruritus, Urtikaria, Fieber, Ödeme, anaphylaktischer Schock
- Erythema exsudativum multiforme, Lyell-Syndrom, Stevens-Johnson-Syndrom
- Bauchschmerzen, Übelkeit, Erbrechen, Diarrhoe, pseudomembranöse Enterokolitis
- Transaminasenanstieg, Bilirubinanstieg und Anstieg der alkalischen Phosphatase
- Eosinophilie, hämolytische Anämie, Neutropenie, Granulozytopenie, Leukopenie, Thrombozytopenie

- akute interstitielle Nephritis
- Anstieg der Serumkreatinin- und Harnstoffkonzentrationen

Interaktionen

- **Coombs-Test**: falsch positive Ergebnisse möglich
- **Potenziell nierenschädliche Substanzen** (z. B. Aminoglykosid-Antibiotika): Nephrotoxizität ↑
- **Schleifendiuretika**: Verschlechterung der Nierenfunktion möglich
- **Probenecid**: Serumspiegel ↑ und Eliminationshalbwertszeit ↑ von Cefuroxim

Ceftriaxon (z. B. Rocephin®)

Charakterisierung

- Ceftriaxon ist ein bakterizid wirksames Cephalosporin der 3. Generation mit einer langen Wirkdauer.
- Ceftriaxon penetriert gut in Lunge, Galle, Leber, Niere, Urin, Muskelgewebe, Knochen, Haut, Perikard-, Pleura-, Peritoneal- und Synovialflüssigkeit.
- Ceftriaxon penetriert nicht in Liquor (bei eitriger Meningitis werden jedoch therapeutisch wirksame Spiegel erreicht), Gehirn, Kammerwasser und Prostata.
- Die Eliminationshalbwertszeit beträgt 6–9 Stunden. Die Elimination erfolgt sowohl renal als auch biliär. Ceftriaxon wird renal durch glomeruläre Filtration, nicht durch eine tubuläre Sekretion, eliminiert.
- Die Plasmaproteinbindung beträgt ca. 85–95 %.
- Ceftriaxon ist nicht hämodialysierbar.

Eine bekannte Cephalosporin-Allergie stellt eine Kontraindikation dar. Bei anamnestischer Penicillin-Allergie sind unter Ceftriaxon-Therapie ebenfalls allergische Reaktionen möglich (Kreuzallergie).

Bei sonographisch diagnostizierten Inkrementen der Gallenblase kann es sich um Präzipitate von Ceftriaxon mit Calcium („sludge") handeln.

Zur Vermeidung von Wundinfektionen wird vor intraabdominellen Eingriffen Ceftriaxon in Kombination mit Metronidazol einmalig verabreicht. (Applikation sollte 30 Minuten vor Hautschnitt erfolgen).

Wirkungsspektrum

Streptokokken, Pneumokokken, Meningokokken, Hämophilus influenzae, Klebsiellen, Proteus vulgaris, Providencia, Serratia, E.coli, Salmonellen, Shigellen, Borrelia burgdorferi

Typische Indikationen

- Ceftriaxon besitzt eine gute Wirksamkeit gegen Enterobakterien. Insbesondere gegen Serratia und Klebsiellen, die oft gegen Piperacillin/Sulbactam resistent sind. Enterobacter cloacae ist jedoch oft auch gegen Ceftriaxon resistent (Therapiealternative dann Imipenem).
- Es besteht eine gute Wirksamkeit gegen Hämophilus influenzae.
- Ceftriaxon ist das Mittel der Wahl zur kalkulierten Behandlung der **bakteriellen Meningitis**: **Dosierung** 2 x 2 g pro Tag. Wegen der fehlenden Wirksamkeit gegen Listerien muss kalkuliert Ampicillin hinzugefügt werden (sogenannte **Listerien-Lücke**): 4 x 4 g Ampicillin pro Tag.

Dosierung

- **Intravenös**: 1 x 2 g i. v. pro Tag
- **Die Infusionsdauer** beträgt 30–60 Minuten.

Patienten mit eingeschränkter Nierenfunktion

- **Bei Patienten mit eingeschränkter Nierenfunktion** muss die Dosis nicht angepasst werden.

- **Patienten mit Nierenersatzverfahren**: CVVH/CVVHD: 1 x 2 g i. v.

Patienten mit eingeschränkter Leberfunktion

- Bei Patienten mit starker Beeinträchtigung der Lebersyntheseleistung ist keine Dosisreduktion erforderlich.
- Falls neben einer eingeschränkten Leberfunktion auch die Nierenfunktion beeinträchtigt ist, erhöht sich für Ceftriaxon die Eliminationshalbwertszeit.

Nebenwirkungen

- allergische Reaktionen, wie z. B. Exanthem, Pruritus, Urtikaria, Fieber, Ödeme, anaphylaktischer Schock
- Erythema exsudativum multiforme, Lyell-Syndrom, Stevens-Johnson-Syndrom
- Bauchschmerzen, Übelkeit, Erbrechen, Diarrhoe, Stomatitis, Glossitis, pseudomembranöse Enterokolitis
- Lebertransaminasenanstieg, Anstieg der alkalischen Phosphatase, Pankreatitis
- Präzipitation in der Galle („sludge")
- Eosinophilie, Neutropenie, Granulozytopenie, Leukopenie, Thrombozytopenie, hämolytische Anämie, Agranulozytose (v. a. nach längerer Behandlung: > 10 Tage)
- Anstieg der Serumkreatininkonzentration, Oligurie

Interaktionen

- **Coombs-Test**: falsch positive Ergebnisse möglich
- **Galaktosämie-Test**: falsch positive Ergebnisse möglich

Ceftazidim (z. B. Ceftazidim Kabi)

Charakterisierung

- Ceftazidim ist ein Cephalosporin der III. Generation.
- Ceftazidim penetriert gut in die Lunge, Leber, Pleura und das Peritoneum. Bei Meningitis liegt auch eine gute Penetration in den Liquor vor.
- Ceftazidim wird fast ausschließlich renal eliminiert. Weniger als 1 % der applizierten Dosis werden über die Galle ausgeschieden. Die Eliminationshalbwertszeit beträgt 2 Stunden.
- Die Plasmaproteinbindung beträgt 10 %.
- Ceftazidim ist hämodialysierbar.

Patienten mit einer bekannten Penicillin-Überempfindlichkeit können auch auf Ceftazidim allergisch reagieren (5 bis 20 % der Fälle).

Wegen physikalisch-chemischer Inkompatibilität darf Ceftazidim **nicht mit** Natriumhydrogencarbonat, Aminoglykosiden oder Vancomycin über den gleichen intravenösen Zugang **verabreicht werden**.

Ceftazidim besitzt eine gute Wirksamkeit ***gegenüber Pseudomonas aeruginosa****:*

Ob eine alleinige Therapie mit Ceftazidim ausreicht oder eine „doppelte Abdeckung" erfolgen sollte, ist Gegenstand der Diskussion.

Piperacillin, Ciprofloxacin und Tobramycin sind ebenfalls gut wirksam gegenüber Pseudomonaden. Die Kombination Ceftazidim und Piperacillin sollte vermieden werden, da beide Betalaktam-Antibiotika sind. Bei der Anwendung von Tobramycin muss die Nephrotoxizität dieses Antibiotikums berücksichtigt werden. Oft wird Ceftazidim daher mit Ciprofloxacin kombiniert.

Wirkungsspektrum und typische Indikationen

- Wirksam gegen Pseudomonas aeruginosa, Hämophilus influenzae, E. coli, Klebsiellen, Morganellen, Proteus, Providencia, Citrobacter, Serratia, Salmonellen, Shigellen, Meningokokken, Pneumokokken.

- Die Wirkung gegen die gramnegativen Problemkeime **Enterobacter cloacae** und **Acinetobacter** ist bei kalkulierter Anwendung nicht sicher. Die nachgewiesene Empfindlichkeit dieser Problemkeime gegenüber Ceftazidim im Antibiogramm ist daher Vorraussetzung für die Anwendung. Kalkuliert, d. h. ohne vorliegendes Antibiogramm, kann bei diesen Keimen Meropenem angewandt werden.
- **ESBL-Keime** (Extended Spektrum β-Laktamase-Keime) sind immer resistent gegenüber Ceftazidim. Gegenüber Meropenem sind diese Keime sensibel.
- Entsprechend dem sensiblen Erregerspektrum eignet sich Ceftazidim zur Behandlung der Sepsis und schwerer Infektionen, z. B. Peritonitis, Pneumonie, Harnwegsinfekte sowie Infektionen der Haut, des Weichteilgewebes und der Knochen.

Dosierung

- **Intravenös:** 2 x 2 g pro Tag. Bei lebensbedrohlichen Infektionen 3 x 2 g pro Tag.
- Ceftazidim wird als Infusionslösung innerhalb von 15–30 Minuten appliziert.

Patienten mit eingeschränkter Nierenfunktion

Bei Patienten mit eingeschränkter Nierenfunktion muss die Dosis folgendermaßen angepasst werden:

- **Kreatinin-Clearance:** 50–10 ml/min.: 1 x 2 g i.v. alle 24 h
- **Kreatinin-Clearance:** < 10 ml/min.: 1 x 2 g i. v. alle 48 h

Patienten mit Nierenersatzverfahren

- **Hämodialyse (HD):** Die Dosis von 2 g wird jeweils nach erfolgter Dialyse verabreicht.
- **CVVH/CVVHD:** 2 x 1 g i. v. pro Tag

Patienten mit eingeschränkter Leberfunktion

Bei Patienten mit eingeschränkter Syntheseleistung der Leber ist keine Anpassung der Dosierung erforderlich.

Nebenwirkungen

- Allergische Reaktionen wie z. B. Exanthem, Urtikaria, Fieber, Pruritus, Eosinophilie
- Leukozytopenie, Thrombozytopenie
- Parästhesien
- Kopfschmerzen
- Erhöhte Lebertransaminasen und Bilirubinwerte
- Kreatinin-Erhöhung
- Fieber
- Falsch positiver Coombs-Test

Interaktionen

- **Aminoglykoside (z. B. Gentamicin, Tobramycin):** Verschlechterung der Nierenfunktion möglich

Exkurs:
Mit Ceftazidim/Avibactam (Zavicefta®) liegt eine neue Medikamentenkombination von Ceftazidim mit dem Beta-Lactamase-Inhibitor Avibactam vor (2 g/0,5 g). Avibactam kann ESBL-Enzyme und Carbapenemasen inhibieren (allerdings nicht die Gruppe der Metallo-Beta-Lactamasen). Es wird damit eine verbesserte Wirksamkeit gegenüber E. coli, Klebsiellen und Pseudomonas aeruginosa erreicht. Ceftazidim/Avibactam kann auch Bestandteil einer Antibiotika-Therapie von multiresistenten Keimen sein, die bereits gegen Meropenem resistent sind.
Dosierung: 3 x 2,5 g i. v. pro Tag
Die Nebenwirkungen und Interaktionen entsprechen dem Ceftazidim (zusätzlich wird eine gleichzeitige Anwendung mit Probenecid nicht empfohlen).

Cefepim (z. B. Maxipime®)

Charakterisierung

- Cefepim ist ein Cephalosporin der IV. Generation.
- Cefepim penetriert gut in die Lunge, Leber, Galle, Pleura, Perikard, Peritoneum, Knochen und Synovialflüssigkeit. Bei Meningi-

tis liegt auch eine gute Penetration in den Liquor vor.

- Cefepim wird überwiegend renal eliminiert: 85 % des verabreichten Cefepim werden unverändert im Urin wiedergefunden. Die Eliminationshalbwertszeit beträgt 2 Stunden.
- Die Plasmaproteinbindung beträgt 20 %.

Patienten mit einer bekannten Penicillin-Überempfindlichkeit können auch auf Cefepim allergisch reagieren (5 bis 20 % der Fälle).

Wegen physikalisch-chemischer Inkompatibilität darf Cefepim nicht zusammen mit Metronidazol, Vancomycin, Gentamicin und Tobramycin über den gleichen intravenösen Zugang verabreicht werden.

Bei Patienten mit Niereninsuffizienz muss eine sorgfältige Dosisanpassung vorgenommen werden, da bei dieser Patientengruppe das Risiko für das Auftreten neurotoxischer Nebenwirkungen erhöht ist.

Die Neurotoxizität kann sich in Form von Verwirrtheit, Somnolenz und Konvulsionen äußern. Es kann auch ein non-konvulsiver Status epilepticus (ohne motorische Entäußerungen) auftreten mit Koma und epilepsietypischen Signalen im EEG. Die neurotoxischen Nebenwirkungen sind nach Absetzen von Cefepim reversibel.

*Cefepim ist ein gut wirksames Antibiotikum **bei gramnegativen Problemkeimen**:*

In der Wirksamkeit gegenüber Pseudomonaden ist Cefepim dem Ceftazidim vergleichbar. Cefepim kann noch wirksam sein, wenn bereits eine Resistenz gegenüber Ceftazidim vorliegt.

Cefepim hat eine gute Wirksamkeit gegenüber Enterobacter cloacae und Citrobacter.

Wirkungsspektrum und typische Indikationen

Wirksam gegen Staphylococcus aureus, Pneumokokken, Streptokokken, Meningokokken, Hämophilus influenzae, E. coli, Klebsiellen, Proteus, Providencia, Morganellen, Citrobacter, Enterobacter, Serratia, Salmonellen, Shigellen, Pseudomonaden.

***ESBL-Keime** (Extended Spektrum β-Laktamase-Keime) sind häufig gegenüber Cefepim **resistent**.*

*Gegenüber den **gramnegativen Problemkeimen** Acinetobacter und Stenotrophomonas maltophilia ist die Wirksamkeit von Cefepim unsicher.*

*Die Wirkung von Cefepim gegenüber **Staphylokokken** ist eher schwach ausgeprägt. Bei Nachweis einer Staphylokokken-Infektion sollte daher ein Staphylokokken-wirksames Antibiotikum wie z. B. Cefazolin und/oder Clindamycin gegeben werden.*

*Entsprechend dem sensiblen Erregerspektrum eignet sich Cefepim zur Behandlung der **Sepsis und schwerer Infektionen**, z. B. Peritonitis, Pneumonie, Harnwegsinfekte und Cholezystitis.*

Dosierung

- **Intravenös:** 2 x 2 g pro Tag
- Als Infusionslösung innerhalb von 15–30 Minuten applizieren.

Patienten mit eingeschränkter Nierenfunktion

Bei Patienten mit eingeschränkter Nierenfunktion muss die Dosis folgendermaßen angepasst werden:

- **Kreatinin-Clearance 30–10 ml/min.:** 1 x 2 g i. v. alle 24 h
- **Kreatinin-Clearance < 10 ml/min.:** 1 x 2 g i. v. alle 48 h

Patienten mit Nierenersatzverfahren

- **Hämodialyse (HD):** Die Dosis von 2 g wird jeweils nach erfolgter Dialyse verabreicht.
- **CVVH/CVVHD:** 2 x 2 g i. v. pro Tag

Patienten mit eingeschränkter Leberfunktion

Bei Patienten mit eingeschränkter Syntheseleistung der Leber ist keine Anpassung der Dosierung erforderlich.

Nebenwirkungen

- Allergische Reaktionen, wie z. B. Exanthem, Urtikaria, Fieber, Pruritus, Eosinophilie
- Verwirrtheit, Agitiertheit
- Parästhesien
- Konvulsionen
- Non-konvulsiver Status epilepticus
- Kopfschmerzen, Tinnitus
- Falsch positiver Coombs-Test
- Leukopenie, Thrombozytopenie
- Erhöhte Transaminasen und Cholestase-Werte
- Kreatinin-Erhöhung (v. a. bei vorbestehender Niereninsuffizienz)

Interaktionen

- **Aminoglykoside (z. B. Gentamicin, Tobramycin)**: Verschlechterung der Nierenfunktion

Ceftarolin (z. B. Zinforo™)

Charakterisierung

- Ceftarolin ist ein Cephalosporin der V. Generation.
- Ceftarolin ist bisher zugelassen für die Behandlung von ambulant erworbenen Pneumonien sowie komplizierten Haut- und Weichteilinfektionen.
- Das Medikament wird als Prodrug verabreicht: Das intravenös verabreichte Ceftarolinfosamil wird im Blutplasma durch eine Phosphatase in das aktive Ceftarolin umgewandelt.
- Ceftarolin wird hauptsächlich über die Niere eliminiert.
- Die Plasmaproteinbindung beträgt 20 %.
- Ceftarolin ist das erste Cephalosporin, das gegen MRSA (Methicillin-resistenter Staphylococcus aureus) sowie VRSA (Vancomycin-resistenter Staphylococcus aureus) wirksam ist.

Ceftarolin ist nicht wirksam gegen Pseudomonas aeruginosa, Proteus-Spezies und gegen ESBL-(= Extended Spektrum β-Laktamase-)Keime.

Gegen Erreger der atypischen Pneumonie (Mycoplasmen, Chlamydien und Legionellen) ist Ceftarolin ebenfalls nicht wirksam.

Mit Ceftarolin steht der Intensivmedizin ein neues Antibiotikum zum Einsatz gegen MRSA (Methicillin-resistenter Staphylococcus aureus) zur Verfügung.

Antibiotika, die bisher bei MRSA-Infektionen eingesetzt wurden, sind Vancomycin, Rifampicin, Linezolid, Daptomycin, Teicoplanin und Tigecyclin.

Bei Pneumokokken ist eine zunehmende Penicillin-Resistenz festzustellen. Ceftarolin ist bei der Behandlung einer Pneumokokken-Pneumonie auch dann noch wirksam, wenn bereits eine Penicillin-Resistenz besteht. Der Stellenwert von Ceftarolin bei MRSA Pneumonie ist bislang noch nicht ausreichend untersucht.

Wirkungsspektrum

Grampositive Keime: Staphylococcus aureus, MRSA (Methicillin-resistenter Staphylococcus aureus), Streptococcus pyogenes, Streptococcus agalactiae, Streptococcus pneumoniae (= Pneumokokken).

Gramnegative Keime: E. coli, Klebsiella pneumoniae, Klebsiella oxytoca, Haemophilus influenzae und parainfluenzae, Morganella.

Typische Indikationen

- Ceftarolin ist bisher zugelassen für die Behandlung von schweren Haut- und Weichteilinfektionen sowie der ambulant erworbenen Pneumonie.
- Die klinische Erfahrung wird zeigen, ob Ceftarolin auch bei der nosokomialen Pneumonie einen festen Stellenwert bekommt,

vor allem bei Verdacht auf eine MRSA-Infektion.

Dosierung

- **Intravenös:** 2 x 600 mg i. v. pro Tag.
- Die Infusion erfolgt über 60 Minuten.

Patienten mit eingeschränkter Nierenfunktion

- **Kreatinin-Clearance:** 30–50 ml/min.: 2 x 400 mg i. v. pro Tag
- **Kreatinin-Clearance:** 15–30 ml/min.: 2 x 300 mg i. v. pro Tag
- **Kreatinin-Clearance:** < 15 ml/min: 2 x 200 mg i. v. pro Tag

Patienten mit Nierenersatzverfahren

- **Hämodialyse (HD):** 2 x 200 mg i. v. pro Tag. Am Dialysetag soll die Dosis nach erfolgter Dialyse appliziert werden.
- **CVVH/CVVHD:** Es liegen keine Daten vor (Studien noch nicht abgeschlossen). Erwogen werden: 2 x 300 mg i. v. pro Tag.

Patienten mit eingeschränkter Leberfunktion

- Bei Patienten mit Leberinsuffizienz ist eine Dosisanpassung nicht erforderlich.

Nebenwirkungen

- Anaphylaktoide und anaphylaktische Reaktionen
- Kopfschmerzen, Schwindel
- Konvulsionen sind bei anfallsgefährdeten Patienten nicht auszuschließen
- Falsch positiver Coombs-Test
- Erhöhte Transaminasen-Werte
- Anämie, Leukopenie, Thrombozytopenie
- Diarrhoe, Übelkeit, Erbrechen
- Fieber
- Kreatinin-Erhöhung

Interaktionen

- Studien zu Wechselwirkungen mit anderen Medikamenten liegen nicht vor.
- Das Wechselwirkungspotential wird als gering eingestuft, da Ceftarolin nicht über das Cytochrom P-450-System metabolisiert wird und kein Substrat wichtiger renaler Aufnahmetransporter darstellt.

Ceftobiprol (z. B. Zevtera®)

Charakterisierung

- Ceftobiprol ist ein Cephalosporin der V. Generation.
- Ceftobiprol ist seit Februar 2014 in Deutschland zugelassen.
- Nach Ceftarolin ist Ceftobiprol das zweite Cephalosporin, das gegen MRSA (Methicillin-resistenter Staphylococcus aureus) wirksam ist.
- Das Medikament wird als Prodrug verabreicht: Das intravenös verabreichte Ceftobiprol-medocaril-Natrium wird im Blutplasma durch unspezifische Esterasen in das aktive Ceftobiprol umgewandelt.
- Ceftobiprol wird zu über 90 % renal eliminiert, davon nur ca. 4 % metabolisiert.
- Ceftobiprol ist hämodialysierbar.

Patienten mit einer bekannten Penicillin-Überempfindlichkeit können auch auf Ceftobiprol allergisch reagieren.

Ceftobiprol darf nicht zusammen mit Calciumhaltigen Lösungen verabreicht werden, da es zu Ausfällungen kommen kann.

Ceftobiprol zeigt ein vergleichbares Spektrum wie Cefepim, bietet aber zusätzlich auch eine Wirksamkeit bei MRSA (Methicillin-resistenter Staphylococcus aureus).

Ceftobiprol bietet keine Wirksamkeit bei ESBL-Keimen (Extended Spektrum Beta-Laktamase-Keime) sowie bei Keimen, die Carbapenemasen bilden. Atypische Erreger, Nocardien und Stenotrophomonas maltophilia sind ebenfalls nicht empfindlich auf Ceftobiprol.

Wirkungsspektrum

- **Grampositive Keime**: Staphylococcus aureus, MRSA (Methicillin-resistenter Staphylococcus aureus), Pneumokokken, Hämophilus influenzae.
- **Gramnegative Keime**: E. coli, Klebsiella pneumoniae, Proteus, Pseudomonas aeruginosa, Serratia, Acinetobacter, Enterobacter, Citrobacter.

Typische Indikationen

Ceftobiprol ist zugelassen für die Behandlung der ambulant erworbenen und der nosokomialen Pneumonie. Die klinische Erfahrung wird zeigen, ob Ceftobiprol aufgrund seines breiten Spektrums einen Stellenwert bei der Initialtherapie der Sepsis erhält, vor allem wenn der Verdacht auf eine Infektion mit MRSA (Methicillin-resistenter Staphylococcus aureus) vorliegt.

Dosierung

- **Intravenös**: 3 x 500 mg i. v. pro Tag
- **Die Infusion** erfolgt über 2 Stunden.

Patienten mit eingeschränkter Nierenfunktion

- **Kreatinin-Clearance 30–50 ml/min**: 2 x 500 mg i. v. pro Tag
- **Kreatinin-Clearance < 30 ml/min**: 2 x 250 mg i. v. pro Tag

Patienten mit Nierenersatzverfahren

- **Hämodialyse (HD)**: 1 x 250 mg i. v. pro Tag
- **CVVH**: 3 x 500 mg i. v. pro Tag

Patienten mit eingeschränkter Leberfunktion

- Eine Dosisanpassung ist nicht erforderlich

Klinische Erfahrungen scheinen dafür zu sprechen, dass beim kritisch kranken und nierengesunden Patienten eine höhere Dosis zum Erzielen einer Wirksamkeit gegeben werden muss: 3 x 1.000 mg i. v. pro Tag (auch bei CVVH)

Nebenwirkungen

- allergische Reaktionen
- Krampfanfälle
- Unruhe, Kopfschmerzen
- Leukopenie, Thrombopenie
- Hyponatriämie, Hypokaliämie
- Erhöhung der Leberenzyme (Transaminasen, LDH, alkalische Phosphatase)
- Verschlechterung der Nierenfunktion

Interaktionen

- **Bosentan**: Bosentan-Plasmakonzentration ↑
- **Glibenclamid**: Glibenclamid-Plasmakonzentration ↑
- **Statine** (z. B. Pravastatin): Pravastatin-Plasmakonzentration ↑

Carbapeneme

Meropenem

Charakterisierung

- Meropenem penetriert gut in Lunge, Galle, Leber, Niere, Urin, Muskelgewebe, Knochen, Haut, Perikard-, Pleura-, Peritoneal- und Synovialflüssigkeit.
- Meropenem penetriert nicht in Liquor (mäßig bei Meningitis), Kammerwasser und Prostata.

- Die Eliminationshalbwertszeit beträgt 1 Stunde. Die Elimination erfolgt hauptsächlich renal.
- Die Plasmaproteinbindung von Meropenem beträgt 2 %.
- Meropenem ist hämodialysierbar.

Es besteht die Möglichkeit einer allergischen Kreuzreaktivität von Meropenem mit Penicillinen und Cephalosporinen.

Wirkungsspektrum

Staphylococcus aureus, Streptokokken, Pneumokokken, Enterococcus faecalis, Haemophilus influenzae, Enterobacter aerogenes und cloacae, Citrobacter, Acinetobacter, Klebsiellen, Proteus, Pseudomonas aeruginosa, Morganella, Serratia, Anaerobier: Bacteroides fragilis, Fusobakterien, Clostridien.

Typische Indikationen

- Meropenem besitzt ein sehr breites Wirkungsspektrum. Es wird vor allem dann eingesetzt, wenn andere Breitspektrumantibiotika (z. B. Piperacillin/Sulbactam) im gramnegativen Bereich bereits versagt haben. Bestimmte Keime können auch laut Antibiogramm primär nur auf Meropenem sensibel sein (z. B. häufig Enterobacter cloacae, Acinetobacter baumanii). Auch sogenannte ESBL-Keime (Extended Spektrum β-Laktamase-Keime) sind häufig resistent gegen andere gramnegativ wirksame Antibiotika und nur noch auf Meropenem sensibel.
- Die Wirkung von Meropenem gegenüber Pseudomonas aeruginosa ist nicht immer ausreichend. Es ist daher nicht Mittel der ersten Wahl bei der Behandlung von Infektionen mit Pseudomonas aeruginosa. Gleiches gilt für die Behandlung von Infektionen mit Staphylococcus aureus.
- Meropenem wirkt gegen alle anaeroben Keime und muss daher nicht mit Metronidazol kombiniert werden.
- Meropenem wird empfohlen zur kalkulierten Behandlung der nekrotisierenden Pankreatitis.

Dosierung

- **Intravenös:** 3 x 1 g i. v. pro Tag
- **Die Infusionsdauer** beträgt 15–30 Minuten.

Patienten mit eingeschränkter Nierenfunktion

Bei Patienten mit eingeschränkter Nierenfunktion muss die Dosis folgendermaßen angepasst werden:

- **Kreatinin-Clearance: 30–10 ml/min.:** 2 x 1 g i. v.
- **Kreatinin-Clearance: < 10 ml/min.:** 2 x 0,5 g i. v.

Patienten mit Nierenersatzverfahren

- **Hämodialyse (HD):** einmalige Extradosis nach HD: 1 g i. v.
- **CVVH/CVVHD:** 2 x 1 g i. v.

Patienten mit eingeschränkter Leberfunktion

- Bei Patienten mit starker Beeinträchtigung der Lebersyntheseleistung ist keine Dosisreduktion erforderlich.

Nebenwirkungen

- allergische Reaktionen, wie z. B. Exanthem, Pruritus, Urtikaria, Fieber, Angioödeme, anaphylaktischer Schock
- Erythema exusativum multiforme, Stevens-Johnson-Syndrom
- Übelkeit, Erbrechen, Diarrhoe, pseudomembranöse Enterokolitis
- Transaminasenanstieg, Bilirubinanstieg, Anstieg der alkalischen Phosphatase, Leberversagen, Hepatitis
- Krämpfe (dosisabhängig): v. a. bei hohen Dosen bzw. nicht-nierenadaptierten Dosierungen, Myoklonus
- Kopfschmerzen, Parästhesien

- Eosinophilie, Leukopenie, Thrombozytopenie, Thrombozytose, Neutropenie, Agranulozytose, Panzytopenie
- Störungen der Nierenfunktion, Anurie, Oligurie, Polyurie, akutes Nierenversagen, Verfärbung des Harns (sehr selten)
- Anstieg der Serumkreatinin- und Harnstoffkonzentrationen

Interaktionen

- **Coombs-Test:** falsch positive Ergebnisse möglich
- **Ganciclovir/Valganciclovir:** generalisierte Krämpfe
- **Probenecid:** Serumspiegel ↑ und Eliminationshalbwertszeit ↑ von Imipenem/Cilastatin
- **Theophyllin:** Krämpfe
- **Valproat:** Serumkonzentrationen von Valproat ↓, Krämpfe

Exkurs: Imipenem
Imipenem unterscheidet sich in der Wirkstärke und im Wirkspektrum kaum von Meropenem. Allerdings treten Krampfanfälle unter Imipenem häufiger auf als während der Therapie mit Meropenem.

7.1.2 Chinolone (Gyrasehemmer)

Wirkmechanismus

Chinolone beeinträchtigen die Nukleinsäuresynthese, indem sie die DNA-Gyrase (Topoisomerase II) und die Topoisomerase IV in den Bakterien inhibieren. Die Topoisomerase IV ist für die Trennung, die DNA-Gyrase (Topoisomerase II) ist für die Verdrillung der neusynthetisierten Nukleinsäurestränge in der Replikationsphase verantwortlich (Supercoiling). Chinolone besitzen eine bakterizide Wirkung.

Die bakterizide Wirkung der Chinolone ist abhängig von der Wirkstoffkonzentration. Deshalb ist es therapeutisch wichtig, kurzfristig möglichst hohe Spitzenspiegel zu erzielen.

Ciprofloxacin (z. B. Ciprobay®)

Charakterisierung

- Ciprofloxacin gehört als Standardchinolon in die Gruppe 2 der Fluorchinolone.
- Ciprofloxacin penetriert gut in Lunge, Galle, Leber, Niere, Urin, Muskelgewebe, Knochen, Haut, Prostata sowie Makrophagen.
- Ciprofloxacin erreicht hohe intrazelluläre Konzentrationen.
- Ciprofloxacin penetriert nicht in Liquor (mäßig bei Meningitis).
- Das Cytochrom P-450-(1A2)-Enzymsystem wird durch Ciprofloxacin inhibiert.
- Die Eliminationshalbwertszeit beträgt 3–5 Stunden. Die Elimination erfolgt zu einem großen Teil renal, ein kleinerer Teil wird über die Fäzes ausgeschieden.
- Die Plasmaproteinbindung beträgt 20–30 %.
- Ciprofloxacin ist in geringem Umfang hämodialysierbar.

Ciprofloxacin ist im Vergleich zu den anderen Chinolonen am stärksten gegen Pseudomonas-Stämme wirksam.

Als kostengünstigere Alternative kann Ciprofloxacin auch oral in Form von Filmtabletten gegeben werden. Die antibakterielle Wirksamkeit ist mit der intravenösen Applikationsform zu vergleichen. Ciprofloxacin unterliegt nach oraler Gabe einem first-pass-Metabolismus, die orale Bioverfügbarkeit beträgt 70–80 %. Es muss sichergestellt sein, dass die gastrointestinale Resorption bei Patienten nach abdominellen chirurgischen Eingriffen in ausreichendem Umfang gewährleistet ist.

Dosierung: *2 x 500 mg p. o.; Kreatinin-Clearance: < 10 ml/min.: 1 x 500 mg p. o.*

Wirkungsspektrum

Citrobacter, E.coli, Klebsiellen, Enterobacter aerogenes, Serratia, Proteus, Providencia, Salmonellen, Shigellen, nur schwache Wirkung gegen Streptokokken, Pneumokokken.

Typische Indikationen

- Behandlung von Infektionen mit Pseudomonas aeruginosa
- Harnwegsinfekte
- Pneumonien mit gramnegativen Erregern
- Kalkulierte Behandlung der nekrotisierenden Pankreatitis in Kombination mit Metronidazol
- Ciprofloxacin sollte nicht zur Behandlung der Pneumokokken-Pneumonie eingesetzt werden (Pneumokokken sind gegen das Chinolon Moxifloxacin empfindlich).

Dosierung

- **Intravenös:** 2 x 400 mg i. v. pro Tag
- **Die Infusionsdauer** beträgt 60 Minuten.

Patienten mit eingeschränkter Nierenfunktion

Bei Patienten mit eingeschränkter Nierenfunktion muss die Dosis folgendermaßen angepasst werden:

- **Kreatinin-Clearance: 30–10 ml/min.:** 2 x 400 mg i. v.
- **Kreatinin-Clearance: < 10 ml/min.:** 1 x 400 mg i. v.

Patienten mit Nierenersatzverfahren

- **Hämodialyse (HD):** einmalige Extradosis nach HD: 400 mg i. v.
- **CVVH/CVVHD:** 2 x 400 mg i. v.

Patienten mit eingeschränkter Leberfunktion

- Bei Patienten mit starker Beeinträchtigung der Lebersyntheseleistung ist keine Dosisreduktion erforderlich.

Nebenwirkungen

- allergische Reaktionen, wie z. B. Exanthem, Pruritus, Urtikaria, Angioödeme, anaphylaktischer Schock
- Erythema exsudativum multiforme, Lyell-Syndrom, Stevens-Johnson-Syndrom
- Übelkeit, Erbrechen, Diarrhoe, pseudomembranöse Enterokolitis
- Krämpfe, Dysästhesie, Hypästhesie, Parästhesie
- Transaminasenanstieg, Bilirubinanstieg, Anstieg der alkalischen Phosphatase, hepatozelluläre Schädigung (in Einzelfällen), intrahepatische Cholestase, Ikterus, Hepatitis
- Anstieg der Serumkreatinin- und Harnstoffkonzentrationen, Nierenfunktionsstörungen, akute interstitielle Nephritis
- Sehstörungen
- Hörstörungen, Tinnitus
- Photosensibilisierung
- Arthralgien, Tendopathien (spontane Achillessehnenruptur)
- Psychische Veränderungen, z. B. Unruhe, Agitiertheit, Halluzinationen, Verwirrtheitszustände, Depressionen, Angstzustände
- Schwindel, Schlaflosigkeit
- Eosinophilie, Leukopenie, Leukozytose, Thrombozytopenie, Thrombozytose, Neutropenie, Anämie, Panzytopenie, Knochenmarksdepression, Agranulozytose, hämolytische Anämie
- veränderte Prothrombinwerte
- Tachykardie
- Dyspnoe
- Hyperglykämie

Interaktionen

- **Antazida** (Aluminium- oder Magnesium-haltig): Resorption ↓ (nach oraler Applikation): Ciprofloxacin-Gabe 2 Stunden davor oder 4 Stunden danach
- **Antidiabetika, oral** (z. B. Glibenclamid): hypoglykämischer Effekt ↑
- **Antiphlogistika, nicht-steroidale:** Krämpfe ↑
- **Calcium:** Resorption ↓ (nach oraler Applikation): Ciprofloxacin-Gabe 2 Stunden davor oder 4 Stunden danach
- **Clozapin** (CYP 450-(1A2)-Substrat): Clozapin-Serumkonzentration ↑
- **Coffein:** (CYP 450-(1A2)-Substrat): Coffein-Serumkonzentration ↑

- **Cumarin**: antikoagulatorische Wirkung ↑
- **Diazepam**: Diazepam-Eliminationshalbwertszeit ↑
- **Duloxetin** (CYP 450-(1A2)-Substrat): Duloxetin-Serumkonzentration ↑
- **Eisen**: Resorption ↓ (nach oraler Applikation): Ciprofloxacin-Gabe 2 Stunden davor oder 4 Stunden danach
- **Glukokortikoide**: Risiko für Tendopathien ↑
- **Magnesium**: Resorption ↓ (nach oraler Applikation): Ciprofloxacin-Gabe 2 Stunden davor oder 4 Stunden danach
- **Methotrexat**: Methotrexat-Serumspiegel ↑
- **Mexiletin**: Mexiletin-Konzentrationen ↑
- **Milchprodukte**: Resorption ↓ (nach oraler Applikation): Ciprofloxacin-Gabe 2 Stunden davor oder 4 Stunden danach
- **Phenytoin**: Phenytoin-Serumspiegel ↑↓
- **Probenecid**: Serumkonzentration von Ciprofloxacin ↑
- **Sucralfat** (Chelatbildner): Resorption ↓ (nach oraler Applikation): Ciprofloxacin-Gabe 2 Stunden davor oder 4 Stunden danach
- **Theophyllin** (CYP 450-(1A2)-Substrat): Theophyllin-Serumkonzentration ↑, evtl. Dosisreduktion von Theophyllin
- **Tizanidin**: Tizanidin-Serumkonzentration ↑, sedativer und hypotensiver Effekt ↑
- **Zink**: Resorption ↓ (nach oraler Applikation): Ciprofloxacin-Gabe 2 Stunden davor oder 4 Stunden danach

Moxifloxacin (z. B. Avalox®)

Charakterisierung

- Moxifloxacin wird den Fluorchinolonen der Gruppe 4 zugeordnet. Es ist gut wirksam bei Atemwegsinfektionen und z. T. gegen Anaerobier.
- Moxifloxacin penetriert gut in Galle, Muskelgewebe, Kolon, Kammerwasser, Aszites, Epithelflüssigkeit, Knochen, Magenwand, Pankreas, Haut, und Alveolarmakrophagen. Moxifloxacin reichert sich rasch intrazellulär an.
- Moxifloxacin penetriert in den Urin nur mäßig.
- Die Eliminationshalbwertszeit beträgt etwa 12 Stunden. Moxifloxacin wird sowohl renal (ca. 40 %), als auch biliär (ca. 60 %) eliminiert.
- Die Plasmaproteinbindung beträgt ca. 40 %.

Moxifloxacin kann zu QT-Zeit-Verlängerungen führen und damit das Risiko für ventrikuläre Arrhythmien (v. a. Torsade de pointes) erhöhen. Deshalb ist die Behandlung mit Moxifloxacin bei Patienten mit Herzinsuffizienz, Bradykardie, bereits bestehender QT-Zeit-Verlängerung, Herzrhythmusstörungen in der Anamnese sowie bestehender Hypokaliämie kontraindiziert.

Das Risiko für kardiale Nebenwirkungen ist insbesondere bei parenteraler Applikation und in Abhängigkeit von der Infusionsdauer erhöht. Daher sollte die Infusionslösung über mindestens eine Stunde verabreicht werden.

Moxifloxacin ist im Vergleich zu den anderen Chinolonen gegen Anaerobier, grampositive Kokken sowie atypische Erreger (Chlamydien, Mycoplasmen, Legionellen) wirksam. Bei Atemwegsinfektionen ist Moxifloxacin aufgrund der hohen Wirksamkeit gegen Pneumokokken ebenfalls den anderen Chinolonen vorzuziehen.

Demgegenüber besitzt Ciprofloxacin eine höhere Aktivität gegen Pseudomonas-Spezies und eine bessere Wirksamkeit bei Harnwegsinfektionen.

Eine kostengünstigere Alternative ist die orale Applikation von Moxifloxacin. Die orale Bioverfügbarkeit ist mit 91 % hoch, so dass die orale Dosierung der intravenösen entspricht (1 x 400 mg p. o.).

Exkurs:
Bei ambulant erworbenen Pneumonien wird neben einem Aminopenicillin oder Cephalosporin zur Abdeckung der atypischen Erreger häufig Clarithromycin verordnet.

Dosierung: 2 x 500 mg i. v. pro Tag (bei stark eingeschränkter Nierenfunktion mit einer Kreatinin-Clearance < 30 ml/min wird die Dosis am 2. Tag auf 2 x 250 mg reduziert) Bei Legionellen-Pneumonie ist Moxifloxacin allerdings wirksamer als Clarithromycin.

Wirkungsspektrum

Staphylococcus aureus, Streptokokken, Pneumokokken, Haemophilus influenzae, Klebsiella, Proteus, Providencia, Citrobacter, Serratia, Anaerobier: Bacteroides fragilis, Fusobakterien, Clostridien. Atypische Erreger: Chlamydien, Mycoplasmen, Legionellen.

Typische Indikationen

- Behandlung der ambulant erworbenen Pneumonie: Der Vorteil besteht in der sicheren Erfassung der Pneumokokken und der atypischen Erreger. 20 % aller ambulant erworbenen Pneumonien werden durch atypische Erreger hervorgerufen.
- Gute Wirksamkeit gegen Haemophilus influenzae.
- Wegen der Wirksamkeit gegen Anaerobier auch bei Pneumonien mit Verdacht auf Aspiration anwendbar.
- Sinusitis, Bronchitis (bei strenger Indikationsstellung).

Dosierung

- **Intravenös:** 1 x 400 mg i. v. pro Tag
- **Die Infusionsdauer** beträgt 60 Minuten.

Patienten mit eingeschränkter Nierenfunktion

- Bei Patienten mit eingeschränkter Nierenfunktion muss keine Dosisanpassung erfolgen.
- Für Patienten, die ein kontinuierliches Nierenersatzverfahren (CVVH, CVVHD) benötigen, gibt es hinsichtlich Dosierung bislang wenig Daten. Einige Untersuchungen jedoch zeigen, dass sich in diesen Fällen die Pharmakokinetik nicht wesentlich unterscheidet.
- Moxifloxacin kann demnach in der Standard-Dosierung (1 x 400 mg pro Tag) verabreicht werden.

Patienten mit eingeschränkter Leberfunktion

- Da es insgesamt wenig klinische Erfahrungen gibt, sind laut aktueller Fachinformation eine Einschränkung der Lebersyntheseleistung (Child-Pugh C) sowie Transaminasenerhöhungen über den fünffachen Normwert als Kontraindikationen für die Anwendung von Moxifloxacin anzusehen. Es gibt allerdings eine Studie, die im Hinblick auf pharmakokinetische Daten keine Anpassung der Dosierung bei Patienten mit Leberzirrhose für notwendig hält.
- Allerdings ist zu beachten, dass Moxifloxacin selbst potenziell hepatotoxisch ist (siehe Nebenwirkungen).

Nebenwirkungen

- Anstieg der Gamma-GT, Transaminasenanstieg, Bilirubinanstieg, Anstieg der alkalischen Phosphatase, Leberfunktionsstörunen, Cholestase, Ikterus, Hepatitis, fulminante Hepatitis, Leberversagen
- QT-Zeitverlängerung, ventrikuläre Tachyarrhythmie, Torsade de pointes, Tachykardie, Palpitationen, Vorhofflimmern, Angina pectoris, Synkope, Herzstillstand; Risiko für Herzrhythmusstörungen ist für Frauen und ältere Patienten erhöht.
- Vasodilatation, Hypotension, Hypertonie
- Krämpfe, Grand-mal-Anfälle, Dysästhesie, Hypästhesie, Hyperästhesie, Parästhesie, Koordinationsstörungen, Amnesie
- psychische Veränderungen, z. B. Agitiertheit, Halluzinationen, Depressionen, Angstzustände, Verwirrtheit
- Anstieg der Serumkreatinin- und Harnstoffkonzentrationen, Nierenfunktionsstörungen, Nierenversagen, interstitielle Nephritis

- Übelkeit, Erbrechen, Diarrhoe, abdominelle Schmerzen, Dyspepsie, Anorexie, Obstipation, Gastritis, Stomatitis, Dysphagie, Amylaseanstieg, pseudomembranöse Kolitis
- allergische Reaktionen, wie z. B. Angioödeme, Larynxödem, anaphylaktischer Schock
- Pruritus, Urtikaria, Rash, toxische epidermale Nekrolyse (Lyell-Syndrom), Stevens-Johnson-Syndrom
- Hyperlipidämie, Hyperglykämie, Hyperurikämie
- Sehstörungen, Geschmack- und Geruchsstörung, Sprachstörungen
- Tinnitus
- Dyspnoe
- Ödeme
- Photosensibilisierung
- Arthralgien, Tendinitis, Myalgie, Sehnenruptur, Arthritis, Muskelkrämpfe, Muskelzuckungen, Zunahme der Symptome einer Myasthenia gravis
- Rhabdomyolyse
- Kopfschmerzen, Benommenheit, Schläfrigkeit, Schlaflosigkeit
- Eosinophilie, Leukopenie, Thrombozytopenie, Neutropenie, Anämie
- verlängerte Prothrombinzeit, INR-Anstieg, sehr selten INR-Abfall und Erhöhung des Prothrombinspiegels

Interaktionen

- **Ajmalin**: QT-Zeitverlängerung ↑, ventrikuläre Arrhythmien ↑, Torsade de pointes
- **Amiodaron**: QT-Zeitverlängerung ↑, ventrikuläre Arrhythmien ↑, Torsade de pointes
- **Antidepressiva, trizyklische** (z. B. Amitriptylin): QT-Zeitverlängerung ↑, ventrikuläre Arrhythmien ↑, Torsade de pointes
- **Chinidin**: QT-Zeitverlängerung ↑, ventrikuläre Arrhythmien ↑, Torsade de pointes
- **Cisaprid** (derzeit in Deutschland nicht zugelassen): QT-Zeitverlängerung ↑, ventrikuläre Arrhythmien ↑, Torsade de pointes
- **Erythromycin (i. v.)**: QT-Zeitverlängerung ↑, ventrikuläre Arrhythmien ↑, Torsade de pointes
- **Glukokortikoide**: Risiko für Tendopathien ↑
- **Mizolastin**: QT-Zeitverlängerung ↑, ventrikuläre Arrhythmien ↑, Torsade de pointes
- **Neuroleptika** (z. B. Haloperidol, Phenothiazine, Sertindol): QT-Zeitverlängerung ↑, ventrikuläre Arrhythmien ↑, Torsade de pointes
- **Pentamidin**: QT-Zeitverlängerung ↑, ventrikuläre Arrhythmien ↑, Torsade de pointes
- **Sotalol**: QT-Zeitverlängerung ↑, ventrikuläre Arrhythmien ↑, Torsade de pointes
- **Terfenadin**: QT-Zeitverlängerung ↑, ventrikuläre Arrhythmien ↑, Torsade de pointes

7.1.3 Aminoglykoside

Wirkmechanismus

Aminoglykoside blockieren die Proteinbiosynthese, indem sie an die 30S-Untereinheit der Ribosomen in den Bakterien binden. Dadurch werden die Anlagerung der Aminoacyl-tRNA an die Akzeptorstelle verhindert und Ablesefehler während der Translation induziert, die wiederum zu falschen Proteinen und damit zu Membranschäden führen.

Aminoglykoside wirken abhängig von der Wirkstoffkonzentration bakterizid, weshalb es für eine erfolgreiche Therapie sinnvoll ist, kurzfristig möglichst hohe Spitzenspiegel zu erzielen. Außerdem besitzen sie einen sog. „postantibiotischen Effekt" d. h. die Vermehrung der Bakterien ist für ca. 6 bis 8 Stunden gehemmt, selbst wenn keine Wirkstoffkonzentrationen nachweisbar sind. Eine einmalige Dosierung am Tag ist daher von Vorteil.

Eine Ausnahme ist die Therapie der Enterokokken-induzierten Endokarditis. Hier wird empfohlen, die Tagesdosis in zwei bis drei Einzeldosen zu verabreichen.

Gentamicin (z. B. Refobacin®)

Charakterisierung

- Gentamicin penetriert gut in Nieren und Bronchialsekret, mäßig in Synovial-, Pleura-, Perikard- und Peritonealflüssigkeit und Aszites.
- Gentamicin penetriert nicht in Liquor (auch nicht bei Meningitis) und kaum in Knochen.
- Die Eliminationshalbwertszeit beträgt 2–3 Stunden. Gentamicin wird hauptsächlich über die Niere eliminiert.
- Die Plasmaproteinbindung ist sehr gering, sie liegt unter 10 %.
- Gentamicin wird hämodialysiert.

Die Talspiegel im Serum müssen kontrolliert werden, um das oto- und nephrotoxische Risiko von Gentamicin zu minimieren. Der geforderte Talspiegel liegt bei 2 mg/l. Der Talspiegel muss vor Gabe der nächsten Dosis abgenommen werden.

Ein besonderes Risiko für Oto- und Nephrotoxizität besteht bei Patienten mit eingeschränkter Nierenfunktion, bei älteren Patienten, bei Dehydrierung, bei hohen Serumspiegeln und bei einer Therapiedauer über 10 Tagen. Der Hörverlust ist bilateral und irreversibel.

Bei Intensivpatienten liegt häufig eine akute oder chronische Einschränkung der Nierenfunktion vor oder muss im Krankheitsverlauf (z. B. bei Sepsis) befürchtet werden. Eine Therapie mit Aminoglykosiden sollte daher vermieden werden, wenn andere Antibiotika ebenso wirksam sind.

Wirkungsspektrum

Staphylococcus aureus, Klebsiellen, Proteus, Providencia, Enterobacter cloacae, E.coli, Serratia, Salmonellen, Shigellen. Relativ unempfindlich sind Streptokokken, Pneumokokken, Meningokokken.

Typische Indikationen

- Gentamicin ist vor allem im gramnegativen Bereich wirksam, deshalb wird es bei schweren gramnegativen Infektionen in Kombination mit β-Laktam-Antibiotika eingesetzt.
- Bei Endokarditis wird Gentamicin sowohl kalkuliert als auch beim Nachweis grampositiver Erreger mit Penicillinen kombiniert:
  - akuter Krankheitsbeginn: Gentamicin + Flucloxacillin
  - Nachweis von Enterokokken: Gentamicin + Ampicillin
  - Nachweis von Streptokokken: Gentamicin + Penicillin G

Dosierung

- **Intravenös:** 3 bis 5 mg pro kg KG in einer Einzeldosis pro Tag über ca. 60 Minuten. Die Höchstdosis von 5 mg/kg KG pro Tag sollte nur für 2 bis 3 Tage gegeben werden.
- **Bei Endokarditis:** 3 x 1 mg/kg KG i. v. pro Tag
- **Bei adipösen Patienten:** 3–5 mg/kg KG i. v. pro Tag. Für die Berechnung des Körpergewichts gilt: Idealgewicht + 40 % des Übergewichts.
- Prinzipiell erfolgt die **Dosierung nach Serumspiegel!** Der geforderte Talspiegel muss unter 2 mg/l liegen.
- **Die Infusionsdauer** beträgt 60 Minuten.

Patienten mit eingeschränkter Nierenfunktion

Bei Patienten mit eingeschränkter Nierenfunktion muss die Dosis folgendermaßen angepasst werden:

- **Kreatinin-Clearance: 50–10 ml/min.:** 1,7 mg/kg KG i. v. pro Tag
- **Kreatinin-Clearance: < 10 ml/min.:** 1,7 mg/kg KG i. v. alle 48–72 h

Patienten mit Nierenersatzverfahren

- **Hämodialyse (HD):** einmalige Extradosis nach HD: 2 mg/kg KG i. v.
- **CVVH/CVVHD:** 2 mg/kg KG i. v. pro Tag

Patienten mit eingeschränkter Leberfunktion
- Keine Dosisanpassung erforderlich.

Nebenwirkungen

- Schädigung des Nervus statoacusticus, Hörstörung, Tinnitus, Gleichgewichtsstörung, vestibuläre Störungen
- eingeschränkte glomeruläre Filtrationsrate, Anstieg der Serumkreatinin- und Harnstoffkonzentration, Proteinurie, Hämaturie, Oligurie, akutes Nierenversagen
- Thrombozytopenie, Leukopenie, Eosinophilie, Granulozytopenie
- Lebertransaminasenerhöhung, Erhöhung der alkalischen Phosphatase, Bilirubinerhöhung
- Parästhesie, Polyneuropathie
- Exantheme, Urtikaria, Pruritus, Rash
- Fieber
- anaphylaktischer Schock
- Hypokaliämie, Hypokalzämie, Hypomagnesiämie: bei einer Therapiedauer > 4 Wochen
- neuromuskuläre Blockade, v. a. bei schneller Injektion und in Kombination mit Muskelrelaxanzien (Antidot: Calciumgluconat)

Interaktionen

- **Amphotericin B**: Nephrotoxizität ↑
- **Ciclosporin**: Nephrotoxizität ↑
- **Cisplatin**: Nephrotoxizität ↑
- **Colistin**: Nephrotoxizität ↑
- **Muskelrelaxanzien**: relaxierende Wirkung ↑ (Vorsicht bei Operationen!); die durch Gentamicin-induzierte neuromuskuläre Blockade kann durch Injektion von Calciumgluconat aufgehoben werden.
- **Schleifendiuretika** (z. B. Furosemid, Torasemid): Nephrotoxizität ↑, Ototoxizität ↑
- **Vancomycin**: Nephrotoxizität ↑, Ototoxizität ↑

Tobramycin (z. B. Gernebcin®)
Tobramycin ist im Hinblick auf die Pharmakokinetik und Pharmakodynamik dem Gentamicin sehr ähnlich. Ebenfalls sind die Dosierungen von beiden Aminoglykosiden identisch. Bei Infektionen mit Pseudomonas aeruginosa zeigt allerdings Tobramycin in der Praxis eine stärkere Wirksamkeit. Aufgrund dieser Überlegenheit ist es bei Pseudomonas-Infektionen dem Gentamicin vorzuziehen.

7.1.4 Tetracycline

Wirkmechanismus

Tetracycline inhibieren die Proteinbiosynthese, indem sie in den Ribosomen die Anlagerung der Aminoacyl-tRNA-Moleküle an die entsprechende Akzeptorstelle und damit die Verlängerung der Peptidkette verhindern. Tetracycline wirken bakteriostatisch.

Tigecyclin (z. B. Tygacil®)

Charakterisierung

- Tigecyclin ist ein Glycylcyclin und wirkt im Gegensatz zu den anderen Tetracyclinen bakterizid.
- Tigecyclin penetriert insgesamt gut in Gewebe, insbesondere in Galle, Lunge und Kolon.
- Die Eliminationshalbwertszeit liegt bei ca. 42 Stunden. Tigecyclin wird zu ca. 60 % biliär und zu ca. 30 % renal eliminiert.
- Die Plasmaproteinbindung beträgt 70–90 %.
- Tigecyclin wird nicht hämodialysiert.

Tigecyclin hat seinen Stellenwert bei der Behandlung von grampositiven Problemkeimen. Damit ist es ein mögliches Alternativpräparat zu Linezolid.

Bei der Behandlung der MRSA-Infektion steht die Kombination Vancomycin und Rifampicin oder die Monotherapie mit Linezolid an erster Stelle.

Wirkungsspektrum

Staphylococcus aureus, Staphylococcus epidermidis, Streptokokken, E.coli, Klebsiellen, Serratia, Citrobacter, Enterococcus faecium, Bacteroides fragilis, MRSA (Methicillin-resistenter Staphylococcus aureus), VRE (Vancomycin resistente Enterokokken)

In klinischen Studien trat bei Patienten, die mit Tigecyclin behandelt wurden, eine höhere Mortalität auf als bei Patienten, die eine Vergleichsmedikation erhielten. Dieses Risiko war am ausgeprägtesten bei Patienten mit nosokomialer oder beatmungs-assoziierter Pneumonie. Tigecyclin soll nur bei den zugelassenen Indikationen angewendet werden: komplizierte Haut- und Weichteilinfektionen, komplizierte intraabdominelle Infektionen.

Tigecyclin wirkt nicht gegen Proteus, Providencia und Pseudomonas-Spezies.

Typische Indikationen

- komplizierte Haut- und Weichteilinfektion
- komplizierte intraabdominelle Infektionen
- Behandlung von Cholangitiden mit Nachweis von Enterococcus faecium (Alternativpräparat bei dieser Indikation zu Linezolid. Vancomycin entfaltet keine ausreichende Aktivität in der Galle).
- MRSA-Infektionen
- VRE-Infektionen (Vancomycin resistente Enterokokken)

Dosierung

- **Intravenös**: Initial 1 x 100 mg i. v., danach 2 x 50 mg i. v. pro Tag
- **Die Infusionsdauer** beträgt 30–60 Minuten
- Klinische Erfahrungen zur Behandlung der Pneumonie deuten darauf hin, dass Tigecyclin bei dieser Indikation deutlich höher dosiert werden muss: Initial 1 x 200 mg i. v., danach 2 x 100 mg i. v. pro Tag.

Patienten mit eingeschränkter Nierenfunktion

- **Bei Patienten mit eingeschränkter Nierenfunktion** ist keine Dosisanpassung notwendig.
- **Patienten mit Nierenersatzverfahren**: Keine Dosisanpassung erforderlich.

Patienten mit eingeschränkter Leberfunktion

- Bei Patienten mit schwerer Leberfunktionsstörung wird nach der Initialdosis von 100 mg i. v. zweimal täglich 25 mg i. v. verabreicht.

Nebenwirkungen

- Verlängerung der Prothrombinzeit und aPTT, erhöhte INR-Werte
- Bilirubinerhöhung, Lebertransaminasenerhöhung, Ikterus, Leberschäden
- Übelkeit, Erbrechen, Diarrhoe, Dyspepsie, Anorexie, Abdominalschmerz
- akute Pankreatitis
- erhöhte Harnstoff-Werte
- Pruritus, Exanthem
- Infektionen, Sepsis, septischer Schock
- Hypoproteinämie
- Phlebitis, Thrombophlebitis
- Kopfschmerzen
- Schwindel
- anaphylaktischer Schock

Folgende Nebenwirkungen wurden bei Tetracyclinen beobachtet und können damit auch für Tigecyclin nicht ausgeschlossen werden:

- pseudomembranöse Kolitis, Pseudotumor cerebri, Photosensibilität, Pankreatitis, Azidose, Azotämie, Hyperphosphatämie und anti-anabole Wirkung.

Interaktionen

- **Antikoagulantien**: Verlängerung der Prothrombinzeit und aPTT möglich

7.1.5 Lincosamide

Wirkmechanismus

Lincosamide binden im Bakterium an die 50S-Untereinheit des Ribosoms und inhibieren damit die Proteinbiosynthese. Sie wirken bakteriostatisch.

Clindamycin (z. B. Sobelin®)

Charakterisierung

- Clindamycin penetriert gut in Knochen, Urin, Galle, Aszites, Haut, Abszess und Pleuraflüssigkeit, nicht aber in den Liquor.
- Die orale Bioverfügbarkeit beträgt ca. 80–90 %.
- Clindamycin wird in der Leber metabolisiert.
- Die Eliminationshalbwertszeit beträgt ca. 3 Stunden. Clindamycin wird zu zwei Drittel biliär und zu einem Drittel renal ausgeschieden.
- Die Plasmaproteinbindung liegt zwischen 60 und 94 %.
- Clindamycin wird nicht hämodialysiert.

Die maximale Infusionsgeschwindigkeit von 30 mg Clindamycin pro Minute muss eingehalten werden. Eine zu schnelle Injektion kann zu Hitzegefühl und Brechreiz bis hin zu massiven Herz-Kreislauf-Störungen (z. B. Hypotonie, Herzstillstand) führen.

Clindamycin ist neben Metronidazol ein wirksames Antibiotikum gegen Anaerobier. Während Metronidazol gut in den Liquor penetriert, zeichnet sich Clindamycin durch eine hohe Knochengängigkeit aus. Eine ausreichende Penetrationsfähigkeit von Clindamycin in den Liquor fehlt.

Wirkungsspektrum

Staphylococcus aureus (nicht MRSA), Streptokokken, Anaerobier: Bacteroides fragilis, Fusobakterien, Clostridien.

Koagulasenegative Staphylokokken (wichtigster Vertreter: Staphylococcus epidermidis) sind meist resistent gegenüber Clindamycin.

Typische Indikationen

- Infekte/Abszesse mit Staphylokokken
- Infekte mit Streptokokken bei Penicillin-Allergie (z. B.Erysipel)
- Infekte/Abszesse mit Anaerobier-Beteiligung
- Behandlung der nekrotisierenden Fasziitis: Clindamycin 3 x 600 mg i. v. + Penicillin G 6 x 5 Mio IE i. v. + Meropenem 3 x 1 g i. v.

Dosierung

- **Intravenös:** 3–4 x 600 mg pro Tag
- Die Konzentration der zu applizierenden Infusionslösung ist maximal 12 mg/ml, d. h. in der Regel werden 600 mg Clindamycin in 50 ml Trägerlösung verdünnt.
- Die Infusionsgeschwindigkeit beträgt maximal 30 mg/min.

Patienten mit eingeschränkter Nierenfunktion

- **Patienten mit eingeschränkter Nierenfunktion:** keine Dosisanpassung notwendig.
- **Patienten mit Nierenersatzverfahren:** keine Dosisanpassung erforderlich.

Patienten mit eingeschränkter Leberfunktion

- Bei Patienten mit eingeschränkter Lebersyntheseleistung ist die Eliminationshalbwertszeit verlängert und die Dosis muss reduziert werden. In der Regel wird die Dosierung halbiert, d. h. 3 x 300 mg i. v. pro Tag

Nebenwirkungen

- Diarrhoe, Übelkeit, Erbrechen, Abdominalschmerz, Gastritis, Glossitis, Ösophagitis, Entzündung der Mundschleimhaut und pseudomembranöse Kolitis
- Thrombophlebitis
- Schmerzen
- Fieber, anaphylaktischer Schock
- Masernähnliches Exanthem, desquamatöse/bullöse Hautentzündung, Pruritus, Urtikaria, Qincke-Ödem, Gelenkschwellungen, Erythema exsudativum multiforme und Lyell-Syndrom
- Lebertransaminasenerhöhung, Hepatitis mit cholestatischem Ikterus
- Thrombozytopenie, Leukopenie, Eosinophilie, Neutropenie, Granulozytopenie
- neuromuskuläre Blockade
- Polyarthritis

Interaktionen

- **Muskelrelaxanzien**: neuromuskuläre Blockade ↑

7.1.6 Oxazolidinone

Wirkmechanismus

Die Bindung der Oxazolidinone an die 50S-Untereinheit der Ribosomen führt dazu, dass sich in der Translationsphase kein funktioneller 70S-Initiationskomplex bilden kann. Damit wird die Proteinbiosynthese der Bakterien inhibiert.

Linezolid (z. B. Zyvoxid®)

Charakterisierung

- Linezolid wirkt bakterizid auf Streptokokken und bakteriostatisch auf Staphylokokken und Enterokokken.
- Linezolid penetriert gut in Haut, Schleimhäute, Lungengewebe, Alveolarfilm, Knochen- und Gelenkflüssigkeit, Pankreas-Abszess, Muskel, Speichel, und etwas schwächer in den Liquor bei Meningitis.
- Die orale Bioverfügbarkeit beträgt ca. 100 %.
- Die Eliminationshalbwertszeit liegt zwischen 5–7 Stunden. Linezolid wird zu einem größeren Teil über den Urin, zu einem geringeren Teil über die Fäzes eliminiert.
- Die Plasmaproteinbindung beträgt 31 %.
- Linezolid wird hämodialysiert.

Die maximale Therapiedauer sollte in der Regel 4 Wochen nicht überschreiten. Es liegen noch zu wenig klinische Daten zu Nebenwirkungen vor, falls Linezolid über diesen Zeitraum hinaus verabreicht wird. Jedoch wurden bereits klinische Fälle über periphere Neuropathien, gestörte Sehkraft sowie Anämien berichtet, die im Zusammenhang mit einer langen Behandlungsdauer (> 4 Wochen) stehen.

Linezolid ist ein reversibler, nicht-selektiver MAO-Hemmer. Es besitzt in der antibakteriell wirksamen Dosierung zwar keine antidepressiven Eigenschaften, jedoch in Kombination mit serotonergen Arzneistoffen (z. B. SSRI, MAO-Hemmer, Triptane) kann ein Serotonin-Syndrom induziert werden. Die Hauptsymptome sind Fieber, Myoklonie, Tremor, Delir, Halluzinationen und Erregungszustände. Darüber hinaus können gastrointestinale Beschwerden (z. B. Erbrechen, Diarrhoe) sowie Krampfanfälle, Herzrhythmusstörungen und Koma beobachtet werden.

Wirkungsspektrum

Streptokokken, Staphylococcus aureus (auch MRSA), Staphylococcus epidermidis, Enterococcus faecalis, Enterococcus faecium, VRE (Vancomycin resistente Enterokokken)

Typische Indikationen

- MRSA-Infektionen (z. B. MRSA-Pneumonie)

- Infektionen mit VRE (Vancomycin resistente Enterokokken)
- Behandlung von Cholangitiden mit Nachweis von Enterococcus faecium

Dosierung

- **Intravenös:** 2 x 600 mg pro Tag
- **Die Infusionsdauer** beträgt 60–120 Minuten.
- **Oral:** 2 x 600 mg pro Tag

Patienten mit eingeschränkter Nierenfunktion

- Bei Patienten mit eingeschränkter Nierenfunktion ist keine Dosisanpassung notwendig.

Patienten mit Nierenersatzverfahren

- **Hämodialyse (HD):** Die Dosis sollte nach der Hämodialyse verabreicht werden.
- **CVVH/CVVHD:** Keine Dosisanpassung erforderlich.

Patienten mit eingeschränkter Leberfunktion

- Keine Dosisanpassung erforderlich.

Nebenwirkungen

- Übelkeit, Erbrechen, Diarrhoe, Obstipation, Abdominalschmerz, Gastritis, Glossitis, Dyspepsie, Pankreatitis, Stomatitis, Veränderungen an der Zunge, pseudomembranöse Kolitis
- Thrombozytopenie, Leukopenie, Eosinophilie, Neutropenie, Panzytopenie, Myelosuppression, Anämie (v. a. bei Therapiedauer > 4 Wochen)
- Lebertransaminasenerhöhung, Erhöhung der alkalischen Phosphatase, Laktat-Dehydrogenase-Erhöhung, Bilirubinerhöhung
- Anstieg der Serumkreatinin- und Harnstoffkonzentrationen, Polyurie
- Laktatazidose, metabolische Azidose
- Exanthem, Urtikaria, Pruritus, Dermatitis, Diaphorese
- Kopfschmerzen
- Hypertonie
- Parästhesie, Hypästhesie, Schwindel
- Fieber
- Phlebitis, Thrombophlebitis
- anaphylaktischer Schock
- Sehstörungen, Tinnitus
- metallischer Geschmack

Interaktionen

- **Adrenalin:** Blutdruck ↑
- **Antidepressiva, trizyklische:** Serotonin-Syndrom
- **Buspiron:** Blutdruck ↑
- **Dobutamin:** Blutdruck ↑
- **Dopamin:** Blutdruck ↑
- **MAO-Hemmer** (z. B. Selegilin, Moclobemid): Serotonin-Syndrom
- **Noradrenalin:** Blutdruck ↑
- **Pethidin:** Serotonin-Syndrom
- **Phenylpropanolamin:** Blutdruck ↑
- **Pseudoephedrin:** Blutdruck ↑
- **Serotonin-Wiederaufnahmehemmer** (SSRI): Serotonin-Syndrom
- **Sympathomimetika:** Blutdruck ↑
- **Triptane** (5-HT_1-Rezeptoragonisten): Serotonin-Syndrom

7.1.7 Glykopeptid-Antibiotika

Wirkmechanismus

Glykopeptide inhibieren die Zellwandsynthese, indem sie die Elongation und die Quervernetzung der einzelnen Peptidoglykanstränge verhindern. Sie besitzen eine bakterizide Wirkung.

Vancomycin (z. B. Vancomycin CP®)

Charakterisierung

- Vancomycin penetriert nach intravenöser Gabe in Aszites, Pleura-, Perikard- und Synovialflüssigkeit, Herzmuskel, Herzklappen, Urin, Galle.

- Vancomycin penetriert nicht in Liquor (mäßig bei Meningitis).
- Nach oraler Applikation wird Vancomycin kaum resorbiert. Es wirkt lokal bei pseudomembranöser Kolitis und wird über die Fäzes eliminiert.
- Die Eliminationshalbwertszeit liegt zwischen 4–6 Stunden. Vancomycin wird nach intravenöser Gabe renal ausgeschieden.
- Die Plasmaproteinbindung beträgt 55 %.
- Durch Nierenersatzverfahren kann Vancomycin zum Teil dialysiert werden.

Bei der intravenösen Gabe von Vancomycin müssen die Talspiegel im Serum spätestens ab dem dritten Behandlungstag mindestens alle zwei Tage kontrolliert werden, um das oto- und nephrotoxische Risiko zu minimieren. Die geforderten Talspiegel liegen zwischen 5 und 10 mg/l.

Zur Behandlung der pseudomembranösen Enterokolitis ist Vancomycin nur als orale *nicht* als parenterale Applikationsform wirksam.

Eine zu schnelle Infusion (Infusionsdauer < 60 Minuten) kann zu anaphylaktischen Reaktionen, Hautrötungen am Oberkörper („red neck" bzw. „red man"-Symptom) oder Krämpfen und Schmerzen der Brust- und Rückenmuskulatur führen.

Vancomycin ist u. a. wirksam gegen Enterokokken. Allerdings existieren mehrere Vancomycin-resistente Enterokokkenstämme (VRE) mit unterschiedlichen Resistenzgenen (z. B. vanA, vanB).

Während vanA-Stämme gegenüber beiden Glykopeptid-Antibiotika (Vancomycin und Teicoplanin) resistent sind, reagieren vanB-Stämme auf Teicoplanin noch sensibel.

Wirkungsspektrum und typische Indikationen

- MRSA-Infektionen, aber nur in Kombination mit Rifampicin, damit bei schweren Infektionen sowohl eine bessere Wirksamkeit als auch eine geringere Resistenzentwicklung erzielt wird.
- Enterokokken (Ausnahme: VRE), Staphylococcus epidermidis.
- Vancomycin besitzt zwar auch eine Aktivität gegen sensiblen Staphylococcus aureus, die typischen Staphylokokken-Antibiotika wie Cefuroxim oder Clindamycin sind aber erheblich wirksamer und daher zu bevorzugen.
- Behandlung der Clostridium difficile assoziierten pseudomembranösen Kolitis

Dosierung

Intravenös

- 2 x 1 g i. v. pro Tag
- Bei gleichzeitiger Gabe von Aminoglykosiden (z. B. Gentamicin): max. 3 x 500 mg i. v. pro Tag
- Die Dosierung erfolgt bei intensivmedizinischen Patienten aufgrund der nephro- und ototoxischen Wirkung nach Bestimmung der Serumspiegel (Talspiegel-Soll: 5–10 mg/l)! Bei zu hohen Spiegeln kann die Dosis auf 1 x 1 g i. v. pro Tag reduziert werden bzw. bei anhaltend zu hohen Spiegeln kann das Dosierintervall verlängert werden.
- Die Infusionsdauer beträgt mindestens 60 Minuten.

Anaphylaktische Reaktionen, Hautrötungen („red neck" bzw. „red man"-Symptom) oder Krämpfe und Schmerzen der Brust- und Rückenmuskulatur können bei zu schneller Infusion auftreten.

Oral (ausschließlich zur Behandlung der pseudomembranösen Kolitis!)

- 4 x 250–500 mg p. o. pro Tag

Patienten mit eingeschränkter Nierenfunktion

Bei Patienten mit eingeschränkter Nierenfunktion muss die Dosis folgendermaßen angepasst werden:

- **Kreatinin-Clearance: 30–10 ml/min.:** 1 x 1 g i. v. pro Tag
- **Kreatinin-Clearance: < 10 ml/min.:** 500 mg i. v. alle 48–72 h

Patienten mit Nierenersatzverfahren

- **Hämodialyse (HD): einmalige** Extradosis nach HD: 500 mg i. v.
- **CVVH/CVVHD:** 500 mg i. v. alle 48 Stunden

Das Dosierungsintervall muss ggf. den Ergebnissen der Serumspiegelkontrollen angepasst werden! Die Talspiegel sollten zwischen 5 und 10 mg/l liegen.

Patienten mit eingeschränkter Leberfunktion

- Keine Dosisanpassung erforderlich.

Nebenwirkungen

- Schwerhörigkeit, Ohrenklingen
- erhöhte Serumkreatinin- und Harnstoffkonzentrationen, Nierenschädigung, akutes Nierenversagen. Das nephrotoxische Risiko von Vancomycin ist insbesondere in Kombination mit Aminoglykosid-Antibiotika erhöht.
- Thrombozytopenie, Eosinophilie, Neutropenie
- allergische Reaktionen, z. B. Fieber, Schüttelfrost, Eosinophilie, Vaskulitis, anaphylaktischer Schock
- Exantheme, Schleimhautentzündung, Pruritus, Stevens-Johnson-Syndrom, Lyell-Syndrom
- Übelkeit

Interaktionen

- **Aminoglykosid-Antibiotika** (z. B. Gentamicin): Nephrotoxizität ↑, Ototoxizität ↑; maximale Vancomycin-Dosis: 3 x 500 mg i. v. pro Tag
- **Amphotericin B:** Nephrotoxizität ↑
- **Muskelrelaxanzien:** Wirkungsverstärkung und Wirkungsverlängerung der Muskelrelaxanzien
- **Schleifendiuretika** (z. B. Furosemid, Torasemid): Nephrotoxizität ↑, Ototoxizität ↑

Exkurs: MRSA-Infektion

Schwere Infektionen mit Staphylococcus aureus sind relativ häufig auf Intensivstationen, besonders lebensgefährlich sind Infektionen mit Methicillin-resistentem Staphylococcus aureus (MRSA). Prinzipiell sind für die Therapie Glykopeptide (Vancomycin, Teicoplanin), Linezolid, Rifampicin, Daptomycin und Tigecyclin geeignet. Tigecyclin ist ein sehr breit wirksames Antibiotikum und sollte nur als Reserveantibiotikum bei Unwirksamkeit der Alternativen eingesetzt werden. Bei Patienten mit nosokomialer und beatmungs-assoziierter Pneumonie trat unter Tigecyclin eine höhere Mortalität als unter einer Vergleichsmedikation auf. Daptomycin ist bei MRSA-induzierten Pneumonien nicht wirksam, da es durch Surfactant inaktiviert wird. In der Praxis werden deshalb am häufigsten Vancomycin und Linezolid eingesetzt. Aufgrund der etwas schwächeren Wirksamkeit von Vancomycin gegen Staphylokokken und seiner geringen Fähigkeit zur Gewebepenetration wird es bei schweren MRSA-Infektionen in der Regel mit Rifampicin kombiniert. Linezolid entspricht hinsichtlich der Wirksamkeit der Vancomycin/Rifampicin-Kombination, ist jedoch erheblich teurer. Bei Patienten mit eingeschränkter Leberfunktion sollte aber in jedem Fall Linezolid Mittel der Wahl sein, da Rifampicin hepatotoxische Nebenwirkungen besitzt. Eine Kombination aus Vancomycin und Linezolid darf nicht verabreicht werden, da sich beide Substanzen in ihrer Wirksamkeit vermindern. Mit Ceftarolin und Ceftobiprol stehen nun auch MRSA-wirksame Cephalosporine als Behandlungsoption zur Verfügung.

Teicoplanin (z. B. Targocid®)

Teicoplanin ist ein „Konkurrenzpräparat“ zu Vancomycin mit sehr ähnlichem Wirkungs- und Nebenwirkungsspektrum. Bei einigen Enterokokken-Stämmen weist Teicoplanin gewisse Vorteile auf (siehe Praxistipp Vancomycin).

Dosierung

- 1–2 x 400 mg i. v. pro Tag;

Patienten mit eingeschränkter Nierenfunktion

- **Kreatinin-Clearance: 30–10 ml/min.**: 1 x 400 mg i. v. pro Tag
- **Kreatinin-Clearance: < 10 ml/min.**: 400 mg i. v. alle 48 h

Patienten mit Nierenersatzverfahren

- **Hämodialyse (HD)**: einmalige Extradosis nach HD: 400 mg i. v.
- **CVVH/CVVHD**: 400 mg i. v. alle 48 h

7.1.8 Nitroimidazole

Wirkmechanismus

Im anaeroben Milieu werden Nitroimidazole zu reaktiven Substanzen reduziert, die Strangbrüche der DNA verursachen und damit die Synthese der Nukleinsäure inhibieren. Nitroimidazole wirken bakterizid.

Metronidazol (z. B. Metronidazol ratiopharm®)

Charakterisierung

- Metronidazol penetriert gut in Leber, Galle, Lunge, Haut, Gehirn, Aszites, Abszess, Fett, Uterus, Liquor, Knochen, Speichel, Peritonealflüssigkeit, Vaginalsekret
- Die Resorption nach oraler Gabe erfolgt fast vollständig, die orale Bioverfügbarkeit beträgt nahezu 100 %.
- Die Eliminationshalbwertszeit beträgt etwa 8 Stunden. Die Elimination erfolgt hauptsächlich über die Niere. Metaboliten können den Urin rotbraun färben.
- Die Plasmaproteinbindung ist gering und liegt unter 20 %.
- Metronidazol ist hämodialysierbar.

Eine mutagene und karzinogene Wirkung wurde zwar bisher nur in Tierexperimenten nachgewiesen, dennoch sollte die Therapiedauer nur in Ausnahmefällen 10 Tage überschreiten.

Wirkungsspektrum und typische Indikationen

Infektionen durch Anaerobier, z. B. intraabdominelle Abszesse, Protozoen (Trichomonaden, Lamblien)

Clostridium difficile assoziierte pseudomembranöse Kolitis:
3 x 500 mg Metronidazol p. o., falls enterale Applikation nicht möglich 3 x 500 mg i. v.
(Alternativ 4 x 125–250 mg Vancomycin oral).
Wegen der möglichen Entwicklung von Vancomycin resistenten Enterokokken (VRE) wird oft der Behandlung mit Metronidazol der Vorzug gegeben. Bei Auftreten eines Rezidivs kann jeweils das noch nicht applizierte Medikament gewählt werden. In schweren Fällen (Ileus) können beide Medikamente auch kombiniert werden.

Dosierung

- **Intravenös**: 3 x 500 mg i. v. pro Tag
- **Die Infusionsdauer** beträgt 30–60 Minuten.
- **oral**: 2–3 x 500 mg p. o. pro Tag

Patienten mit eingeschränkter Nierenfunktion
Bei Patienten mit eingeschränkter Nierenfunktion muss die Dosis folgendermaßen angepasst werden:

- **Kreatinin-Clearance: < 30 ml/min.**: 2 x 500 mg i. v.

Patienten mit Nierenersatzverfahren

- **Hämodialyse (HD)**: einmalige Extradosis nach HD: 500 mg i. v.
- **CVVH/CVVHD**: 3 x 500 mg i. v.

Patienten mit eingeschränkter Leberfunktion

- Patienten mit eingeschränkter Lebersynthese werden mit der *halben Tagesdosis* therapiert.

Nebenwirkungen

- Übelkeit, Erbrechen, Diarrhoe, Stomatitis, Glossitis, metallischer Geschmack, Myalgie, Mukositis, Epigastralgie, Anorexie
- Leukopenie, Agranulozytose, Neutropenie, Thrombozytopenie, Panzytopenie
- periphere Neuropathien (z. B. Parästhesien), Krämpfe, Kopfschmerzen, Schläfrigkeit, Benommenheit, Ataxie
- Halluzinationen, Verwirrtheit, Depressionen
- Urtikaria, Exanthem, Erythema multiforme, Quincke-Ödem, Pustulose
- Leberwerterhöhung, cholestatische Hepatitis, Ikterus, Pankreatitis
- Dunkelfärbung des Urins, Dysurie
- Fieber, anaphylaktischer Schock
- Sehstörungen

Interaktionen

- **Antikoagulanzien, oral:** antikoagulatorischer Effekt ↑
- **Cholestyramin:** Metronidazol-Resorption ↓ nach oraler Gabe
- **Ciclosporin:** Ciclosporin-Serumkonzentration ↑
- **Cimetidin:** Metronidazol-Serumkonzentration ↑
- **Disulfiram:** Risiko für Verwirrtheit, Psychosen
- **5-Fluoruracil:** 5-Fluoruracil-Toxizität ↑
- **Lithium:** Lithium-Serumkonzentration ↑, Lithium-Intoxikation: z. B. Tremor, Krämpfe als erste Anzeichen
- **Phenobarbital:** Metronidazol-Wirkung ↓
- **Phenytoin:** Metronidazol-Wirkung ↓
- **Vecuronium:** Vecuronium-Wirkung ↑

7.1.9 Antimykobakterielle Substanzen

Rifampicin (z. B. Eremfat®)

Wirkmechanismus

Rifampicin blockiert die bakterielle RNA-Polymerase und inhibiert damit die Proteinbiosynthese. Die Wirkung ist bakterizid.

Charakterisierung

- Rifampicin zeichnet sich durch eine sehr gute Gewebepenetration aus. Ebenso werden hohe Konzentrationen bei Meningitis im Liquor und intrazellulär erreicht.
- Die Resorption nach oraler Gabe erfolgt fast vollständig, kann aber im Verlauf der Therapie abnehmen.
- Rifampicin induziert das Enzymsystem Cytochrom P-450 in der Leber.
- Die Eliminationshalbwertszeit beträgt etwa 3 Stunden. Rifampicin wird sowohl renal als auch biliär ausgeschieden.
- Die Plasmaproteinbindung beträgt 70–90 %.
- Rifampicin ist nicht hämodialysierbar.
- Rifampicin kann zu einer Orangefärbung der Tränenflüssigkeit, des Urins, Stuhls, Speichels und Schweiß führen.

Rifampicin ist aufgrund seiner hepatotoxischen Nebenwirkungen bei schwerer Leberinsuffizienz mit eingeschränkter Lebersyntheseleistung (z. B. Hepatitis, Leberzirrhose, Verschlussikterus) kontraindiziert.

Zu Beginn der Therapie ist die orale Bioverfügbarkeit hoch, nimmt aber im Verlauf nach mehrwöchiger Anwendung ab (Autoinduktion). Deshalb ist es empfehlenswert, Rifampicin im Rahmen der Intensivtherapie intravenös zu applizieren.

Aufgrund der hohen und sich schnell entwickelnden Resistenzen wird Rifampicin nicht als Monotherapie, sondern in Kombination mit anderen Antibiotika (z. B. mit Vancomycin) eingesetzt.

Wirkungsspektrum und typische Indikationen

- starke Wirksamkeit im grampositiven Bereich: Streptokokken, Staphylokokken, MRSA, Pneumokokken. Außerdem Haemophilus influenzae, Mykobakterien, Rickettsien, Chlamydien, Legionellen

- Tuberkulose-Behandlung im Rahmen einer Kombinationstherapie
- **Behandlung von MRSA-Infektionen** in Kombination mit Vancomycin
- Behandlung schwerer Legionellen-Infektionen im Rahmen einer Kombinationstherapie mit z. B. Moxifloxacin

Dosierung

- **Intravenös:** 1 x 600 mg i. v. pro Tag (10 mg/kg KG/Tag)
- **Die Infusionsdauer** beträgt 1–3 Stunden.
- **oral:** 1 x 600 mg p. o. pro Tag

Patienten mit eingeschränkter Nierenfunktion

- **Patienten mit eingeschränkter Nierenfunktion:** keine Dosisanpassung notwendig
- **Patienten mit Nierenersatzverfahren:** keine Dosisanpassung erforderlich

Patienten mit eingeschränkter Leberfunktion

- Bei Patienten mit eingeschränkter Leberfunktion ist die Therapie mit Rifampicin *kontraindiziert*.

Nebenwirkungen

- häufig Erhöhung der Leberenzymwerte, Bilirubinerhöhung, Ikterus, Hepatomegalie
- Thrombozytopenie, thrombozytopenische Purpura, Leukopenie, Granulozytopenie, Eosinophilie, hämolytische Anämie, Prothrombin ↓
- Übelkeit, Erbrechen, Diarrhoe, Magenschmerzen, Meteorismus, pseudomembranöse Kolitis
- akutes Nierenversagen, interstitielle Nephritis
- allergische Reaktionen, z. B. Urtikaria, Pruritus, Fieber, Atemnot, Ödeme, Lungenödem, anaphylaktischer Schock
- Erythema exsudativum multiforme
- Sehstörungen, Visusverlust, Optikusneuritis
- Ataxie, Kopfschmerzen, Müdigkeit, Muskelschwäche, Schwindel, Schmerzen, Taubheitsgefühl
- disseminierte intravasale Koagulopathie, Myopathie
- Grippeähnliches Syndrom („Flu-Syndrom“): Fieber, Schüttelfrost, Muskelschmerzen, Gelenkschmerzen, Kopfschmerzen, allgemeines Schwächegefühl, Exanthem; hauptsächlich nach mehrwöchiger Anwendung und intermittierender Therapie

Interaktionen

- **Amitriptylin:** Amitriptylin-Serumkonzentration ↓
- **Antidiabetika** der Sulfonylharnstoff-Reihe (z. B. Glibenclamid, Tolbutamid, Glipizid): blutzuckersenkende Wirkung ↓
- **Azathioprin:** Azathioprin-Wirksamkeit ↓
- **Barbiturate:** Barbiturat-Metabolismus ↑
- **Benzodiazepine:** Benzodiazepin-Metabolismus ↑
- **β-Blocker** (Atenolol, Bisoprolol, Carvedilol, Celiprolol, Metoprolol, Propranolol, Talinolol): β-Blocker-Serumkonzentration ↓
- **Buspiron:** Buspiron-Serumkonzentration ↓, anxiolytische Wirkung ↓
- **Caspofungin:** Caspofungin-Serumkonzentration ↓: Die Caspofungin-Dosis muss auf 1 x 70 mg i. v. pro Tag erhöht werden.
- **Ciclosporin:** immunsuppressive Wirksamkeit ↓
- **Chinidin:** schnellerer Wirkverlust von Chinidin
- **Chloramphenicol:** Chloramphenicol-Serumkonzentration ↓
- **Cimetidin:** Cimetidin-Wirksamkeit ↓
- **Cinacalcet:** Cinacalcet-Wirksamkeit ↓
- **Ciprofloxacin:** Rifampicin-Halbwertszeit ↑, maximale Rifampicin-Serumkonzentration ↓
- **Citalopram:** Citalopram-Wirksamkeit ↓
- **Clarithromycin:** Clarithromycin-Serumkonzentration ↓
- **Clofibrat:** Clofibrat-Serumkonzentration ↓
- **Clopidogrel:** thrombozytenaggregationshemmende Wirkung ↑

- **Clozapin**: Clozapin-Metabolismus ↑
- **Cotrimoxazol**: Rifampicin-Serumkonzentration ↑
- **COX-2-Inhibitoren**: Serumkonzentration ↓ der COX-2-Inhibitoren
- **Dapson**: Dapson-Elimination ↑, keine Dosiserhöhung notwendig
- **Darifenacin**: Darifenacin-Serumkonzentration ↓
- **Digitoxin, Digoxin**: Digitalis-Serumkonzentration ↓
- **Diltiazem**: Diltiazem-Wirksamkeit ↓
- **Disopyramid**: schnellerer Wirkverlust von Disopyramid
- **Doxycyclin**: Doxycyclin-Serumkonzentration ↓
- **Efavirenz**: Efavirenz-Metabolismus ↑, Dosisanpassung notwendig
- **Enalapril**: Enalapril-Serumkonzentration ↓
- **Everolimus**: Everolimus-Serumkonzentration ↓
- **Fentanyl**: Fentanyl-Elimination ↑
- **Fexofenadin**: Fexofenadin-Serumkonzentration ↓
- **Fluconazol**: Fluconazol-Serumkonzentration ↓
- **Glukokortikoide**: Glukokortikoid-Wirksamkeit ↓
- **Haloperidol**: Haloperidol-Serumkonzentration ↓
- **Halothan**: Hepatotoxizität ↑
- **Imatinib**: Imatinib-Serumkonzentration ↓
- **Isoniazid**: Hepatotoxizität ↑
- **Itraconazol**: Itraconazol-Serumkonzentration ↓
- **Ketoconazol**: Ketoconazol-Serumkonzentration ↓
- **Lamotrigin**: Lamotrigin-Elimination ↑
- **Linezolid**: Linezolid-Serumkonzentration ↓
- **Lorcainid**: schnellerer Wirkverlust von Lorcainid
- **Losartan**: Losartan-Elimination ↑
- **Manidipin**: kontraindiziert, Manidipin-Wirksamkeit ↓
- **Mefloquin**: Mefloquin-Serumkonzentration ↓
- **Methadon**: Entzugssymptomatik
- **Mexiletin**: schnellerer Wirkverlust von Mexiletin
- **Mirtazapin**: Mirtazapin-Wirksamkeit ↓
- **Nateglinid**: blutzuckersenkende Wirkung ↓
- **Nevirapin**: Nevirapin-Metabolismus ↑
- **Nifedipin**: Nifedipin-Wirksamkeit ↓
- **Nilvadipin**: Nilvadipin-Wirksamkeit ↓
- **Nortriptylin**: Nortriptylin-Serumkonzentration ↓
- **Ondansetron**: Ondansetron-Serumkonzentration ↓
- **Paracetamol**: Hepatotoxizität ↑
- **Phenprocoumon**: Phenprocoumon-Wirksamkeit ↓
- **Phenytoin**: schnellerer Phenytoin-Wirkverlust, Phenytoin-Serumkonzentration ↓
- **Pravastatin**: Pravastatin-Serumkonzentration ↓, Pravastatin-Wirksamkeit ↓
- **Praziquantel**: Praziquantel-Serumkonzentration ↓
- **Probenecid**: Rifampicin-Serumkonzentration ↑
- **Propafenon**: schnellerer Wirkverlust von Propafenon
- **Protease-Inhibitoren** (Ritonavir, Indinavir, Nelfinavir, Atazanavir, Amprenavir, Saquinavir): Serumkonzentration ↓ der Protease-Inhibitoren
- **Quetiapin**: Quetiapin-Metabolismus ↑, Dosisanpassung von Quetiapin notwendig
- **Repaglinid**: blutzuckersenkende Wirkung ↓
- **Ritonavir**: Hepatotoxizität ↑
- **Röntgenkontrastmittel**: verzögerte biliäre Ausscheidung der Röntgenkontrastmittel
- **Ropivacain**: Ropivacain-Elimination ↑
- **Rosiglitazon**: blutzuckersenkende Wirkung ↓
- **Saquinavir**: Hepatotoxizität ↑
- **Sertralin**: Sertralin-Metabolismus ↑
- **Simvastatin**: Simvastatin-Serumkonzentration ↓, Simvastatin-Wirksamkeit ↓
- **Sirolimus**: Sirolimus-Metabolismus ↑
- **Tacrolimus**: Tacrolimus-Serumkonzentration ↓, immunsuppressive Wirkung ↓
- **Telithromycin**: Telithromycin-Serumkonzentration ↓
- **Theophyllin**: Theophyllin-Serumkonzentration ↓
- **Verapamil**: Verapamil-Wirksamkeit ↓
- **Vitamin D**: Vitamin D-Serumkonzentration ↓
- **Zaleplon**: Zaleplon-Metabolismus ↑

- **Zidovudin**: Zidovudin-Serumkonzentration ↓
- **Zolpidem**: Zolpidem-Metabolismus ↑
- **Zopiclon**: Zopiclon-Metabolismus ↑

7.1.10 Cotrimoxazol (z. B. Cotrim-ratiopharm®)

Wirkmechanismus

Cotrimoxazol ist die Kombination aus dem Diaminobenzylpyrimidin Trimethoprim und dem Sulfonamid Sulfamethoxazol. Beide Substanzen hemmen den bakteriellen Folsäurestoffwechsel. Indem Sulfamethoxazol durch kompetitive Verdrängung der p-Aminobenzoesäure die Dihydropteroinsäuresynthetase inhibiert und Trimethoprim die Dihydrofolsäurereduktase hemmt wird die Synthese von Tetrahydrofolsäure verhindert. Dadurch fehlen die zum Aufbau von Thymin und Purinen notwendigen Einkohlenstoff-Verbindungen und die Zellteilung ist damit gestört.

Charakterisierung

- Cotrimoxazol ist die Wirkstoffkombination aus Trimethoprim, ein Diaminobenzylpyrimidin, und Sulfamethoxazol, ein Sulfonamid.
- Beide Einzelsubstanzen wirken jeweils bakteriostatisch. In Kombination wird die Wirkung verstärkt und der Synergismus führt meist zu bakteriziden Effekten.
- In der im Handel üblichen fixen Kombination liegen Trimethoprim und Sulfamethoxazol im Konzentrationsverhältnis 1:5 vor. Das entspricht in vivo aufgrund der unterschiedlichen Verteilung von Trimethoprim und Sulfamethoxazol einem Konzentrationsverhältnis von 1:19, das für die Wirkungssteigerung im Körper optimal ist.
- Für die Wirksamkeit ist die Zeitdauer der Wirkstoffspiegel oberhalb der minimalen Hemmkonzentration (MHK) bedeutend.
- Nach oraler Gabe wird Cotrimoxazol schnell (maximale Plasmaspiegel nach 2–4 Stunden) und vollständig im oberen Gastrointestinaltrakt resorbiert.
- Die Plasmaproteinbindung beträgt ca. 65 % (Sulfamethoxazol) bzw. 40 % (Trimethoprim).
- Cotrimoxazol penetriert gut in Niere und Lunge, aber auch in Urin, Galle, Pleuraflüssigkeit, Leber, Bronchialsekret, Knochen, Augenkammerwasser und Prostatasekret, in den Liquor mäßig. Es penetriert nicht in das Fettgewebe, in die Haut und in das Gehirn.
- Die Metabolisierung beider Wirkstoffe erfolgt in der Leber. Sulfamethoxazol wird acetyliert und glucuronidiert. Trimethoprim wird oxidativ metabolisiert.
- Sulfamethoxazol besitzt eine Eliminationshalbwertszeit von 8–11 Stunden, Trimethoprim von 6–17 Stunden. Beide Stoffe werden vorwiegend renal eliminiert.
- Beide Wirkstoffe sind dialysierbar.
- Die Affinität von Trimethoprim zum bakteriellen Enzym Dihydrofolsäurereduktase ist um ein Vielfaches höher als zum entsprechenden Enzym im Menschen. Die mutagene Wirkung ist deshalb im Vergleich zu anderen Folsäureantagonisten (z. B. Methotrexat) als gering einzustufen.

Patienten mit schwerer Leberinsuffizienz oder Niereninsuffizienz (Kreatinin-Clearance < 15 ml/min.) dürfen nicht mit Cotrimoxazol behandelt werden. Außerdem stellen hämotopoetische Schäden (z. B. Thrombozytopenie, Granulozytopenie, megaloblastische Anämie), akute hepatische Porphyrie oder schwere akute oder anamnestische Hauterkrankungen (Erythema exsudativum multiforme) eine Kontraindikation dar. Bei Therapie von Patienten mit Hämoglobinanomalien oder angeborenem Glukose-6-Phosphat-Dehydrogenasemangel besteht die Gefahr einer Zyanose (verursacht durch Sulf- oder Methämoglobinämien) sowie bei Mangel an Glukose-6-Phosphat-Dehydrogenase das Risiko einer

Hämolyse. Die Behandlung von Patienten mit einer durch Folsäuremangel induzierten megaloblastären Anämie ist ebenfalls kontraindiziert.

Falls Cotrimoxazol als Langzeittherapeutikum (Therapie > 10 Tage) eingesetzt wird, müssen aufgrund potentieller reversibler Knochenmarkdepression (v. a. Thrombozyto- und Granulozytopenie) engmaschige Blutbildkontrollen durchgeführt werden.

Thrombozytopenien und Purpura können als unerwünschte Nebenwirkungen insbesondere bei älteren Patienten auftreten, die Diuretika (v. a. Thiazide) verabreicht bekommen.

Insbesondere bei Patienten mit eingeschränkter Nierenfunktion sollte aufgrund von möglichen Hyperkaliämien auf die Kaliumwerte geachtet werden. Außerdem besteht bei niereninsuffizienten sowie exsikkierten Patienten die Gefahr einer Kristallurie und einer damit verbundenen Verschlechterung der Nierenfunktion.

Da Sulfamethoxazol ein Sulfonamid ist, muss daran gedacht werden, dass Patienten mit bekannter **Überempfindlichkeit gegen Sulfonamid-Diuretika** (z. B. Furosemid, Xipamid, Hydrochlorothiazid) **oder Antidiabetika der Sulfonylharnstoffderivat-Gruppe** (z. B. Glibenclamid, Glimepirid) auch auf Cotrimoxazol allergisch reagieren können.

Dem menschlichen Organsimus wird Folsäure ausschließlich über die Nahrung von außen zugeführt. Obwohl die Bestandteile des Cotrimoxazol als Folsäureantimetaboliten wirken, ist deshalb während der Behandlung in der angegebenen Dosierung in der Regel kein daraus entstehender Folsäuremangel zu befürchten. Bei älteren Patienten, Patienten mit **bekanntem Folsäuremangel** oder in höheren Dosierungen sollte allerdings eine Folsäure-Substitution erwogen werden.

Kristallurie, Anurie, Oligurie, Erbrechen, Diarrhoe, Kopfschmerzen und Schwindel können Symptome einer **Überdosierung** sein. In diesem Fall empfiehlt sich eine forcierte Diurese mit Flüssigkeitszufuhr, Hämodialyse sowie die Gabe von Folsäure. Das Blutbild sollte außerdem engmaschig kontrolliert werden. Eine Harnausscheidung von ca. 1200 ml pro Tag sollte beim erwachsenen Patienten angestrebt werden.

Die im Handel erhältliche **intravenöse Applikationsform** kann **Ethanol** (12,15 Vol.-%) enthalten. Eine Infusion mit 960 mg Cotrimoxazol beinhaltet daher möglicherweise bis zu 1 g Ethanol, das insbesondere bei Alkoholkranken, Patienten mit Lebererkrankungen, Epileptikern und Patienten mit Hirnschädigungen beachtet werden muss. Außerdem kann eventuell enthaltener **Benzylalkohol** (20 mg/ml) anaphylaktoide Reaktionen verursachen.

Trimethoprim beeinträchtigt die Verstoffwechslung von **Phenylalanin**. Bei Anwendung an Patienten mit Phenylketonurie muss deshalb auf strenge Phenylalanin-arme Ernährung geachtet werden.

*Vor der **Applikation der Infusion** muss das im Handel erhältliche Konzentrat folgendermaßen **verdünnt werden**:*

Pro Ampulle (entsprechend 480 mg Cotrimoxazol in 5 ml Konzentrat) werden 125 ml Infusionslösung benötigt.

Als Infusionslösung eignen sich 0,9 %ige NaCl-Lösung, 5 %ige oder 10 %ige Glucoselösung oder Ringerlösung.

Bei zu wenig Lösungsvolumen besteht die Gefahr, dass der Wirkstoff in der Infusionslösung ausfällt. In der Regel lösen sich aber bis zu 3 Ampullen mit je 480 mg Cotrimoxazol noch in 250 ml Lösung.

Falls es bei der Anwendung am Patienten erforderlich ist, Volumen einzusparen, so kann in diesem Fall eine Ampulle (entsprechend 480 mg Cotrimoxazol in 5 ml Konzentrat) auch in nur ca. 90 ml Infusionslösung verdünnt werden.

Cotrimoxazol ist Mittel der Wahl

- bei Pneumocystis jiroveci-Infektionen (veraltet: Pneumocystis carinii). Zur Therapie wird eine 3–5-fach höhere Dosierung benötigt.
- zur Behandlung von Stenotrophomonas maltophilia (siehe Exkurs).

Bei der Behandlung von Harnwegsinfekten ist Ciprofloxacin dem Cotrimoxazol überlegen.

Wirkungsspektrum

Stenotrophomonas maltophilia, Pneumocystis jiroveci (veraltet: Pneumocystis carinii), Nocardien, Shigellen, Salmonellen, Brucellen.

Typische Indikationen

- Therapie und Prophylaxe der Pneumocystis jiroveci-Pneumonie (veraltet: Pneumocystis carinii-Pneumonie)
- Infekte mit Stenotrophomonas maltophilia
- Brucellose
- Salmonellose
- Nocardiose
- Shigellose
- Typhus

Dosierung

- **Intravenös:** 2 x 960 mg Cotrimoxazol i. v. pro Tag (entsprechend 2 x 160 mg Trimethoprim und 800 mg Sulfamethoxazol i. v. pro Tag)
- **Therapie der Pneumocystis jiroveci-Pneumonie:** Bis zur 5-fachen Standarddosierung: 4 x 30 mg/kg KG Cotrimoxazol i. v. pro Tag (entsprechend 4 x 5 mg/kg KG Trimethoprim und 25 mg/kg KG Sulfamethoxazol i. v. pro Tag) für ca. 3 Wochen.
- **Prophylaxe der Pneumocystis jiroveci-Pneumonie:** 1 x 480 mg Cotrimoxazol i. v. pro Tag oder 3 x 960 mg i. v. pro Woche
- Das Konzentrat darf nur in ausreichender Verdünnung appliziert werden (siehe Praxistipp).
- Die Infusion sollte über ca. 1 Stunde appliziert werden.

Patienten mit eingeschränkter Nierenfunktion

Bei Patienten mit eingeschränkter Nierenfunktion muss die Dosis folgendermaßen angepasst werden:

- **Kreatinin-Clearance: 30–15 ml/min.:** 1 x 960 mg i. v. pro Tag (entsprechend 1 x 160 mg Trimethoprim/800 mg Sulfamethoxazol i. v.)
- **Kreatinin-Clearance: < 15 ml/min.:** kontraindiziert

Bei Patienten mit Niereninsuffizienz und Pneumocystis-Therapie sollte ein alternatives Präparat, das nicht über die Niere eliminiert wird, gewählt werden. Beispiel: Atovaquon (z. B. Wellvone®). Atovaquon steht nur für die enterale Applikation zur Verfügung.

Patienten mit Nierenersatzverfahren

- **Hämodialyse (HD):** einmalige Extradosis nach HD: 1 x 960 mg i. v. pro Tag (entsprechend 1 x 160 mg Trimethoprim/800 mg Sulfamethoxazol i. v.)
- **CVVH/CVVHD:** 1 x 960 mg i. v. pro Tag (entsprechend 1 x 160 mg Trimethoprim/800 mg Sulfamethoxazol i. v.)

Patienten mit eingeschränkter Leberfunktion

Die Anwendung bei Patienten mit Störungen der Leberfunktion (z. B. Hepatitis) oder mit schwerer Leberinsuffizienz ist kontraindiziert.

Nebenwirkungen

- Hautexantheme (makulös, makulopapulös, morbilliform), Erytheme, Urtikaria, Pruritus, Purpura, Erythema nodosum, Photodermatose, Stevens-Johnson-Syndrom, Lyell-Syndrom, exfoliative Dermatitis, Periarteriitis nodosa, Schoenlein-Henoch-Syndrom, systemischer Lupus erythematodes, Angioödem, Petechien, Photosensibilisierung
- Anstieg der Lebertransaminasen, Bilirubinanstieg
- Akute Pankreatitis
- Kristallurie (v. a. bei kachektischen Patienten), akute interstitielle Nephritis
- Thrombozytopenie, Leukozytopenie, aplastische Anämie, akute megaloblastische Anämie, Agranulozytose, akute hämolytische Anämie
- Myokarditis, QT-Zeitverlängerung, Torsade de pointes
- Interstitielle und eosinophile Pneumonie

- Arthralgie, Myalgie
- Fieber
- Hypokaliämie, Hyperkaliämie, metabolische Azidose, Hypoglykämie
- Kopfschmerzen, Ataxie, aseptische Meningitis, periphere Neuritiden, Parästhesien
- Tremor, Konvulsionen
- Transitorische Myopie, Uveitis, Tinnitus
- Übelkeit, Erbrechen, Diarrhoe, Glossitis, Gingivitis, Stomatitis, epigastrische Schmerzen
- Akute Psychosen, Halluzinationen

Interaktionen

- **Amantadin**: Serumkonzentration einer oder beider Substanzen ↑
- **Antikoagulanzien, oral** (z. B. Phenprocoumon): antikoagulatorische Wirkung ↑
- **p-Aminosalicylsäure**: Cotrimoxazol-Toxizität ↑
- **Barbiturate**: Cotrimoxazol-Toxizität ↑, Barbiturat-Wirkung ↑ (bei kurz wirksamen nach intravenöser Applikation, z. B. Thiopental)
- **Ciclosporin**: Nierenfunktionsverschlechterung bei erhöhter Nephrotoxizität
- **Digoxin**: Digoxin-Serumspiegel ↑ (v. a. bei älteren Patienten)
- **Folsäure**: Folsäure-Wirkung ↓
- **Indometacin**: Cotrimoxazol-Wirkung ↑
- **Lokalanästhetika** (Paraaminobenzoesäure-Derivate, z. B. Benzocain, Procain, Tetracain, Butacain): Cotrimoxazol-Wirkung ↓
- **6-Mercaptopurin**: antileukämische Wirkung ↓, Störung der 6-Mercaptopurin-Resorption
- **Methotrexat**: Methotrexat-Wirkung ↑, Risiko für Folsäuremangel ↑
- **Phenylbutazon**: Cotrimoxazol-Wirkung ↑
- **Phenytoin**: Phenytoin-Wirkung ↑
- **Primidon**: Cotrimoxazol-Toxizität ↑
- **Probenecid**: Cotrimoxazol-Wirkung ↑
- **Procainamid**: Serumkonzentration einer oder beider Substanzen ↑
- **Pyrimethamin (> 25 mg/Woche)**: Blutbildveränderungen
- **Rifampicin**: Rifampicin-Serumkonzentration ↑
- **Salicylate**: Cotrimoxazol-Wirkung ↑
- **Sulfinpyrazon**: Cotrimoxazol-Wirkung ↑
- **Sulfonylharnstoff** (als orales Antidiabetikum): hypoglykämische Wirkung ↑

Exkurs: Stenotrophomonas maltophilia

Stenotrophomonas maltophilia ist ein gefürchteter gramnegativer Erreger von nosokomialen Infektionen. Durch die Bildung einer Metallobetalaktamase spaltet er sogar Imipenem. Die in vitro ausgetestete Wirksamkeit von Antibiotika gegenüber diesem Keim ist irreführend: In vivo, d. h. bei der klinischen Anwendung, liegt meist keine sichere Wirksamkeit vor.

Mittel der Wahl zur Behandlung einer Infektion mit Stenotrophomonas maltophilia stellt **Cotrimoxazol** dar. Bei Vorliegen einer Resistenz gegenüber Cotrimoxazol bietet **Ciprofloxacin** eine gute Alternative.

7.1.11 Lipopeptid-Antibiotika

Daptomycin (z. B. Cubicin®)

Wirkmechanismus

Daptomycin ist ein natürliches zyklisches Lipopeptid. Es fügt sich in die Zellmembran von Bakterien ein und verursacht eine Depolarisation derselben mittels Kaliumausstrom aus der Zelle. In der Folge kommt es zu einem Sistieren der DNA- und RNA-Synthese und dadurch zum Zelltod der Bakterien.

Charakterisierung

- Daptomycin wirkt bakterizid.
- Daptomycin wird vorwiegend renal eliminiert. Eine nennenswerte hepatische Metabolisierung findet nicht statt.
- Die Eliminationshalbwertszeit beträgt 8 Stunden.
- Daptomycin ist ausschließlich gegen grampositive Bakterien wirksam.
- Daptomycin ist wirksam gegen MRSA (Methicillin-resistenter Staphylococcus

aureus) und VRE (Vancomycin-resistente Enterokokken).

- Die ausgeprägte Bindung an Plasmaproteine und das geringe Verteilungsvolumen von Daptomycin führen einerseits zu hohen Konzentrationen im Blut, zum anderen jedoch zu einer reduzierten Fähigkeit zur Gewebepenetration. Allerdings ist eine gute Penetration in Haut und Weichteilgewebe gegeben.
- Daptomycin penetriert nicht ausreichend in den Knochen, die Meningen oder die Lunge.
- In der Lunge kann Daptomycin durch den alveolären Surfactant inaktiviert werden.

Aufgrund seiner schlechten Gewebepenetration eignet sich Daptomycin nicht zur alleinigen Behandlung von Pneumonien oder ossären Infekten mit grampositiven Keimen.

Bei Verdacht auf Mischinfektionen von grampositiven und gramnegativen Keimen muss ein Antibiotikum, das im gramnegativen Bereich wirkt, zusätzlich angewendet werden.

Unter einer Therapie mit Daptomycin kann es in vitro zu einer falsch positiven PTT-Verlängerung und INR-Erhöhung kommen.

Bei Kombination von Daptomycin mit Medikamenten, die eine Rhabdomyolyse verursachen können (s. Teil II, Kap. 9), ist vor allem bei Vorliegen einer Niereninsuffizienz mit einem erhöhten Rhabdomyolyse-Risiko zu rechnen.

Daptomycin bietet eine hohe Konzentration im Blut und eine antibiotische Wirksamkeit gegen die grampositiven Problemkeime MRSA (Methicillin-resistenter Staphylococcus aureus) und VRE (Vancomycin-resistenter Enterococcus). Deshalb stellt Daptomycin eine therapeutische Option dar, wenn eine Bakteriämie im Rahmen eines Infektes mit diesen Keimen behandelt werden muss.

Bei der Behandlung der MRSA-Bakteriämie bietet Daptomycin eine wirksame Alternative zu Vancomycin, vor allem wenn sich unter Vancomycin kein Therapieerfolg einstellt.

Alternative Medikamente, die bei einem Infekt mit MRSA oder VRE eine wirksame Gewebepenetration bieten, sind z. B. Linezolid und Tigecyclin.

Wirkungsspektrum

Staphylococcus aureus (auch MRSA), Staphylococcus epidermidis, Streptokokken, Enterokokken (auch VRE), Clostridium perfringens.

Typische Indikationen

- **Infektionen mit Staphylococcus aureus:** Komplizierte Haut- und Weichteilinfektionen, rechtsseitig infektiöse Endokarditis, Bakteriämie.

Dosierung

- **Komplizierte Haut- und Weichteilinfektion:**
  1 x 4 mg/kg KG i. v. pro Tag
- **Infektion mit Bakteriämie, Endokarditis:**
  1 x 6 mg/kg KG i. v. pro Tag
- Die Infusionsdauer beträgt 30 Minuten.

Patienten mit eingeschränkter Nierenfunktion

- **Kreatinin-Clearance < 30 ml/min:**
  Komplizierte Haut- und Weichteilinfektion:
  1 x 4 mg/kg KG i. v. alle 48 Stunden
  Infektion mit Bakteriämie, Endokarditis:
  1 x 6 mg/kg KG i. v. alle 48 Stunden

Patienten mit Nierenersatzverfahren

- **Hämodialyse (HD):**
  Komplizierte Haut- und Weichteilinfektion:
  1 x 4 mg/kg KG i. v. alle 48 Stunden
  Infektion mit Bakteriämie, Endokarditis:
  1 x 6 mg/kg KG i. v. alle 48 Stunden
  Gabe jeweils nach der Dialyse
- **CVVH/CVVHD:**
  Komplizierte Haut- und Weichteilinfektion:
  1 x 4 mg/kg KG i. v. pro Tag
  Infektion mit Bakteriämie, Endokarditis:
  1 x 6–10 mg/kg KG i. v. pro Tag

Patienten mit eingeschränkter Leberfunktion

- Die Anwendung bei Patienten mit leichter und mittelschwerer Leberinsuffizienz (Child B) erfordert keine Dosisanpassung.
- Für die Anwendung bei Patienten mit schwerer Leberinsuffizienz (Child C) liegen keine Daten vor. Die Gabe sollte vorsichtig und unter strenger Kontrolle der Leberenzyme erfolgen.

Nebenwirkungen

- Allergische Reaktion, Pruritus
- Fieber
- Schwindel, Kopfschmerzen
- Gastrointestinale Beschwerden
- Rhabdomyolyse
- Eosinophile Pneumonie
- Periphere Neuropathie
- Verschlechterung der Nierenfunktion
- Erhöhung der Transaminasen- und Cholestase-Werte
- Falsch positive PTT-Verlängerung, INR-Erhöhung

Interaktionen

- **Nichtsteroidale Antiphlogistika (z. B. Diclofenac):** Daptomycin-Spiegel ↑
- **Statine (z. B. Simvastatin):** Rhabdomyolyse-Risiko ↑
- **Tobramycin:** Plasmaspiegel beider Medikamente evtl. verändert

7.2 Antimykotika

7.2.1 Azole

Wirkmechanismus

Die antimykotische Wirkung der Azole beruht auf einer Hemmung der Cytochrom P-450-abhängigen Lanosteroldemethylase. Dabei handelt es sich um ein Enzym, das für die Biosynthese von Ergosterol, einem wichtigen Bestandteil der Pilzzellmembran, benötigt wird.

Fluconazol (z. B. Diflucan®)

Charakterisierung

- Obwohl Fluconazol nur zu einem geringen Anteil metabolisiert wird, hemmt es Cytochrom P-450-Enzyme.
- Die Bioverfügbarkeit nach oraler Applikation beträgt ca. 90 %.
- Die Eliminationshalbwertszeit beträgt etwa 30 Stunden. Die Elimination erfolgt hauptsächlich über den Urin.
- Die Plasmaproteinbindung beträgt 12 %.
- Fluconazol wird hämodialysiert.

Werden immunsupprimierte Patienten (z. B. nach Organtransplantation) mit Fluconazol behandelt, müssen die Serumspiegel der Immunsuppressiva, insbesondere von Ciclosporin und Tacrolimus, engmaschig kontrolliert und die Dosierung ggf. angepasst werden (siehe Interaktionen).

Eine Therapie mit Fluconazol ist bei nicht-neutropenischen Patienten mit systemischen Candida-Infektionen aufgrund der besseren Verträglichkeit einer Gabe von Amphotericin B vorzuziehen. Soll dennoch Amphotericin B verabreicht werden, ist die liposomale Formulierung (liposomales Amphotericin B, AmBisome®) besser geeignet. Trotz höherer Dosierungen sind die toxischen Nebenwirkungen (v. a. ausgeprägte Nephrotoxizität) geringer, die Kosten allerdings sind höher.

Bei neutropenischen Patienten ist Voriconazol Mittel der Wahl (alternativ Amphotericin B).

Wirkungsspektrum und typische Indikationen

- Infektionen mit Candida-Spezies. Bei Candida albicans liegt im Allgemeinen eine hohe Empfindlichkeit auf Fluconazol vor. Bei nicht-albicans Spezies wie Candida tropicalis, C.krusei und C.glabrata können Resistenzen vorliegen. Eine initiale, kalkulierte Behandlung mit Caspofungin und spätere Deeskalation nach Vorliegen des Pilznachweises mit Empfindlichkeitstestung für Fluconazol wird daher diskutiert. Entscheidend ist hierfür auch die jeweils lokale Resistenzsituation.
- Candida parapsilosis ist nur auf Fluconazol, nicht jedoch auf Caspofungin empfindlich.
- Fluconazol ist gegen Aspergillen nicht wirksam.

Dosierung

- **Intravenös:** Initialdosis 1 x 800 mg i.v., dann 1 x 400 mg i.v. pro Tag
- **Die Infusionsgeschwindigkeit** beträgt maximal 20 mg/min. Infusionsdauer 30 bis 60 Minuten
- **Oral:** 1 x 400 mg p.o.

Patienten mit eingeschränkter Nierenfunktion

Bei Patienten mit eingeschränkter Nierenfunktion muss die Dosis folgendermaßen angepasst werden:

- **Kreatinin-Clearance: 30–10 ml/min.:** 1 x 400 mg i.v.
- **Kreatinin-Clearance: < 10 ml/min.:** 1 x 200 mg i.v.

Patienten mit Nierenersatzverfahren

- **Hämodialyse (HD):** einmalige Extradosis nach HD: 400 mg i.v.
- **CVVH/CVVHD:** 1 x 400 mg

Patienten mit eingeschränkter Leberfunktion

- Bei Patienten mit stark eingeschränkter Lebersynthese ist die Anwendung von Fluconazol aufgrund der hepatotoxischen Eigenschaften nicht zu empfehlen. Im Falle von leichteren Leberfunktionsstörungen ist keine Dosisanpassung notwendig.

Nebenwirkungen

- Anstieg der Lebertransaminasen, Anstieg der alkalischen Phosphatase, Bilirubinanstieg, Hepatitis, Ikterus, Leberzellnekrose, Leberversagen
- Leukopenie, Neutropenie, Agranulozytose, Thrombozytopenie
- veränderte Nierenwerte
- Herzrhythmusstörungen, QT-Zeitverlängerung, Torsade de pointes
- Übelkeit, Erbrechen, Diarrhoe, Abdominalschmerzen, Dyspepsie, Flatulenz
- Exanthem, Erythema multiforme, Urtikaria, Pruritus, Stevens-Johnson-Syndrom, Lyell-Syndrom, Alopezie
- anaphylaktische Reaktionen mit Angio- oder Gesichtsödem
- Kopfschmerzen, Schwindel, Krämpfe, periphere Neuropathie, Störungen der Geschmacksempfindung

Interaktionen

- **Antidiabetika, oral,** vom Sulfonylharnstoff-Typ (z. B. Glibenclamid, Tolbutamid, Glipizid): Serumkonzentration der Antidiabetika ↑
- **Antikoagulanzien** (v. a. orale Cumarin-Derivate): Quick-Wert ↓, Thromboplastinzeit ↑
- **Benzodiazepine,** v. a. kurz wirksame (z. B. Midazolam): Benzodiazepin-Serumkonzentration ↑, psychomotorische Wirkungen ↑
- **Carbamazepin:** Carbamazepin-Metabolismus ↓
- **Ciclosporin:** Ciclosporin-Serumkonzentration ↑, Nephrotoxizität ↑ (Blutspiegelüberwachung!)
- **Phenobarbital:** Phenobarbital-Metabolismus ↓
- **Phenytoin:** Phenytoin-Serumkonzentration ↑, Phenytoin-Metabolismus ↓ (Phenytoin-Blutspiegelüberwachung!)
- **Rifampicin:** Fluconazol-Serumkonzentration ↓, Eliminationshalbwertszeit ↓, evtl. Fluconazol-Dosierung erhöhen
- **Sirolimus:** Sirolimus-Serumkonzentration ↑: Eine Dosisreduktion von Sirolimus um min-

destens 50 % kann notwendig sein. (Blutspiegelüberwachung!)

- **Statine** (z. B. Simvastatin): Myopathie- u. Rhabdomyolyserisiko ↑
- **Tacrolimus**: Tacrolimus-Serumkonzentration ↑, Nephrotoxizität ↑ (Blutspiegelüberwachung!)
- **Terfenadin**: QT-Zeitverlängerung, schwere Herzrhythmusstörungen
- **Theophyllin**: Theophyllin-Serumkonzentration ↑
- **Zidovudin**: Zidovudin-Serumspiegel ↑

Voriconazol (z. B. VFEND®)

Charakterisierung

- Die orale Bioverfügbarkeit ist hoch und beträgt ca. 96 %.
- Voriconazol wird hauptsächlich in der Leber über das Cytochrom P-450-Enzymsystem metabolisiert und inhibiert dieses.
- Die Eliminationshalbwertszeit beträgt etwa 6 Stunden, wobei die Pharmakokinetik nicht linear ist. Voriconazol wird überwiegend über den Urin eliminiert.
- Voriconazol wird zu etwa 58 % an Plasmaproteine gebunden.
- Voriconazol wird mäßig dialysiert.

Die Infusionslösung enthält als Träger einen Cyclodextrinether (SBECD), der in den Nieren bei unzureichender Nierenfunktion kumuliert. Bei Patienten mit Niereninsuffizienz (Kreatinin-Clearance < 50 ml/min.) oder bei Patienten mit Nierenersatztherapie soll Voriconazol deshalb oral appliziert werden. Die Dosierung muss bei oraler Applikation nicht adaptiert werden.

Werden immunsupprimierte Patienten (z. B. nach Organtransplantation) mit Voriconazol behandelt, müssen die Serumspiegel der Immunsuppressiva Ciclosporin und Tacrolimus engmaschig kontrolliert und die Dosierung ggf. angepasst werden (siehe Interaktionen).

Als Anhaltspunkte gelten folgende Dosierungsanpassungen bei bereits bestehender Therapie mit Immunsuppressiva:

- Ciclosporin: die Hälfte der vorherigen Dosis
- Tacrolimus: ein Drittel der vorherigen Dosis (Tägliche Spiegelkontrolle notwendig!)

Voriconazol ist in der Therapie der invasiven Aspergillose im Vergleich zu Amphotericin B stärker wirksam und besser verträglich.

Voriconazol kann auch bei neutropenischen Patienten eingesetzt werden.

Voriconazol wird bei der Behandlung der invasiven Aspergillose als Mittel der Wahl betrachtet.

Bei mangelndem Ansprechen der Therapie kann Voriconazol auch mit einem Echinocandin kombiniert werden (Caspofungin oder Anidulafungin).

Wirkungsspektrum und typische Indikation

- Infektionen mit Candida-Spezies und Aspergillen.

Dosierung

Intravenös

- **Initial**: 2 x 6 mg/kg KG i. v. (1. Tag)
- **Erhalt**: 2 x 4 mg/kg KG i. v. pro Tag
- **Die Infusionsdauer** beträgt 1 Stunde

Oral

- **Initial**: 2 x 400 mg p. o. (1. Tag)
- **Erhalt**: 2 x 200 mg p. o. pro Tag (<40 kg KG)
  2 x 300 mg p. o. pro Tag (>40 kg KG)

Patienten mit eingeschränkter Nierenfunktion

- Bei Patienten mit eingeschränkter Nierenfunktion sollte Voriconazol oral verabreicht werden (z. B. als Suspension). Falls keine Oralisierung möglich ist, empfiehlt es sich, ein alternatives Antimykotikum anzuwenden.

- Bei oraler Applikation von Voriconazol ist keine Dosisanpassung erforderlich.

Patienten mit eingeschränkter Leberfunktion

- Bei Patienten mit stark eingeschränkter Lebersynthese ist von einer Therapie mit Voriconazol aufgrund der hepatotoxischen Eigenschaften abzuraten. Bei leichten Leberfunktionsstörungen (Child-Pugh A und B) wird die Erhaltungsdosis halbiert.

Nebenwirkungen

- Anstieg der Lebertransaminasen, AP, γ-GT und LDH, Bilirubin, Hepatitis, Leberinsuffizienz, Lebervergrößerung, Ikterus, cholestatischer Ikterus, Gallensteine, Cholezystitis, hepatisches Koma
- Leukopenie, Thrombozytopenie, Panzytopenie, Knochenmarkdepression, Agranulozytose, Purpura, Anämie, Eosinophilie, Verbrauchskoagulopathie, Lymphadenopathie
- Anstieg der Serumkreatinin- und Harnstoffkonzentration, akute Niereninsuffizienz, Nephritis, Hämaturie, Proteinurie, Nierentubulusnekrose
- QT-Zeitverlängerung, Kammerflimmern, ventrikuläre Arrhythmien, Synkope, Vorhofarrhythmien, Tachykardie, supraventrikuläre/ventrikuläre Tachykardie, Bradykardie, Torsade de pointes, kompletter AV-Block, Schenkelblock, AV-Rhythmus
- Hypertonie, Hypotonie, Thrombophlebitis, Phlebitis, Lymphangiitis
- periphere Ödeme, Gesichtsödem, Hirnödem
- akutes Atemnotsyndrom, Atemnot, Brustschmerzen, Lungenödem
- Übelkeit, Erbrechen, Diarrhoe, Obstipation, Abdominalschmerzen, Dyspepsie, Pankreatitis, Peritonitis, Duodenitis, Gingivitis, Glossitis, Zungenödem
- Exanthem, exfoliative Dermatitis, maculopapulöser Hautausschlag, maculärer Hautausschlag, papulärer Hautausschlag, Cheilitis, Erythema multiforme, Urtikaria, Pruritus, Stevens-Johnson-Syndrom, Lyell-Syndrom, Alopezie, Hautrötung, Photosensibilisierung, Quincke-Ödem, Psoriasis, Lupus erythematodes
- anaphylaktische Reaktionen
- Hypakusis, Tinnitus
- Sehstörungen (z. B. Doppeltsehen, Farbensehen, Photophobie, verschwommenes Sehen), Papillenödem, Störungen des Sehnervs, optische Neuritis, Nystagmus, Skleritis, Blepharitis, Netzhautblutungen, Nervus opticus-Atrophie, Hornhauttrübungen, okulogyre Krisen
- Tremor, Krämpfe, extrapyramidal-motorische Störungen, Enzephalopathie, Guillain-Barré-Syndrom, Parästhesie, Hypästhesie, Ataxie
- Arthritis
- Nebenniereninsuffizienz, Hyperthyreose, Hypothyreose
- Hypoglykämie, Hypokaliämie, Hypercholesterinämie
- Fieber
- Asthenie
- Grippesymptome, Gastroenteritis, pseudomembranöse Kolitis, Sinusitis
- Unruhe, Verwirrtheit, Depressionen, Halluzinationen, Angst, Schlaflosigkeit
- Kopfschmerzen, Benommenheit, Schwindel

Interaktionen

- **Antidiabetika, oral,** vom Sulfonylharnstoff-Typ (z. B. Glibenclamid, Tolbutamid, Glipizid): Serumkonzentration der Antidiabetika ↑
- **Antikoagulanzien** (v. a. orale Cumarin-Derivate): Quick-Wert ↓, Thromboplastinzeit ↑
- **Alfentanil**: Alfentanil-Serumkonzentration ↑
- **Benzodiazepine**, v. a. kurz wirksame (z. B. Midazolam): Benzodiazepin-Serumkonzentration ↑, sedierende Wirkungen ↑
- **Carbamazepin**: Diese Kombination ist kontraindiziert (Voriconazol-Serumkonzentration ↓).

- **Ciclosporin**: Ciclosporin-Serumkonzentration ↑, Nephrotoxizität ↑ (Blutspiegelüberwachung!)
- **Dihydroergotamin**: Diese Kombination ist kontraindiziert (Dihydroergotamin-Serumkonzentration ↑, Ergotismus).
- **Efavirenz**: Efavirenz-Metabolisierung ↓, Voriconazol-Serumkonzentration ↓; Dosierungen müssen angepasst werden.
- **Ergotamin**: Diese Kombination ist kontraindiziert (Ergotamin-Serumkonzentration ↑, Ergotismus).
- **Fentanyl**: Fentanyl-Serumkonzentration ↑
- **Phenobarbital**: Diese Kombination ist kontraindiziert (Voriconazol-Serumkonzentration ↓).
- **Phenytoin**: Phenytoin-Serumkonzentration ↑, Voriconazol-Serumkonzentration ↓ (Phenytoin-Blutspiegelkontrolle)
- **Chinidin**: Diese Kombination ist kontraindiziert (Chinidin-Serumkonzentration ↑, QT-Verlängerung, Torsade de pointes).
- **Johanniskraut**: Diese Kombination ist kontraindiziert (Voriconazol-Serumkonzentration ↓).
- **Methadon**: Methadon-Serumkonzentration ↑, Methadon-Nebenwirkungen ↑, QT-Zeitverlängerung
- **Omeprazol**: Omeprazol-Serumkonzentration ↑ (evtl. Dosis halbieren)
- **Pimozid**: Diese Kombination ist kontraindiziert (Pimozid-Serumkonzentration ↑, QT-Verlängerung, Torsade de pointes).
- **Rifampicin**: Diese Kombination ist kontraindiziert (Voriconazol-Serumkonzentration ↓).
- **Ritonavir**: Voriconazol-Serumkonzentration ↓; ab einer Dosierung von 2 x 400 mg Ritonavir ist die Kombination kontraindiziert.
- **Sirolimus**: Diese Kombination ist kontraindiziert (Sirolimus-Serumkonzentration ↑).
- **Statine** (z. B. Simvastatin): Statin-Serumkonzentration ↑, Rhabdomyolyse
- **Sufentanil**: Sufentanil-Serumkonzentration ↑
- **Tacrolimus**: Tacrolimus-Serumkonzentration ↑, Nephrotoxizität ↑ (Blutspiegelüberwachung!)
- **Terfenadin**: Diese Kombination ist kontraindiziert (Terfenadin-Serumkonzentration ↑, QT-Verlängerung, Torsade de pointes).
- **Vinca-Alkaloide**: Neurotoxizität der Vinca Alkaloide erhöht

Posaconazol (z. B. Noxafil®)

Charakterisierung

- Die Plasmaproteinbindung beträgt > 98 %
- Die Eliminationshalbwertszeit beträgt 35 Stunden. Die Elimination erfolgt hauptsächlich über den Stuhl und zu 14 % über den Urin.

Werden immunsupprimierte Patienten (z. B. nach Organtransplantation) mit Posaconazol behandelt, müssen die Serumspiegel der Immunsuppressiva, insbesondere von Ciclosporin, Sirolimus und Tacrolimus, engmaschig kontrolliert und die Dosierung ggf. angepasst werden (siehe Interaktionen).

Wirkspektrum und typische Indikationen

1. Behandlung invasiver Pilzerkrankungen bei Erwachsenen bei Therapieresistenz oder Unverträglichkeit von anderen Antimykotika:
   - invasive Aspergillose gegenüber Amphotericin B oder Itraconazol
   - Fusariose gegenüber Amphotericin B
   - Chromoblastomykose und Myzetom gegenüber Itraconazol;
   - Kokzidioidomykose gegenüber Amphotericin B, Itraconazol oder Fluconazol;
2. Zur Prophylaxe invasiver Pilzerkrankungen bei
   - Patienten, die eine Remissions-induzierende Chemotherapie bei akuter myeloischer Leukämie (AML) oder myelodysplastischen Syndromen (MDS) erhalten, die zu einer längerfristigen Neutropenie führt, und bei denen ein hohes Risiko für die Entwicklung invasiver Pilzinfektionen besteht;

- Patienten mit hämatopoetischer Stammzelltransplantation, die eine Hochdosis-Immunsuppressions-Therapie bei einer Graft versus Host Disease erhalten und bei denen ein hohes Risiko für die Entwicklung invasiver Pilzerkrankungen besteht.

Dosierung

- **Intravenös:** 2 x 300 mg am 1. Tag, danach 1 x 300 mg pro Tag über 90 Minuten (zentralvenöse Gabe) oder 30 Minuten (periphere venöse Gabe)
- **Tablette:** 2 x 300 mg am 1. Tag, danach 1 x 300 mg pro Tag

Suspension

- Therapierefraktäre invasive Pilzerkrankungen: 4 x 200 mg pro Tag oder 2 x 400 mg pro Tag zu den Mahlzeiten
- Oropharyngeale Candidose: 1 x 200 mg am 1. Tag, dann 1 x 100 mg täglich für 13 Tage
- Prophylaxe invasiver Pilzerkrankungen: 3 x 200 mg täglich

Bei peripherer venöser Applikation können lokale Hautreaktionen und Thrombophlebitiden auftreten. Durch Verkürzung der Infusionsdauer auf 30 Minuten wird dieses Risiko vermindert. Die zentralvenöse Applikation ist zu bevorzugen.

Aufgrund der Unterschiede der beiden Darreichungsformen sind Tablette und Suspension nicht gegeneinander austauschbar! Durch die Gabe in Tablettenform sind in der Regel höhere Plasmaspiegel zu erreichen. Die Suspension soll möglichst zusammen mit einer Mahlzeit oder Nahrungsergänzungsmitteln eingenommen werden, um die Resorption zu erhöhen.

Patienten mit eingeschränkter Nierenfunktion

- Keine Dosisanpassung erforderlich.

Patienten mit eingeschränkter Leberfunktion

- Keine Dosisanpassung erforderlich.

Nebenwirkungen

- Anstieg der Lebertransaminasen, Anstieg der alkalischen Phosphatase, Bilirubinanstieg, Leberversagen
- QTc-Verlängerung, Vorsicht bei Kombination mit Präparaten, die die QTc-Zeit verlängern, Bradykardien, symptomatische Arrhythmien, Torsade de pointes
- Neutropenie, Leukopenie, Thrombozytopenie, Anämie
- Hämolytisch-urämisches Syndrom (HUS)
- Thrombotisch-thrombozytopenische Purpura
- Nebennierenrindeninsuffizienz
- Anorexie, Appetitverlust
- Stoffwechsel und Elektrolytstörungen (Hyperglykämie, Hypoglykämie, Hypokaliämie, Hypomagnesiämie)
- Verwirrtheitszustand, Psychosen
- Parästhesien, Schwindel, Kopfschmerzen, Geschmacksstörungen
- Verschwommenes Sehen, Photophobie
- Hypertonie, Lungenembolie
- Übelkeit, Erbrechen, Abdominalschmerzen, Pankreatitis
- Ausschlag, Pruritus, Dermatitis
- Akutes Nierenversagen
- Fieber, Asthenie, Müdigkeit, Zungenödem
- Lokale Hautreaktionen und Thrombophlebitiden bei peripherer venöser Applikation

Interaktionen

- **Benzodiazepine:** Risiko einer länger anhaltenden Sedierung und Atemdepression, ggf. Benzodiazepindosis anpassen
- **Ciclosporin:** Ciclosporin-Serumkonzentration ↑, Nephrotoxizität ↑ (Blutspiegelüberwachung)
- **Cisaprid:** Plasmaspiegel ↑, Verlängerung der QT Zeit

- **Digoxin:** Digoxinspiegel ↑
- **H_2-Rezeptorantangonisten** (z. B. Ranitidin): Posaconazol-resorption ↓
- **HMG-CoA-Reduktase-Hemmer** (z. B. Simvastatin, Atorvastatin): Myopathie- und Rhabdomyolyse-Risiko ↑
- **Phenytoin:** Phenytoin-Serumkonzentration ↑, Phenytoin-Metabolismus ↓ (Phenytoin-Blutspiegelüberwachung!)
- **Protonenpumpeninhibitoren** (z. B. Pantoprazol): Posaconazolresorption ↓
- **Sirolimus:** Sirolimus-Serumkonzentration ↑: Eine Dosisreduktion um mindestens 50 % kann notwendig sein. (Blutspiegelüberwachung!)
- **Sulfonylharnstoffe:** Blutzuckerspiegel ↓
- **Tacrolimus:** Tacrolimus-Serumkonzentration ↑, Nephrotoxizität ↑ (Blutspiegelüberwachung!)
- **Vincristin:** Neurotoxizität ↑, Krampfanfälle, paralytischer Ileus, periphere Neuropathie

7.2.2 Echinocandine

Wirkmechanismus

Echinocandine sind Lipopeptidverbindungen, welche die Biosynthese von Beta-(1,3)-D-Glucan inhibieren. Beta-(1,3)-D-Glucan ist Bestandteil der Zellwand von Candida- und Aspergillus-Spezies und trägt u. a. zur Stabilität bei. In humanen Zellen kommt diese Verbindung nicht vor.

Caspofungin (z. B. Cancidas®)

Charakterisierung

- Caspofungin ist ein schwaches Substrat des Cytochrom P-450-Enzymsystems, das selbst jedoch die Enzyme weder inhibiert noch induziert. Die Metabolisierung erfolgt unabhängig durch Hydrolyse und Acetylierung.
- Die Elimination findet in drei Phasen statt: Kurze Alpha-Phase, Beta-Phase mit einer Eliminationshalbwertszeit von 9–11 Stunden und Gamma-Phase mit einer Eliminationshalbwertszeit von 45 Stunden.
- Die Eliminierung erfolgt über den Urin und Fäzes.
- Die Plasmaproteinbindung ist mit ca. 96 % sehr hoch.
- Caspofungin wird nicht hämodialysiert.

Caspofungin ist nicht wirksam gegen Candida parapsilosis.

Caspofungin ist ein allgemein gut verträgliches Antimykotikum mit einer guten Wirksamkeit gegen Aspergillus- und Candida-Infektionen, das auch bei neutropenischen Patienten eingesetzt werden kann.

Grundsätzlich soll die Initialtherapie beim kritisch kranken Patienten mit einem Echinocandin (Caspofungin, Anidulafungin) oder liposomalem Amphotericin B erfolgen und nicht mit Fluconazol.

Wirkungsspektrum und typische Indikationen

- Candida-Spezies und Aspergillus. Keine Wirksamkeit bei Candida parapsilosis.

Dosierung

Intravenös

- **Initial:** 1 x 70 mg i. v. (1. Tag)
- **Erhalt:** 1 x 50 mg i. v. pro Tag
  1 x 70 mg i. v. pro Tag bei Körpergewicht > 80 kg
- **In Kombination** mit Rifampicin, Phenytoin, Carbamazepin, Dexamethason, Efavirenz, Nevirapin: Erhaltungsdosis: 1 x 70 mg i. v. pro Tag
- **Die Infusionsdauer** beträgt 1 Stunde.

Patienten mit eingeschränkter Nierenfunktion

- Bei Patienten mit eingeschränkter Nierenfunktion ist keine Anpassung der Dosis erforderlich. Da Caspofungin nicht hämodialysiert wird, müssen keine zusätzlichen Gaben supplementiert werden.

Patienten mit eingeschränkter Leberfunktion

- Bei Patienten mit leichter Leberinsuffizienz (Child-Pugh-Score 5–6) ist keine Dosisadaption erforderlich, bei mäßig eingeschränkter Lebersyntheseleistung (Child-Pugh-Score 7–9) ist die Erhaltungsdosis jedoch auf 1 x 35 mg i. v. pro Tag zu reduzieren. Aufgrund der geringen Erfahrung sollten Patienten mit stark eingeschränkter Lebersynthese (Child-Pugh-Score > 9) nicht mit Caspofungin therapiert werden.

Nebenwirkungen

- Erhöhte Lebertransaminasen, erhöhte alkalische Phosphatase, Bilirubinanstieg, Leberfunktionsstörungen
- Leukopenie, Eosinophilie, Thrombozytopenie, Neutropenie, erniedrigtes Serumalbumin und Gesamtprotein im Serum
- Anämie, erniedrigtes Hämoglobin, erniedrigter Hämatokrit, Anstieg der partiellen Thromboplastinzeit, Anstieg der Prothrombinzeit
- Anstieg des Serumkreatinins, Hämaturie, Proteinurie, Anstieg der Leukozyten im Urin
- Übelkeit, Erbrechen, Diarrhoe, Abdominalschmerzen
- Hyokaliämie, Hypomagnesiämie, Hyponatriämie, Hypokalzämie, Hyperkalzämie
- Tachykardie
- peripheres Ödem, Schwellungen
- Dyspnoe
- Lungenödem, akutes Lungenversagen (ARDS) und Infiltrate v. a. bei invasiver Aspergillose
- Erythem, Pruritus, Exanthem
- allergische Reaktionen, z. B. Exanthem, Gesichtsödem, Pruritus, Wärmegefühl, Bronchospasmus, Anaphylaxie
- Fieber, Schüttelfrost
- Schwitzen
- Kopfschmerzen
- Phlebitis, Thrombophlebitis

Interaktionen

- **Carbamazepin**: Caspofungin-Serumkonzentration ↓; evtl. Erhöhung der Erhaltungsdosis auf 1 x 70 mg i. v. pro Tag
- **Ciclosporin**: Lebertransaminasen ↑
- **Dexamethason**: Caspofungin-Serumkonzentration ↓; evtl. Erhöhung der Erhaltungsdosis auf 1 x 70 mg i. v. pro Tag
- **Efavirenz**: Caspofungin-Serumkonzentration ↓; evtl. Erhöhung der Erhaltungsdosis auf 1 x 70 mg i. v. pro Tag
- **Nevirapin**: Caspofungin-Serumkonzentration ↓; evtl. Erhöhung der Erhaltungsdosis auf 1 x 70 mg i. v. pro Tag
- **Phenytoin**: Caspofungin-Serumkonzentration ↓; evtl. Erhöhung der Erhaltungsdosis auf 1 x 70 mg i. v. pro Tag
- **Rifampicin**: Caspofungin-Serumkonzentration ↓; evtl. Erhöhung der Erhaltungsdosis auf 1 x 70 mg i. v. pro Tag
- **Tacrolimus**: Tacrolimus-Serumkonzentration ↓ (Blutspiegelüberwachung!)

Anidulafungin (z. B. ECALTA®)

Charakterisierung

- Keine Hemmung oder Induktion der Cytochrom P-450-Enzyme
- Die Plasmaproteinbindung beträgt > 98 %
- Die Eliminationshalbwertszeit beträgt 24 Stunden. Die Elimination erfolgt vorwiegend über die Galle.
- Anidulafungin ist nicht dialysierbar.

Grundsätzlich soll die Initialtherapie beim kritisch kranken Patienten mit einem Echinocandin (Caspo-

fungin, Anidulafungin) oder Amphotericin B erfolgen und nicht mit Fluconazol.

Anidulafungin ist nicht wirksam gegen Candida parapsilosis.

Anidulafungin eignet sich für immunsupprimierte Patienten nach Organtransplantation, da weder für Ciclosporin noch für Tacrolimus eine Dosisanpassung vorgenommen werden muss!

Wirkspektrum und typische Indikationen

- Behandlung der Candidämie und der invasiven Candidiasis mit C. albicans, C. glabrata, C. krusei sowie C. tropicalis (für Patienten mit Candida-Endokarditis, -Osteomyelitis und -Meningitis liegen keine ausreichenden Daten vor)
- Behandlung invasiver Aspergillosen

Dosierung

- **Intravenös:** 200 mg am 1. Tag, danach 1 x 100 mg pro Tag (maximale Infusionsgeschwindigkeit 1,1 mg/min)

Patienten mit eingeschränkter Nierenfunktion

- Keine Dosisanpassung erforderlich.

Patienten mit eingeschränkter Leberfunktion

- Keine Dosisanpassung erforderlich.

Nebenwirkungen

- Anaphylaktische Reaktionen und anaphylaktischer Schock
- Koagulopathie
- Hyperglykämie, Hypokaliämie
- Konvulsionen, Kopfschmerzen
- Hypotonie, Hypertonie, Hitzewallungen
- Bronchospasmen, Dyspnoe
- Durchfall, Übelkeit, Erbrechen
- Anstieg der Lebertransaminasen, Anstieg der alkalischen Phosphatase, Bilirubinanstieg, Cholestase
- Hautausschlag, Pruritus
- Erhöhung der Kreatininwerte
- Hereditäre Frcutoseintoleranz: Kontraindikation, da die Lösung Fructose enthält

Interaktionen

In vitro-Studien zeigten, dass Anidulafungin nicht durch humanes Cytochrom P-450 oder isolierte humane Hepatozyten metabolisiert wird und die Aktivität der humanen CYP-Isoformen (1A2, 2B6, 2C8, 2C9, 2C19, 2D6, 3A) in klinisch relevanten Konzentrationen nicht signifikant hemmt. Zu beachten ist, dass diese **in vitro**-*Studien mögliche Interaktionen* **in vivo** *nicht vollständig ausschließen können.*

Es wurden **keine klinisch relevanten Wechselwirkungen** zwischen Anidulafungin und den folgenden Arzneimitteln (für welche eine gemeinsame Verabreichung mit Anidulafungin wahrscheinlich ist) beobachtet. Es ist **keine Dosisanpassung** erforderlich:

- Ciclosporin, Tacrolimus, Voriconazol, Amphotericin B, Rifampicin

Exkurs: Micafungin (z. B. Mycamine®)

Micafungin, ebenfalls ein Echinocandin, dient auch der Behandlung von Candida-Infektionen. Aufgrund des potenziellen Risikos, hepatozelluläre Tumore bilden zu können, nimmt es lediglich die Stellung eines Reserveantimykotikums ein.

Exkurs: Candida-Infektionen

Candidämie:

Bei einer Candidämie müssen alle zentralvenösen Zugänge gewechselt werden.

Die antimykotische Therapie soll 14 Tage nach der ersten negativen Blutkultur und der Auflösung aller infektassoziierten Befunde fortgeführt werden.

Candida-Peritonitis:

Der Nachweis von Candida-Spezies im Peritonealsekret bei Patienten mit sekundärer Peritonitis sollte als Candida-

Peritonitis betrachtet und entsprechend systemisch behandelt werden.

Candida-Pneumonie:
Der Nachweis von Candida-Spezies im Trachealsekret genügt für die Diagnose einer Candida-Pneumonie nicht, da es sich häufig um eine Kolonisation handelt. Strenggenommen wäre zur Diagnosesicherung eine Biopsie notwendig. Häufig wird jedoch bei der Pneumonie-Behandlung und Therapieversagen der antibiotischen Therapie und Nachweis von Candida-Spezies im Trachealsekret kalkuliert eine antimykotische Therapie begonnen.

Candidurie:
Bei der Candidurie handelt es sich häufig um eine Kolonisation. Bei symptomatischem Harnwegsinfekt empfiehlt sich eine antimykotische Therapie über mindestens 7 Tage.

7.2.3 Polyene

Wirkmechanismus

Die Bindung der Polyene an Ergosterin in der Zellmembran der Pilze führt zur Ausbildung von Poren, über die Elektrolyte ausströmen. Die dadurch verursachte Potenzialänderung an der Zellmembran verursacht schließlich die Zerstörung der Zelle.

Polyene binden auch an Cholesterin, das in menschlichen Zellmembranen vorkommt. Deren Schädigung verursacht die beschriebenen Nebenwirkungen.

Amphotericin B, liposomal (z. B. AmBisome®)

Charakterisierung

- Amphotericin B wird aus Streptomyces-Arten isoliert.
- Unter liposomalem Amphotericin B versteht man das in Liposomen eingelagerte Amphotericin B.
- Liposomales Amphotericin B ist im Vergleich zur konventionellen Applikationsform weniger toxisch und damit im Allgemeinen besser verträglich. Es kann daher in höheren Dosierungen eingesetzt werden.
- Liposomales Amphotericin B ist weniger nephrotoxisch, da es nicht renal eliminiert wird und damit nicht mit den Zellen des distalen Tubulus interagiert. Eine glomeruläre Filtration gilt aufgrund der Liposomengröße als unwahrscheinlich.
- Die maximale Plasmakonzentration von liposomalem Amphotericin B ist höher im Vergleich zu konventionellem Amphotericin B.
- Die terminale Eliminationshalbwertszeit beträgt ca. 7 Stunden.
- Es wird nicht durch Nierenersatzverfahren (z. B. HD, CVVH, CVVHD) eliminiert.

Eine zu schnelle Gabe kann zu **Infusionsreaktionen** wie z. B. Fieber, Schüttelfrost, Dyspnoe, Bronchospasmus, Tachykardie, Hypotonie, Flush der Haut oder Engegefühl in der Brust führen. Um dieses Risiko zu minimieren, sollte die **Infusion über 2 Stunden erfolgen.** Außerdem können zur Prophylaxe Diphenhydramin, Paracetamol, Pethidin oder Hydrocortison versucht werden, falls die beschriebene Symptomatik bei einer vorangegangenen Gabe auftrat.

- Liposomales Amphotericin B ist inkompatibel mit NaCl- oder Elektrolytlösungen! Es muss mit sterilem Wasser ad injectabilia rekonstituiert und mit Glukoselösung (5 %, 10 % oder 20 %) verdünnt werden!

Intravenöse Zugänge müssen deshalb vor Applikation mit einer Glukoselösung gespült werden.

Bei der Applikation der Amphotericin B-Infusionslösung sollte eine maximale Wirkstoffkonzentration der Infusionslösung von 2 mg/ml nicht überschritten werden.

Beispiel

Patient (70 kg KG) soll einmal täglich 200 mg AmBisome® intravenös appliziert bekommen:

1 Rekonstitution von 200 mg Amphotericin B mit 48 ml Wasser ad injectabilia (d. h. pro Durchstechflasche mit je 50 mg Amphotericin B werden 12 ml Wasser ad injectabilia zur Rekonstitution benötigt): Gesamtkonzentration der rekonstituierten Lösung beträgt 4 mg/ml.
2 Verdünnung der rekonstituierten Lösung mit 48 ml 5%-iger Glukoselösung (1:2 Verdünnung): Endkonzentration der zu applizierenden Infusionslösung beträgt 2 mg/ml.

Im Verlauf der Therapie sollten **Nieren- und Leberfunktion, Hämatopoese** sowie Kalium- und **Magnesiumwerte** engmaschig kontrolliert werden. Bei auftretender **Hypokaliämie** muss Kalium substituiert werden.

Um die Toxizität nicht zu erhöhen sollte Amphotericin B nicht **mit anderen nephrotoxischen Substanzen** (z. B. Immunsuppressiva, Aminoglykoside, Foscarnet) kombiniert werden.

Eine Durchstechflasche AmBisome® (entsprechend 50 mg Amphotericin B) enthält etwa 900 mg Saccharose. Dies ist insbesondere bei **Patienten mit Diabetes mellitus** bzw. mit Fructose-Intoleranz, Glucose-Galactose-Malabsorption oder Saccharase-Isomaltase-Mangel zu berücksichtigen.

Da es bekannt ist, dass die gleichzeitige oder kurz aufeinander folgende Verabreichung von konventionellem **Amphotericin B und Leukozytentransfusion zu einer akuten Lungentoxizität führen** kann, sollte auch bei Applikation von liposomalem Amphotericin B ein möglichst großer Abstand zwischen den jeweiligen Gaben eingehalten werden.

*Im Gegensatz zu konventionellem Amphotericin B kann liposomales Amphotericin B aufgrund der geringeren Nephrotoxizität auch **bei Patienten mit verschlechterter Nierenfunktion** eingesetzt werden.*

***Zur Behandlung invasiver Aspergillosen** stellt Voriconazol das Mittel der Wahl dar. Amphotericin B kommt bei Therapieversagen zum Einsatz.*

Obwohl nicht Evidenz-basierend kann aus klinischer Erwägung heraus bei schweren, nicht beherrschbaren Aspergilleninfektionen eine Therapie mit liposomalem Amphotericin B in Kombination mit Voriconazol versucht werden.

***Bei nicht-neutropenischen Patienten** mit systemischen Candida-Infektionen ist die Therapie mit Fluconazol aufgrund der besseren Verträglichkeit einer Gabe von Amphotericin B vorzuziehen. Bei Patienten mit einer schwer beherrschbaren Candidämie oder invasiven Candidose kann die Kombination von Fluconazol und Amphotericin B der alleinigen Gabe von Fluconazol überlegen sein.*

***Neutropenische Patienten** erhalten zur Behandlung von systemischen Candida-Infekten Voriconazol oder Amphotericin B.*

*Wird Amphotericin B verabreicht, ist die **liposomale Formulierung besser geeignet**. Trotz höherer Dosierungen sind die toxischen Nebenwirkungen (v. a. ausgeprägte Nephrotoxizität) geringer, die Kosten allerdings sind höher.*

***Bei Kryptokokken-Infektionen** ist die Kombination mit Flucytosin synergistisch wirksam.*

Wirkungsspektrum

Candida-Spezies, Aspergillus-Spezies, Cryptococcus-Spezies.

Typische Indikationen

- Therapie von schweren systemischen Pilzinfektionen (Candidämie, invasive Candidose, invasive Aspergillose).
- Bei neutropenischen Patienten mit Fieber und vermuteter schwerer Pilzinfektion.

Dosierung

- Initial: 1 x 1 mg/kg KG i. v., danach Steigerung um 1 mg/kg KG pro Tag

- **Erhaltungsdosis:** 1 x 3–5 mg/kg KG i. v.
- **Bei Immunsupprimierten** und bei Patienten mit schweren lebensbedrohlichen Pilzinfektionen kann die Gabe der Erhaltungsdosis auch initial erfolgen.
- **Die Infusion** erfolgt mindestens über 30–60 Minuten. Um das Risiko einer Infusionsreaktion zu minimieren, sollte die Infusion langsam über 2 Stunden appliziert werden (s. o.).
- **Die Endkonzentration** einer Infusionslösung sollte 0,2–2,0 mg/ml betragen.

Patienten mit eingeschränkter Nierenfunktion

- Keine Dosisanpassung erforderlich.

Patienten mit eingeschränkter Leberfunktion

- Aufgrund fehlender Datenlage können keine Angaben gemacht werden.

Nebenwirkungen

- Infusionsreaktionen: häufig Fieber, Schüttelfrost; selten Brustschmerzen, Engegefühl in der Brust, Dyspnoe, Bronchospasmus, Flush der Haut, Tachykardie, Hypotonie, Rückenschmerzen
- Anaphylaktoide und anaphylaktische Reaktionen
- Hypokaliämie, Hyponatriämie, Hypokalziämie, Hypomagnesiämie
- Hyperglykämie
- Leberwerterhöhung, Hyperbilirubinämie, Erhöhung der alkalischen Phosphatase
- Kreatininwerterhöhung, Harnstofferhöhung im Blut, Niereninsuffizienz, Nierenversagen
- Dyspnoe, Bronchospasmus
- Tachykardie, Arrhythmie, Herzstillstand
- Thrombozytopenie, Anämie
- Rhabdomyolyse in Verbindung mit einer Hypokaliämie
- Konvulsionen
- Exanthem, angioneurotisches Ödem
- Übelkeit, Erbrechen, Diarrhoe, Bauchschmerzen
- Kopfschmerzen
- Rückenschmerzen

Interaktionen

- **Aminoglykoside** (z. B. Gentamicin): Nephrotoxizität ↑
- **Antineoplastische Wirkstoffe**: Nephrotoxizität ↑, Risiko für Bronchospasmen ↑, hypotensive Wirkung ↑
- **Ciclosporin**: Nephrotoxizität ↑
- **Digitalisglykoside** (z. B. Digoxin, Digitoxin): Digitalistoxizität ↑
- **Diuretika** (v. a. Schleifendiuretika, Thiazide): Hypokaliämie ↑
- **Flucytosin**: Flucytosin-Toxizität ↑
- **Glukokortikoide**: Hypokaliämie ↑
- **Kortikotropin (ACTH)**: Hypokaliämie ↑
- **Leukozytentransfusion**: akute Lungentoxizität kann auftreten (Berichte liegen nach Gabe von konventionellem Amphotericin B vor.)
- **Muskelrelaxantien**: Aufgrund einer Hyokaliämie kann die Wirkung nichtdepolarisierender Muskelrelaxantien verstärkt werden.
- **Pentamidin**: Nephrotoxizität ↑
- **Zytostatika** (z. B. Cisplatin): Nephrotoxizität ↑

7.3 Virustatika

Ganciclovir (z. B. Cymeven®)

Wirkmechanismus

Ganciclovir ist ein Guanosinanalogon und wird nach Aufnahme in die Viruszelle von körpereigenen Kinasen in das aktive und wirksame Ganciclovir-Triphosphat umgewandelt. Die Nukleinsäuresynthese wird inhibiert, indem das Triphosphat an die DNA-Polymerase bindet und diese blockiert. Außerdem wird Ganciclovir-Triphosphat während der Elongation in die Virus-DNA eingebaut, was schließlich zu einem Abbruch der DNA-Kette führt.

Charakterisierung

- Die Eliminationshalbwertszeit beträgt etwa 3–4 Stunden. Ganciclovir wird überwiegend renal ausgeschieden.
- Ganciclovir bindet kaum an Plasmaproteine (1–2 %).
- Ganciclovir wird hämodialysiert.
- Ganciclovir ist potenziell teratogen und kanzerogen.

In Tierversuchen wurde eine Kanzerogenität nachgewiesen, weshalb mit Ganciclovir-haltigen Lösungen besonders sorgfältig umgegangen werden muss. Bei der Zubereitung der Infusionslösungen müssen die gleichen Schutzmaßnahmen (z. B. Schutzhandschuhe, Schutzbrille, Mundschutz) eingehalten werden, die auch für die Herstellung von anderen kanzerogenen, mutagenen und teratogenen/reproduktionstoxischen Arzneistoffen (CMR-Arzneimittel) notwendig sind.

Prinzipiell besteht eine Kreuzallergie zwischen Ganciclovir, Aciclovir und Valganciclovir.

Ganciclovir ist das Mittel der Wahl bei CMV (Zytomegalie-Virus)-Infektionen und zur CMV-Prophylaxe bei organtransplantierten Patienten. Während der Therapie können allerdings schwerwiegende Zytopenien auftreten, die mit hämatopoetischen Wachstumsfaktoren, z. B. Filgrastim (Neupogen®) oder Lenograstim (Granocyte®), behandelt werden können.

Aufgrund der Aktivierung durch körpereigene Kinasen ist Ganciclovir bei CMV-Infektionen stärker wirksam als Aciclovir, allerdings auch toxischer (v. a. hämatotoxisch/myelotoxisch).

Die orale Bioverfügbarkeit von Ganciclovir ist sehr gering (ca. 6–9 %). Deshalb steht für die orale Applikation das Prodrug Valganciclovir (Valcyte®) zur Verfügung (s. u.).

Wirkungsspektrum und typische Indikationen

- Therapie der CMV-Infektion.
- Prophylaxe gegen Infektion mit CMV.
- Die Aktivität gegen Herpesviren entspricht der von Aciclovir.

Dosierung

Intravenös

- **Initialtherapie**: 2 x 5 mg/kg KG i. v., für ca. 2–3 Wochen
- **Suppressionstherapie/Prophylaxe**: 1 x 5 mg/kg KG i. v.
- **Die Infusionsdauer** beträgt 60 Minuten.

Patienten mit eingeschränkter Nierenfunktion

Bei Patienten mit eingeschränkter Nierenfunktion muss die Dosis folgendermaßen angepasst werden:

- **Kreatinin-Clearance: 50–10 ml/min.**: Therapie: 1 x 2,5 mg/kg KG/Tag i. v.; Prophylaxe: 1 x 1,25 mg/kg KG/Tag i. v.
- **Kreatinin-Clearance: < 10 ml/min.**: Therapie/Prophylaxe: 1 x 1,25 mg/kg KG/48 h i. v.

Patienten mit Nierenersatzverfahren

- **Hämodialyse (HD)**: Therapie/Prophylaxe: einmalige Extradosis nach HD: 1 x 1,25 mg/kg KG i. v.
- **CVVH/CVVHD**: Therapie/Prophylaxe: 1,25 mg/kg KG/Tag i. v.

Patienten mit eingeschränkter Leberfunktion

- Bei Patienten mit eingeschränkter Lebersynthese ist keine Dosisanpassung erforderlich.

Nebenwirkungen

- schwere Leukopenie, Neutropenie, Thrombozytopenie, Panzytopenie, Anämie, aplastische Anämie, Knochenmarkdepression
- Anstieg der Lebertransaminasen, erhöhte alkalische Phosphatase, Leberfunktionsstörungen
- erhöhte Serumkreatininwerte, Nierenfunktionsstörungen, Hämaturie, Nierenversagen
- Ohrenschmerzen, Taubheit
- Arrhythmien, Hypotonie
- Dyspnoe, Husten

- Diarrhoe, Obstipation, Übelkeit, Erbrechen, Abdominalschmerz, Dysphagie, Dyspepsie, Flatulenz, Mundgeschwüre, Pankreatitis
- Myalgie, Arthralgie, Muskelkrämpfe
- Sepsis, Harnwegsinfektionen, orale Candidiasis
- Dermatitis, Pruritus, Alopezie, Urtikaria, Schweißausbrüche
- anaphylaktische Reaktion
- Depressionen, Verwirrtheit, Angst, Psychosen, Agitiertheit
- Makulaödem, Netzhautablösung, Augenschmerzen, Mouches volantes, Sehstörungen, Konjunktivitis
- Kopfschmerzen, Geschmacksstörungen, Insomnie, Parästhesien, Hypästhesie, periphere Neuropathie, Krämpfe, Benommenheit
- Appetitverlust, Anorexie
- Fieber
- Rigor
- männliche Infertilität

Interaktionen

Generell kann eine Kombination von Ganciclovir mit nephrotoxischen Substanzen das Risiko für nephrotoxische und myelotoxische Nebenwirkungen erhöhen!

- **Didanosin**: Didanosin-Serumkonzentration ↑, Didanosin-Toxizität ↑
- **Imipenem/Cilastatin**: Krämpfe
- **Mycophenolatmofetil**: Pseudo-Pelger-Anomalie der Granulozyten
- **Probenecid**: Ganciclovir-Serumkonzentration ↑
- **Trimethoprim**: Myelotoxizität ↑
- **Zidovudin**: Neutropenie ↑, Anämie ↑, Myelotoxizität ↑

Valganciclovir (z. B. Valcyte®)

Charakterisierung und Wirkmechanismus

- Valganciclovir ist ein Prodrug von Ganciclovir (L-Valinester von Ganciclovir). Es ist oral applizierbar und wird aus dem Magen-Darm-Trakt gut resorbiert. In der Darmwand und der Leber wird Valganciclovir rasch zu Ganciclovir metabolisiert.
- Das aus Valganciclovir im Körper entstehende Ganciclovir wird überwiegend renal eliminiert und ist hämodialysierbar.
- Das aus Valganciclovir entstehende Ganciclovir wird nach Aufnahme in die Viruszelle von körpereigenen Kinasen in das aktive und wirksame Ganciclovir-Triphosphat umgewandelt. Die Nukleinsäuresynthese wird inhibiert, indem das Triphosphat an die DNA-Polymerase bindet und diese blockiert. Außerdem wird Ganciclovir-Triphosphat während der Elongation in die Virus-DNA eingebaut, was schließlich zu einem Abbruch der DNA-Kette führt.
- Valganciclovir ist potenziell teratogen und kanzerogen.
- Valganciclovir steht nur für die orale Applikation zur Verfügung.

Da Valganciclovir potenziell kanzerogen ist, dürfen die Tabletten nicht geteilt oder gemörsert werden, um zu vermeiden, dass der Inhaltstoff eingeatmet wird oder ein Kontakt zu Haut und Schleimhäuten entsteht.

Es besteht eine Kreuzallergie zwischen Valganciclovir, Ganciclovir und Aciclovir.

Valganciclovir ist bei CMV-negativen Patienten, die ein Organtransplantat von einem CMV-positiven Spender erhalten haben, nur zur Prophylaxe der CMV-Erkrankung zugelassen (nicht zur Behandlung einer CMV-Erkrankung).

Valganciclovir bietet sich zur CMV-Prophylaxe bei Patienten an, die schlucken können und bei denen eine normale enterale Resorption angenommen wird.

Wirkungsspektrum und typische Indikationen

- Therapie der CMV-Retinitis

- Prophylaxe gegen Infektion mit CMV
- Die Aktivität gegen Herpesviren entspricht dem Aciclovir.

Dosierung:

- **Prophylaxe:** 1 x 900 mg p. o. pro Tag
- **Initialtherapie bei CMV-Retinitis:** 2 x 900 mg p. o. pro Tag
- **Erhaltungstherapie** bei CMV-Retinitis: 1 x 900 mg p. o. pro Tag
- Valganciclovir soll *mit den Mahlzeiten* eingenommen werden.

Patienten mit eingeschränkter Nierenfunktion

- **Kreatininclearance 59 bis 40 ml/min:**
  Initialtherapie: 2 x 450 mg p. o. pro Tag
  Prophylaxe/Erhaltungstherapie: 1 x 450 mg p. o. pro Tag
- **Kreatininclearance 39 bis 25 ml/min:**
  Initialtherapie: 1 x 450 mg p. o. pro Tag
  Prophylaxe/Erhaltungstherapie: 1 x 450 mg p. o. alle 2 Tage
- **Kreatininclearance 24 bis 10 ml/min:**
  Initialtherapie: 1 x 450 mg p. o. alle 2 Tage
  Prophylaxe/Erhaltungstherapie: 1 x 450 mg p. o. zweimal pro Woche
- **Kreatininclearance < 10 ml/min:** Anwendung von Valganciclovir *nicht empfohlen*.

Patienten mit Nierenersatzverfahren

Bei Patienten mit Nierenersatzverfahren liegen keine Dosierungsempfehlungen vor, daher sollte Valganciclovir bei diesen Patienten nicht angewandt werden.

Patienten mit eingeschränkter Leberfunktion

Bei Patienten mit eingeschränkter Lebersynthese ist keine Dosisanpassung erforderlich.

Nebenwirkungen

Da aus Valganciclovir im Körper Ganciclovir entsteht, bietet Valganciclovir die gleichen Nebenwirkungen wie Ganciclovir. Die gastrointestinalen Nebenwirkungen können bei Valganciclovir stärker ausgeprägt sein:

- Schwere Leukopenie, Neutropenie, Thrombozytopenie, Panzytopenie, Anämie, aplastische Anämie, Knochenmarkdepressionen
- Anstieg der Lebertransaminasen, erhöhte alkalische Phosphatase, Leberfunktionsstörungen
- Erhöhte Serumkreatininwerte, Nierenfunktionsstörungen, Hämaturie, Nierenversagen
- Ohrenschmerzen, Taubheit
- Arrhythmien, Hypotonie
- Dyspnoe, Husten
- Diarrhoe, Obstipation, Übelkeit, Erbrechen, Abdominalschmerz, Dysphagie, Dyspepsie, Flatulenz, Mundgeschwüre, Pankreatitis
- Myalgie, Arthralgie, Muskelkrämpfe
- Sepsis, Harnwegsinfektionen, orale Candidiasis, Zellulitis
- Dermatitis, Pruritus, Alopezie, Urtikaria, Schweißausbrüche
- Anaphylaktische Reaktion
- Depressionen, Verwirrtheit, Angst, Psychosen, Agitiertheit
- Makulaödem, Netzhautablösung, Augenschmerzen, Mouches volantes, Sehstörungen, Konjunktivitis
- Kopfschmerzen, Geschmacksstörungen, Insomnie, Parästhesien, Hypästhesie, periphere Neuropathie, Krämpfe, Benommenheit
- Appetitverlust, Anorexie
- Fieber
- Rigor
- Männliche Infertilität

Interaktionen

Generell kann eine Kombination von Ganciclovir mit nephrotoxischen Substanzen das Risiko für nephrotoxische und myelotoxische Nebenwirkungen erhöhen!

- **Didanosin:** Didanosin-Serumkonzentration ↑, Didanosin-Toxizität ↑
- **Imipenem/Cilastatin:** Krämpfe

- **Mycophenolatmofetil**: Pseudo-Pelger-Anomalie der Granulozyten
- **Probenecid**: Serumkonzentration ↑
- **Trimethoprim**: Myelotoxizität ↑
- **Zidovudin**: Neutropenie ↑, Anämie ↑, Myelotoxizität ↑

Aciclovir (z. B. Zovirax®)

Wirkmechanismus

Aciclovir ist ein Nukleosid-Analogon und chemisch gesehen ein Derivat des natürlich vorkommenden Guanosins. Nach Aufnahme in die Viruszelle wird Aciclovir aktiviert, indem es durch die virale Thymidinkinase in eine aktivierte Triphosphat-Verbindung katalysiert wird. Dieses Triphosphat inhibiert zum einen die virale DNA-Polymerase, zum anderen wird sie in die Virus-DNA integriert, was einen Kettenabbruch und damit eine Hemmung der Nukleinsäuresynthese zur Folge hat.

Charakterisierung

- Aciclovir wirkt hoch selektiv auf Viren, die eine Thymidinkinase synthetisieren.
- Die orale Bioverfügbarkeit ist niedrig und beträgt ca. 20 %.
- Die Eliminationshalbwertszeit beträgt etwa 3 Stunden. Die Elimination erfolgt überwiegend renal.
- Die Plasmaproteinbindung liegt zwischen 9 % und 33 %.
- Aciclovir ist hämodialysierbar.

Bei zu schneller Infusion bzw. bei Patienten mit zu geringer Flüssigkeitszufuhr ist das Risiko für nephrotoxische Nebenwirkungen erhöht.

Aciclovir bindet überwiegend an virale Polymerasen und wird ausschließlich durch Thymidinkinasen aktiviert, d. h. Aciclovir wirkt nur auf Viruszellen, die diese Kinase bilden. Aufgrund dieser hohen Selektivität ist Aciclovir im Vergleich zu Ganciclovir insgesamt zwar weniger toxisch und zeigt geringere Nebenwirkungen, das Wirkspektrum ist jedoch begrenzt.

Zur lokalen Anwendung ist Aciclovir sowohl in Form von Salben zum Auftragen auf die Haut (z. B. gegen Herpes labialis) als auch für die Applikation in das Auge verfügbar. Die orale Applikationsform wird im Rahmen der intensivmedizinischen Therapie aufgrund der schwächeren Wirksamkeit nicht empfohlen.

Wirkungsspektrum und typische Indikationen

- Infektionen mit Herpes simplex. Varizellen und Herpes zoster
- keine Wirksamkeit gegen CMV.

Dosierung

- **Intravenös**: 3 x 10 mg/kg KG i. v. pro Tag
- **Die Infusionsdauer** beträgt 60 Minuten.

Patienten mit eingeschränkter Nierenfunktion

Bei Patienten mit eingeschränkter Nierenfunktion muss die Dosis folgendermaßen angepasst werden:

- **Kreatinin-Clearance: 50–30 ml/min.**: 2 x 5–10 mg/kg KG i. v.
- **Kreatinin-Clearance: 30–10 ml/min.**: 1 x 5–10 mg/kg KG i. v.
- **Kreatinin-Clearance: < 10 ml/min.**: 1 x 2,5–5 mg/kg KG i. v.

Patienten mit Nierenersatzverfahren

- **Hämodialyse (HD)**: einmalige Extradosis nach HD: 2,5–5 mg/kg KG i. v.
- **CVVH/CVVHD**: 1 x 3–6 mg/kg KG i. v.

Patienten mit eingeschränkter Leberfunktion

- Bei Patienten mit eingeschränkter Lebersynthese ist keine Dosisanpassung erforderlich.

Nebenwirkungen

- Anstieg der Kreatinin- und Harnstoffkonzentrationen, Nierenfunktionsstörung, akutes Nierenversagen
- Thrombozytopenie, Leukozytopenie, Anämie
- erhöhte Leberenzymwerte, Bilirubinerhöhung, Ikterus, Hepatitis
- Psychosen, Verwirrtheit, Halluzinationen, Unruhe, Schläfrigkeit, Koma
- Tremor, Krampfanfälle
- Übelkeit, Erbrechen
- Exanthem, Urtikaria, Pruritus, Photosensibilisierung
- Fieber, Atembeschwerden, Quincke-Ödem, anaphylaktischer Schock
- Phlebitis nach i. v.-Gabe; bei versehentlicher paravenöser Gabe: schwere Entzündungen der Haut

Interaktionen

- **Ciclosporin**: Nephrotoxizität ↑
- **Tacrolimus**: Nephrotoxizität ↑

8 Blutgerinnung-verändernde Medikamente

8.1 Antikoagulanzien

8.1.1 Heparine

Wirkmechanismus

Die Bindung von Heparin an Antithrombin III (AT III) steigert dessen hemmende Aktivität auf Serinproteasen (z. B. einige Blutgerinnungsfaktoren) um ein Vielfaches und verstärkt damit indirekt die Inhibierung des Faktors Xa. Aufgrund der Molekülgröße (> 5,4 kDa, Kettenlänge > 17 Monosaccharide) bindet unfraktioniertes Heparin (UFH) nicht nur an AT III, sondern gleichzeitig auch an Thrombin (Faktor IIa), wodurch eine Hemmung des Thrombins erst möglich ist. Niedermolekulare Heparine (NMH) bestehen aus einem Anteil kürzerer Polysaccharidketten, die nur Faktor Xa inhibieren. Die für NMH geforderte anti-Faktor Xa/anti-Thrombin-Ratio beträgt 1,5 und ist ein analytisches Differenzierungsmerkmal innerhalb der NMH-Gruppe.

Unfraktioniertes Heparin (UFH, z. B. Heparin-Natrium Braun)

Charakterisierung

- Unfraktioniertes Heparin wird aus Schweinedarm-Mukosa isoliert und ist eine Mischung heterogener, sulfatierter Glykosaminoglykane (GAG). Das mittlere Molekulargewicht beträgt 12–15 kDa.
- Unfraktioniertes Heparin inhibiert sowohl Faktor Xa als auch Thrombin (im Verhältnis 1:1).
- Nach subkutaner Injektion tritt die Wirkung nach ca. 20–30 min. ein.
- Die Bioverfügbarkeit ist nach subkutaner Injektion individuell unterschiedlich.
- Die Eliminationshalbwertszeit beträgt ca. 90–120 min. Sie ist von unterschiedlichen Faktoren abhängig, wie z. B. Dosis, Leberfunktion, Nierenfunktion und Begleiterkrankungen. Heparin wird über den Urin eliminiert.

- Der Metabolismus erfolgt enzymatisch in der Leber.
- Die Bindung an Plasmaproteine ist aufgrund seiner negativen Ladung sehr hoch.
- Heparin wird nicht durch Hämodialyse oder Hämofiltration eliminiert.

Spinal-/Periduralanästhesie: Bei Neuanlage bzw. Entfernen eines Katheters muss die intravenöse Heparin-Gabe mind. 4–6 Stunden vorher beendet werden und darf frühestens 1 Stunde danach wieder begonnen werden. Bei subkutaner Gabe von Heparin muss die letzte Gabe 8–12 Stunden zurückliegen.

Im Falle einer verdächtigen oder nachgewiesenen Heparin-induzierten Thrombozytopenie Typ II (HIT II) muss Heparin sofort abgesetzt werden! Alternative Antikoagulanzien sind Argatroban oder Danaparoid.

Bei therapeutischer Antikoagulation müssen regelmäßige Blutgerinnungskontrollen (mind. 1 x pro Tag) durchgeführt werden.

Die Wirkung von Heparin kann durch die Gabe von **Protaminhydrochlorid** (z. B. Protamin ME®) **antagonisiert** werden.

Dabei antagonisieren 1000 IE Protamin 1000 IE Heparin (siehe Teil I Kap. 8.5. Protamin).

Aufgrund der kurzen Halbwertszeit und der damit verbundenen guten Steuerbarkeit eignet sich unfraktioniertes Heparin insbesondere für Patienten auf Intensivstationen, bei denen unvorhergesehene Komplikationen eintreten können, die eine sofortige Intervention (z. B. Operation) benötigen. Durch Abstellen der Zufuhr unfraktionierten Heparins ist innerhalb relativ kurzer Zeit (1–2 Stunden) ein u. U. lebensnotwendiger Eingriff möglich.

Indikation

Thromboembolie-Prophylaxe, Therapie venöser und arterieller Thromboembolien, therapeutische Antikoagulation bei Patienten mit extrakorporalem Kreislauf (z. B. Hämofiltration, siehe auch Teil III).

Dosierung

- Die Dosierung erfolgt **abhängig vom Gerinnungsstatus** entsprechend der gemessenen aPTT oder ACT.
- **Faustregel** für die therapeutische Heparinisierung: 1,5–2,5-facher aPTT-Normwert.

ACT: Normwert 110 +/- 15 Sekunden. Unter therapeutischer Antikoagulation mit Heparin 400 bis 500 Sekunden.

ACT = activated clotting time: Kaolin oder Kieselerde dient als Aktivator der Gerinnung in Nativblut. Das Ergebnis liegt nach Eingabe in das Messgerät nach wenigen Minuten vor.

Zur Orientierung gelten i. d. R. folgende Dosierungen:

- **Initial**: 1000–2000 IE UFH i. v. (die initiale Bolusgabe ist erforderlich, falls ein sofortiger Wirkeintritt notwendig ist z. B. vor Hämodialyse. Bei Lungenembolie ist initial ein Bolus von 5000 IE erforderlich)
- **Erhaltungsdosis**: 400–1000 IE/h UFH i. v. als kontinuierliche Infusion
- **Subkutane Thromboseprophylaxe** („low dose"-Heparinisierung): 2–3 x 5000 IE bis 2–3 x 7500 IE. (Die Anwendung von 3 x 7500 IE kann beim sehr adipösen Patienten erforderlich werden).

Patienten mit eingeschränkter Nierenfunktion

- Die Dosierung muss entsprechend der gemessenen aPTT oder ACT angepasst werden. Patienten mit Nierenersatzverfahren: siehe Teil III „Antikoagulation bei Nierenersatzverfahren".

Patienten mit eingeschränkter Leberfunktion

- Die Dosierung muss entsprechend dem Gerinnungstatus des Patienten erfolgen (Bestimmung der aPTT oder ACT).

Nebenwirkungen

- Heparin-induzierte Thrombozytopenie Typ II (HIT II) (Thrombozytenzahl < 100.000/µl oder rascher Abfall auf 50 % des Ausgangswertes): Heparin muss in diesem Fall sofort abgesetzt werden!
- Heparin-induzierte Thrombozytopenie Typ I (HIT I): Thrombozytenzahl 100.000–150.000/µl; meistens komplikationsloser Verlauf
- Verbrauchskoagulopathie
- Blutungen, Schleimhautblutungen, Blutungen aus Gastro- und Urogenitaltrakt
- Petechien, Purpura, Meläna
- allergische Reaktionen: Übelkeit, Erbrechen, Kopf- und Gliederschmerzen, Urtikaria, Pruritus, Hautnekrosen, Alopezie, Fieber, Dyspnoe, Bronchospasmus, Hypotonie, Angioödem, anaphylaktischer Schock
- Hypoaldosteronismus, Hyperkaliämie, metabolische Azidose
- Osteoporose (v. a. bei längerer Anwendung in höheren Dosierungen)

Interaktionen

Da unfraktioniertes Heparin unter strenger und regelmäßiger Kontrolle des Blutgerinnungsstatus dosiert wird, sind die folgenden Interaktionen als relativ anzusehen und bedeuten nicht unbedingt eine Therapieeinschränkung:

- **Antihistaminika**: Salzbildung und damit gegenseitige Minderung der Wirkung
- **Analgetika**, nicht-steroidale: antikoagulatorische Wirkung ↑
- **Ascorbinsäure**: antikoagulatorische Wirkung ↓
- **Dextrane**: antikoagulatorische Wirkung ↑
- **Digitalis** (Digoxin, Digitoxin): antikoagulatorische Wirkung ↓
- **Glyceroltrinitrat**, bei intravenöser Applikation: antikoagulatorische Wirkung ↓
- **Penicillin**: antikoagulatorische Wirkung ↑
- **Propranolol**: Propranolol-Wirkung ↑
- **Psychopharmaka, trizyklische**: Salzbildung und damit gegenseitige Minderung der Wirkung
- **Tetracycline**: antikoagulatorische Wirkung ↓
- **Zytostatika**: antikoagulatorische Wirkung ↑

Niedermolekulare Heparine (NMH, LMWH)

Niedermolekulare Heparine werden aus unfraktioniertem Heparin durch partielle Degradation in unterschiedlichen Herstellverfahren synthetisiert. Daher unterscheiden sie sich wesentlich in ihrer Zusammensetzung und damit in ihrer biologischen Aktivität.

Die verschiedenen niedermolekularen Heparine sind als individuelle Arzneistoffe anzusehen. Sie unterscheiden sich sowohl in ihren pharmakologischen als auch klinisch relevanten Eigenschaften und können daher nicht ohne Weiteres gegeneinander ausgetauscht werden.

NMH sind kreuzreaktiv mit HIT II-Antikörpern. Bei Verdacht oder nachgewiesener Heparin-induzierter Thrombozytopenie Typ II (HIT II) muss die Therapie mit niedermolekularen Heparinen sofort eingestellt werden. Als alternative Antikoagulanzien bieten sich Argatroban oder Danaparoid an. Argatroban besitzt keine Kreuzreaktivität, Danaparoid hingegen eine Kreuzreaktivität von 10 %.

Der Blutgerinnungsstatus muss bei Patienten mit eingeschränkter Nierenfunktion während der Therapie regelmäßig überprüft werden. Als Kontrolle dient die Bestimmung der anti-Faktor Xa-Aktivität im Blutplasma.

Enoxaparin (z. B. Clexane®)

Charakterisierung

- Enoxaparin wird aus UFH durch alkalische Depolymerisation des Heparin-Benzylesters synthetisiert und besitzt ein mittleres Molekulargewicht von 4,5 kDa.
- Die anti-Faktor Xa/anti-Thrombin-Ratio beträgt im Mittel 4,3. Die antikoagulatorische Wirkung entsteht daher hauptsächlich durch Hemmung des Faktors Xa.
- Nach subkutaner Injektion tritt die maximale anti-Faktor Xa-Aktivität nach 3–5 Stunden ein.
- Die Bioverfügbarkeit nach subkutaner Injektion beträgt 92 %.
- Die Eliminationshalbwertszeit beträgt nach subkutaner Applikation 4–7 Stunden. Die Elimination erfolgt renal.
- Der Metabolismus erfolgt enzymatisch in der Leber.
- Die Bindung an Plasmaproteine ist im Vergleich zu UFH geringer.

Spinal-/Periduralanästhesie: Bei Neuanlage bzw. Entfernen eines Katheters muss die Gabe von Enoxaparin in prophylaktischer Dosierung mind. 12 Stunden vorher beendet werden und darf frühestens 4 Stunden danach wieder begonnen werden. Bei therapeutischer Antikoagulation mit Enoxaparin muss die letzte Gabe 24 Stunden zurückliegen.

Bei schweren Blutungskomplikationen nach Enoxaparin-Gabe kann versucht werden, einen Teil der Wirkung durch Protaminhydrochlorid (z. B. Protamin ME®) zu antagonisieren: Die Wirkung des Enoxaparins gegenüber Thrombin wird dabei vollständig, die Wirkung gegenüber dem Faktor Xa aber nur teilweise neutralisiert.

Dabei antagonisieren 100 IE Protamin 1 mg Enoxaparin (siehe Teil I Kap. 8.5. Protamin).

Ein Vorteil von Enoxaparin liegt in der einmaltäglichen Applikation. Der Nachteil hingegen besteht in der schlechteren Steuerbarkeit, z. B. bei blutungsgefährdeten Patienten. In der operativen Intensivmedizin wird daher häufig weiterhin unfraktioniertes Heparin eingesetzt.

Bei Vorliegen einer Niereninsuffizienz im Rahmen der Intensivtherapie wird dringlich empfohlen, auf unfraktioniertes Heparin umzustellen, um eine Überdosierung (= massiv erhöhtes Blutungsrisiko!) zu vermeiden.

Indikation

Prophylaxe tiefer Venenthrombosen, Thromboseprophylaxe bei Patienten mit extrakorporalem Kreislauf während der Hämodialyse. Perioperative Umstellung von Marcumar-Patienten auf Enoxaparin.

Dosierung

- 20 mg (z. B. 0,2 ml Clexane®) = 2000 IE Anti-Faktor Xa
- **Thromboseprophylaxe:** Das individuelle Thromboserisiko, die Art des operativen Eingriffes sowie die Dauer der Immobilisation sind bei der Wahl der Dosierung zu berücksichtigen. Beim normalgewichtigen Erwachsenen: 1 x 20–40 mg s. c.
- **Therapeutische Antikoagulation:** 2 x 0,5 mg–2 x 1 mg/kg KG pro Tag
- Die weitere Dosierung/Steuerung erfolgt abhängig vom Gerinnungsstatus entsprechend der gemessenen anti-Faktor Xa-Aktivität im Blutplasma. Die Blutentnahme erfolgt dafür 3 (-4) Stunden nach s. c.-Applikation.
- Zielspiegel:
  - **Prophylaxe:** 0,2–0,4 IE anti-Faktor Xa/ml
  - **Therapie:** 0,4–0,8 IE anti-Faktor Xa/ml

Patienten mit eingeschränkter Nierenfunktion

- Patienten mit stark eingeschränkter Nierenfunktion (Kreatinin-Clearance < 30 ml/min.) dürfen NMH nur erhalten, wenn die **anti-Faktor Xa-Plasmaspiegel regelmäßig kontrolliert** werden!
- **Die initiale Dosierung** beträgt 20–30 mg s. c. pro Tag. Die Blutentnahme für die Plasmaspiegel erfolgt je nach Labor 3–(4) Stunden nach der s. c. Verabreichung.

Für Patienten mit Nierenersatzverfahren ist die Antikoagulation mit unfraktioniertem Heparin bzw. bei HIT II mit Argatroban oder Danaparoid zu empfehlen.

Patienten mit eingeschränkter Leberfunktion

- Die Anwendung bei Patienten mit stark eingeschränkter Lebersyntheseleistung ist kontraindiziert. Zur Sicherheit muss bei Patienten mit leichter Einschränkung der Syntheseleistung der Gerinnungsstatus mittels Bestimmung der anti-Faktor Xa-Plasmaspiegel kontrolliert werden.

Nebenwirkungen

- Heparin-induzierte Thrombozytopenie Typ II (HIT II) (Thrombozytenzahl < 100.000/µl oder rascher Abfall auf 50 % des Ausgangswertes): Enoxaparin muss in diesem Fall sofort abgesetzt werden!
- Heparin-induzierte Thrombozytopenie Typ I (HIT I) (Thrombozytenzahl 100.000–150.000/µl): meistens komplikationsloser Verlauf
- Verbrauchskoagulopathie
- asymptomatische Thrombozytose, Leukopenie
- Erhöhte Leberenzymwerte
- Blutungen, Schleimhautblutungen, Blutungen aus Gastrointestinal- und Urogenitaltrakt
- Purpura, Hautnekrosen, Ekchymosen, Schmerzen an der Injektionsstelle, Petechien, Purpura, Meläna
- allergische Reaktionen: Übelkeit, Erbrechen, Erythem, Exanthem, Urtikaria, Pruritus, Fieber, Alopezie, Kopfschmerz, Dyspnoe, Bronchospasmus, Hypotonie, Angioödem, Vaskulitis, anaphylaktischer Schock
- Hypoaldosteronismus, Hyperkaliämie, metabolische Azidose

Interaktionen

- **Antihistaminika**: Salzbildung und damit gegenseitige Minderung der Wirkung
- **Analgetika**, nicht-steroidale: antikoagulatorische Wirkung ↑
- **Ascorbinsäure**: antikoagulatorische Wirkung ↓
- **Dextrane**: antikoagulatorische Wirkung ↑
- **Digitalis** (Digoxin, Digitoxin): antikoagulatorische Wirkung ↓
- **Glyceroltrinitrat**: bei intravenöser Applikation: antikoagulatorische Wirkung ↓
- **Tetracycline**: antikoagulatorische Wirkung ↓
- **Zytostatika**: antikoagulatorische Wirkung ↑

Exkurs: Perioperative Überbrückung der Antikoagulation mit Enoxaparin bei Marcumar®-Patienten

Patienten mit chronischem Vorhofflimmern, mechanischem Herzklappenersatz sowie Zustand nach Lungenembolie oder tiefer Venenthrombose werden mit Marcumar (Phenprocoumon) behandelt. Perioperativ ist eine Umstellung der Antikoagulation auf Medikamente mit kürzerer Wirkdauer erforderlich, um das Blutungsrisiko zu verringern. Sowohl unfraktioniertes Heparin als auch niedermolekulare Heparine bieten sich dafür gleichwertig an. Allerdings gestaltet sich die subkutane Gabe von niedermolekularem Heparin einfacher als die kontinuierliche intravenöse Verabreichung von unfraktioniertem Heparin über Dauerperfusor. Perioperativ ist das Blutungsrisiko und die Gefahr thromboembolischer Ereignisse erhöht. Zur Erreichung der vollen Antikoagulation werden die Dosierungen der niedermolekularen Heparine verwendet, die auch für die Behandlung der akuten venösen Thromboembolie angegeben werden. Die meisten Erfahrungen liegen mit Enoxaparin vor.

- Patienten mit mechanischem Herzklappenersatz müssen die volle therapeutische Antikoagulation erhalten.
- Ein hohes Thromboembolierisiko liegt auch bei Patienten vor, die eine tiefe Venenthrombose oder Lungenembolie erst im letzten Monat erlitten haben, sowie bei Patienten mit bekanntem Vorhofthrombus. Es sollte die volle therapeutische Antikoagulation angestrebt werden.
- Bei Patienten mit Vorhofflimmern und Zustand nach Thromboembolie (innerhalb des letzten Jahres) wird ebenfalls die volle Antikoagulation angestrebt, allerdings scheint die Verabreichung der halben therapeutischen Dosis ebenfalls effektiv zu sein.
- Die Anwendung von niedermolekularem Heparin zur überbrückenden Antikoagulation ist nur bei normaler Nierenfunktion möglich, da sonst die Gefahr der Kumulation des niedermolekularen Heparins besteht. Für Patienten mit eingeschränkter Nierenfunktion empfiehlt sich unfraktioniertes Heparin zur Überbrückung.

Praktisches Vorgehen

- Absetzen des Marcumar® 6 Tage vor dem Operationstermin.
- Wenn Quick-, INR-Werte den therapeutischen Bereich verlassen (Quick >35 %, INR<2), Beginn mit niedermolekularem Heparin:

Entsprechend dem Risiko, eine Thromboembolie zu erleiden, werden *zwei Patientengruppen* unterschieden:

- **Volle therapeutische Dosis:** 2 x 1 mg/kg KG Enoxaparin s. c.
- **Halbe therapeutische Dosis:** 2 x 0,5 mg/kg KG Enoxaparin s. c. Die Tagesdosis kann bei dieser Patientengruppe auch als Einzeldosis gegeben werden. Bei Antikoagulation mit der halben therapeutischen Dosis ist nicht geklärt, ob die Gabe als Einzeldosis oder die Verteilung auf zwei Dosen vorteilhafter ist.
- **Am präoperativen Tag** wird beiden Patientengruppen die halbe Tagesdosis verabreicht. Die letzte Dosis sollte 24 Stunden vor Operationsbeginn gegeben werden. Die Anlage einer rückenmarknahen Regionalanästhesie unmittelbar präoperativ ist möglich.
- **Postoperativ können am gleichen Abend** beiden Patientengruppen 0,5 mg/kg KG gegeben werden, falls nur ein geringes Blutungsrisiko besteht.
- **Postoperativ wird an den folgenden Tagen** den Patienten, die mit halber therapeutischer Dosis antikoaguliert wurden, erneut die halbe therapeutische Dosis weitergegeben.
- Bei Patienten, welche die volle therapeutische Antikoagulation erhalten haben, hängt das weitere Vorgehen vom Blutungsrisiko ab: Bei hohem Blutungsrisiko wird auch dieser Patientengruppe am ersten postoperativen Tag nur die halbe therapeutische Dosis (2 x 0,5 mg/kg KG) verabreicht und erst an den darauffolgenden Tagen wieder die volle Dosis. Bei niedrigem Blutungsrisiko wird bereits am ersten postoperativen Tag mit der vollen Antikoagulation fortgefahren.
- Wenn mit der oralen Antikoagulation begonnen werden kann, wird die Gabe von niedermolekularem Heparin fortgeführt bis zum Erreichen des therapeutischen Quick- bzw. INR-Wertes.

Das Schema kann je nach individuellem Blutungs- und Thromboembolierisiko variiert werden, sollte aber in jedem Fall bereits vorher festgelegt sein.

Regelmäßige Kontrollen des Anti-Faktor Xa-Spiegels sollten vorgenommen werden.

Dosierungsschema für Patienten mit halber therapeutischer Antikoagulation

Marcumar® wird 6 Tage präoperativ abgesetzt. Am dritten oder vierten präoperativen Tag wird in der Regel der Quick bzw. INR-Wert den therapeutischen Bereich verlassen: Quick > 35 %, INR < 2. Die Antikoagulation mit Enoxaparin wird begonnen (s. Abb. 2).

Dosierungsschema für Patienten mit voller therapeutischer Antikoagulation

- Marcumar® wird 6 Tage präoperativ abgesetzt. Am dritten oder vierten präoperativen Tag wird in der Regel der Quick, bzw. INR-Wert den therapeutischen Bereich verlassen: Quick > 35 %, INR < 2. Die Antikoagulation mit Enoxaparin wird begonnen (s. Abb. 3).

Blutungsrisiko	Tage	-3		-2		-1		OP		1		2		3		4		5		
		m	a	m	a	m	a	m	a	m	a	m	a	m	a	m	a	m	a	
	INR	<2																		>2
niedrig	Gabe	0,5	0,5	0,5	0,5	0,5			0,5	0,5	0,5	0,5	0,5	0,5	0,5	0,5	0,5	0,5	0,5	
hoch	Gabe	0,5	0,5	0,5	0,5	0,5				0,5	0,5	0,5	0,5	0,5	0,5	0,5	0,5	0,5	0,5	

m = morgens; a = abends [Spritze halb gefüllt] = 0,5 mg/kg KG [Spritze voll gefüllt] = 1 mg/kg KG

Abb. 2 Dosierungsschema Enoxaparin für Patienten mit halber therapeutischer Antikoagulation

Blutungsrisiko	Tage	-3		-2		-1		OP		1		2		3		4		5		
		m	a	m	a	m	a	m	a	m	a	m	a	m	a	m	a	m	a	
	INR	<2																		>2
niedrig	Gabe	1	1	1	1	1			0,5	1	1	1	1	1	1	1	1	1	1	
hoch	Gabe	1	1	1	1	1				0,5	0,5	1	1	1	1	1	1	1	1	

m = morgens; a = abends [Spritze halb gefüllt] = 0,5 mg/kg KG [Spritze voll gefüllt] = 1 mg/kg KG

Abb. 3 Dosierungsschema Enoxaparin für Patienten mit voller therapeutischer Antikoagulation

Certoparin (z. B. Mono Embolex®)

Charakterisierung

- Certoparin wird aus UFH durch Depolymerisation mittels Amylnitritspaltung hergestellt. Es besitzt ein mittleres Molekulargewicht von 4,2–6,2 kDa.
- Die anti-Faktor Xa/anti-Thrombin-Ratio beträgt im Mittel ca. 2,2.
- Nach subkutaner Injektion tritt die maximale anti-Faktor Xa-Aktivität nach 2–4 Stunden ein.
- Die Eliminationshalbwertszeit beträgt nach subkutaner Applikation ca. 4 Stunden. Die Elimination erfolgt renal.

Spinal-/Periduralanästhesie: Bei Neuanlage bzw. Entfernen eines Katheters muss die Gabe von Certoparin 12 Stunden vorher beendet werden und darf frühestens 4 Stunden danach wieder begonnen werden. Bei therapeutischer Antikoagulation muss die letzte Gabe 24 Stunden zurückliegen.

Bei schweren Blutungskomplikationen nach Certoparin-Gabe kann versucht werden, einen Teil der Wirkung durch Protaminhydrochlorid (z. B. Protamin ME®) zu antagonisieren: Die Wirkung des Certoparins gegenüber Thrombin wird dabei vollständig, die Wirkung gegenüber dem Faktor Xa aber nur teilweise neutralisiert.

Dabei antagonisieren 100 IE Protamin 200 IE Certoparin (siehe Teil I Kap. 8.5. Protamin).

Ein Vorteil liegt in der einmaltäglichen Applikation von Certoparin.

Indikation

Prophylaxe tiefer Venenthrombosen, Prophylaxe venöser Thrombosen bei Patienten mit akutem ischämischen Schlaganfall, therapeutische Antikoagulation bei tiefen Venenthrombosen und Lungenembolie

Dosierung

- **Thromboseprophylaxe:** 1 x 0,3 ml Certoparin entsprechend 3000 IE anti-Faktor Xa s. c. pro Tag
- **therapeutische Antikoagulation**
  - **halbe therapeutische Dosis:** 1 x 0,8 ml Certoparin entsprechend 8000 IE anti-Faktor Xa s. c. pro Tag
  - **volle therapeutische Dosis:** 2 x 0,8 ml Certoparin entsprechend 2 x 8000 IE anti-Faktor Xa s. c. pro Tag

Patienten mit eingeschränkter Nierenfunktion

- Bei Patienten mit stark eingeschränkter Nierenfunktion (Kreatinin-Clearance < 30 ml/min.) ist die Anwendung von Certoparin kontraindiziert. Bei mäßiger Niereninsuffizienz muss die Dosierung anhand des Gerinnungsstatus erfolgen. Für die Messung des anti-Faktor Xa-Plasmaspiegels erfolgt die Blutabnahme je nach Labor ca. 3–(4) Stunden nach s. c.-Applikation.
- Für Patienten mit Nierenersatzverfahren ist die Antikoagulation mit unfraktioniertem Heparin bzw. bei HIT II Argatroban oder Danaparoid zu empfehlen.

Patienten mit eingeschränkter Leberfunktion

- Bei Patienten mit stark eingeschränkter Lebersyntheseleistung darf Certoparin nicht eingesetzt werden.

Nebenwirkungen

- Heparin-induzierte Thrombozytopenie Typ II (HIT II) (Thrombozytenzahl < 100.000/µl oder rascher Abfall auf 50 % des Ausgangswertes): Certoparin muss in diesem Fall sofort abgesetzt werden!
- Heparin-induzierte Thrombozytopenie Typ I (HIT I): Thrombozytenzahl 100.000–150.000/µl; meistens komplikationsloser Verlauf

- erhöhte Leberenzymwerte
- Blutungen, Schleimhautblutungen, Blutungen aus Gastrointestinal- und Urogenitaltrakt
- Hautnekrosen, Erythem, Petechien
- allergische Reaktionen: Übelkeit, Erbrechen, Erythem, Exanthem, Urtikaria, Pruritus, Fieber, Alopezie, Kopfschmerzen, Dyspnoe, Bronchospasmus, Hypotonie, Angioödem, Vaskulitis, anaphylaktischer Schock
- Hyperkaliämie

Interaktionen

- **Antihistaminika**: Salzbildung und damit gegenseitige Minderung der Wirkung
- **Analgetika**, nicht-steroidale: antikoagulatorische Wirkung ↑
- **Ascorbinsäure**: antikoagulatorische Wirkung ↓
- **Dextrane**: antikoagulatorische Wirkung ↑
- **Digitalis** (Digoxin, Digitoxin): antikoagulatorische Wirkung ↓
- **Glyceroltrinitrat**: bei intravenöser Applikation: antikoagulatorische Wirkung ↓
- **Tetracycline**: antikoagulatorische Wirkung ↓
- **Zytostatika**: antikoagulatorische Wirkung ↑

Nadroparin (z. B. Fraxiparin®, Fraxodi®)

Charakterisierung

- Nadroparin wird aus UFH durch Depolymerisation und Fraktionierung-Ethanolpräzipitation gewonnen und besitzt ein mittleres Molekulargewicht von ca. 4,5 kDa.
- Die anti-Faktor Xa/anti-Thrombin-Ratio beträgt in etwa 4:1.
- Die maximale anti-Faktor Xa-Aktivität tritt 3 Stunden nach subkutaner Injektion ein.
- Die Bioverfügbarkeit nach subkutaner Injektion beträgt 98 %.
- Die Eliminationshalbwertszeit beträgt nach subkutaner Applikation 3,5 Stunden. Nadroparin wird renal eliminiert.

Spinal-/Periduralanästhesie: Bei Neuanlage bzw. Entfernen eines Katheters muss die Gabe von Nadroparin 12 Stunden vorher beendet werden und darf frühestens 4 Stunden danach wieder begonnen werden. Bei therapeutischer Antikoagulation muss die letzte Gabe 24 Stunden zurückliegen.

Bei schweren Blutungskomplikationen nach Nadroparin-Gabe kann versucht werden, einen Teil der Wirkung durch Protaminhydrochlorid (z. B. Protamin ME®) zu antagonisieren: Die Wirkung des Nadroparins gegenüber Thrombin wird dabei vollständig, die Wirkung gegenüber dem Faktor Xa aber nur teilweise neutralisiert.

Dabei antagonisieren 100 IE Protamin ca. 160 IE Nadroparin (siehe Teil I Kap. 8.5. Protamin).

Indikation

Prophylaxe und Therapie tiefer Venenthrombosen.

Dosierung

- 0,2 ml Nadroparin (z. B. Fraxiparin®) = 1900 IE Anti-Faktor Xa

Prophylaxe: 1 x tägliche subkutane Injektion
- < 50 kg: 1 x 0,2–0,3 ml
- 50–70 kg: 1 x 0,3–0,4 ml
- > 70 kg: 1 x 0,4–0,6 ml

Therapie: 2 x tägliche subkutane Injektion
- < 50 kg: 2 x 0,4 ml
- 50–60 kg: 2 x 0,5 ml
- 60–70 kg: 2 x 0,6 ml
- 70–80 kg: 2 x 0,7 ml
- 80–90 kg: 2 x 0,8 ml
- > 90 kg: 2 x 0,9 ml

Patienten mit eingeschränkter Nierenfunktion

- Bei Patienten mit mäßiger Niereninsuffizienz soll die anti-Faktor Xa-Aktivität im Blutplasma bestimmt werden. Die Blutentnahme erfolgt dafür 3 (-4) Stunden nach s.c.-Applikation
- Die Applikation von Nadroparin bei Patienten mit stark eingeschränkter Nierenfunktion (Kreatinin-Clearance < 30 ml/min.) ist kontraindiziert.
- Für Patienten mit Nierenersatzverfahren ist die Antikoagulation mit unfraktioniertem Heparin bzw. bei HIT II Argatroban oder Danaparoid zu empfehlen.

Patienten mit eingeschränkter Leberfunktion

- Bei Patienten mit eingeschränkter Lebersynthese ist die Therapie mit Nadroparin kontraindiziert.

Nebenwirkungen

- Heparin-induzierte Thrombozytopenie Typ II (HIT II) (Thrombozytenzahl < 100.000/µl oder rascher Abfall auf 50 % des Ausgangswertes): Enoxaparin muss in diesem Fall sofort abgesetzt werden!
- Heparin-induzierte Thrombozytopenie Typ I (HIT I): Thrombozytenzahl 100.000–150.000/µl; meistens komplikationsloser Verlauf
- Thrombozytose (Thrombozythämie)
- erhöhte Leberenzymwerte
- Blutungen, Schleimhautblutungen, Blutungen aus Gastrointestinal- und Urogenitaltrakt
- Hautnekrosen
- allergische Reaktionen: Übelkeit, Erbrechen, Urtikaria, Pruritus, Fieber, Alopezie, Kopfschmerzen, Dyspnoe, Bronchospasmus, Hypotonie, Angioödem, Eosinophilie, anaphylaktischer Schock
- Hypoaldosteronismus, Hyperkaliämie

Interaktionen

- **Analgetika**, nicht-steroidale: antikoagulatorische Wirkung ↑
- **Dextrane**: antikoagulatorische Wirkung ↑
- **Glukokortikoide**: antikoagulatorische Wirkung ↑
- **Glyceroltrinitrat**: bei intravenöser Applikation: antikoagulatorische Wirkung ↓

Heparinoide

Danaparoid (z. B. Orgaran®)

Wirkmechanismus

Danaparoid ist ein Gemisch aus niedermolekularen, schwach sulfatierten Glykosaminglykanen und besteht aus Heparansulfat, Dermatansulfat und Chondroitinsulfat. Überwiegend wird Faktor Xa inhibiert (anti-Faktor Xa/anti-Thrombin-Ratio > 28).

Charakterisierung

- Die maximale Wirkung tritt ca. 4–5 Stunden nach subkutaner Injektion ein.
- Danaparoid besitzt eine Bioverfügbarkeit nach subkutaner Injektion von 100 %.
- Die Eliminationshalbwertszeit ist sehr lang und beträgt 25 Stunden. Danaparoid wird hauptsächlich renal eliminiert.
- Danaparoid wird nicht hämodialysiert oder -filtriert.

Danaparoid weist in weniger als 10 % der Fälle eine Kreuzreaktivität mit den entsprechenden Antikörpern auf und kann daher sehr selten ebenfalls eine HIT II auslösen. (Das bisher in der Literatur angegebene Risiko von 10 % gilt mittlerweile als etwas überschätzt. Ein Restrisiko muss dennoch berücksichtigt werden, trotzdem hat es eine Indikation bei HIT II.).

Für die Spinal-/Periduralanästhesie sind die Angaben wie folgt:

- Prophylaktische Dosierung: Bei Neuanlage bzw. Entfernen eines Katheters muss die Gabe von Danaparoid 48 Stunden vorher beendet werden und darf frühestens 3–4 Stunden danach wieder begonnen werden.
- Therapeutische Dosierung: Auf die Anlage rückenmarksnaher Regionalanästhesieverfahren sollte verzichtet werden.

Wegen der langen Halbwertszeit sollte die Danaparoid-Gabe perioperativ ausgesetzt oder auf Alternativen wie Argatroban, das eine wesentlich kürzere Halbwertszeit hat, umgestellt werden.

Für die Prophylaxe bei Patienten mit HIT II eignet sich neben Danaparoid auch das Antikoagulans Argatroban. Bei Patienten mit stark eingeschränkter Lebersyntheseleistung ist allerdings Danaparoid vorzuziehen.

Bei niedriger Dosierung (50 bis 150 IE/h, z. B. zur Antikoagulation bei Hämofiltration) kommt es trotz der langen Halbwertszeit bei ungeplanten operativen Eingriffen selten zu Blutungen. Wir empfehlen die Zufuhr ca. 4 Stunden vor dem Eingriff zu beenden.

Indikation

Prophylaxe tiefer Venenthrombosen und Therapie thromboembolischer Erkrankungen bei Patienten mit HIT II. Antikoagulation zur Hämofiltration, Hämodialyse.

Dosierung

- **Thromboseprophylaxe:** 2–3 x 750 IE s. c. pro Tag
- Die Antikoagulation wird über die Bestimmung der anti-Faktor Xa-Aktivität überwacht. Die Blutentnahme erfolgt dafür 3 (-4) Stunden nach subkutaner Applikation.
- **Zielspiegel bei prophylaktischer Dosierung** 0,2–0,4 IE/ml anti-Faktor Xa

Therapie thromboembolischer Erkrankungen

Bolus, intravenös:

- < 55 kg KG: 1250 IE,
- 55–90 kg KG: 2250 IE,
- > 90 kg KG 3750 IE i. v.

Erhaltungsdosis, intravenös:

- 400 IE/h für 4 h,
- danach 300 IE für 4 h,
- danach 150–200 IE/h i. v.

Erhaltungsdosis nach ca. 7 Tagen:

- subkutan: 2–3 x 750 IE s. c., oder Umstellung auf orale Antikoagulantien.

Die Antikoagulation wird über die Bestimmung der anti-Faktor Xa-Aktivität überwacht. Die Blutentnahme erfolgt dafür 3 (-4) Stunden nach subkutaner Applikation.

- **Zielspiegel für die therapeutische Antikoagulation:** 0,4–0,8 IE/ml anti-Faktor Xa

Dosierung zur Antikoagulation bei Hämofiltration/Dialyse
siehe Teil III „Antikoagulation bei Nierenersatzverfahren".

Pharmakokinetischer Exkurs:
Obwohl Danaparoid ausschließlich renal eliminiert wird und nicht dialysierbar oder hämofiltrierbar ist, scheint es bei kontinuierlicher Zufuhr im Rahmen eines Nierenersatzverfahrens nicht automatisch zu kumulieren. Offenbar liegen noch nicht bekannte zusätzliche Eliminationswege vor.

Patienten mit eingeschränkter Nierenfunktion

- Während der Therapie mit Danaparoid bei Patienten mit eingeschränkter Nierenfunktion muss die Anti-Faktor Xa-Aktivität engmaschig kontrolliert werden. Patienten mit schwerer Niereninsuffizienz sollten außerdem nur nach strenger Indikationsstellung mit Danaparoid therapiert werden. Ein Plasmaspiegel von 0,8 IE/ml anti-Faktor Xa sollte nicht überschritten werden.
- **Patienten mit Nierenersatzverfahren:** siehe Teil III „Antikoagulation bei Nierenersatzverfahren".

Patienten mit eingeschränkter Leberfunktion

Bei Patienten mit stark eingeschränkter Lebersyntheseleistung sollte Danaparoid nur nach strenger Indikationsstellung eingesetzt werden. Es muss die Anti- Faktor Xa-Aktivität regelmäßig kontrolliert werden.

Nebenwirkungen

- sehr selten: Heparin-induzierte Thrombozytopenie Typ II (HIT II) (Thrombozytenzahl < 100.000/µl oder rascher Abfall auf 50 % des Ausgangswertes) bei sensibilisierten Patienten
- Exanthem, Erythem, makulo-papulöser Hautausschlag
- allergische Reaktionen, wie z. B. Übelkeit, Erbrechen, Obstipation, Pruritus, Rash Kopfschmerzen, Ödeme

Interaktionen

- **Analgetika**, nicht-steroidale: antikoagulatorische Wirkung ↑

8.1.2 Faktor Xa-Inhibitor

Fondaparinux (Arixtra®)

Wirkmechanismus

Fondaparinux ist ein synthetisch hergestelltes Pentasaccharid und bindet spezifisch an Antithrombin III (AT III). Die Aktivitätssteigerung von AT III führt zu einer effektiven und selektiven Inhibierung des Faktors Xa.

Charakterisierung

- Da keine Kreuzreaktivität mit HIT II-Antikörpern besteht, induziert Fondaparinux keine HIT II.
- Nach subkutaner Applikation werden nach ca. 2 Stunden maximale Plasmakonzentrationen erreicht.
- Die Bioverfügbarkeit nach subkutaner Injektion ist nahezu 100 %.
- Die Eliminationshalbwertszeit beträgt nach subkutaner Applikation 17–21 Stunden. Die Elimination erfolgt renal.

Spinal-/Periduralanästhesie: Bei Neuanlage bzw. Entfernen eines Katheters muss die Gabe von Fondaparinux in prophylaktischer Dosierung 36–42 Stunden vorher beendet werden und darf 6–12 Stunden danach wieder begonnen werden. Aufgrund der langen Halbwertszeit sollte bei einer therapeutischen Antikoagulation mit Fondaparinux auf eine rückenmarksnahe Regionalanästhesie verzichtet werden.

Fondaparinux darf frühestens nach 6 Stunden postoperativ appliziert werden.

Bei Umstellung von Fondaparinux auf Heparine (UFH, NMH) dürfen diese erst 24 h nach der letzten Fondaparinux-Gabe verabreicht werden.

Soll die Therapie auf eine orale Antikoagulation umgestellt werden, so ist die Fondaparinux-Gabe bis zum Erreichen des geforderten INR-Wertes weiter zu führen.

Aufgrund der langen Halbwertszeit, subkutanen Applikationsweise und Kumulationsgefahr bei Niereninsuffizienz ist Fondaparinux für die Intensivtherapie eher ungeeignet.

Indikation

Prophylaxe und Therapie tiefer Venenthrombosen, Behandlung der instabilen Angina pectoris und Myokardinfarkt. Therapie der Lungenembolie (Ausnahme: hämodynamisch instabile Patienten).

Dosierung

Prophylaxe

- 1 x 2,5 mg s. c. pro Tag

Therapie

- < 50 kg KG: 1 x 5 mg s. c. pro Tag
- 50–100 kg KG: 1 x 7,5 mg s. c. pro Tag
- > 100 kg KG: 1 x 10 mg s. c. pro Tag

Patienten mit eingeschränkter Nierenfunktion

- **Kreatinin-Clearance > 50 ml/min:** keine Dosisanpassung erforderlich
- **Kreatinin-Clearance 20–50 ml/min:** 1 x 1,5 mg Fondaparinux s. c. pro Tag
- **Kreatinin-Clearance < 20 ml/min.** ist kontraindiziert.

Patienten mit eingeschränkter Leberfunktion

- Bei Patienten mit stark eingeschränkter Lebersyntheseleistung ist keine Dosisanpassung notwendig.

Nebenwirkungen

- Blutungen, Hämatome, Hämaturie, Anämie
- Thrombozytopenie, Thrombozythämie, Purpura, Gerinnungsstörungen
- erhöhte Leberenzymwerte, Hyperbilirubinämie
- Übelkeit, Erbrechen, Diarrhoe, Obstipation, Dyspepsie, Abdominalschmerzen (Bauchschmerzen), Brustschmerzen, Dyspepsie, Gastritis
- Ödeme, Fieber
- Erythem, Pruritus, Rash
- Synkope
- Allergische Reaktionen
- Hypokaliämie
- Benommenheit, Müdigkeit, Somnolenz, Schwindel, Kopfschmerz
- Verwirrtheit, Ängstlichkeit
- Hypotonie
- Dyspnoe, Husten

Interaktionen

- Keine bisher bekannt.

Rivaroxaban (Xarelto®)

Wirkmechanismus

Rivaroxaban ist ein selektiver, direkter Inhibitor des Faktor Xa, dadurch kommt es zu einer Hemmung der Thrombinbildung. Für die Wirkung ist die Vermittlung von Antithrombin III nicht erforderlich.

Charakterisierung

- Rivaroxaban wird oral appliziert.
- Rivaroxaban wird schnell resorbiert, nach 2 bis 4 Stunden wird die maximale Plasmakonzentration erreicht.
- Ein Drittel der eingenommenen Rivaroxaban-Dosis wird unverändert renal ausgeschieden. Zwei Drittel werden in der Leber über das Cytochrom-P450-Enzymsystem (CYP3A4) metabolisiert, wovon wiederum die Hälfte ebenfalls über die Niere ausgeschieden wird.
- Rivaroxaban ist ein Substrat des P-Glykoproteins. Dieser Effluxtransporter wird in Zellen mit exkretorischer Funktion wie z. B. der Niere und der Leber exprimiert. Bei der gleichzeitigen Gabe von P-Glykoprotein-Inhibitoren kann sich die Konzentration von Rivaroxaban im Blut erhöhen (siehe CAVE). Die Gabe von P-Glykoprotein-Induktoren kann die Blut-Konzentration verringern.
- Die terminale Eliminationshalbwertszeit beträgt 5 bis 9 Stunden bei jüngeren, 11 bis 13 Stunden bei älteren Patienten.

Rivaroxaban kann medikamentös nicht antagonisiert werden und ist nicht dialysierbar. Die gastrointestinale Rivaroxaban-Resorption kann allerdings durch die Gabe von Aktivkohle verringert werden. Bei lebensgefährlichen Blutungen ist durch die Gabe von Fresh Frozen Plasma (FFP), Prothrombinkomplexkonzentrat (z. B. PPSB) und rekombinantem, aktivierten Faktor VII (z. B. NovoSeven®) der Versuch einer Stabilisierung der Blutgerinnung gerechtfertigt.

Rivaroxaban darf nicht mit Medikamenten eingenommen werden, die starke CYP3A4- und P-Glykoprotein-Inhibitoren sind, da die Plasmakonzentration von Rivaroxaban dadurch erhöht wird und das Blutungsrisiko steigen kann. Hierzu gehören: Azol-Antimykotika (z. B. Fluconazol, Itraconazol, Ketoconazol, Posaconazol, Voriconazol), Clarithromycin, Telithromycin, HIV-Proteaseinhibitoren (z. B. Ritonavir).

Derzeit kann durch keinen laborchemischen Test die antikoagulatorische Wirkung von Rivaroxaban sicher abgeschätzt werden. Rivaroxaban verlängert dosisabhängig die PTT und erhöht die Anti-Faktor-Xa-Aktivität. Die PTT kann jedoch nicht zur Abschätzung der antikoagulatorischen Aktivität von Rivaroxaban herangezogen werden. Im Notfall kann davon ausgegangen werden, dass bei Vorliegen von Normalwerten für die Anti-Faktor-Xa-Aktivität kein wesentlicher antikoagulatorischer Effekt von Rivaroxaban vorliegt. Spezielle auf Rivaroxaban kalibrierte quantitative Anti-Faktor-Xa-Tests können zur Bestimmung der antikoagulatorischen Aktivität verwendet werden.

Spinal-/Periduralanästhesie: Vor Anlage einer Spinal-/Periduralanästhesie sollte Rivaroxaban bei einer Dosierung von 1 x 10 mg/d mindestens 22 bis 26 Stunden und bei einer Dosierung von 2 x 15 mg/d oder 1 x 20 mg/d mindestens 44–65 Stunden pausiert werden. Die erneute Gabe von Rivaroxaban nach Ziehen eines Periduralkatheters ist nach 4 bis 5,5 Stunden möglich.

In mehreren Studien erwies sich Rivaroxaban gegenüber Enoxaparin ebenbürtig in der Prophylaxe und der Behandlung von venösen Thromboembolien, das Blutungsrisiko war nicht erhöht.

Rivaroxaban wird auch zur Prophylaxe von systemischen Embolien und Schlaganfall bei Patienten mit nicht-valvulärem Vorhofflimmern eingesetzt. In der Rocket-AF-Studie *wurde Rivaroxaban mit dem Vitamin-K-Antagonisten Warfarin verglichen: In einer Dosierung von 1 x 20 mg täglich war Rivaroxaban ebenso effizient wie Warfarin in der Verhinderung einer systemischen Embolie oder eines Schlaganfalls. Das Risiko für schwere Blutungen war unter Rivaroxaban und Warfarin gleich.*

Umstellung von niedermolekularem Heparin auf Rivaroxaban: *Beginn mit Rivaroxaban 0 bis 2 Stunden vor der geplanten Gabe des niedermolekularen Heparins. Niedermolekulares Heparin wird dann weggelassen und mit Rivaroxaban fortgefahren.*

Umstellung von unfraktioniertem Heparin auf Rivaroxaban: *Absetzen von Heparin und Beginn mit Rivaroxaban.*

Umstellung von Rivaroxaban auf niedermolekulare Heparine oder unfraktioniertes Heparin: *Beginn mit dem niedermolekularen Heparin oder unfraktioniertem Heparin zum Zeitpunkt der geplanten Rivaroxaban-Gabe. Rivaroxaban wird dann abgesetzt.*

Die Verabreichung von Rivaroxaban empfiehlt sich nicht bei Patienten, die eine duale Thrombozytenaggregationshemmung benötigen, da mit einem erhöhten Blutungsrisiko zu rechnen ist.

Eine Gerinnungskontrolle muss nicht durchgeführt werden. Falls klinisch jedoch erforderlich, kann der Rivaroxaban-Spiegel mit einem kalibrierten quantitativen Anti-Faktor-Xa-Test ermittelt werden.

Indikationen

- Prophylaxe venöser Thromboembolien
- Prophylaxe von Schlaganfällen und systemischen Embolien bei nicht-valvulär bedingtem Vorhofflimmern
- Behandlung von tiefen Venenthrombosen und Lungenembolie

Dosierung

- Prophylaxe venöser Thromboembolien: 1 x 10 mg p. o. pro Tag
- Prophylaxe von Schlaganfällen und systemischen Embolien: 1 x 20 mg p. o. pro Tag
- Behandlung tiefer Venenthrombosen und Lungenembolie: 2 x 15 mg p. o. pro Tag für 21 Tage, danach 1 x 20 mg p. o. pro Tag

Patienten mit eingeschränkter Nierenfunktion

- **Kreatinin-Clearance 30–50 ml/min:**
  Prophylaxe venöser Thromboembolien: Eine Anpassung der Dosierung ist nicht notwendig.
  Prophylaxe von Schlaganfällen und systemischen Embolien: 1 x 15 mg p. o. pro Tag
  Behandlung von tiefen Venenthrombosen und Lungenembolie: 2 x 15 mg p. o. pro Tag für 21 Tage, danach 1 x 20 mg p. o. pro Tag oder 1 x 15 mg p. o. pro Tag bei hohem Blutungsrisiko
- **Kreatinin-Clearance 15–30 ml/min:**
  Rivaroxaban sollte vorsichtig angewandt werden, da die Plasmakonzentration von Rivaroxaban erhöht sein kann.
  Prophylaxe venöser Thromboembolien: Eine Anpassung der Dosierung ist nicht notwendig.
  Prophylaxe von Schlaganfällen und systemischen Embolien: 1 x 15 mg p. o. pro Tag
  Behandlung von tiefen Venenthrombosen und Lungenembolie: 2 x 15 mg p. o. pro Tag für 21 Tage, danach 1 x 20 mg p. o. pro Tag oder 1 x 15 mg p. o. pro Tag bei hohem Blutungsrisiko
- **Kreatinin-Clearance < 15 ml/min:**
  Rivaroxaban ist nicht empfehlenswert.

Patienten mit Nierenersatzverfahren

- Rivaroxaban ist kontraindiziert.

Patienten mit eingeschränkter Leberfunktion

- Bei mäßiger und schwerer Leberinsuffizienz (Child B und C) ist Rivaroxaban kontraindiziert.

Nebenwirkungen

- Erhöhtes Blutungsrisiko: Zerebrale und intrakranielle Blutungen, gastrointestinale Blutungen, urogenitale Blutungen, kutane und subkutane Blutungen, Hämarthros, Hämoptysen, Augeneinblutungen, Zahnfleischblutungen
- Hypotonie
- Anämie, Thrombozythämie
- Tachykardie
- Epistaxis
- Nierenfunktionsstörungen
- Erhöhung der Leberenzyme, Hyperbilirubinämie, Leberfunktionsstörung, Ikterus
- Dyspepsie, Übelkeit, Erbrechen, Diarrhoe, Obstipation
- Gastrointestinale und abdominale Schmerzen
- Trockener Mund
- Schmerzen in den Extremitäten
- Schwindel, Kopfschmerzen, Synkope
- Ödeme
- Allergische Reaktionen, allergische Dermatitis
- Pruritus, Ekchymose, Hautrötung, Urtikaria
- Müdigkeit
- Fieber

Interaktionen

- **Azol-Antimykotika (z. B. Fluconazol, Itraconazol, Ketoconazol, Posaconazol, Voriconazol):** Rivaroxaban-Plasmakonzentration ↑
- **Carbamazepin:** Rivaroxaban-Plasmakonzentration ↓
- **Clarithromycin:** Rivaroxaban-Plasmakonzentration ↑
- **HIV-Proteaseinhibitoren (z. B. Ritonavir):** Rivaroxaban-Plasmakonzentration ↑
- **Johanniskraut:** Rivaroxaban-Plasmakonzentration ↓
- **Phenobarbital:** Rivaroxaban-Plasmakonzentration ↓
- **Phenytoin:** Rivaroxaban-Plasmakonzentration ↓
- **Rifampicin:** Rivaroxaban-Plasmakonzentration ↓
- **Telithromycin:** Rivaroxaban-Plasmakonzentration ↑

Apixaban (z. B. Eliquis®)

Wirkmechanismus

Apixaban ist ein direkter, selektiver und reversibler Inhibitor des Faktor Xa, dadurch kommt es zu einer Hemmung der Thrombinbildung. Für die Wirkung ist die Vermittlung von Antithrombin III nicht erforderlich.

Charakterisierung

- Apixaban wird oral verabreicht.
- Die maximale Plasmakonzentration wird nach 3 bis 4 Stunden erreicht.
- Ältere Patienten (> 65 Jahre) und Patienten mit einem Körpergewicht < 60 kg zeigten erhöhte Plasmakonzentrationen von Apixaban.
- Apixaban wird zu 25 % renal und zu 75 % über das hepatobiliäre System eliminiert.
- Apixaban wird über das Cytochrom P-450-System metabolisiert, vor allem über CYP3A4. Apixaban ist auch ein Substrat des P-Glykoproteins, eines Effluxtransporters, der in Zellen mit exkretorischer Funktion exprimiert wird wie z. B. in der Niere und der Leber. Medikamente, die hemmend oder induzierend auf CYP3A4 oder P-Glykoprotein wirken, können die Plasmakonzentration von Apixaban erhöhen oder erniedrigen (siehe CAVE).
- Die terminale Eliminationshalbwertszeit beträgt 8 bis 15 Stunden.

Es existiert kein Medikament zur Antagonisierung von Apixaban. Die gastrointestinale Apixaban-Resorption kann allerdings durch die Gabe von Aktivkohle verringert werden. Bei lebensgefährlichen Blutungen ist durch die Gabe von Fresh Frozen Plasma (FFP), Prothrombinkomplexkonzentrat (z. B. PPSB) und rekombinantem, aktivierten Faktor VII (z. B. NovoSeven®) ein Versuch der Stabilisierung der Blutgerinnung gerechtfertigt.

Die gleichzeitige Anwendung von Apixaban und Azol-Antimykotika (z. B. Fluconazol, Itraconazol, Ketoconazol, Posaconazol, Voriconazol) wird nicht empfohlen, da diese Substanzen Inhibitoren von CYP3A4 und P-Glykoprotein sind und damit die Plasmakonzentrationen von Apixaban erhöhen können. Dies gilt ebenso für HIV-Protease-Inhibitoren (z. B. Ritonavir).

Die gleichzeitige Anwendung von Apixaban und CYP3A4- bzw. P-Glykoprotein-Induktoren wie z. B. Carbamazepin, Phenytoin und Rifampicin kann zu verminderten Plasmakonzentrationen von Apixaban führen.

Die übliche Bestimmung der Anti-Faktor-Xa-Aktivität ist kein exaktes Maß zur Abschätzung der antikoagulatorischen Wirkung einer Therapie mit Apixaban. Im Notfall kann davon ausgegangen werden, dass keine antikoagulatorische Aktivität mehr durch Apixaban vorliegt, wenn die Anti-Faktor-Xa-Aktivität im Normbereich liegt. Spezielle auf Apixaban kalibrierte quantitative Anti-Faktor-Xa-Tests können zur Bestimmung der antikoagulatorischen Aktivität verwendet werden.

Spinal-/Periduralanästhesie: Bei Neuanlage bzw. Entfernung eines Katheters muss die Gabe von Apixaban in einer Dosierung von 2 x 2,5 mg/d mindestens 26 bis 30 Stunden und in einer Dosierung von 2 x 5 mg/d mindestens 40–75 Stunden vorher beendet und darf frühestens 5 bis 7 Stunden danach wieder begonnen werden.

In mehreren Studien zur Prophylaxe venöser Thromboembolien nach Hüft- und Kniegelenksersatz wurde Apixaban mit Enoxaparin verglichen: Apixaban zeigte sich gegenüber Enoxaparin ebenbürtig in der Prävention venöser Thromboembolien, das Blutungsrisiko war nicht erhöht.

Apixaban wird zur Prophylaxe von systemischen Embolien und Schlaganfall bei Patienten mit Vorhofflimmern eingesetzt:

In der AVERROES-Studie *erhielten Patienten, die nicht mit einem Vitamin-K-Antagonisten behandelt werden konnten, entweder Apixaban oder Acetylsalicylsäure: Apixaban erwies sich gegenüber Acetylsalicylsäure überlegen in der Verhinderung von systemischen Embolien und Schlaganfall. Das Blutungsrisiko war unter Apixaban nicht erhöht.*

In der ARISTOTLE-Studie *erhielten Patienten entweder Apixaban oder den Vitamin-K-Antagonisten Warfarin: Apixaban erwies sich als überlegen in der Verhinderung von systemischen Embolien und Schlaganfall. Das Blutungsrisiko und die Mortalität waren unter Apixaban geringer.*

Umstellung von niedermolekularem Heparin auf Apixaban: *Beginn mit Apixaban zum Zeitpunkt der geplanten Gabe des niedermolekularen Heparins. Niedermolekulares Heparin wird dann weggelassen und mit Apixaban fortgefahren.*

Umstellung von unfraktioniertem Heparin auf Apixaban: *Absetzen von Heparin und Beginn mit Apixaban.*

Umstellung von Apixaban auf niedermolekulare Heparine oder unfraktioniertes Heparin: *Beginn mit dem niedermolekularen Heparin oder unfraktioniertem Heparin zum Zeitpunkt der geplanten Apixaban-Gabe. Apixaban wird dann abgesetzt.*

Die Verabreichung von Apixaban empfiehlt sich nicht bei Patienten, die eine duale Thrombozytenaggregationshemmung benötigen, da mit einem erhöhten Blutungsrisiko zu rechnen ist.

Indikationen

- Prophylaxe einer venösen Thromboembolie nach Hüft- und Kniegelenksendoprothetik
- Prävention von systemischer Embolie und Schlaganfall bei Patienten mit nicht-valvulärem Vorhofflimmern.

Dosierung

- **Prophylaxe venöser Thromboembolien:** 2 x 2,5 mg p. o. pro Tag. Erste Einnahme 12 bis 24 Stunden postoperativ.
- **Prävention systemischer Embolien und Schlaganfall bei Vorhofflimmern:**
  2 x 5 mg p. o. pro Tag
  2 x 2,5 mg p. o. pro Tag bei Patienten, die zwei der folgenden Kriterien erfüllen: Alter ≥ 80 Jahre, Körpergewicht ≤ 60 kg, Serumkreatinin ≥ 1,5 mg/dl

Patienten mit eingeschränkter Nierenfunktion

- **Kreatinin-Wert ≥ 1,5 mg/dl:** Bei Patienten ≥ 80 Jahre und/oder Körpergewicht ≤ 60 kg: 2 x 2,5 mg p. o. pro Tag
- **Kreatinin-Clearance 15–30 ml/min:**
  Prophylaxe venöser Thromboembolien: 2 x 2,5 mg p. o. pro Tag. Apixaban soll mit Vorsicht angewendet werden.
  Prävention systemischer Embolien und Schlaganfall bei Vorhofflimmern: 2 x 2,5 mg p. o. pro Tag
- **Kreatinin-Clearance < 15 ml/min:** Apixaban ist kontraindiziert.

Patienten mit Nierenersatzverfahren

- Apixaban ist kontraindiziert.

Patienten mit eingeschränkter Leberfunktion

- Bei Patienten mit leichter oder mäßiger Leberfunktionsstörung (Child A, B) kann Apixaban vorsichtig angewendet werden. Eine Dosisanpassung ist nicht erforderlich.
- Bei Patienten mit schwerer Leberfunktionsstörung (Child C) ist Apixaban kontraindiziert.
- Patienten mit einer Erhöhung der Transaminasen über das zweifache des Normbereiches sowie des Bilirubin-Wertes über das 1,5-fache des Normbereiches wurden aus den klinischen Studien ausgeschlossen. Für diese Patientengruppe liegen keine Erfahrungen vor.

Nebenwirkungen

- **Erhöhtes Blutungsrisiko:** Zerebrale, intrakranielle und intraspinale Blutungen, gastrointestinale Blutungen, intraabdominelle, retroperitoneale, urogenitale Blutungen, kutane und subkutane Blutungen, Hämarthros, Augeneinblutungen, Zahnfleischblutungen, Blutungen der oberen und unteren Atemwege
- Epistaxis
- Anaphylaktoide und anaphylaktische Reaktionen

Interaktionen

- **Carbamazepin:** Apixaban-Plasmakonzentration ↓

- **Fluconazol**: Apixaban-Plasmakonzentration ↑
- **Diltiazem**: Apixaban-Plasmakonzentration ↑
- **HIV-Proteasehemmer (z. B. Ritonavir)**: Apixaban-Plasmakonzentration ↑
- **Itraconazol**: Apixaban-Plasmakonzentration ↑
- **Johanniskraut**: Apixaban-Plasmakonzentration ↓
- **Ketoconazol**: Apixaban-Plasmakonzentration ↑
- **Naproxen**: Apixaban-Plasmakonzentration ↑
- **Phenobarbital**: Apixaban-Plasmakonzentration ↓
- **Phenytoin**: Apixaban-Plasmakonzentration ↓
- **Posaconazol**: Apixaban-Plasmakonzentration ↑
- **Rifampicin**: Apixaban-Plasmakonzentration ↓
- **Voriconazol**: Apixaban-Plasmakonzentration ↑

Edoxaban (z. B. Lixiana®)

Wirkmechanismus

Edoxaban ist ein hoch selektiver, direkter und reversibler Inhibitor von Faktor Xa. Edoxaban hemmt den freien Faktor Xa und die Prothrombinase-Aktivität. Die Effekte treten innerhalb von ein bis zwei Stunden ein.

Charakterisierung

- Edoxaban wird oral verabreicht.
- Die maximale Plasmakonzentration wird nach 1–2 Stunden erreicht.
- Die Elimination erfolgt zu 50 % renal, zu 50 % durch Metabolisierung und biliäre/intestinale Exkretion.
- Edoxaban ist ein Substrat des P-Glycoproteins (P-gp)
- Die terminale Eliminationshalbwertszeit beträgt 10–14 Stunden
- Eine 4-stündige Hämodialyse vermindert die Edoxaban-Gesamtexposition nur um weniger als 9 %.

Spinal/Periduralanästhesie

Offizielle Empfehlungen existieren bislang nicht. Eine Orientierung bieten bei sorgfältiger Risiko-Nutzen-Analyse die pharmakokinetischen Daten. Bei Neuanlage oder Entfernung eines Katheters muss die letzte Gabe von Edoxaban 20–28 h bei einer Dosierung mit 30 mg täglich bzw. 40–60 Stunden bei einer Dosierung mit 60 mg täglich vorher beendet sein und darf frühestens 6–7 Stunden danach wieder begonnen werden.

*In der zulassungsrelevanten Studie **ENGAGE AF-TIMI** 48, einer multizentrischen, randomisierten, doppelblinden Parallelgruppenstudie, wurden Patienten über einen Zeitraum von 2,5 Jahren untersucht. Edoxaban war zur Vorbeugung von Schlaganfällen und systemischen Embolien bei Patienten mit Vorhofflimmern ebenso wirksam wie Warfarin. Die Rate an hämorrhagischen Schlaganfällen war unter Edoxaban niedriger.*

*Die Wirksamkeit und Sicherheit in der Behandlung von Blutgerinnseln bei Patienten mit tiefer Venenthrombose (TVT) und Lungenembolie sowie zur Rezidivprophylaxe wurden in der Studie **HOKUSAI-VTE** geprüft. Edoxaban war auch hier dem Warfarin nicht unterlegen, die Rate an klinisch relevanten Blutungen war bei Edoxaban geringer.*

Indikationen

- Prophylaxe von Schlaganfällen und systemischen Embolien bei erwachsenen Patienten mit nicht-valvulärem Vorhofflimmern und einem oder mehreren Risikofaktoren wie kongestiver Herzinsuffizienz, Hypertonie, Alter ≥ 75 Jahren, Diabetes mellitus, Schlaganfall oder transistorischer ischämischer Attacke in der Anamnese
- Behandlung von tiefen Venenthrombosen und Lungenembolien sowie Prophylaxe von rezidivierenden TVT und Lungenembolie bei Erwachsenen

Dosierung

- 1 x 60 mg p. o. pro Tag

Patienten mit eingeschränkter Nierenfunktion
- **Kreatinin-Clearance 15–50 ml/min:** 1 x 30 mg p. o. pro Tag
- **Kreatinin-Clearance < 15 ml/min:** Edoxaban ist kontraindiziert

Patienten mit eingeschränkter Leberfunktion
- Bei schwerer Leberfunktionsstörung sollte das Medikament nicht verabreicht werden, bei leichter Leberfunktionsstörung ist keine Dosisanpassung erforderlich.

Patienten mit einem Körpergewicht unter 60 kg
- 1 x 30 mg p. o. pro Tag

Patienten, die P-Glycoprotein (P-gp)-Inhibitoren einnehmen (z. B. Ciclosporin, Dronedaron, Erythromycin, Ketoconazol)
- 1 x 30 mg p. o. pro Tag

Nebenwirkungen

- Blutungen aus der Haut und dem Weichteilgewebe
- Epistaxis
- Vaginalblutungen
- Anämie
- Ausschlag, Juckreiz, Nesselfieber
- Anormale Leberfunktionstests (erhöhte Bilirubinwerte, erhöhte Gamma-Glutamyltransferase, erhöhte alkalische Phosphatase, erhöhte Transaminasen)

Da Edoxaban hauptsächlich im oberen Gastrointestinaltrakt resorbiert wird, kann die Aufnahme verringert sein, wenn der Patient Arzneimittel einnimmt oder an Krankheiten leidet, die die Magenentleerung beschleunigen und die Darmmotilität steigern.

Interaktionen

- **P-gp-Inhibitoren** (Ciclosporin, Dronedaron, Erythromycin, Ketoconazol): Anstieg der Edoxaban-Plasmakonzentration
- **P-gp-Induktoren** (Phenytoin, Carbamazepin, Phenobarbital, Johanniskraut): Absinken der Edoxaban-Plasmakonzentration (Vorsicht bei der Anwendung)

Exkurs: Antidote in Entwicklung

Andexanet alfa

Andexanet alfa ist eine rekombinante modifizierte Form von Faktor Xa. Das Protein besitzt eine spezifische Bindungsstelle für Faktor Xa und wirkt somit als Köder für Faktor Xa Inhibitoren. Im Gegensatz dazu fehlt dem Protein die membranbindende γ-Carboxyglutaminsäure Domäne sowie die katalytische Aktivität des nativen Faktor Xa. Andexanet alfa bindet nicht nur die direkten Faktor Xa Inhibitoren, sondern auch die indirekten über Antithrombin III wirksamen Faktor Xa Inhibitoren (z. B. Heparine) sowie ebenfalls Fondaparinux.

Die Anti-Faktor-Xa-Aktivität im Blut der Patienten nahm nach Bolusgabe von Andexanet alfa innerhalb kurzer Zeit deutlich ab: Bei mit Rivaroxaban oder Apixaban behandelten Patienten war eine rasche Reduktion dieser Aktivität um 89 % respektive 93 % in Relation zu den Ausgangswerten zu verzeichnen.

Die Substanz ist aktuell noch nicht zugelassen.

Ciraparantag (synonym Aripazin oder PER977)

Zu diesem neuen Antidot liegen bislang noch nicht viele Daten vor. Einer Übersichtsarbeit zufolge bindet Ciraparantag nicht kovalent unfraktioniertes und niedermolekulares Heparin, direkte Faktor Xa-Inhibitoren sowie direkte Thrombin-Inhibitoren. Nach diesen Untersuchungen können 100 mg Ciaparantag den antikoagulatorischen Effekt von 60 mg Edoxaban nahezu vollständig aufheben.

Die Substanz ist aktuell noch in Entwicklung und nicht zugelassen.

8.1.3 Direkte Thrombininhibitoren

Argatroban (Argatra®)

Wirkmechanismus

Argatroban ist ein synthetisch hergestelltes Arginin-Derivat und inhibiert direkt sowohl freies als auch gebundenes Thrombin. Dadurch werden neben der Hemmung der Fibrinbildung ebenso die Aktivierung von Gerinnungsfaktoren (V, VIII und XIII), Protein C und der Thrombozytenaggregation unterdrückt.

Charakterisierung

- Argatroban wirkt unabhängig von Antithrombin III (AT III).
- Argatroban wird in der Leber metabolisiert.
- Die Elimination ist von der Nierenfunktion unabhängig
- Die Eliminationshalbwertszeit ist mit 1 Stunde kurz. Argatroban wird vorwiegend über die Fäzes eliminiert.
- Die Plasmaproteinbindung beträgt ca. 54 %.

Argatroban führt häufig auch zu einer Verringerung des Quick-Wertes.

Argatroban kann medikamentös nicht antagonisiert werden.

Spinal-/Periduralanästhesie: Bei Neuanlage bzw. Entfernen eines Katheters muss die Gabe von Argatroban 4 Stunden vorher beendet werden und darf frühestens 5–7 Stunden danach wieder begonnen werden. Bei Patienten mit Leberinsuffizienz sind die Zeitintervalle verlängert.

Argatroban ist gut steuerbar (kurze Halbwertszeit) und induziert keine HIT II. Es ist daher Mittel der Wahl für die Antikoagulation bei Patienten mit HIT II auf der Intensivstation. Allerdings ist die Anwendung von Argatroban bei Patienten mit stark eingeschränkter Lebersyntheseleistung kontraindiziert. In diesem Fall ist Danaparoid die alternative Therapie.

Bei Überdosierung kann 2 Stunden (bei Patienten mit eingeschränkter Leberfunktion frühestens 4 Stunden) nach Abstellen der Infusion wieder eine Normalisierung der Gerinnung erreicht werden.

Da Argatroban unabhängig von AT III wirksam ist, kann es auch bei Patienten mit AT III-Mangel eingesetzt werden.

Indikation

Prophylaxe und Therapie von Thrombosen bei Patienten mit HIT II.

Dosierung

- **Initial:** 0,5–1 µg/kg KG/min. i. v. (oft genügen 1 bis 2 mg/h beim normalgewichtigen Erwachsenen)
- **Der Gerinnungsstatus** wird regelmäßig über die Bestimmung der aPTT oder ACT kontrolliert, wobei die geforderte aPTT zwischen dem 1,5–3-fachen Wert des Ausgangswertes liegen sollte (max. 100 sec).
- Die weitere Dosierung muss dementsprechend angepasst werden.
- In der Praxis reichen oft Dosierungen beginnend von 0,2–1 µg/kg KG/min. aus.

Patienten mit eingeschränkter Nierenfunktion

- Eine Anpassung der Dosierung muss nicht vorgenommen werden.
- Patienten mit Nierenersatzverfahren: siehe Teil III „Antikoagulation bei Nierenersatzverfahren“

Patienten mit eingeschränkter Leberfunktion

- Bei Patienten mit stark eingeschränkter Lebersyntheseleistung ist die Anwendung von Argatroban kontraindiziert. Bei mäßig eingeschränkter Leberfunktion ist die Dosis auf 0,2–0,5 µg/kg KG/min. zu reduzieren. In jedem Fall ist die aPTT engmaschig zu überwachen.

Nebenwirkungen

- erhöhte Leberenzymwerte (GOT, GPT, AP, LDH), Einschränkung der Leberfunktion, Hyperbilirubinämie, Ikterus, Leberversagen, Hepatomegalie
- Anämie, Koagulopathie, Thrombozytopenie, Leukopenie
- Vorhofflimmern, Tachykardie, ventrikuläre Tachykardie, supraventrikuläre Arrhythmien, Perikarderguss, Hypertonie, Hypotonie, Myokardinfarkt, Herzstillstand
- Hämaturie, Niereninsuffizienz
- Purpura, Exanthem, bullöse Dermatitis, Alopezie, Urtikaria
- Schock, periphere Ischämie, Phlebitis, Thrombophlebitis, oberflächliche Thrombophlebitis des Beins
- Dyspnoe, Hypoxie, Pleuraerguss
- Übelkeit, Erbrechen, Obstipation, Diarrhoe, Gastritis, Teerstuhl, gastrointestinale Blutung, Dysphagie
- Muskelschwäche, Muskelschmerzen
- Fieber, peripheres Ödem
- Hyponatriämie, Hypoglykämie
- Verwirrtheit
- Kopfschmerzen, Synkope, Schwindel, Schlaganfall, Muskelhypotonie, Sprachstörungen
- Sehstörungen
- Taubheit
- Infektionen, Harnwegsinfektionen

Interaktionen

- Bisher keine klinisch relevanten Interaktionen bekannt.

Patienten (ohne schwere Leberinsuffizienz) an vv-ECMO werden vermehrt nur noch mit Argatroban anstelle Heparin antikoaguliert. Ob sich diese Praxis auch auf Patienten an va-ECMO ausweitet wird vermutet, bleibt aber zum jetzigen Zeitpunkt noch abzuwarten.

Dabigatran (Pradaxa®)

Wirkmechanismus

Dabigatran ist ein direkter, reversibler und kompetitiver Thrombininhibitor. Die Hemmung von Thrombin verhindert in der Gerinnungskaskade die Umwandlung von Fibrinogen in Fibrin und damit effektiv die Blutgerinnung. Dabigatran hemmt auch die thrombininduzierte Thrombozytenaggregation.

Charakterisierung

- Dabigatran wird oral verabreicht.
- Die maximale Plasmakonzentration wird 0,5 bis 2 Stunden nach Einnahme erreicht.
- Das Medikament wird in Form von Dabigatranetexilat verabreicht. Dieses Prodrug wird in der Leber durch Esterasen in seine aktive Form Dabigatran metabolisiert.
- Dabigatran wird hauptsächlich unverändert über die Nieren ausgeschieden.
- Die terminale Eliminationshalbwertszeit beträgt 14 bis 17 Stunden.
- Dabigatran interagiert nicht mit dem Cytochrom P-450-System der Leber.
- Dabigatranetexilat ist ein Substrat des P-Glykoproteins. Dieser Effluxtransporter wird in Zellen mit exkretorischer Funktion wie z. B. der Niere und der Leber exprimiert. Bei der gleichzeitigen Gabe von P-Glykoprotein-Inhibitoren kann sich die Konzentration von Dabigatran im Blut erhöhen (siehe CAVE). Die Gabe von P-Glykoprotein-Induktoren kann die Konzentration verringern.
- Dabigatran wird zum Teil durch Nierenersatzverfahren (z. B. HD, CVVH, CVVHD) eliminiert.

Für Situationen, in denen eine rasche Aufhebung der antikoagulatorischen Wirkung von Dabigatran erforderlich ist, steht als spezifisches Antidot Idarucizumab (Praxbind®) zur Verfügung. Es bindet als

Antikörperfragment spezifisch an Dabigatran und hemmt damit die pharmakodynamische Wirkung von Pradaxa.

Dosierung: *5 g (2 x 2,5 g/50 ml über je 5 bis 10 Minuten oder als Bolusinjektion geben); ggf. eine zweite Dosis von 5 g bei erneutem Auftreten einer klinisch relevanten Blutung.*

Nebenwirkungen oder Wechselwirkungen mit anderen Medikamenten sind nicht zu erwarten. Bei Nieren- oder Leberinsuffizienz muss die Dosis nicht angepasst werden. Idarucizumab darf nicht gemeinsam mit anderen Medikamenten appliziert werden. Der Infusionsschenkel muss vor und nach der Gabe gespült werden.

Der Einsatz eines Nierenersatzverfahrens kann erwogen werden, um einen Teil des Dabigatrans zu eliminieren. Bei lebensgefährlichen Blutungen ist durch die Gabe von Fresh Frozen Plasma (FFP), Prothrombinkomplexkonzentrat (z. B. PPSB) und rekombinantem, aktivierten Faktor VII (z. B. NovoSeven®) der Versuch einer Stabilisierung der Blutgerinnung gerechtfertigt.

Dabigatran ist kontraindiziert bei Patienten mit künstlichen Herzklappen, da es bei diesem Kollektiv zu einer erhöhten Rate an thromboembolischen Ereignissen und Blutungen kam.

Die gleichzeitige Anwendung der starken P-Glykoprotein-Inhibitoren Ciclosporin, Dronedaron, Itraconazol, Ketoconazol, Tacrolimus ist kontraindiziert (siehe Charakterisierung). Bei der gleichzeitigen Gabe von Amiodaron, Chinidin und Verapamil ist Vorsicht geboten, da sie ebenfalls das P-Glykoprotein hemmen.

Die gleichzeitige Anwendung von P-Glykoprotein-Induktoren wie z. B. Carbamazepin, Phenytoin und Rifampicin sollte vermieden werden, weil erniedrigte Plasmaspiegel von Dabigatran zu erwarten sind.

Derzeit kann durch keinen laborchemischen Test die antikoagulatorische Wirkung von Dabigatran sicher abgeschätzt werden. Dabigatran verlängert die PTT, die Thrombinzeit sowie die ECT (= Ecarin-Clotting-Time). Bei der ECT kommt es durch Zugabe des Schlangengiftes Ecarin zu einer Aktivierung des Prothrombins zu Meizothrombin. Meizothrombin besitzt eine thrombinähnliche Aktivität. In Anwesenheit von direkten Thrombininhibitoren wird Meizothrombin wie Thrombin inaktiviert. Die Verlängerung der ECT ist daher ein Maß für die antikoagulatorische Wirkung von direkten Thrombinhemmern.

ECT und Thrombinzeit besitzen eine etwas höhere Sensitivität als die PTT. Im Notfall kann davon ausgegangen werden, dass bei Vorliegen von Normalwerten bei diesen Parametern keine wesentliche antikoagulatorische Aktivität von Dabigatran vorliegt.

Um eine Überdosierung von Dabigatran zu vermeiden, sollte das Serumkreatinin im Verlauf einer Behandlung regelmäßig kontrolliert werden, insbesondere wenn eine Verschlechterung der Nierenfunktion zu erwarten ist.

Die Verabreichung von Dabigatran empfiehlt sich nicht bei Patienten, die eine duale Thrombozytenaggregationshemmung benötigen, da mit einem erhöhten Blutungsrisiko zu rechnen ist.

Spinal-/Periduralanästhesie: Bei Neuanlage bzw. Entfernen eines Katheters muss die Gabe von Dabigatran in einer Dosierung von max. 1 x 150–220 mg/d mindestens 28–34 Stunden und in einer Dosierung von max. 2 x 150 mg/d mindestens 56–85 Stunden vorher beendet werden. Mit der Gabe von Dabigatran darf erst 6 Stunden nach Ziehen eines Periduralkatheters begonnen werden.

Dabigatran zeigt sich in Studien zur Prophylaxe venöser Thromboembolien nach orthopädischem Hüft- und Kniegelenksersatz gegenüber Enoxaparin nicht unterlegen. Das Blutungsrisiko unter einer Therapie mit Dabigatran war im Vergleich zu Enoxaparin nicht erhöht.

Dabigatran wird zur Prophylaxe von systemischen Embolien und Schlaganfall bei Patienten mit nicht-valvulärem Vorhofflimmern eingesetzt: In der RE-LY-Studie (Randomized Evaluation of Long-term anticoagulant therapy) *wurde Dabigatran mit dem Vitamin-K-Antagonisten Warfarin verglichen: In einer Dosierung von 2 x 110 mg pro*

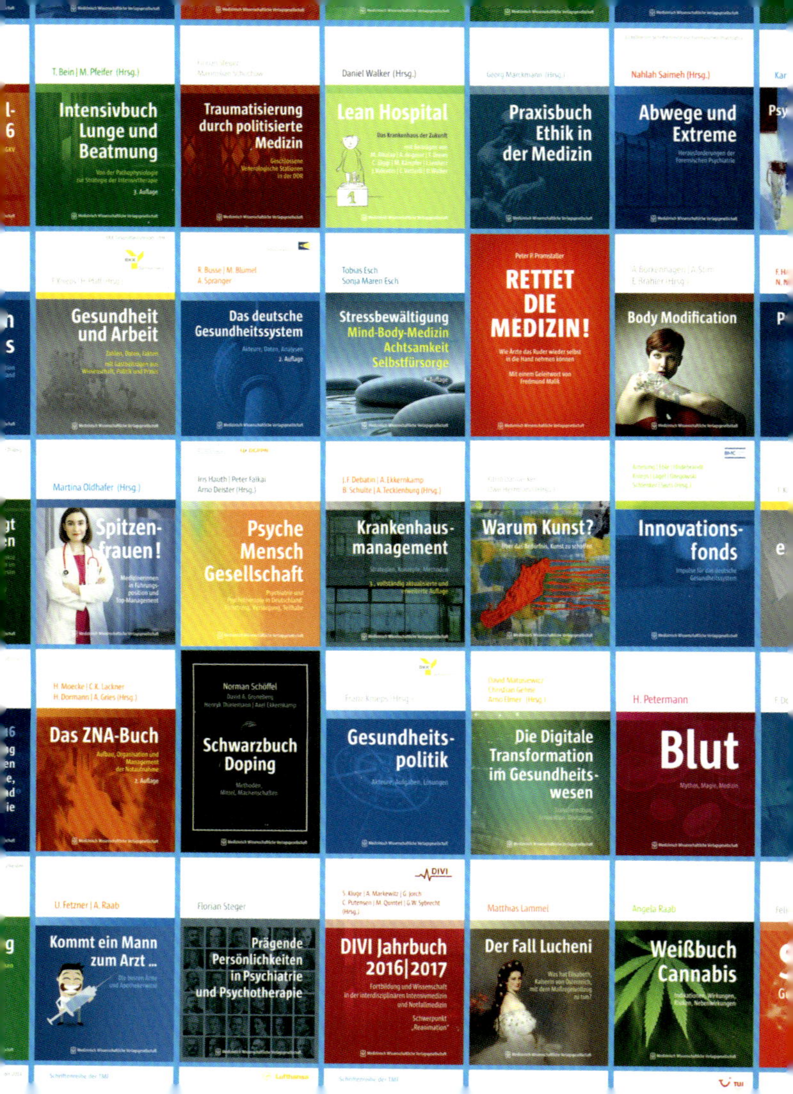
T. Bein | M. Pfeifer (Hrsg.)
Intensivbuch Lunge und Beatmung
3. Auflage
Traumatisierung durch politisierte Medizin
Daniel Walker (Hrsg.)
Lean Hospital
Das Krankenhaus der Zukunft
Praxisbuch Ethik in der Medizin
Nahlah Saimeh (Hrsg.)
Abwege und Extreme
Gesundheit und Arbeit
R. Busse | M. Blümel
A. Spranger
Das deutsche Gesundheitssystem
Akteure, Daten, Analysen
2. Auflage
Tobias Esch
Sonja Maren Esch
Stressbewältigung
Mind-Body-Medizin
Achtsamkeit
Selbstfürsorge
Peter P. Pramstaller
RETTET DIE MEDIZIN!
Wie Ärzte das Ruder wieder selbst in die Hand nehmen können
Mit einem Geleitwort von Fredmund Malik
Body Modification
Martina Oldhafer (Hrsg.)
Spitzenfrauen!
Iris Hauth | Peter Falkai
Arno Deister (Hrsg.)
Psyche Mensch Gesellschaft
J.F. Debatin | A. Ekkernkamp
B. Schulte | A. Tecklenburg (Hrsg.)
Krankenhausmanagement
Warum Kunst?
Innovationsfonds
H. Moecke | C.K. Lackner
H. Dormann | A. Gries (Hrsg.)
Das ZNA-Buch
2. Auflage
Norman Schöffel
Schwarzbuch Doping
Gesundheitspolitik
Die Digitale Transformation im Gesundheitswesen
H. Petermann
Blut
Mythos, Magie, Medizin
U. Fetzner | A. Raab
Kommt ein Mann zum Arzt ...
Florian Steger
Prägende Persönlichkeiten in Psychiatrie und Psychotherapie
DIVI
DIVI Jahrbuch 2016|2017
Schwerpunkt „Reanimation"
Matthias Lammel
Der Fall Lucheni
Angela Raab
Weißbuch Cannabis

Tag war Dabigatran ebenso effizient wie Warfarin in der Verhinderung einer systemischen Embolie oder eines Schlaganfalls. Das Blutungsrisiko war unter Dabigatran niedriger als unter Warfarin. In einer Dosierung von 2 x 150 mg pro Tag zeigte sich Dabigatran effizienter als Warfarin in der Verhinderung einer systemischen Embolie oder eines Schlaganfalls. Das Blutungsrisiko war unter Dabigatran und Warfarin gleich.

In welchem Maße Dabigatran die Vitamin-K-Antagonisten wie Phenprocoumon (z. B. Marcumar®) ersetzen kann, wird erst die klinische Erfahrung in den nächsten Jahren zeigen.

Die gleichzeitige Gabe von Acetylsalicylsäure (ASS) oder Clopidogrel erhöht erwartungsgemäß das Blutungsrisiko. Bei der Einnahme von nichtsteroidalen Antirheumatika (NSAR) erhöht eine kurze perioperative Einnahme das Blutungsrisiko nicht. Eine Dauermedikation mit NSAR kann das Blutungsrisiko erhöhen.

Umstellung von Dabigatran auf ein parenterales Antikoagulans:

Thromboseprophylaxe: *Es wird empfohlen, nach der letzten Dosis Dabigatran 24 Stunden zu warten, bevor mit dem parenteralen Antikoagulans begonnen wird.*

Therapeutische Antikoagulation: *Es wird empfohlen, nach der letzten Dosis Dabigatran 12 Stunden zu warten, bevor mit dem parenteralen Antikoagulans begonnen wird.*

Umstellung von einem parenteralen Antikoagulans auf Dabigatran: *Es wird empfohlen, Dabigatran 0 bis 2 Stunden vor der nächsten geplanten Applikation des niedermolekularen Heparins (z. B. Enoxaparin) zu geben. Das niedermolekulare Heparin wird dann weggelassen. Bei einer fortlaufenden Antikoagulation (z. B. mit Heparin, Argatroban) wird Dabigatran zum Zeitpunkt des Absetzens gegeben.*

Indikationen

- Prophylaxe einer venösen Thromboembolie nach Hüft- und Kniegelenksendoprothetik
- Prävention von systemischer Embolie und Schlaganfall bei Patienten mit nicht-valvulärem Vorhofflimmern.
- Behandlung tiefer Venenthrombosen und Lungenembolien sowie Prävention von rezidivierenden TVT und LE.

Dosierung

- **Prophylaxe venöser Thromboembolien:**
  - Patienten ≤ 75 Jahre: 1 x 110 mg p. o. 1 bis 4 Stunden postoperativ, danach 1 x 220 mg p. o. pro Tag
  - Patienten > 75 Jahre: 1 x 150 mg p. o. pro Tag
  - Patienten, die gleichzeitig Amiodaron, Chinidin oder Verapamil einnehmen: 1 x 150 mg p. o. pro Tag
- **Prävention von systemischer Embolie und Schlaganfall bei Vorhofflimmern:**
  - Patienten < 80 Jahre: 2 x 150 mg p. o. pro Tag
  - Patienten ≥ 80 Jahre: 2 x 110 mg p. o. pro Tag
  - Patienten, die gleichzeitig Verapamil einnehmen: 2 x 110 mg p. o. pro Tag
  - Eine Dosisreduktion für Patienten, die gleichzeitig Amiodaron oder Chinidin einnehmen wird nicht vorgeschlagen. Aufgrund der Pharmakokinetik ist jedoch mit einem erhöhten Plasmaspiegel von Dabigatran zu rechnen.
  - Bei Patienten im Alter zwischen 75 und 80 Jahren, bei Patienten mit Gastritis, Ösophagitis und gastroösophagealem Reflux sowie erhöhtem Blutungsrisiko muss individuell zwischen einer täglichen Dosierung von 2 x 110 mg p. o. und 2 x 150 mg p. o. abgewogen werden.
  - Patienten mit Körpergewicht < 50 kg: Eine engmaschige klinische Kontrolle wird empfohlen.

Patienten mit eingeschränkter Nierenfunktion

- **Kreatinin-Clearance 30–50 ml/min:**
  Prophylaxe venöser Thromboembolien:
  1 x 150 mg p. o. pro Tag
  Bei Patienten, die gleichzeitig Verapamil

erhalten: 1 x 75 mg p. o. pro Tag
Prävention systemischer Embolien und Schlaganfall bei Vorhofflimmern:
2 x 150 mg p. o. pro Tag (niedriges Blutungsrisiko)
2 x 110 mg p. o. pro Tag (hohes Blutungsrisiko)
- **Kreatinin-Clearance < 30 ml/min:** Dabigatran ist kontraindiziert.

Patienten mit Nierenersatzverfahren
- Dabigatran ist kontraindiziert.

Patienten mit eingeschränkter Leberfunktion
- Patienten mit einer Erhöhung der Leberenzyme über das zweifache des Normbereichs waren von den klinischen Studien bisher ausgeschlossen. Aufgrund fehlender Datenlage können keine Angaben gemacht werden.
- Eine schwere Leberfunktionsstörung gilt als kontraindiziert.

Nebenwirkungen

- **Erhöhtes Blutungsrisiko:** Zerebrale und intrakranielle Blutungen, gastrointestinale Blutungen, urogenitale Blutungen, kutane und subkutane Blutungen, Hämarthros, Hämoptysen, Augeneinblutungen, Zahnfleischblutungen
- Epistaxis
- Anämie
- Anaphylaktoide und anaphylaktische Reaktionen
- Bronchospasmus
- Diarrhoe
- Übelkeit, Erbrechen
- Gastroösophagitis, gastroösophageale Refluxkrankheit, gastrointestinale Ulzera
- Leberwerterhöhung, Hyperbilirubinämie, Leberfunktionsstörungen
- Pruritus
- Thrombozytopenie

Interaktionen

- **Amiodaron:** Dabigatran-Plasmakonzentration ↑
- **Carbamazepin:** Dabigatran-Plasmakonzentration ↓
- **Chinidin:** Dabigatran-Plasmakonzentration ↑
- **Ciclosporin:** Dabigatran-Plasmakonzentration ↑ Gleichzeitige Gabe kontraindiziert
- **Clarithromycin:** Dabigatran-Plasmakonzentration ↑
- **Dronedaron:** Dabigatran-Plasmakonzentration ↑ Gleichzeitige Gabe kontraindiziert
- **HIV-Proteasehemmer (z. B. Ritonavir):** Aufgrund fehlender Daten gleichzeitige Anwendung nicht empfohlen
- **Itraconazol:** Dabigatran-Plasmakonzentration ↑ Gleichzeitige Gabe kontraindiziert
- **Johanniskraut:** Dabigatran-Plasmakonzentration ↓
- **Ketoconazol:** Dabigatran-Plasmakonzentration ↑ Gleichzeitige Gabe kontraindiziert
- **Nicht-steroidale Antirheumatika (NSAR):** Bei Dauermedikation Blutungsrisiko ↑
- **Phenytoin:** Dabigatran-Plasmakonzentration ↓
- **Posaconazol:** Aufgrund fehlender Daten gleichzeitige Anwendung nicht empfohlen
- **Selektive Serotonin-Wiederaufnahme-Hemmer (SSRI z. B. Citalopram):** Blutungsrisiko ↑
- **Rifampicin:** Dabigatran-Plasmakonzentration ↓
- **Tacrolimus:** Dabigatran-Plasmakonzentration ↑ Gleichzeitige Gabe kontraindiziert
- **Verapamil:** Dabigatran-Plasmakonzentration ↑

8.2 Thrombozytenaggregationshemmer

8.2.1 COX-Hemmer

Acetylsalicylsäure (z. B. Aspirin®)

Wirkmechanismus

Als Inhibitor der Cyclooxygenase unterbindet Acetylsalicylsäure (ASS) die Bildung von Prostaglandinen, Prostazyklin und Thromboxan A_2

(TXA_2). Während die Hemmung von Prostazyklin (thrombozytenaggregationshemmend, vasodilatatorisch) nicht dauerhaft anhält, wird die Bildung von Thromboxan A_2 (thrombozytenaggregationsfördernd, vasokonstriktorisch) in den Thrombozyten irreversibel inhibiert.

Charakterisierung

- ASS wirkt dosisabhängig hemmend auf die Thrombozytenaggregation (100–300 mg pro Tag), analgetisch und antipyretisch (500–1000 mg pro Tag) sowie antiphlogistisch (2000–5000 mg pro Tag).
- ASS wird nach oraler Applikation vollständig resorbiert.
- Die Eliminationshalbwertszeit des aktiven Hauptmetaboliten Salicylsäure ist dosisabhängig und beträgt 2 Stunden (500 mg ASS), 4 Stunden (1000 mg ASS) oder bis zu 20 Stunden (5000 mg ASS). Die Elimination erfolgt renal.
- ASS ist hämodialysierbar.

Vor Anlage einer Spinal-/Periduralanästhesie oder Entfernung eines Periduralkatheters muss ASS nicht pausiert werden. Erhält der Patient zusätzlich niedermolekulare Heparine, so müssen diese bei prophylaktischer Dosierung 36 bis 42 Stunden, bei therapeutischer Dosierung 48 Stunden vorher abgesetzt werden. Dieses Vorgehen kann jedoch nur bei Vorliegen einer normalen Nierenfunktion empfohlen werden, da bei einer Niereninsuffizienz mit einer verlängerten Halbwertszeit für niedermolekulare Heparine zu rechnen ist. Der Patient darf auch keine anderen Medikamente mit der potenziellen Nebenwirkung einer Blutungsneigung einnehmen wie z. B. NSAR.

Bei gleichzeitiger Gabe von Fondaparinux kann eine rückenmarksnahe Regionalanästhesie wegen der langen Halbwertszeit des Fondaparinux von bis zu 20 Stunden nicht empfohlen werden.

Die thrombozytenaggregationshemmende Wirkung von ASS wird durch die gleichzeitige Einnahme von Ibuprofen abgeschwächt. *Ibuprofen* sollte mindestens 2 Stunden nach ASS eingenommen werden.

Wird ASS abgesetzt, liegen nach 3 Tagen 30–50 % der Thrombozyten im Blut in funktionsfähigem Zustand vor.

Im Notfall kann durch die Gabe von Thrombozytenkonzentraten versucht werden, die Wirkung von ASS zu antagonisieren.

Indikation

Zusätzliche antithrombotische Therapie bei Myokardinfarkt und instabiler Angina pectoris, Re-Infarktprophylaxe, Prophylaxe von transitorischen ischämischen Attacken (TIA), Prophylaxe von Hirninfarkten

Dosierung

- 1 x 100 mg p. o. oder i. v.
- zur Sekundärprophylaxe nach ischämischem Schlaganfall: 1 x 100 bis 300 mg p. o. oder i. v.

Patienten mit eingeschränkter Nierenfunktion

- ASS darf bei Nierenversagen nicht verabreicht werden (Kontraindikation).

Patienten mit eingeschränkter Leberfunktion

- Die Applikation von ASS ist bei Patienten mit Leberversagen kontraindiziert.

Nebenwirkungen

- Übelkeit, Erbrechen, Diarrhoe, Abdominalschmerzen, Sodbrennen, gastrointestinale Blutungen, gastrointestinale Ulzera
- allergische Reaktionen, wie z. B. Hautreaktionen, Erythema exsudativum multiforme, Hypotonie, Atemnot, Quincke-Ödem
- Verwirrtheit, Kopfschmerzen, Schwindel

- Hörstörungen, Tinnitus
- Blutungen
- sehr selten Erhöhung der Leberwerte
- sehr selten Störungen der Nierenfunktion

Interaktionen

- **Aldosteronantagonisten** (z. B. Spironolacton): diuretische Wirkung ↓
- **Analgetika**, nicht-steroidale: ASS-Wirkung ↑
- **Antidiabetika**, oral (z. B. Sulfonylharnstoff): Blutzuckerspiegel ↓
- **Antihypertensiva**, v. a. ACE-Hemmer: blutdrucksenkende Wirkung ↓
- **Digoxin**: Digoxin-Serumspiegel ↑
- **Glukokortikoide**, systemisch (Ausnahme: Hydrocortison): Risiko für gastrointestinale Ulzera ↑, Risiko für gastrointestinale Blutungen ↑
- **Methotrexat**: Methotrexat-Wirkung ↑
- **Schleifendiuretika** (z. B. Furosemid): diuretische Wirkung ↓
- **Urikosurika** (z. B. Probenecid): urikosurische Wirkung ↓
- **Valproat**: Valproat-Wirkung ↑

8.2.2 Adenosinphosphat-Hemmstoffe (ADP-Hemmstoffe)

Wirkmechanismus

Durch irreversible oder reversible Antagonisierung des $P2Y_{12}$-Adenosinphosphat (ADP)-Rezeptors auf der Thrombozytenmembran wird die ADP-abhängige Thrombozytenaggregation inhibiert.

Clopidogrel (z. B. Plavix®)

Charakterisierung

- Clopidogrel bewirkt eine irreversible Antagonisierung des $P2Y_{12}$-Adenosinphosphat (ADP)-Rezeptors auf der Thrombozytenmembran. Die Thrombozytenaggregation wird dadurch inhibiert.
- Clopidogrel unterliegt einem First-pass-Metabolismus in der Leber.
- Clopidogrel ist ein Prodrug. Es wird über das Cytochrom P-450-2C19 metabolisiert und in seine aktive Form übergeführt.
- Nach oraler Applikation wird Clopidogrel zu ca. 90 % resorbiert.
- Die Eliminationshalbwertszeit beträgt ca. 8 h. Clopidogrel wird sowohl über den Urin als auch über die Fäzes ausgeschieden.
- Die Plasmaproteinbindung beträgt ca. 90 %.

Bei elektiven Eingriffen muss Clopidogrel mindestens 7 Tage vorher abgesetzt werden.

Spinal-/Periduralanästhesie: Bei Neuanlage bzw. Entfernen eines Katheters muss die Gabe von Clopidogrel 7–10 Tage vorher beendet werden und darf danach wieder begonnen werden. Bezüglich der Anwendung bei Einschränkung der Nierenfunktion liegen keine ausreichenden Erfahrungen vor, der Zeitraum von 7–10 Tagen kann daher in diesen Fällen zu knapp bemessen sein.

Im Notfall kann durch die Gabe von Thrombozytenkonzentraten versucht werden, die Wirkung von Clopidogrel zu antagonisieren.

Indikation

Antithrombotische Prophylaxe bei Patienten nach Herzinfarkt, nach ischämischen Schlaganfall, mit peripherer arterieller Verschlusskrankheit sowie mit akutem Koronarsyndrom.

Peri- und postinterventionelle Gabe bei Koronarintervention mit Stentimplantation.

Dosierung

- 1 x 75 mg p. o. pro Tag

Patienten mit akutem Koronarsyndrom

- **Initial:** 1 x 300 mg p. o.,
- **danach** 1 x 75 mg p. o. pro Tag (zusätzlich zur Therapie mit ASS)

Vor Koronarintervention mit Koronarangiografie und Stentimplantation

- **Geplante Koronarintervention:** 300 mg 6 Stunden vorher
- **Vor Notfall-Koronarintervention:** 600 mg sobald wie möglich (Durch die höhere Dosierung soll ein rascherer Wirkungseintritt erreicht werden).
- **Nachbehandlung** nach Stentimplantation:
  - Unbeschichtete Stents: 1 x 75 mg für 4 Wochen
  - Medikamente-freisetzende Stents: 1 x 75 mg für 6 bis 12 Monate
  - Beide Patientengruppen erhalten zusätzlich ASS 100 mg/Tag (die Therapie mit ASS wird dauerhaft fortgeführt).

Patienten mit eingeschränkter Nierenfunktion

- Es ist keine Dosisanpassung erforderlich.

Patienten mit eingeschränkter Leberfunktion

- Die Anwendung bei Patienten mit schweren Leberfunktionsstörungen ist kontraindiziert. In den anderen Fällen ist keine Dosisreduktion notwendig.

Nebenwirkungen

- Thrombozytopenie, Leukopenie, Neutropenie, Granulozytopenie, Eosinophilie, Panzytopenie, Agranulozytose, Thrombotisch-thrombozytopenische Purpura (TTP), aplastische Anämie, Anämie
- Hämatome, gastrointestinale Blutungen, retroperitoneale Blutungen, Augenblutungen, Atemwegsblutungen
- Übelkeit, Erbrechen, Durchfall, Obstipation, Abdominalschmerzen, Flatulenz, Dyspepsie, Ulcus ventriculi, Ulcus duodeni, Gastritis, Pankreatitis, Colitis, Stomatitis
- Exanthem, Urtikaria, Pruritus, Purpura, bullöse Dermatitis, Stevens-Johnson-Syndrom, Lyell-Syndrom, Erythema multiforme, erythematöses Exanthem, Ekzem, Lichen planus, Angioödem
- Epistaxis, Bronchospasmen, interstitielle Pneumonie
- Hämaturie, Glomerulonephritis, erhöhtes Serumkreatinin
- akutes Leberversagen, Hepatitis, erhöhte Leberenzymwerte
- Hämarthrose, Arthritis, Arthralgie, Mylagie
- Vaskulitis
- Hypotonie
- intrakranielle Blutungen, Kopfschmerzen, Parästhesien, Benommenheit, Schwindel
- Fieber
- Geschmacksstörungen
- Schwindel

Interaktionen

- **Nicht-steroidale Analgetika und COX-2-Inhibitoren:** Ein erhöhtes Risiko für gastrointestinale Blutungen kann nicht ausgeschlossen werden.

Untersuchungen deuten auf einen Wirkverlust von Clopidogrel in Kombination mit dem Protonenpumpeninhibitor Omeprazol hin. Die Ursache liegt in der Aktivierung von Clopidogrel durch das Cytochrom P-450-2C19-Isoenzym in der Leber nach oraler Applikation. Wird dieser Metabolismus inhibiert (z. B. durch Omeprazol), kann dies eine verringerte Aktivierung von Clopidogrel und damit verminderte thrombozytenaggregationshemmende Wirkung zur Folge haben. Ergebnisse aus Metaanalysen sind widersprüchlich – klare Empfehlungen für die Klinik sind aktuell nicht ableitbar. Zur Sicherheit sollten in diesem Fall Pantoprazol oder Ranitidin als Arzneistoffe zur Ulkusprophylaxe bevorzugt werden.

Bei der kombinierten Gabe von ASS und Clopidogrel liegt ein erhöhtes Risiko für gastrointestinale Ulcera vor, so dass die Gabe von Pantoprazol zum Magenschutz empfohlen wird.

Prasugrel (z. B. Efient®)

Charakterisierung

- Wie Clopidogrel bewirkt auch Prasugrel eine irreversible Antagonisierung des $P2Y_{12}$-Adenosinphosphat (ADP)-Rezeptors auf der Thrombozytenmembran. Die Thrombozytenaggregation wird dadurch inhibiert.
- Prasugrel stellt wie Clopidogrel ein Prodrug dar, d. h. erst durch Metabolisierung in der Leber wird es in seine aktive Form übergeführt.
- Prasugrel wird wie Clopidogrel über das Cytochrom P-450-System metabolisiert: Allerdings wird Prasugrel in erster Linie durch CYP3A4 und CYP2B6 in seine aktive Form übergeführt, während für Clopidogrel CYP2C19 diese Funktion übernimmt. Prasugrel unterscheidet sich daher von Clopidogrel bezüglich seiner pharmakologischen Interaktionen.
- Nach oraler Applikation wird Prasugrel schnell resorbiert. Die maximale Plasmakonzentration des aktiven Metaboliten liegt bereits nach 30 Minuten vor.
- **Die Eliminationshalbwertszeit** liegt bei 7,6 Stunden.
- Prasugrel wird wie Clopidogrel gemeinsam mit Acetylsalicylsäure (ASS) nach perkutaner Koronarintervention verabreicht.

Prasugrel und Clopidogrel zeigen bezüglich der **Analyse von Nutzen und Risiko** ihrer Anwendung deutliche Unterschiede:

- Prasugrel führt im Vergleich zu Clopidogrel zu einer signifikanten Reduktion nicht-tödlicher Herzinfarkte sowohl unmittelbar nach Durchführung einer perkutanen Koronarintervention als auch während der weiteren Behandlung. Vor allem Patienten mit Diabetes mellitus scheinen davon zu profitieren.
- Prasugrel führt im Vergleich zu Clopidogrel zu einer signifikant höheren Rate an Blutungskomplikationen einschließlich letal verlaufenden Blutungen.
- Die Gesamtmortalität sowohl durch kardiale als auch nicht-kardiale Ereignisse während des Behandlungszeitraumes weist keine signifikanten Unterschiede zwischen Prasugrel und Clopidogrel auf.
- Prasugrel zeigt im Vergleich zu Clopidogrel einen schnelleren Wirkungseintritt, einen stärkeren Effekt auf die Thrombozytenaggregationshemmung und eine geringere interindividuelle Variabilität in der Wirkung.

Im Zusammenhang mit einer mehrmonatigen Behandlung mit Prasugrel wird die Entwicklung **von solidem Tumorwachstum** diskutiert. Ob es sich nur um eine vermehrte Detektion von Tumoren im Rahmen einer erhöhten Blutungsneigung oder um ein echtes Risiko handelt, lässt sich im Augenblick noch nicht abschließend beurteilen. Die amerikanische Zulassungsbehörde FDA (Food and Drug Administration) empfiehlt eine sorgfältige Beobachtung in weiteren Studien und Patientenregistern.

Wegen des erhöhten Blutungsrisikos sollten **folgende Patientengruppen kein Prasugrel** erhalten:

- Patienten über 75 Jahre
- Patienten mit einem Körpergewicht < 60 kg
- Patienten mit einem kürzlich erlittenen Trauma oder einer gastrointestinalen Blutung
- Patienten, die in der Anamnese eine transitorische ischämische Attacke oder einen ischämischen Schlaganfall angeben, haben ein besonders erhöhtes Risiko für eine zerebrale Blutung.

Patienten, bei denen eine **koronare Bypass-Operation** erwogen wird, zeigen unter Prasugrel eine erhöhte postoperative Blutungsneigung.

Bei elektiven operativen Eingriffen muss Prasugrel mindestens 7 Tage vorher **abgesetzt** werden, um Blutungskomplikationen zu vermeiden. Es liegen keine ausreichenden Erfahrungen vor, ob bei Nieren- und Leberfunktionsstörungen das Zeitintervall größer gewählt werden muss.

Vor Anlage einer Spinal-/Periduralanästhesie muss Prasugrel mindestens 7–10 Tage pausiert werden. Prasugrel darf 6 Stunden nach Entfernung des Periduralkatheters erneut verabreicht werden.

Prasugrel kommt bei Patienten zum Einsatz, die ein hohes Risiko für eine Koronarischämie sowohl früh nach perkutaner Koronarintervention (Stentthrombose) als auch im Verlauf (Restenosierung oder erneuter Myokardinfarkt) bieten. Diese Patienten dürfen kein erhöhtes Blutungsrisiko aufweisen.

***Im Notfall** kann durch die Gabe von Thrombozytenkonzentraten versucht werden, die Wirkung von Prasugrel zu antagonisieren.*

Indikation

- Prasugrel ist in Kombination mit Acetylsalicylsäure (ASS) indiziert bei Patienten mit akutem Koronarsyndrom und primärer oder verzögerter perkutaner Koronarintervention.

Dosierung

- **Initial** 1 x 60 mg p. o.
- **Danach** 1 x 10 mg/Tag p. o.

Die Empfehlung, bei Patienten der beschriebenen Risikogruppen die Erhaltungsdosis auf 5 mg zu reduzieren, ist ungeeignet, da eine sichere Wirkung nicht garantiert werden kann. In diesen Fällen sollte Clopidogrel der Vorzug gegeben werden.

Patienten mit eingeschränkter Nierenfunktion

- Keine Dosisanpassung erforderlich

Patienten mit eingeschränkter Leberfunktion

- Keine Dosisanpassung erforderlich bei Patienten mit leichten bis moderaten Leberfunktionsstörungen (Child Pugh A, B). Bei schwerer Leberfunktionsstörung ist Prasugrel kontraindiziert.

Nebenwirkungen

- Erhöhte Blutungsneigung (Epistaxis, Augenblutung, gastrointestinale Blutung, Bluthusten, Hämaturie, zerebrale Blutung, retroperitoneale Hämatome)
- Anämie
- Allergisches Exanthem

Interaktionen

- **Cyclophosphamid**: Elimination von Cyclophosphamid ↓
- **Efavirenz**: Elimination von Efavirenz ↓
- **Nicht steroidale Antirheumatika**: Blutungsneigung (v. a. gastrointestinal) ↑

Die gleichzeitige Gabe von H_2-Blockern (z. B. Ranitidin) oder Protonenpumpen-Inhibitoren (z. B. Pantoprazol) verringert die therapeutische Effizienz von Prasugrel nicht: Die Spitzenkonzentration von Prasugrel wird zwar etwas vermindert, Wirkeintritt und das Produkt aus Plasmaspiegel und Wirkzeit bleiben jedoch konstant.
Im Gegensatz dazu kann die gleichzeitige Einnahme von Clopidogrel und Protonenpumpen-Inhibitoren zu einer Abnahme der Wirkung des Clopidogrels führen. Beide Medikamente konkurrieren bei der Metabolisierung um das Cytochrom 2C19. Clopidogrel wird über dieses Enzym erst in seine aktive Form übergeführt.

Ticagrelor (z. B. Brilique™)

Charakterisierung

- Ticagrelor bewirkt eine reversible Antagonisierung des $P2Y_{12}$-Adenosinphosphat (ADP)-Rezeptors auf der Thrombozytenmembran. Die Thrombozytenaggregation wird dadurch inhibiert. Ticagrelor hemmt den $P2Y_{12}$-Rezeptor kompetitiv, während Clopidogrel und Prasugrel diesen irreversibel hemmen. Aus dem reversiblen Charakter der Antagonisierung des $P2Y_{12}$-Rezeptors ergibt sich jedoch kein geringeres Blutungsrisiko für eine Therapie mit Ticagrelor. Ob eine bessere Steuerbarkeit der Therapie vorliegt, muss erst die klinische Erfahrung zeigen.

- Ticagrelor stellt im Vergleich zu Clopidogrel und Prasugrel kein Prodrug dar, d. h. die Substanz selbst ist bereits pharmakologisch wirksam und benötigt hierfür keine metabolische Aktivierung.
- Ticagrelor wird über das Cytochrom P-450-System metabolisiert. Das Enzym CYP3A4 ist verantwortlich für die Bildung des ebenfalls aktiven Metaboliten.
- 1,5 Stunden nach oraler Applikation liegt die maximale Plasmakonzentration vor.
- Die Elimination erfolgt über hepatische Metabolisierung.
- Die Eliminationshalbwertszeit liegt bei 7 Stunden.
- Ticagrelor wird wie Clopidogrel und Prasugrel in Kombination mit Acetylsalicylsäure (ASS) eingenommen.

Unter der Therapie mit Ticagrelor kann Dyspnoe auftreten. Die Pathogenese ist nicht geklärt und bedarf der weiteren Erforschung. Besondere Vorsicht ist daher in der Anwendung bei Patienten mit Asthma und COPD gegeben.

Unter der Therapie mit Ticagrelor fallen im Langzeit-EKG vermehrt ventrikuläre Pausen durch Sinusknoten-Dysfunktion auf. Überwiegend kommt es dabei zu keiner klinischen Symptomatik. Bei der Therapie von Patienten mit bradykarden Herzrhythmusstörungen (z. B. Sick-Sinus-Syndrom, AV-Block) ist daher Vorsicht geboten. Bei der gleichzeitigen Verabreichung von potenziell bradykardisierenden Medikamenten im Rahmen der Behandlung des akuten Koronarsyndroms (Betablocker, Calciumantagonisten) wurden keine klinisch relevanten Bradykardien beobachtet.

Kreatinin- und Harnsäure-Werte können unter einer Therapie mit Ticagrelor ansteigen. Der pathophysiologische Mechanismus ist nicht geklärt.

Ticagrelor muss 7 Tage vor Durchführung einer elektiven Operation abgesetzt werden, wenn kein thrombozytenhemmender Effekt gewünscht ist. Ebenso kann eine Spinal-/Periduralanästhesie nach diesem Zeitintervall durchgeführt werden. Ticagrelor darf 6 Stunden nach Entfernung des Periduralkatheters wieder gegeben werden.

Die gleichzeitige Anwendung von Ticagrelor mit ausgeprägten CYP3A4-Inhibitoren ist kontraindiziert (z. B. Ketoconazol, Clarithromycin, Nefazodon, Ritonavir, Atazanavir). Es kann zu einem erheblichen Anstieg der Ticagrelor-Konzentration im Blut mit verstärkter Blutungsneigung kommen.

Die gleichzeitige Anwendung von Ticagrelor mit ausgeprägten CYP3A4-Induktoren ist nicht empfehlenswert (z. B. Rifampicin, Dexamethason, Phenytoin, Carbamazepin, Phenobarbital). Es kann durch die beschleunigte Metabolisierung zu einer verringerten Ticagrelor-Konzentration im Blut und damit zu einer herabgesetzten Wirksamkeit kommen.

Klinischer Vergleich zwischen Ticagrelor und Clopidogrel:

In einer Langzeitbeobachtung über 12 Monate (PLATO-Studie = PLATelet inhibition and patient Outcome) wiesen die Patienten mit Ticagrelor eine geringere Rate an kardiovaskulär bedingtem Tod und Myokardinfarkt auf im Vergleich zu den Patienten mit Clopidogrel.

Die Rate an massiven lebensbedrohlichen Blutungen war in beiden Gruppen gleich, ebenso die Transfusionsrate an Erythrozytenkonzentraten. Die Rate an Blutungen insgesamt war unter Ticagrelor jedoch erhöht (ausgenommen hiervon sind Blutungen im Rahmen einer koronaren Bypass-Operation, die unter Ticagrelor geringer waren).

Im Hinblick auf die Patienten-Compliance hat Ticagrelor den Nachteil, dass es zweimal pro Tag eingenommen werden muss (Clopidogrel nur einmal).

Im Notfall kann durch die Gabe von Thrombozytenkonzentraten ein Versuch unternommen werden, die Wirkung von Ticagrelor zu antagonisieren.

Indikation

- Ticagrelor ist in Kombination mit Acetylsalicylsäure (ASS) indiziert zur Prävention atherothrombotischer Ereignisse bei Patienten mit akutem Koronarsyndrom, sowohl bei medikamentöser Behandlung als auch bei perkutaner Koronarintervention und nach Durchführung eines aortokoronaren Bypasses.

Dosierung

- **Initial:** 1 x 180 mg p. o.
- **Danach:** 2 x 90 mg p. o. pro Tag

Patienten mit eingeschränkter Nierenfunktion

- Keine Dosisanpassung erforderlich.
- Bei Dialysepatienten wird Ticagrelor nicht empfohlen, da keine entsprechenden Erfahrungen vorliegen.

Patienten mit eingeschränkter Leberfunktion

- Bei leichter Leberfunktionsstörung ist keine Dosisanpassung erforderlich.
- Bei schweren Leberfunktionsstörungen ist Ticagrelor kontraindiziert.

Nebenwirkungen

- Dyspnoe
- Kreatininwerterhöhung
- Hyperurikämie
- Ventrikuläre Pausen
- Anaphylaktische Reaktionen
- Blutungen (intrakraniell, gastrointestinal, subkutan, retroperitoneal, vaginal, intraokular)
- Epistaxis

Interaktionen

- **Atazanavir:** Ticagrelor-Wirkung ↑
- **Carbamazepin:** Ticagrelor-Wirkung ↓
- **Chinidin:** fraglich Ticagrelor-Wirkung ↑
- **Ciclosporin:** fraglich Ticagrelor-Wirkung ↑
- **Cisaprid:** Cisaprid-Wirkung ↑
- **Clarithromycin:** Ticagrelor-Wirkung ↑
- **Dexamethason:** Ticagrelor-Wirkung ↓
- **Digoxin:** Digoxin-Spiegel ↑
- **Ketoconazol:** Ticagrelor-Wirkung ↑
- **Nefazodon:** Ticagrelor-Wirkung ↑
- **Phenobarbital:** Ticagrelor-Wirkung ↓
- **Phenytoin:** Ticagrelor-Wirkung ↓
- **Rifampicin:** Ticagrelor-Wirkung ↓
- **Ritonavir:** Ticagrelor-Wirkung ↑
- **Selektive Serotonin-Wiederaufnahme-Hemmer (SSRI), z. B. Citalopram, Escitalopram:** Blutungsrisiko ↑
- **Statine (z. B. Atorvastatin, Lovastatin, Simvastatin):** Statin-Wirkung ↑
- **Verapamil:** fraglich Ticagrelor-Wirkung ↑

8.2.3 Glykoprotein (GP) IIb/IIIa-Rezeptor-Antagonisten

Tirofiban (z. B. Aggrastat®)

Wirkmechanismus

Im Rahmen der physiologischen Blutgerinnung bilden sich stabile Thrombozytenaggregate durch die Bindung von Fibrinogen an den GPIIb/IIIa-Rezeptor auf der Thrombozytenmembran. Tirofiban ist ein Antagonist des GPIIb/IIIa-Rezeptors, dadurch wird die Anbindung von Fibrinogen verhindert. Die Aggregation der Thrombozyten wird gehemmt.

Charakterisierung

- Tirofiban wird nur intravenös appliziert.
- Tirofiban wird größtenteils unverändert ausgeschieden (ca. zwei Drittel über den Urin, ca. ein Drittel über den Fäzes).
- Die Funktion der Thrombozyten kehrt 8 Stunden nach Absetzen des Tirofibans zum Ausgangswert zurück.

Wurde eine Thrombolyse-Therapie durchgeführt, sollte die Behandlung mit Tirofiban frühestens nach 48 Stunden beginnen.

Kontraindikationen für die Anwendung von Tirofiban

- Ischämischer Schlaganfall in den letzten 30 Tagen
- Hirnblutung in der Anamnese
- Schwere Blutung in den letzten 30 Tagen (z. B. gastrointestinal)
- Maligne Hypertonie
- relevantes Trauma oder größerer operativer Eingriff in den letzten 6 Wochen
- Vorbestehende Gerinnungsstörungen
- Akute Perikarditis
- Verdacht auf Aortendissektion.

Bei Patienten, die **oral antikoaguliert** sind (z. B. mit Marcumar®), kann die Behandlung mit Tirofiban wegen des stark erhöhten Blutungsrisikos nicht empfohlen werden.

*Unter der Behandlung mit Tirofiban müssen **regelmäßige Blutbildkontrollen** durchgeführt werden, um eine innere Blutung rechtzeitig zu erkennen.*

Die Kontrolle der Thrombozytenzahl lässt die gelegentliche Nebenwirkung einer reversiblen Thrombozytopenie rechtzeitig erkennen.

Die erste Kontrolle sollte *6 Stunden nach Behandlungsbeginn* erfolgen, danach einmal täglich.

Sollte die Indikation für eine chirurgische Koronarrevaskularisierung gestellt werden, liegt vier Stunden nach Absetzen des Tirofibans bereits wieder eine 50 %-ige Aktivierbarkeit der Plättchen vor, sodass eine Operation ohne großes Blutungsrisiko vertretbar ist.

***Im Notfall** kann durch die Gabe von Thrombozytenkonzentraten versucht werden, die Wirkung von Tirofiban zu antagonisieren.*

Tirofiban liegt als gebrauchsfertige Infusionslösung mit 50 µg Tirofiban pro ml oder als Konzentrat zur Herstellung einer Infusionslösung mit 250 µg Tirofiban pro ml vor.

Zur Herstellung der gebrauchsfertigen Infusionslösung aus dem Konzentrat wird das Konzentrat mit 5 %-iger Glukose- oder 0,9 %-iger Kochsalzlösung im Verhältnis 1:5 verdünnt (z. B. indem man aus einem 250 ml Behälter mit 0,9 %-iger Kochsalzlösung 50 ml entfernt und dafür 50 ml des Konzentrates hinzugibt).

Indikation

Tirofiban ist angezeigt zur Prävention eines drohenden Myokardinfarktes bei Patienten mit instabiler Angina pectoris oder einem Nicht-Q-Wellen-Infarkt (= Nichttransmuraler Myokardinfarkt), bei denen die letzte Episode von Angina pectoris innerhalb der letzten 12 Stunden auftrat und EKG-Veränderungen und/oder erhöhte Myokardenzyme vorliegen. Von der Behandlung profitieren Patienten, die ein hohes Risiko aufweisen, in den nächsten Tagen einen Myokardinfarkt zu entwickeln, einschließlich solche, bei denen bald eine Koronarangiografie mit PTCA durchgeführt werden soll.

Dosierung

- **Initiale Infusion** von 0,4 µg/kg KG/min für die Zeitdauer von 30 Minuten.
- **Danach kontinuierliche Infusion** von 0,1 µg/kg KG/min.
- Eine Dosierungstabelle mit Angabe der Laufraten in ml/h in Abhängigkeit vom Körpergewicht kann der aktuellen Fachinformation bzw. dem Beipackzettel entnommen werden.

Tirofiban darf nur zusammen mit Heparin in PTT-wirksamer Dosis und Acetylsalicylsäure (ASS) gegeben werden.

Vom Heparin wird zunächst ein Bolus von 5000 IE intravenös verabreicht, daran schließt sich eine kontinuierliche Gabe von 1000 IE/h i. v. an.

Angestrebt wird eine zweifache Erhöhung des PTT-Wertes.

ASS wird in einer Einzeldosis von 500 mg i. v. verabreicht, an den folgenden Tagen werden 100 mg/Tag p. o. oder i. v. gegeben.

Tirofiban kann gemeinsam mit Heparin über dieselbe Infusionsleitung gegeben werden.

Nach Durchführung einer PTCA sollte die Behandlung mit Tirofiban mindestens 12, aber maximal 24 Stunden fortgeführt werden.

Die gesamte Behandlungsdauer mit Tirofiban sollte 108 Stunden nicht überschreiten.

Patienten mit eingeschränkter Nierenfunktion

Bei schwerer Niereninsuffizienz (Kreatinin-Clearance < 30 ml/min) muss sowohl die Initialdosis als auch die Erhaltungsdosis halbiert werden.

Patienten mit eingeschränkter Leberfunktion

Eine schwere Leberinsuffizienz stellt eine Kontraindikation dar.

Nebenwirkungen

- Erhöhtes Blutungsrisiko
- Allergische Reaktionen (Bronchospasmus, Urtikaria)
- Reversible Thrombozytopenie
- Übelkeit
- Fieber
- Kopfschmerzen

Interaktionen

- **Clopidogrel**: Blutungsrisiko ↑
- **Phenprocoumon (z. B. Marcumar®)**: Blutungsrisiko stark erhöht, Kombination nicht empfehlenswert
- **Prasugrel**: Blutungsrisiko ↑

8.3 Fibrinolytika

Wirkmechanismus

Fibrinolytika sind Medikamente, die zur Auflösung von Blutgerinnseln eingesetzt werden. Sie aktivieren das körpereigene fibrinolytische System. Plasminogen wird unter der Einwirkung von Fibrinolytika in Plasmin umgewandelt. Plasmin spaltet Fibrin in Fibrinspaltprodukte, wodurch Blutgerinnsel aufgelöst werden können.

Fibrinolytika der ersten Generation (z. B. Streptokinase, Urokinase) aktivieren freies und an Fibrin gebundenes Plasminogen.

Fibrinolytika der zweiten Generation (z. B. Alteplase, Tenecteplase) aktivieren vor allem an Fibrin und damit am Thrombus gebundenes Plasminogen. Ihren Wirkstoffen liegt gentechnisch hergestellter Gewebsplasminogenaktivator (t-PA) zugrunde. Sie werden rasch hepatisch eliminiert.

Alteplase (z. B. Actilyse®)

Charakterisierung

- Alteplase ist ein rekombinanter, menschlicher Gewebsplasminogenaktivator (t-PA), der Plasminogen direkt zu Plasmin aktiviert.
- Alteplase aktiviert vor allem an Fibrin und damit am Thrombus gebundenes Plasminogen.
- Die Applikation erfolgt nur einmalig intravenös. Dabei folgt auf die initiale Bolusgabe eine Kurzinfusion.
- Alteplase wird rasch durch hepatische Metabolisierung aus dem Blut eliminiert. Die Plasmahalbwertszeit beträgt 4–5 Minuten.

- 4 Stunden nach Applikation kommt es zu einem Abfall des Fibrinogenspiegels auf 60 % des Ausgangswertes, nach 24 Stunden steigt dieser in der Regel wieder auf 80 %.

Alteplase liegt als Pulver vor und muss entsprechend der Packungsbeilage mit Aqua ad injectabilia gelöst werden.

Wegen eines erhöhten Blutungsrisikos ist Alteplase bei folgenden Erkrankungen kontraindiziert, wobei die Anwendung im Rahmen einer akut lebensbedrohlichen Lungenembolie immer abgewogen werden muss:

Hämorrhagische Diathese, Behandlung mit oralen Antikoagulanzien, gastrointestinale Ulkuserkrankung innerhalb der letzten 3 Monate, ischämischer Schlaganfall oder transiente ischämische Attacke (TIA) in den letzten 6 Monaten, hämorrhagischer Schlaganfall in der Anamnese, intrakranielle Neoplasien, intrakranielle Gefäßaneurysmen, nekrotisierende Pankreatitis, bakterielle Endokarditis, Neoplasien mit erhöhtem Blutungsrisiko, diabetische Retinopathie, schwere Leberinsuffizienz, Operationen und Traumen in den letzten 3 Wochen, unkontrollierbarer schwerer arterieller Hypertonus (> 180 mmHg)

Bei Vorliegen einer Gravidität muss eine sorgfältige Nutzen-Risiko-Abwägung erfolgen. Alter über 75 Jahre, traumatische Reanimationsmaßnahmen und nicht komprimierbare Punktionen sind ebenfalls relative Kontraindikationen.

Bei der Lyse-Therapie einer **Lungenembolie** wird mit der PTT-wirksamen Heparin-Therapie begonnen, sobald die verlängerte PTT auf den zweifachen Wert der oberen Normalwertgrenze zurückgegangen ist.

Bei der Lyse-Therapie eines **Myokardinfarktes** wird mit der PTT-wirksamen Heparinisierung begonnen, sobald die verlängerte PTT auf Werte von 50–70 s zurückgegangen ist. Zur Thrombozytenaggregationshemmung kann Acetylsalicylsäure (ASS) bereits initial zusätzlich verabreicht werden. Die Lyse-Therapie des Myokardinfarktes ist zugunsten der invasiven Koronarangiografie mit PTCA deutlich in den Hintergrund getreten.

Beim **ischämischen Schlaganfall** wird keine Lyse-Therapie vorgenommen, wenn sich in der bildgebenden Diagnostik (CCT, MRT) schwere und ausgedehnte Infarktfrühzeichen zeigen. Die Lyse-Therapie ist nur in einem Zeitfenster von 3 bis maximal 4,5 Stunden nach Beginn der Symptome erfolgversprechend. Bei einer Basilaris-Thrombose kann auch jenseits dieses Zeitfensters ein Lyse-Versuch vorgenommen werden.

Der Blutdruck sollte vor Beginn der Therapie < 185/110 mmHg sein.

ASS darf in den ersten 24 Stunden nach Lyse-Therapie eines ischämischen Schlaganfalls nicht verabreicht werden. Heparin wird in lediglich prophylaktischer Dosis verabreicht, bei ischämischen Insulten kardioembolischer Genese kann eine anschließende PTT-wirksame Heparinisierung indiziert sein.

Vor Beginn einer Lyse-Therapie muss ein Gerinnungslabor mit Quick-Wert, PTT, Fibrinogen-Konzentration und Thrombozytenzahl vorliegen.

Bei Auftreten von lebensgefährlichen, nicht stillbaren Blutungen können FFPs (Fresh Frozen Plasma) und Fibrinogen verabreicht werden, da durch die Gabe von Alteplase der Fibrinogenspiegel abfällt. Anzustreben ist ein Fibrinogenspiegel von 100–200 mg/dl. Als „ultima ratio“ kann die Gabe von Antifibrinolytika (z. B. Tranexamsäure) erwogen werden.

Typische Indikationen

- Lungenembolie
- Myokardinfarkt
- Ischämischer Schlaganfall

Dosierung

Lungenembolie

- 10 mg i. v. als Bolus, dann 90 mg als intravenöse Infusion über 2 Stunden (Gesamtdosis 100 mg).

- Unter Reanimationsbedingungen wird eine akzelerierte Gabe mit 0,6 mg/kg KG i. v. über 15 Minuten vorgenommen.
- Bei einem Körpergewicht < 65 kg sollte eine Gesamtdosis von 1,5 mg/kg KG nicht überschritten werden.

Akuter Myokardinfarkt

- **Therapieanfang innerhalb 6 Stunden nach Beginn der Symptome: 90-Minuten Infusionsschema:**
  Körpergewicht > 65 kg:
  15 mg i. v. als Bolus, dann 50 mg i. v. über 30 Minuten, danach 35 mg i. v. über 60 Minuten (Gesamtdosis 100 mg).
  Körpergewicht < 65 kg:
  15 mg i. v. als Bolus, dann 0,75 mg/kg KG i. v. über 30 Minuten, danach 0,5 mg/kg KG i. v. über 60 Minuten.
- **Therapieanfang innerhalb 6–12 Stunden nach Beginn der Symptome: 3-Stunden Infusionsschema:**
  Körpergewicht > 65 kg:
  10 mg i. v. als Bolus, dann 50 mg i. v. über 60 Minuten, danach 40 mg i. v. über 2 Stunden (Gesamtdosis 100 mg).
  Körpergewicht < 65 kg:
  Gesamtdosis von 1,5 mg/kg KG sollte nicht überschritten werden.

Akuter ischämischer Schlaganfall

- 0,9 mg/kg KG i. v., davon 10 % initial als Bolus i. v., die restlichen 90 % als Infusion über 60 Minuten. Eine Gesamtdosis von 90 mg darf nicht überschritten werden.
- Die Therapie muss innerhalb 3 bis maximal 4,5 Stunden nach Beginn der Symptome angefangen werden.

Patienten mit eingeschränkter Nierenfunktion

- Keine Dosisanpassung erforderlich.

Patienten mit eingeschränkter Leberfunktion

- Es liegen keine Dosierungsangaben vor. Aufgrund der hepatischen Elimination ist bei Leberfunktionsstörungen von einer verlängerten Halbwertszeit und damit einer erhöhten Blutungsneigung auszugehen.
- Eine schwere Lebererkrankung (Leberversagen, Zirrhose) wird als (relative) Kontraindikation angesehen.

Nebenwirkungen

- Anaphylaktoide und anaphylaktische Reaktionen
- Übelkeit und Erbrechen
- Hypotonie
- Erhöhung der Körpertemperatur
- Blutungen: Gastrointestinaltrakt, am Auge, aus Punktionsstellen, Schleimhäuten, urogenital, intrakraniell

Interaktionen

- **ACE-Hemmer:** Anaphylaktische Reaktion auf Alteplase ↑
- **Antithrombotika:** Blutungsgefahr ↑

Tenecteplase (z. B. Metalyse®)

Charakterisierung

- Tenecteplase ist ein rekombinanter, menschlicher Gewebsplasminogenaktivator (t-PA), der Plasminogen direkt zu Plasmin aktiviert.
- Tenecteplase unterscheidet sich von Alteplase durch drei gezielte Punktmutationen.
- Tenecteplase aktiviert vor allem an Fibrin und damit am Thrombus gebundenes Plasminogen.
- Tenecteplase weist eine höhere Fibrinspezifität auf als Alteplase.
- Im Vergleich zu Alteplase ist die Bindung von Tenecteplase an Leberrezeptoren weniger stark ausgeprägt, die hepatische Elimination erfolgt daher langsamer.
- Die Plasmahalbwertszeit beträgt 19 bis 29 Minuten.

- Tenecteplase wird im Vergleich zu Alteplase durch den physiologischen Plasminogenaktivator-Inhibitor weniger inaktiviert.
- Die Applikation erfolgt nur einmalig intravenös als Bolus innerhalb von 10 Sekunden.
- Im Vergleich zu Alteplase kommt es nach Gabe von Tenecteplase zu einem geringeren Abfall des Fibrinogenspiegels um lediglich 15 % des Ausgangswertes (versus ca. 40 % unter Alteplase).

Tenecteplase liegt als Pulver vor und muss entsprechend der Packungsbeilage mit Aqua ad injectabilia gelöst werden.

Tenecteplase ist inkompatibel mit Glukoselösungen.

Bei vorbestehender Allergie auf Gentamicin ist mit einem erhöhten Risiko für eine anaphylaktische Reaktion zu rechnen, da Gentamicin als Spurenrückstand bei der Herstellung auftritt.

Wegen eines erhöhten Blutungsrisikos ist Tenecteplase bei folgenden Erkrankungen kontraindiziert, wobei die Anwendung im Rahmen einer akut lebensbedrohlichen Lungenembolie grundsätzlich immer abgewogen werden muss:

Hämorrhagische Diathese, Behandlung mit oralen Antikoagulanzien, gastrointestinale Ulkuserkrankung innerhalb der letzten 3 Monate, ischämischer Schlaganfall oder transiente ischämische Attacke (TIA) in den letzten 6 Monaten, hämorrhagischer Schlaganfall in der Anamnese, intrakranielle Neoplasien, intrakranielle Gefäßaneurysmen, nekrotisierende Pankreatitis, bakterielle Endokarditis, Neoplasien mit erhöhtem Blutungsrisiko, diabetische Retinopathie, schwere Leberinsuffizienz, Operationen und Traumen in den letzten 3 Wochen, unkontrollierbarer schwerer arterieller Hypertonus (> 180 mmHg)

Alter über 75 Jahre, traumatische Reanimationsmaßnahmen und nicht komprimierbare Punktionen sind relative Kontraindikationen.

Zur Anwendung von Tenecteplase bei Schwangeren liegen keine Erfahrungen vor. Tierexperimentell zeigt sich ein hohes Risiko für plazentare Blutungen und Fehlgeburten.

Tenecteplase ist lediglich zugelassen für die thrombolytische Behandlung des Myokardinfarktes.

Tenecteplase wird jedoch zunehmend auch zur Thrombolyse bei Lungenembolie verwendet.

Bei der Behandlung des **ischämischen Schlaganfalls** hat Tenecteplase noch keinen festen Stellenwert. Bisher gibt es nur wenige Untersuchungen mit einer geringen Fallzahl, die einen günstigen Effekt vermuten lassen. Eine Dosierungsempfehlung für diese Indikation kann noch nicht gegeben werden.

Bei der Lyse-Therapie eines **Myokardinfarktes** wird mit der PTT-wirksamen Heparinisierung begonnen, sobald die verlängerte PTT auf Werte von 50–70 s zurückgegangen ist. Zur Thrombozytenaggregationshemmung kann Acetylsalicylsäure (ASS) bereits initial zusätzlich verabreicht werden. Die Lyse-Therapie des Myokardinfarktes ist zugunsten der invasiven Koronarangiografie mit PTCA deutlich in den Hintergrund getreten.

Bei der thrombolytischen Behandlung des Myokardinfarktes erweisen sich Tenecteplase und Alteplase als gleichwertig im Behandlungserfolg und in der Rate an intracerebralen Blutungen.

Vor Beginn einer Lysetherapie muss ein Gerinnungslabor mit Quick-Wert, PTT, Fibrinogen-Konzentration und Thrombozytenzahl vorliegen.

Bei Auftreten von lebensgefährlichen, nicht stillbaren Blutungen können FFPs (Fresh Frozen Plasma) und Fibrinogen verabreicht werden, da durch die Gabe von Alteplase der Fibrinogenspiegel abfällt. Anzustreben ist ein Fibrinogenspiegel von 100–200 mg/dl. Als „ultima ratio“ kann die Gabe von Antifibrinolytika (z. B. Tranexamsäure) erwogen werden.

Tenecteplase versus Alteplase:
Tenecteplase bietet den Vorteil, dass die gesamte Dosis als kurzer intravenöser Bolus appliziert werden kann.

Es kann nicht abschließend beurteilt werden, ob Tenecteplase aufgrund seiner längeren plasmatischen Halbwertszeit und seiner höheren Fibrinspezifität einen klinischen Vorteil gegenüber Alteplase besitzt.

Alteplase verfügt über das breitere Zulassungsspektrum.

Typische Indikationen

- Myokardinfarkt
- Lungenembolie

Dosierung

- Die Gabe erfolgt intravenös als Bolus innerhalb von 10 Sekunden.

Körpergewicht	Dosis
< 60 kg	30 mg (= 6000 U)
60–70 kg	35 mg (= 7000 U)
70–80 kg	40 mg (= 8000 U)
80–90 kg	45 mg (= 9000 U)
> 90 kg	50 mg (= 10000 U)

Patienten mit eingeschränkter Nierenfunktion

- Keine Dosisanpassung erforderlich.

Patienten mit eingeschränkter Leberfunktion

- Es liegen keine Dosierungsangaben vor. Aufgrund der hepatischen Elimination ist bei Leberfunktionsstörungen von einer verlängerten Halbwertszeit und damit einer erhöhten Blutungsneigung auszugehen.
- Eine schwere Lebererkrankung (Leberversagen, Zirrhose) wird als (relative) Kontraindikation angesehen.

Nebenwirkungen

- Anaphylaktoide und anaphylaktische Reaktionen
- Übelkeit und Erbrechen
- Hypotonie
- Erhöhung der Körpertemperatur
- Blutungen: Gastrointestinaltrakt, am Auge, aus Punktionsstellen, Schleimhäuten, urogenital, intrakraniell

Interaktionen

- **Antithrombotika**: Blutungsgefahr ↑

8.4 Antifibrinolytika

Tranexamsäure (z. B. Cyklokapron®)

Wirkmechanismus

Die Fibrinolyse stellt einen physiologischen Mechanismus zur Vermeidung einer überschießenden Blutgerinnselbildung dar: Plasminogen wird an Lysin-Residuen des Fibrins gebunden und durch die Gegenwart von Gewebsplasminogenaktivator (= t-PA) in Plasmin umgewandelt. Plasmin spaltet Fibrin in Fibrinspaltprodukte und trägt somit zur Auflösung eines Blutgerinnsels bei.

Eine übersteigerte Fibrinolyse wird physiologisch durch die Anwesenheit von Plasminogenaktivator-Inhibitor, α_2-Antiplasmin sowie die rasche hepatische Elimination des Gewebsplasminogenaktivators verhindert.

Antifibrinolytika sind Medikamente, die die physiologische Fibrinolyse oder eine Hyperfibrinolyse hemmen und damit zu einer besseren Hämostase beitragen können.

Tranexamsäure wirkt antifibrinolytisch durch Blockierung der Lysinbindungsstellen des Plasminogens, das sich dadurch nicht mehr an Fibrin binden kann. Plasminogen kann zwar durch den Gewebsplasminogenaktivator noch in Plasmin konvertiert werden, durch die fehlende Bindung an das Fibrin kann jedoch keine Fibrinolyse mehr stattfinden.

Charakterisierung

- Die terminale Eliminationshalbwertszeit beträgt ca. 2 Stunden.
- Tranexamsäure wird fast ausschließlich renal durch glomeruläre Filtration eliminiert.
- Tranexamsäure tritt in die Plazenta über, die Konzentration im Nabelschnurblut ist so hoch wie im mütterlichen Blut.
- Bei oraler Applikation beträgt die Bioverfügbarkeit 30–50 % der applizierten Dosis.

Tranexamsäure ist kontraindiziert bei Patienten mit akuten Thrombosen, thromboembolischen Erkrankungen oder einer Thrombophilie.

Um thromboembolische Ereignisse zu vermeiden, sollte Tranexamsäure nur so lange als nötig angewandt werden, d. h. nur solange klinisch eine nicht beherrschbare Blutung oder eine Hyperfibrinolyse vorliegt.

Unkritische postoperative Anwendung beim lebertransplantierten Patienten kann rasch zu einer Thrombose an den hierfür gefährdeten Anastomosen der A. hepatica oder der Pfortader führen.

Tranexamsäure kann beim Polytrauma, in der Gefäßchirurgie, in der orthopädischen Chirurgie (v. a. Knieendoprothetik) sowie in der Kardiochirurgie den Blutverlust und den Fremdblutbedarf reduzieren.

Tranexamsäure sollte nicht eingesetzt werden bei Hämorrhagien im Bereich des oberen Harntraktes, da es durch Hemmung der Fibrinolyse zu einer Gerinnselbildung mit Aufstau des Harntraktes kommen kann.

Cyklokapron®-Injektionslösung kann mit 0,9%iger NaCl, mit 5%iger Glukose- und mit Ringerlösung verdünnt werden.

Rotationsthrombelastometrie (z. B. ROTEM®):
Eine Hyperfibrinolyse lässt sich durch die gängigen klinisch-chemischen Laborparameter (z. B. Quick, PTT, Fibrinogen) nicht erfassen. In der Rotationsthrombelastometrie lässt sich die Hyperfibrinolyse als frühzeitige Abnahme der Gerinnselfestigkeit erkennen. Unter dem Zeitdruck einer Notfallsituation bei kritischer Blutung wird die Indikation für Tranexamsäure häufig allerdings klinisch gestellt.

Lebertransplantation:
Durch Freisetzung von Gewebsplasminogenaktivator und Heparinoiden aus dem Spenderorgan kann es nach der Reperfusion zu einer Hyperfibrinolyse kommen. Die Gabe von Tranexamsäure hilft in dieser Situation eine bedrohliche Blutung zu verhindern, sollte aber in der Regel nur maximal bis 4 Stunden postoperativ fortgeführt werden, um Thrombosen an den Gefäßanastomosen zu vermeiden.

Polytrauma:
Die Trauma-induzierte Koagulopathie (TIK) stellt ein eigenes hämostaseologisches Krankheitsbild dar, das durch den blutungsbedingten Verbrauch und Verlust von Gerinnungsfaktoren sowie deren Verdünnung durch die Infusionstherapie und eine Aktivierung der Fibrinolyse sowie des antikoagulatorisch wirkenden Proteins C gekennzeichnet ist. Hypothermie und Azidose verstärken die Gerinnungsstörung und Blutungsneigung.

Die CRASH-2 Studie (= Clinical Randomisation of an Antifibrinolytic in Significant Haemorrhage) *hat gezeigt, dass polytraumatisierte, erwachsene Patienten, die eine bedrohliche Blutung aufweisen oder bei denen das Risiko einer bedrohlichen Blutung besteht von einer frühzeitigen Gabe von Tranexamsäure profitieren – am besten innerhalb einer Stunde nach Trauma. Es wird eine Bolusgabe von 1 g Tranexamsäure über 10 Minuten empfohlen, gefolgt von einer kontinuierlichen Infusion von 1 g über 8 Stunden. Unter diesem Therapieregime zeigte sich keine signifikante Zunahme thromboembolischer Ereignisse.*

In der Kardiochirurgie kommt es durch den Einsatz der extrakorporalen Zirkulation zu einer Akti-

vierung der Fibrinolyse. Der prophylaktische Einsatz von Tranexamsäure senkt den intra- und postoperativen Blutverlust und die Rethorakotomie-Rate. Die Dosierungsangaben variieren nach herzchirurgischem Zentrum. Allerdings treten hier in bis zu 0,7 % Krampfanfälle als Nebenwirkung der Tranexamsäure auf.

Typische Indikationen

- Polytrauma, Lebertransplantation, kardiopulmonale Bypasschirurgie, Post-Partum-Hämorrhagie, Blutungen in der orthopädischen Chirurgie, v. Willebrand-Syndrom, Prostatakarzinom mit paraneoplastisch induzierter Hyperfibrinolyse.

Dosierung

- **Initial**: 10 mg/kg KG i. v. über 20 Minuten als Bolus.
- Anschließend 2 mg/kg KG pro Stunde als kontinuierliche Infusion.
- Bei nicht beherrschbaren Blutungen kann vorübergehend eine kontinuierliche Infusion mit bis zu 4 mg/kg KG pro Stunde erforderlich werden.
- Bei oraler Gabe werden 3–4 x 1 g pro Tag eingenommen.

Patienten mit eingeschränkter Nierenfunktion

- Folgende Dosisanpassung bei Gabe über 24 Stunden wird empfohlen:

	Intravenös	Oral
Kreatinin 1,35 bis 2,82 mg/dl	2 x 10 mg/kg KG/Tag	2 x 15 mg/kg KG/Tag
Kreatinin 2,83 bis 5,65 mg/dl	1 x 10 mg/kg KG/Tag	1 x 15 mg/kg KG/Tag
Kreatinin > 5,65 mg/dl	1 x 5 mg/kg KG/Tag	1 x 7,5 mg/kg KG/Tag

- Angaben über Dosierungen bei Hämofiltration oder Hämodialyse liegen nicht vor.

Patienten mit eingeschränkter Leberfunktion

- Keine Dosisanpassung erforderlich

Nebenwirkungen

- Übelkeit, Erbrechen, Diarrhoe
- Allergische Dermatitis
- Zerebraler Schwindel, Krampfanfälle
- Thrombosen
- Störungen des Farbensinns
- Hypotonie

Interaktionen

- **Chlorpromazin**: Veränderungen des zerebralen Blutflusses

8.5 Protamin (z. B. Protamin ME 1.000 IE/ml)

Charakterisierung

- Hochalkalisches Polypeptid, welches mit Heparin einen Komplex ausbildet. Bei dieser Reaktion verliert Heparin seine gerinnungshemmende Wirkung
- Die antagonisierende Wirkung tritt nach wenigen Minuten ein.
- 10 mg Protaminhydrochlorid (1 ml) entspricht 1.000 Antiheparineinheiten.
- Die Ausscheidung erfolgt nach enzymatischer Inaktivierung überwiegend renal.
- Die Halbwertszeit des Heparin-Protamin Komplexes beträgt 24 Minuten.

Indikationen

Antagonisierung von unfraktioniertem Heparin bei:

- Extrakorporaler Zirkulation
- Interventionellen und operativen gefäßchirurgischen Maßnahmen
- Heparin-induzierten Blutungen im Rahmen einer Nierenersatztherapie oder extrakorporalen Membranoxygenierung (ECMO)

Antagonisierung von niedermolekularen Heparinen bei Blutungen.

Dosierung

- **Unfraktioniertes Heparin:** 1.000 IE Protamin antagonisieren 1.000 IE unfraktioniertes Heparin.

In der Regel wird die zu applizierende Protaminhydrochlorid-Dosis anhand der „activated clotting time" (ACT) abgeschätzt, da sie sowohl von der Menge applizierten Heparins als auch vom Zeitpunkt der letzten Heparin-Gabe abhängt.

Wegen der Gefahr möglicher anaphylaktischer Reaktionen darf Protamin nur als Kurzinfusion verabreicht werden. Eine Bolusgabe verbietet sich.

Protamin kann zum Anstieg des pulmonalarteriellen Druckes führen. Bei Herzoperationen sollte es deshalb vorzugsweise über einen peripheren venösen Zugang gegeben werden und nicht über einen ZVK, um diese Nebenwirkung abzuschwächen.

- **Niedermolekulare Heparine:** Bei der Antagonisierung von niedermolekularen Heparinen ist zu berücksichtigen, dass die Anti-Thrombin-Aktivitäten von niedermolekularen Heparinen durch Protaminhydrochlorid rasch und praktisch vollständig aufgehoben werden können. Bei der Anti-Faktor Xa-Aktivität bleibt ein nicht neutralisierter Restanteil erhalten, der von der Art des niedermolekularen Heparins abhängig ist und zwischen 40 und 80 % betragen kann.
- **Nadroparin-Ca:** 100 IE Protamin neutralisieren etwa 160 I. E. Anti-Xa Nadroparin.
- **Dalteparin-Na:** 100 IE Protamin heben die Wirkung von 100 I. E. Dalteparin auf die Verlängerung der aPTT auf.
- **Enoxaparin-Na:** 100 IE Protamin neutralisieren die Anti-Thrombin-Aktivität, die von 0,01 ml (= 1 mg) Enoxaparin hervorgerufen wird.
- **Reviparin-Na:** 100 IE Protamin neutralisieren 82 IE Anti-Xa von Reviparin-Na.
- **Certoparin-Na:** 100 IE Protamin können die gerinnungshemmende Wirkung von 200 I. E. Certoparin-Na auf aPTT, Thrombin- sowie die Blutungszeit sofort und vollständig aufheben.

Protamin darf nicht überdosiert werden, da es dann selbst über eine Aktivierung der Fibrinolyse gerinnungshemmend wirkt!

Nebenwirkungen

- Anaphylaktische Reaktionen und anaphylaktischer Schock (deshalb Verabreichung als Kurzinfusion, keine Bolusgabe)
- Anstieg des pulmonalarteriellen Druckes (bei Herzoperationen ggf. über einen peripheren Zugang verabreichen, nicht über einen ZVK)
- Reduktion des systolischen und diastolischen Blutdruckes mit Hypotonie
- Bei Überdosierung weist Protaminhydrochlorid ebenfalls einen gerinnungshemmenden Effekt auf, so dass es hierdurch auch zu Blutungen kommen kann (Überwachung mittels ACT)

Interaktionen

- Nicht mit anderen Arzneimitteln über den gleichen Infusionsschenkel verabreichen (insb. Cefazolin!) wegen Ausfällungsreaktionen

9 Stressblutungsprophylaxe/Ulkustherapeutika

Sowohl unter der Therapie mit Protonenpumpen-Inhibitoren als auch mit H_2-Rezeptorantagonisten verschiebt sich der pH-Wert des Magens in den basischen Bereich. In diesem Milieu siedeln sich besonders gut Bakterien an, v. a. gram-negative Bakterien des Darms, die nach Aspiration oder Reflux am Endotrachealtubus entlang in die Lunge gelangen können. Eine nosokomiale Pneumonie ist möglicherweise die Folge.

Eine Ulkusprophylaxe wird in der Intensivmedizin jedoch – zumindest für bestimmte Risikogruppen – nach wie vor als unverzichtbar angesehen.

Diese Risikogruppen sind im Wesentlichen:

- Invasive Beatmung über 48 Stunden
- Koagulopathien
- Patienten mit Schädel-Hirn-Trauma
- Verbrennungspatienten
- Patienten mit großen chirurgischen Eingriffen über 4 Stunden
- Patienten mit Leber-/Nierenversagen
- Patienten im septischen Schock
- Patienten mit Kortikosteroidtherapie
- Patienten mit gastrointestinalen Blutungen (auch in der Anamnese)

9.1 Protonenpumpeninhibitoren

Wirkmechanismus

Protonenpumpeninhibitoren blockieren die H^+/K^+-ATPase (Protonenpumpe) in den Parietalzellen der Magenschleimhaut und hemmen damit die basale und stimulierte Säuresekretion. Die Blockade ist irreversibel, d. h. die Protonenpumpe ist dauerhaft geschädigt und die Säuresekretion kann erst nach Neusynthese des Enzyms wieder erfolgen. Die Wirkung der Protonenpumpeninhibitoren überdauert daher deren Halbwertszeit und beträgt ca. 1–3 Tage. Protonenpumpeninhibitoren selbst sind säurelabil und werden erst nach Aufnahme in die Parietalzellen im sauren Milieu in ihre wirksame Form metabolisiert.

Protonenpumpeninhibitoren hemmen effektiv die gastrale Säureproduktion und können aufgrund ihrer allgemein guten Verträglichkeit auch zur Langzeittherapie eingesetzt werden. Sie sind im Rahmen der Intensivmedizin Mittel der Wahl, wenn das Ulkusrisiko besonders hoch anzunehmen ist, vor allem bei Patienten mit Zustand nach gastrointestinalen Blutungen in der Anamnese.

Wegen der effizienteren Hemmung der Säuresekretion im Vergleich zu H_2-Rezeptorantagonisten neigt man in der Intensivmedizin dazu, auch andere Patientengruppen mit Protonenpumpeninhibitoren zu behandeln, wenn ein höheres Ulkusrisiko anzunehmen ist: Patienten mit Nikotin- und/oder Alkoholabusus, große operative Eingriffe, komplikationsreicher intensivtherapeutischer Verlauf. Der Einfluss auf die Entwicklung von beatmungs-assoziierten Pneumonien durch Protonenpumpeninhibitoren ist anzunehmen, die Studienlage aber weiter uneinheitlich.

Die „automatisierte" Gabe von Protonenpumpeninhibitoren an alle Intensivpatienten ist daher nicht zu befürworten. Sie sind auch „offiziell" für die Stressblutungsprophylaxe nicht zugelassen.

In Kombination mit Antibiotika unterstützen Protonenpumpeninhibitoren die Eradikation von Helicobacter pylori, indem sie den pH-Wert im Magen erhöhen.

Pantoprazol (z. B. Pantozol®)

Charakterisierung

- Die orale Bioverfügbarkeit beträgt ca. 77 %.
- Pantoprazol wird in der Leber über das Cytochrom P-450-Enzymsystem (im Wesentlichen über CYP2C19, etwas schwächer über CYP3A4) metabolisiert.
- Die terminale Eliminationshalbwertszeit beträgt ca. 1 Stunde. Die Elimination erfolgt zum größten Teil über die Niere, ein kleinerer Teil wird über die Fäzes ausgeschieden.
- Pantoprazol wird zu 98 % an Plasmaproteine gebunden.

Pantoprazol-haltige Tabletten sind magensaftresistent. Sie dürfen weder gemörsert noch suspendiert werden und sind damit für die Sondenapplikation nicht geeignet. In diesen Fällen muss Pantoprazol intravenös appliziert werden. Alternativ können Omeprazol- bzw. Esomeprazol-haltige magensaftresistente Tabletten verwendet werden, da diese jeweils aus Pellets bestehen, die magensaftresistent sind und nach Suspendieren in Lösung über die Sonde verabreicht werden können.

Indikation

Prophylaxe und Therapie von Ulcus ventriculi, Ulcus duodeni, Refluxösophagitis und Zollinger-Ellison-Syndrom. In Kombination mit Antibiotika zur Eradikation von Helicobacter pylori.

Dosierung

- **Intravenös/oral**: 1–2 x 40 mg pro Tag.
- **Bei gastrointestinalen Blutungen** kann die Dosis auf 3 x 40 mg erhöht werden. In Ausnahmefällen (bei anhaltender Blutung) auch Dauerperfusor mit 8 mg/h beim normalgewichtigen Erwachsenen über wenige Tage.
- **Zollinger-Ellison-Syndrom**: Intravenös/oral: 1–2 x 80 mg pro Tag
- **Kombinationstherapie zur Eradikation von Helicobacter pylori**: 2 x 40 mg Pantoprazol + 2 x 500 mg Clarithromycin + 2 x 1000 mg Amoxicillin oder 2 x 500 mg Metronidazol p. o. pro Tag
- **Die Infusionsdauer** beträgt 2–15 Minuten.

Patienten mit eingeschränkter Nierenfunktion

- Es ist keine Dosisanpassung erforderlich.

Patienten mit eingeschränkter Leberfunktion

- Bei Leberinsuffizienz ist das Risiko für Stressulcera erhöht, eine Dosisreduktion erscheint deshalb nicht sinnvoll.

Nebenwirkungen

- Diarrhoe, Obstipation, Übelkeit, Erbrechen, Flatulenz
- Pruritus, Exanthem, Urtikaria, Angioödem, Stevens-Johnson-Syndrom, Erythema multiforme, Lyell-Syndrom, Fieber, periphere Ödeme, anaphylaktischer Schock
- sehr selten schwerer hepatozellulärer Schaden, erhöhte Leberenzymwerte, Leberversagen, Ikterus
- sehr selten interstitielle Nephritis
- Gelenkschmerzen, Kopfschmerzen, Muskelschmerzen
- Schwindel, Sehstörungen
- Depressionen, Halluzinationen, Verwirrtheit
- sehr selten Leukopenie, Thrombozytopenie

Interaktionen

- **Atazanavir:** Atazanavir-Bioverfügbarkeit ↓

Obwohl Pantoprazol über das Cytochrom P-450-Enzymsystem metabolisiert wird, ergeben sich daraus nach bisherigen Erkenntnissen keine wesentlichen, klinisch relevanten Wechselwirkungen. Dennoch muss prinzipiell damit gerechnet werden.
Eine induzierte Anhebung des pH-Werts im Magen kann möglicherweise die Resorption von Ketoconazol und Itraconazol verringern.

Exkurs: Omeprazol/Esomeprazol
Omeprazol (z. B. Antra®) und sein S-Isomer Esomeprazol (z. B. Nexium®) unterscheiden sich hinsichtlich Indikation, Nebenwirkungen sowie pharmakologischen Eigenschaften kaum von Pantoprazol. Bei beiden Isomeren erhöht sich im Verlauf bei wiederholter Gabe die orale Bioverfügbarkeit auf ca. 60 % (Omeprazol) bzw. auf ca. 90 % (Esomeprazol). Beide Wirkstoffe sind in Form von magensaftresistenten Pellets suspendierbar und über die Sonde applizierbar. Im Unterschied zu Pantoprazol scheint die Interaktion mit anderen Arzneimitteln über das CYP2C19-Isoenzym (z. B. Diazepam, Phenytoin, Warfarin, Voriconazol) bei Omeprazol und Esomeprazol ausgeprägter zu sein. Omeprazol und Esomeprazol hemmen das Enzym CYP2C19 und erhöhen damit die Plasmakonzentrationen der Substrate. Umgekehrt kann die Elimination von Omeprazol und Esomeprazol vermindert werden. In beiden Fällen sind Blutspiegelkontrollen sowie eventuell Dosisanpassungen notwendig.

Dosierung

- **Oral:** 1 x 20 mg Omeprazol/Esomeprazol
- **Intravenös:** 1 x 20–40 mg Omeprazol/Esomeprazol; Infusionsdauer: 10–30 min
- **Zollinger-Ellison-Syndrom:** Omeprazol: 1 x 60 mg p. o.; Esomeprazol: 2 x 40 mg p. o.; Bei Bedarf kann die Tagesdosis auf 160 mg gesteigert werden.
- **Kombinationstherapie zur Eradikation von Helicobacter pylori:** 2 x 20 mg Omeprazol/Esomeprazol + 2 x 500 mg Clarithromycin + 2 x 1000 mg Amoxicillin oder 2 x 500 mg Metronidazol p. o. pro Tag

Patienten mit eingeschränkter Nierenfunktion

- Eine Anpassung der Dosierungen bei beeinträchtigter Leber- oder Nierenfunktion ist nicht notwendig. Dennoch sollte eine Tageshöchstdosis von 20 mg möglichst eingehalten werden (Ausnahme: Zollinger-Ellison-Syndrom).

9.2 H_2-Rezeptorantagonisten

Wirkmechanismus

Durch kompetitive Blockade der Histamin H_2-Rezeptoren auf den Parietalzellen der Magenschleimhaut wird die Säureproduktion inhibiert. Neben der Histamin-stimulierten Säuresekretion wird auch die basale sowie nichtkompetitiv die Vagus- und Gastrin-induzierte Säuresekretion gehemmt.

Ranitidin (z. B. Ranitidin Heumann)

Charakterisierung

- Die orale Bioverfügbarkeit beträgt ca. 50 %.
- Ranitidin wird in der Leber metabolisiert.
- Die Eliminationshalbwertszeit beträgt 2–3 Stunden. Ranitidin wird überwiegend renal aber auch biliär ausgeschieden.
- Die Plasmaproteinbindung ist mit 10–19 % gering.

Um gastrointestinale Nebenwirkungen wie Übelkeit und Erbrechen zu vermeiden, sollte Ranitidin langsam injiziert werden, d. h. als Bolusinjektion über mind. 2 Minuten (50 mg/2 min) bzw. als Kurzinfusion.

Falls Ranitidin oral als Einmalgabe appliziert wird, sollte es bevorzugt am Abend gegeben werden, da die Magenazidität abends ausgeprägter ist.

Die im Handel befindlichen Filmtabletten sind in der Regel über die Sonde applizierbar (Mindestdurchmesser der Sonde: 6,5 Ch).

Indikation

Prophylaxe und Therapie von Magenulcera, Duodenalulcera, Refluxösophagitis, Zollinger-Ellison-Syndrom.

Dosierung

Prophylaxe und Therapie von Magenulcera, Duodenalulcera, Refluxösophagitis

- **intravenös**: 3 x 50 mg i. v. als langsame Injektion: 50 mg über mind. 2 Minuten injizieren oder als Kurzinfusion.
- **oral**: 2 x 150 mg p. o. (morgens und abends) oder 1 x 300 mg p. o. (bevorzugt am Abend)

Zollinger-Ellison-Syndrom

- **oral**: 3 x 150 mg p. o., bei Bedarf Dosis steigern. Die Tageshöchstdosis beträgt 900 mg p. o. (3 x 300 mg p. o.).

Patienten mit eingeschränkter Nierenfunktion

- Bei stark eingeschränkter Nierenfunktion (Kreatinin-Clearance < 30 ml/min) wird die intravenöse Dosis auf 3–4 x 25 mg i. v. (Tagesdosis 75–100 mg) reduziert. Die orale Tageshöchstdosis beträgt 150 mg (1 x 150 mg p. o., bevorzugt abends).

Patienten mit eingeschränkter Leberfunktion

- Keine Dosisanpassung notwendig.

Nebenwirkungen

- Diarrhoe, Obstipation, Übelkeit
- Kopfschmerzen, Schwindel, Müdigkeit
- Exanthem, Pruritus, Erythema multiforme
- erhöhte Leberenzymwerte, reversible Hepatitis, Ikterus
- sehr selten interstitielle Nephritis
- Verwirrtheitszustände, Halluzinationen, Depressionen, Unruhezustände
- sehr selten Tachykardie, Bradykardie, Asystolie, AV-Block
- Schleiersehen
- Athralgie, Myalgie

Interaktionen

- **Antazida**: orale Resorption von Ranitidin ↓, daher Ranitidin 2 h zuvor verabreichen
- **Glipizid**: Glipizid-Serumspiegel ↑, blutzuckersenkende Wirkung ↑
- **Sucralfat**: orale Resorption von Ranitidin ↓, daher Ranitidin 2 h zuvor verabreichen
- **Theophyllin**: Theophyllin-Serumspiegel ↑

9.3 Sonstige Ulkustherapeutika

Pirenzepin (z. B. Gastrozepin®)

Wirkmechanismus

Pirenzepin blockiert die muskarin-artigen Acetylcholinrezeptoren der Magenschleimhaut und führt somit zu einer Hemmung der Sekretion von Magensäure.

Charakterisierung

- Durch starke Affinität zu den spezifischen Rezeptoren der Magenschleimhaut wird nahezu keine Wirkung auf andere acetylcholinerge Systeme ausgeübt. Daher treten kaum Nebenwirkungen (Tachykardie, Mydriasis, Blasenentleerungsstörungen) auf.
- Pirenzepin weist eine sehr niedrige Lipidlösichkeit auf.
- Die Wirkung von Magensäure-stimulierenden (Lebens-)mitteln wird durch Pirenzepin abgeschwächt: Alkohol, Kaffee, Gewürze, Antiphlogistika.
- Nach oraler Gabe werden ca. 30 % resorbiert. Nach ca. 3 Stunden werden maximale Plasmaspiegel erreicht.
- Die Ausscheidung erfolgt zu über 80 % unverändert über Nieren und Fäzes. Die Eliminationshalbwertzeit beträgt ca. 12 Stunden.
- Für die Intensivmedizin spielt Pirenzepin eine untergeordnete Rolle.

Indikationen

Ulcus ventriculi und duodeni, Gastritis, Prophylaxe von stressbedingten Ulcera

Dosierung

- **Prophylaxe:** 2 x 10 mg i. v.
- **Therapie:** 2–3 x 20 mg i. v.

Nebenwirkungen

- allergische Hautreaktionen
- Kopfschmerzen
- Akkomodationsstörungen
- Mundtrockenheit
- Durchfälle
- Obstipation

Sucralfat (= 190 mg Aluminium, z. B. Ulcogant®)

Wirkmechanismus

Bei Sucralfat handelt es sich um in eine Suspension, Tabletten oder Granulat „verpacktes" Aluminium. Dieses legt sich als Schutz über die Magen/Duodenumschleimhaut und verhindert stressbedingte Läsionen. Im Gegensatz zu den anderen erwähnten Substanzen ergibt sich keine Änderung des pH-Wertes und somit theoretisch ein geringeres Risiko für beatmungs-assoziierte Pneumonien.

Charakterisierung

Sucralfat kann über die Magensonde verabreicht werden, allerdings muss nach der Gabe mit klarer Flüssigkeit nachgespült werden, da es zu Verkrustungen und Lumeneinschränkungen der Ernährungssonde kommen kann.

Unter länger dauernder Sucralfat-Gabe kann sich ein erhöhter Spiegel von Aluminium im Serum aufbauen, insbesondere bei eingeschränkter Nierenfunktion.

Sucralfat beeinflusst die orale Aufnahme von zahlreichen Medikamenten.

Indikation

Refluxösophagitis, Prophylaxe oder Therapie von Ulcus ventriculi oder duodeni

Dosierung

- 4 x täglich eine Suspension à 190 mg Aluminium

Patienten mit eingeschränkter Nierenfunktion

Bei eingeschränkter Nierenfunktion (Kreatinin-Clearance < 30 ml/min) ist die Gabe von Sucralfat nicht zu befürworten. Wenn sie dennoch erfolgen soll, müssen regelmäßig Aluminium-Serum-Spiegel bestimmt werden, um eine Hyper-Aluminiumämie zu verhindern.

Nebenwirkungen/Interaktionen

- Obstipation
- verminderte Resorption der folgenden, oral verabreichten Substanzen: Tetracycline, Phenytoin, Sulpirid, Digoxin, Ursodeoxycholsäure, Cimetidin, Ranitidin, Ciprofloxacin, Theophyllin (retardiert) sowie Warfarin.

Die Routine-Anwendung von Sucralfat hat sich auf deutschen Intensivstationen nicht durchgesetzt. Obwohl theoretisch attraktiv, konnte in mehreren Studien keine Reduktion nosokomialer Pneumonien während der Stressblutungsprophylaxe mit Sucralfat im Vergleich zu anderen Substanzen, z. B. Protonenpumpenhemmern, welche den pH-Wert verändern, nachgewiesen werden. Die Sucralfat-Gabe über Sonde wird häufig als aufwendiger und unpraktikabler empfunden.

10 Antidiarrhoika/Antimotilika

Motilitätshemmende Medikamente dürfen beim Intensivpatienten mit akuter Diarrhoe erst nach Diagnostik bzw. Ausschluss einer akuten gastrointestinalen Infektion eingesetzt werden. Bei infektions-assoziierter Diarrhoe birgt eine Hemmung der Darmmotilität die Gefahr einer schwersten Enteritis mit lebensbedrohlicher Sepsis.

Da beim Intensivpatienten prinzipiell die Gefahr einer Paralyse besteht, kann durch motilitätshemmende Medikamente rasch ein Ileus induziert werden.

Loperamid (z. B. Imodium®)

Wirkmechanismus

Loperamid ist ein Opioid, welches lokal an Darm μ-Rezeptoren agonistisch wirkt und dadurch die Darmperistaltik hemmt sowie den Darmtonus erhöht. Es besitzt keine zentralen Effekte.

Charakterisierung

- Loperamid ist ein Opioid ohne zentrale Wirkung auf μ-Rezeptoren.
- Die orale Bioverfügbarkeit ist sehr niedrig, da Loperamid nach Resorption rasch metabolisiert wird (hoher First-pass-Metabolismus).
- Die Eliminationshalbwertszeit beträgt 7–14 h. Loperamid wird über die Fäzes ausgeschieden.

Bei schwerer Diarrhoe ohne Nachweis einer intestinalen Infektion sind zunächst andere Ursachen abzuklären (z. B. Sondenkost, Nebenwirkungen anderer Medikamente). Besteht nach 24 h weiterhin eine ausgeprägte Diarrhoe mit Beeinträchtigung des Patienten, ist die einmalige Gabe von Loperamid gerechtfertigt.

Führt die Gabe von Loperamid nicht zum Erfolg, sollte anstatt mehrmaliger Gabe eine weiterführende Diagnosik (z. B. Koloskopie) veranlasst werden.

Indikation

Nicht-infektiöse Diarrhoe.

Dosierung

- **Initial:** 4 mg p. o.
- Bei Bedarf weitere 2 mg nach frühestens 6–12 h.
- **Maximale Tagesdosis:** 16 mg

Patienten mit eingeschränkter Nierenfunktion

- Keine Dosisanpassung erforderlich.

Patienten mit eingeschränkter Leberfunktion

- Bei Patienten mit schwerer Leberfunktionsstörung (z. B. Leberzirrhose Child Pugh C) soll Loperamid nicht eingesetzt werden.

Nebenwirkungen

Unter Einhaltung der therapeutischen Dosierung sind keine klinisch relevanten Nebenwirkungen bekannt, zumal unter schwerer Diarrhoe häufig ein Symptomenkomplex vorliegt, der eine klare Abgrenzung von medikamentenassoziierten Wirkungen unmöglich macht (z. B. Abdominalschmerzen, Fieber, Müdigkeit, Tachykardie).

Interaktionen

- **Verapamil:** Vigilanz-Störung

11 Motilika/Laxanzien

11.1 Antiresorptiv/sekretagog und osmotisch wirkende Laxanzien

Natriumpicosulfat (z. B. Laxoberal®)

Wirkmechanismus

Natriumpicosulfat wird im Kolon durch Darmbakterien in freie Diphenole umgewandelt und wirkt antiresorptiv und sekretagog, d. h. zum einen wird die Resorption von Natrium und Wasser gehemmt, zum anderen fördert es den Einstrom von Natrium, Chlorid, Kalium, Calcium und Flüssigkeit in das Darmlumen. Der Stuhl wird weicher und der Darminhalt nimmt zu. Die dadurch bedingte Dehnung der Darmwand führt zu einem schnelleren Transport des Darminhalts und die Defäkation wird reflektorisch ausgelöst.

Charakterisierung

- Nach oraler Applikation tritt die Wirkung erst nach 8–12 Stunden ein.

Bei hochdosierter und langandauernder Anwendung sind Elektrolytverluste möglich.

Die frühzeitige Verabreichung von Natriumpicosulfat nach großen operativen Eingriffen, nach Trauma oder während tiefer Analgosedierung ist eine wenig aufwendige und kostengünstige Maßnahme zur Verhinderung/Reduktion der Magen-Darmparalyse.

Indikation

Gastrointestinale Parese.

Dosierung

- 7,5 mg (= 20 Tropfen) p. o. pro Tag

Patienten mit eingeschränkter Nierenfunktion
- Keine Dosisanpassung erforderlich.

Patienten mit eingeschränkter Leberfunktion
- Keine Dosisanpassung erforderlich.

Nebenwirkungen

- Elektrolyt- und Wasserverlust bei längerer Anwendung
- Abdominalschmerzen, Bauchkrämpfe, Flatulenz

Interaktionen

- **Diuretika:** Elektrolytveränderungen, bei hochdosierter und langandauernder Anwendung von Natriumpicosulfat
- **Glukokortikoide:** Elektrolytveränderungen, bei hochdosierter und langandauernder Anwendung von Natriumpicosulfat

Polyethylenglykol (PEG, Macrogol®)

Wirkmechanismus

Polyethylenglykol (PEG) ist ein chemisch inertes, wasserlösliches, nicht-toxisches Polymer, das als Wirkstoffträger in der Pharmazie eingesetzt wird. Chemisch handelt es sich um einen Polyether des zweiwertigen Alkohols Ethandiol (Glykol). PEG ist extrem gut löslich in Wasser, wobei flüssiges PEG hygroskopisch ist und somit mehr Wasser aufnehmen kann. Das Stuhlvolumen nimmt zu, die Fäzes werden mit Wasser aufgeweicht und nach Auslösung einer Defäkation ausgeschieden.

Charakterisierung

- Polyethylenglykol ist ein sehr gut verträgliches, osmotisch wirksames Laxans.

Indikation

Gastrointestinale Parese, „Darmreinigung" vor diagnostischen oder therapeutischen Eingriffen.

Dosierung

- Ca. 10–40 g pro Tag p. o. in Pulverform in 1–3 Portionen (Beutel).
- Im Subileus können kurzfristig bis zu 6 Portionen (Beutel) = ca. 80 g gegeben werden.

Patienten mit eingeschränkter Nierenfunktion
- Keine Dosisanpassung erforderlich.

Patienten mit eingeschränkter Leberfunktion
- Keine Dosisanpassung erforderlich.

Nebenwirkungen

- abdominelle Blähungen

Interaktionen

- keine bekannt

Raffiniertes Rizinusöl

Wirkmechanismus

Rizinusöl ist ein Triglycerid und wird im Dünndarm durch Lipasen in Glycerol und Rizinolsäure hydrolysiert. Rizinolsäure wirkt antiresorptiv und hydragog, d. h. die Resorption von Natrium und Wasser wird verhindert und der Einstrom von Elektrolyten und Wasser ins Darmlumen gefördert. Der Darminhalt nimmt zu und der Stuhl weicht auf, wodurch die Stuhlpassage verbessert wird.

Charakterisierung

- Rizinusöl ist ein hydragoges Laxans.
- Wirkungseintritt und -ausmaß sind kaum vorhersehbar.

Bei hochdosierter und langdauernder Anwendung sind Elektrolytverluste (Kalium!) möglich.

Im Rahmen einer kombinierten Behandlung der Darmparalyse zusammen mit Polyethylenglykol und Natriumpicosulfat einsetzbar.

Indikation

Unterstützende Maßnahme bei Darmparalyse.

Dosierung

- 2–3 x 10 ml p. o. pro Tag

Patienten mit eingeschränkter Nierenfunktion
- Keine Dosisanpassung erforderlich.

Patienten mit eingeschränkter Leberfunktion
- Keine Dosisanpassung erforderlich.

Nebenwirkungen

- Elektrolytverluste (v. a. Kalium) bei längerer und hochdosierter Anwendung
- Magenreizung
- bei hoher Dosierung Übelkeit, Erbrechen, Darmkrämpfe, schwere Diarrhoe

Interaktionen

- **Antiarrhythmika**: Beeinflussung der Wirkung durch Kaliummangel bei hochdosierter und langandauernder Gabe von Rizinusöl
- **Diuretika**: Kaliumverluste ↑
- **Glukokortikoide**: Kaliumverluste ↑
- **Herzglykoside**: Wirkung ↑ durch Kaliummangel bei hochdosierter und langandauernder Gabe von Rizinusöl
- **Vitamine, fettlösliche**: Vitaminresorption ↓

Lactulose (z. B. Bifiteral®)

Wirkmechanismus

Lactulose ist ein Disaccharid aus Galactose und Fructose. Es wird durch die Disaccharidasen der Dünndarmschleimhaut nicht hydrolisiert. Im Dickdarm wird es durch bakterielle Enzyme zu organischen Säuren, Methan und Wasserstoff abgebaut, diese führen zu einer osmotischen Wasserretention, das Volumen des Koloninhaltes nimmt zu und die Darmperistaltik wird indirekt angeregt. Die Säuren stimulieren direkt die Darmperistaltik.

Charakterisierung

- Wirkeintritt nach 2–10 Stunden

Dosierung

- 2 x 10–20 ml pro Tag oral bzw. über die Ernährungssonde
- Bei portokavaler Enzephalopathie Dosissteigerung bis 3 x 40 ml pro Tag oral bzw. über die Ernährungssonde

Patienten mit eingeschränkter Nierenfunktion
- Keine Dosisanpassung erforderlich.

Patienten mit eingeschränkter Leberfunktion
- Keine Dosisanpassung erforderlich.

Ammoniaksenkende Wirkung

Der Abbau von Lactulose bewirkt eine pH-Wert-Erniedrigung, die zu einer Protonierung von Ammoniak und damit zu einer verminderten enteralen

Resorption führt. Dies führt in Kombination mit der durch Lactulose veränderten Bakterienflora zu einer Senkung der Blutammoniak-Konzentration um ca. 25–50 %. Ein therapeutischer Effekt kann innerhalb von Stunden bis Tagen erwartet werden.

Nebenwirkungen

- Störungen im Elektrolythaushalt
- Lactulose kann den Kaliumverlust durch andere Arzneimittel (Diuretika, Kortikosteroide, Amphothericin B) verstärken

Interaktionen

- Keine bekannt.

11.2 Cholinergika

Wirkmechanismus

Cholinergika hemmen als indirekte Parasympathomimetika die Acetylcholinesterase, wodurch die Konzentration von Acetylcholin an den Synapsen gesteigert wird. Dadurch wird der Tonus derjenigen Muskelgruppen erhöht, die vom Parasympathikus gesteuert werden. Die Sekretion im Gastrointestinaltrakt und die Peristaltik des Dickdarms nehmen zu.

Vor Applikation von Cholinergika muss bei Patienten mit Darmparalyse eine mechanische Ursache ausgeschlossen werden.

Neostigmin (z. B. Neostig®)

Charakterisierung

- Neostigmin ist peripher wirksam und bei intakter Blut-Hirn-Schranke nicht ZNS-gängig.
- Die Eliminationshalbwertszeit beträgt 25–80 Minuten. Die Elimination erfolgt hauptsächlich renal.

Um beim Intensivpatienten schwerwiegende und potenziell lebensbedrohende Nebenwirkungen zu vermeiden (z. B. Bradykardie, Hypotension, Bauchkrämpfe), muss die intravenöse Applikation langsam über mehrere Stunden erfolgen. Besondere Vorsicht gilt bei Patienten mit chronischer β-Blocker-Therapie!

Auf die subkutane Injektion sollte wegen der unkontrollierten Anflutung des Neostigmins im Kreislauf verzichtet werden (Gefahr von plötzlicher Bradykardie mit Herzstillstand).

Unmittelbar nach Anlage von ileorektalen Anastomosen ist Neostigmin nicht zu empfehlen, da die Anwendung zur Anastomoseninsuffizienz führen kann.

Die Applikation von 1,0–1,5 mg Neostigmin über 3 Stunden mittels Perfusor wird in der Regel vom Patienten gut toleriert und zeigt ein niedriges Nebenwirkungsprofil.

Indikation

Gastrointestinale Parese.

Dosierung

- 1 x 0,5–1,5 mg intravenös über 3 Stunden pro Tag.
- Die Infusion muss langsam über mehrere Stunden (z. B. 3 Stunden) erfolgen.

Patienten mit eingeschränkter Nierenfunktion

- Keine Dosisanpassung erforderlich. Allerdings muss bei wiederholter Anwendung beim niereninsuffizienten Patienten mit Kumulation des Neostigmin und konsekutiven bradykarden Herzrhythmusstörungen gerechnet werden.

Patienten mit eingeschränkter Leberfunktion

- Keine Dosisanpassung erforderlich.

Nebenwirkungen

- Krampfartige Bauchschmerzen
- Bradykardie, AV-Block
- Hypotonie
- Bronchialobstruktion
- Schweißausbrüche
- Hypersalivation
- Muskelfaszikulationen, Spasmen, Muskelschwäche
- sehr selten zentrale Symptome

Interaktionen

- **Barbiturate**: Barbiturat-Wirkung ↑
- **β-Blocker**: langanhaltende Bradykardie
- **Morphinderivate**: Morphinderivat-Wirkung ↑
- **Muskelrelaxanzien**, depolarisierend (z. B. Mivacurium): Verlängerung der relaxierenden Wirkung
- **Parasympathomimetika**: cholinerge Krisen (v. a. bei Patienten mit Myasthenia gravis)

Distigmin (z. B. Ubretid®)

Charakterisierung

- Distigmin ist bei intakter Blut-Hirn-Schranke nicht ZNS-gängig.
- Die Eliminationshalbwertszeit beträgt ca. 65 Stunden (!). Distigmin wird nach intravenöser Applikation vorwiegend über den Urin eliminiert.

Unmittelbar nach Anlage von ileorektalen Anastomosen ist Distigmin nicht zu empfehlen, da die Anwendung zu Anastomoseninsuffizienz führen kann.

Auf die subkutane Injektion sollte wegen der unkontrollierten Anflutung des Distigmins im Kreislauf verzichtet werden (Gefahr von plötzlicher Bradykardie mit Herzstillstand).

Im Vergleich zu Neostigmin wird unter der Therapie von Distigmin eine erhöhte Inzidenz zentraler Nebenwirkungen (Verwirrtheit, akute Psychosen) angenommen. Ansonsten weist Distigmin ein ähnliches Profil auf wie Neostigmin.

Distigmin wird „traditionell" in der Urologie (Blasenkontraktilität, -sphinkterfunktion) eingesetzt.

Indikation

Gastrointestinale Parese.

Dosierung

- 1 x 1,5 mg intravenös über 6 Stunden pro Tag

Patienten mit eingeschränkter Nierenfunktion

- Keine Dosisanpassung erforderlich. Allerdings muss bei wiederholter Anwendung beim niereninsuffizienten Patienten mit Kumulation des Distigmins und konsekutiven bradykarden Herzrhythmusstörungen gerechnet werden.

Patienten mit eingeschränkter Leberfunktion

- Keine Dosisanpassung erforderlich.

Nebenwirkungen

- Übelkeit, Erbrechen
- krampfartige Bauchschmerzen
- Bradykardie, AV-Block
- Hypotonie
- Bronchialobstruktion
- Schweißausbrüche
- Hypersekretion
- Hypersalivation
- Miosis, Tränenfluss
- Muskelfaszikulationen, Spasmen, Muskelschwäche

Interaktionen

- **Anticholinergika**: muskarinartige Wirkung ↓
- **Atropin**: muskarinartige Wirkung ↓
- **β-Blocker**: langanhaltende Bradykardie
- **Chinidin**: Distigmin-Wirkung ↓
- **Glukokortikoide**: Distigmin-Wirkung ↓ (v. a. bei Patienten mit Myasthenia gravis)
- **Muskelrelaxanzien, curareartig**: Antagonisierung der relaxierenden Wirkung
- **Muskelrelaxanzien, depolarisierend** (z. B. Mivacurium): Verlängerung der relaxierenden Wirkung
- **Parasympathomimetika**: cholinerge Krise (v. a. bei Patienten mit Myasthenia gravis)
- **Procainamid**: Distigmin-Wirkung ↓

11.3 Sonstige Motilika

Erythromycin (z. B. Erythrocin®)

Wirkmechanismus

Das Antibiotikum Erythromycin wirkt als Motilin-Rezeptor-Agonist am Magen und Dünndarm. Eine Förderung der Peristaltik tritt nur im oberen Gastrointestinaltrakt auf.

Charakterisierung

- Erythromycin ist ein Makrolid-Antibiotikum mit prokinetischer Aktivität. Es ist nicht als Prokinetikum zugelassen.
- Erythromycin wird in der Leber über das Cytochrom P-450-Enzym (3A4) metabolisiert. Es kann dadurch die Katalyse anderer Substanzen inhibieren.
- Die Eliminationshalbwertszeit beträgt 2–3 h. Die Elimination erfolgt vorwiegend biliär.

Der propulsive Effekt ist bei oraler Gabe nicht nachweisbar.

Aufgrund des Nebenwirkungsprofils und fehlender harter Wirksamkeitsdaten ist die Anwendung von Erythromycin als Motilikum auf 2 Tage zu beschränken.

Erythromycin ist kaum wirksam bei Motilitätsstörungen im Colon oder bei postoperativem Dünndarmileus.

Erythromcin kann das QT-Intervall verlängern und in Kombination mit anderen pro-arrhythmogenen Substanzen oder bei vorbelasteten Patienten zu Komplikationen führen (z. B. ventrikuläre Arrhythmien).

In mehreren kleineren Studien konnte gezeigt werden, dass unter Gabe von Erythromycin die Platzierung einer nasogastralen/jejunalen Ernährungssonde erfolgreicher war als unter Plazebo.

Eine Kombination von Erythromycin mit Cholinergika ist möglich.

Indikation

Gastrale Atonie (Gastroparese), gastraler Reflux.

Dosierung

- 3 x 100 mg i. v. für insgesamt 3 Tage

Patienten mit eingeschränkter Nierenfunktion

- Zur Behandlung der Motiliätsstörung ist keine Dosisreduktion erforderlich.

Patienten mit eingeschränkter Leberfunktion

- Zur Behandlung der Motiliätsstörung ist keine Dosisreduktion erforderlich.

Nebenwirkungen

- allergische Hautreaktionen
- Übelkeit, Erbrechen, Bauchschmerzen
- Anstieg der Leberenzyme, Cholestase
- QT-Zeitverlängerung, ventrikuläre Arrhythmien

Interaktionen

- **Alfentanil**: Alfentanil-Wirkung bzw. toxische Nebenwirkung ↑, da Elimination ↓
- **Alprazolam**: Alprazolam-Wirkung bzw. toxische Nebenwirkung ↑, da Elimination ↓
- **Bromocriptin**: Bromocriptin-Wirkung bzw. toxische Nebenwirkung ↑, da Elimination ↓
- **Carbamazepin**: Carbamazepin-Wirkung bzw. toxische Nebenwirkung ↑, da Elimination ↓
- **Chinidin**: Chinidin-Wirkung bzw. toxische Nebenwirkung ↑, da Elimination ↓
- **Ciclosporin**: Ciclosporin-Wirkung bzw. nephrotoxische Nebenwirkung ↑, da Elimination ↓
- **Cilostazol**: Cilostazol-Wirkung bzw. toxische Nebenwirkung ↑, da Elimination ↓
- **Clozapin**: Clozapin-Wirkung bzw. toxische Nebenwirkung ↑, da Elimination ↓
- **Cumarinderivate**: Cumarinderivat-Wirkung bzw. toxische Nebenwirkung ↑, da Elimination ↓
- **Digoxin**: Digoxin-Bioverfügbarkeit ↑
- **Felodipin**: Felodipin-Wirkung bzw. toxische Nebenwirkung ↑, da Elimination ↓
- **Methylprednisolon**: Methylprednisolon-Wirkung bzw. toxische Nebenwirkung ↑, da Elimination ↓
- **Midazolam**: Midazolam-Wirkung bzw. toxische Nebenwirkung ↑, da Elimination ↓
- **Omeprazol**: Omeprazol-Bioverfügbarkeit ↑
- **Phenytoin**: Phenytoin-Wirkung bzw. toxische Nebenwirkung ↑, da Elimination ↓
- **Pimozid**: Herzrhythmusstörungen, kardiale Reizleitungsstörungen
- **Sildenafil**: Sildenafil-Wirkung bzw. toxische Nebenwirkung ↑, da Elimination ↓
- **Statine** (z. B. Simvastatin, Lovastatin): Rhabdomyolyse ↑
- **Tacrolimus**: Tacrolimus-Wirkung bzw. toxische Nebenwirkung ↑, da Elimination ↓
- **Terfenadin**: Herzrhythmusstörungen, kardiale Reizleitungsstörungen
- **Theophyllin**: Theophyllin-Wirkung bzw. toxische Nebenwirkung ↑, da Elimination ↓
- **Valproat**: Valproat-Wirkung bzw. toxische Nebenwirkung ↑, da Elimination ↓
- **Zopiclon**: Zopiclon-Wirkung bzw. toxische Nebenwirkung ↑, da Elimination ↓

Metoclopramid (z. B. Paspertin®)

Wirkmechanismus

Metoclopramid ist ein Agonist an den peripheren 5-HT_4-Rezeptoren sowie ein Antagonist an den zentralen und peripheren Dopamin-Rezeptoren (D_2). Dies führt zu einer vermehrten Freisetzung von Acetylcholin und damit zu einer erhöhten Peristaltik.

Charakterisierung

- Metoclopramid ist ein Antagonist an zentralen 5-HT_3-Rezeptoren, an zentralen und peripheren Dopamin-Rezeptoren (D_2) sowie ein Agonist an peripheren 5-HT_4-Rezeptoren. Es besitzt neben prokinetischen auch antiemetische Eigenschaften.
- Die orale Bioverfügbarkeit beträgt 60 bis 80 %.
- Metoclopramid wird in der Leber metabolisiert.
- Die Eliminationshalbwertszeit beträgt 3–5 h. Metoclopramid wird renal eliminiert.

Die längerdauernde (> 3 Tage) und intravenöse Gabe von Metoclopramid erhöht das Nebenwirkungsprofil außerordentlich. Bei Intensivpatienten in der Entwöhnungsphase oder im Durchgangssyndrom sind die typischen Nebenwirkungen von Metoclopramid (Angstzustände, neuroleptische Syndrome) nicht eindeutig erkennbar. Es wird daher abgeraten, Metoclopramid über einen längeren Zeitraum intravenös zu verwenden.

Bei Epileptikern sowie bei Patienten mit extrapyramidal-motorischen Störungen ist die Anwendung von Metoclopramid kontraindiziert.

Indikation

Gastroparese.

Dosierung

- **Oral:** 1–4 x 10 mg täglich
- **Intravenös:** 1–3 x 10 mg täglich

Patienten mit eingeschränkter Nierenfunktion

Die Dosierung bei Patienten mit eingeschränkter Nierenfunktion sollte folgendermaßen angepasst werden:

- **Kreatinin-Clearance 60–10 ml/min:** 1 x 10 mg p. o. oder i. v. und 1 x 5 mg p. o. oder i. v.
- **Kreatinin-Clearance: < 10 ml/min:** 1 x 10 mg p. o. oder i. v.

Patienten mit eingeschränkter Leberfunktion

- Patienten mit eingeschränkter Lebersynthese werden mit 1 x 10 mg p. o. oder i. v. pro Tag therapiert.

Nebenwirkungen

- extrapyramidal-motorische Störungen, Dyskinesien
- Schwindel, Kopfschmerz, Unruhe, Angst, Ruhelosigkeit (v. a. bei höherer Dosierung oder längerer Einnahme)
- Hautausschlag
- sehr selten malignes neuroleptisches Syndrom (Fieber, Muskelstarre, Vigilanzverlust), das potenziell lebensbedrohlich ist und sofortiges Handeln erfordert (Absetzen von Metoclopramid, Gabe von Dantrolen und/oder Bromocriptin, Kühlung, Volumenzufuhr).
- Herzrhythmusstörungen, Hypotonie, Hypertonie, Tachykardie, Bradykardie (bei wiederholter intravenöser Gabe)

Interaktionen

- **Antibiotika, oral:** Antibiotika-Resorption ↑
- **Digoxin, oral:** Digoxin-Resorption ↓
- **Levodopa, oral:** Levodopa-Resorption ↑
- **Lithium, oral:** Lithium-Resorption ↑
- **Muskelrelaxanzien:** Verlängerte relaxierende Wirkung möglich
- **Neuroleptika:** Extrapyramidale/neuroleptische Syndrome ↑
- **Paracetamol, oral:** Paracetamol-Resorption ↑
- **Selektive Serotonin-Wiederaufnahmehemmer:** Extrapyramidale/neuroleptische Syndrome ↑, erhöhtes Risiko für Serotoninsyndrom

Domperidon (z. B. Domperidon TEVA®)

Wirkmechanismus und Indikation

Domperidon ist ein Dopamin-Antagonist mit antiemetischen Eigenschaften, der jedoch die Blut-Hirn Schranke praktisch nicht durchdringt. Bei oraler Gabe erhöht sich der Druck im unteren Ösophagus-Sphinkter, die antroduodenale Beweglichkeit verbessert sich und die Magenentleerung wird beschleunigt.

Charakterisierung

- **Eliminationshalbwertszeit:** 7–9 Stunden
- **Der Abbau** erfolgt in der Leber (über CYP3A4), die Ausscheidung über Urin und Faeces.

Dosierung

- 3 x 10 mg p. o. pro Tag

Domperidon darf nicht zusammen mit Medikamenten eingenommen werden, die die QT-Zeit verlängern können.

Kontraindiziert ist auch die gleichzeitige Einnahme mit stark wirksamen CYP3A4 Inhibitoren: Proteasehemmer, Azol-Antimykotika (z. B. Fluconazol), Makrolide (z. B. Erythromycin). Die Plasmaspiegel von Domperidon können stark erhöht sein. Dadurch steigt ebenfalls das Risiko einer QT-Zeit-Verlängerung.

Patienten mit eingeschränkter Nierenfunktion

- Bei schweren Nierenfunktionsstörungen Dosisanpassung auf 1–2 x 10 mg p. o. täglich.

Patienten mit eingeschränkter Leberfunktion

- Bei mäßigen oder schweren Leberfunktionsstörungen kontraindiziert. Bei leichter Leberfunktionsstörung keine Dosisanpassung notwendig.

Nebenwirkungen

- QT-Zeit-Verlängerung
- Mundtrockenheit
- Somnolenz, Angstzustände
- Erhöhung des Prolaktin-Blutspiegels
- Extrapyramidale Reaktionen

Interaktionen

- **Amiodaron**: QT-Zeit-Verlängerung, Kombination kontraindiziert
- **Antazida**: Resorption von Domperidon ↓
- **Citalopram**: QT-Zeitverlängerung, Kombination kontraindiziert
- **Clarithromycin**: Plasmaspiegel Domperidon ↑, QT-Zeit-Verlängerung, Kombination kontraindiziert
- **Diltiazem**: Plasmaspiegel Domperidon ↑, Kombination nicht empfohlen
- **Disopyramid**: QT-Zeit-Verlängerung, Kombination kontraindiziert
- **Dolasetron**: QT-Zeitverlängerung, Kombination kontraindiziert
- **Dronedaron**: QT-Zeit-Verlängerung, Kombination kontraindiziert
- **Erythromycin**: QT-Zeitverlängerung, Kombination kontraindiziert
- **Fluconazol**: QT-Zeitverlängerung, Kombination kontraindiziert
- **Haloperidol**: QT-Zeitverlängerung, Kombination kontraindiziert
- **Levodopa**: Levodopa-Blutspiegel ↑
- **Levofloxacin**: QT-Zeitverlängerung, Kombination kontraindiziert
- **Methadon**: QT-Zeitverlängerung, Kombination kontraindiziert
- **Moxifloxacin**: QT-Zeitverlängerung, Kombination kontraindiziert
- **Sotalol**: QT-Zeitverlängerung, Kombination kontraindiziert
- **Vandetanib**: QT-Zeitverlängerung, Kombination kontraindiziert
- **Verapamil**: Plasmaspiegel Domperidon ↑, Kombination nicht empfohlen
- **Vincamin**: QT-Zeitverlängerung, Kombination kontraindiziert
- **Voriconazol**: QT-Zeitverlängerung, Kombination kontraindiziert

12 Antikonvulsiva

12.1 Benzodiazepine

Wirkmechanismus

Benzodiazepine binden an die Benzodiazepin-Bindungsstelle des $GABA_A$-Rezeptors. Die Bindung von GABA an ihren Rezeptor induziert die Öffnung des Ligand-gesteuerten Ionenkanals und den Einstrom von Chlorid-Ionen. Dadurch wird die exzitatorische Wirkung auf das postsynaptische Neuron vermindert. Benzodiazepine erhöhen durch ihre Bindung an den $GABA_A$-Rezeptor die Frequenz der Ionenkanalöffnung und verstärken damit die GABA-Wirkung. Eine Benzodiazepin-Wirkung setzt somit immer die Anwesenheit von GABA voraus, d. h. Benzodiazepine wirken nur in GABA-aktivierten Synapsen.

Midazolam (z. B. Midazolam Hexal®)

Charakterisierung

Midazolam wirkt je nach Dosierung sedierend, antikonvulsiv, hypnotisch und anxiolytisch.

- Die Wirkung tritt nach 1–2 Minuten ein und erreicht ihr Wirkmaximum nach ca. 5–10 Minuten.
- Die Wirkdauer ist kurz und beträgt 15–30 Minuten.
- Der Metabolismus erfolgt in der Leber über das Cytochrom P-450-3A4-Enzym.
- Die Eliminationshalbwertszeit beträgt 1,5–2,5 Stunden. Midazolam wird überwiegend renal eliminiert.
- Midazolam ist zu über 96 % an Plasmaproteine (vorwiegend Albumin) gebunden.

Bei Patienten mit eingeschränkter Lebersyntheseleistung (z. B. Leberzirrhose) und bei älteren Patienten (> 60 Jahre) muss mit einer längeren Eliminationshalbwertszeit gerechnet werden.

Bei alten oder kachektischen Patienten kann schon eine geringe Dosis (< 5 mg) einen Atemstillstand induzieren.

Bei langfristiger kontinuierlicher Anwendung auf der Intensivstation ist mit einer erhebliche Kumulation und Wirkungsverlängerung zu rechnen (s. Teil III Analgosedierung). Außerdem nimmt die Wirksamkeit im Verlauf ab. Das Absetzen von Midazolam muss ausschleichend erfolgen, um Entzugserscheinungen (z. B. Verwirrtheit, Halluzinationen, Krämpfe) zu vermeiden.

Status epilepticus

Midazolam eignet sich wegen der kurzen Halbwertszeit für eine kontinuierliche Gabe unter strenger intensivmedizinischer Überwachung (Atemdepression!), so dass zunächst auf die Applikation eines weiteren Antikonvulsivums verzichtet werden kann. Auf der Intensivstation ist es daher nach Meinung der Autoren Mittel der Wahl in der Akutbehandlung des Status epilepticus.

Falls ein intravenöser Zugang zunächst nicht möglich ist, kann Midazolam-Injektionslösung auch intranasal oder sublingual appliziert werden.

Die Wirkung von Midazolam kann bei Überdosierung durch Flumazenil (z. B. Anexate®) antagonisiert werden. Die Halbwertszeit und die Wirkdauer von Flumazenil sind kurz und betragen knapp 1 Stunde. Der Patient kann deshalb nach Nachlassen der Flumazenil-Wirkung u. U. wieder in einen sedierenden Zustand gelangen.

Dosierung *von Flumazenil: Prinzipiell muss die Dosis titriert werden!*

Initial *0,2 mg i. v.;* **danach** *bei Bedarf 0,1 mg i. v. (Bevor eine Nachinjektion erfolgt, sollte vor der nächsten Injektion für ca. 1 Minute lang die Wirkung abgewartet werden).*

Indikation

Status epilepticus, Bestandteil der Analgosedierung, Sedierung für diagnostische Eingriffe.

Dosierung

- 0,15–0,2 mg/kg KG
- **Bei Bedarf repetitive Dosen oder anschließende kontinuierliche Infusion:** 3–10 mg/h (unter ständiger Überwachung der Sedierungstiefe und Intubationsbereitschaft!)
- **Im Notfall** kann die Midazolam-Injektionslösung auch intranasal oder sublingual appliziert werden.

Patienten mit eingeschränkter Nierenfunktion

- Die Wirkdauer kann verlängert sein, sodass eine niedrigere Dosierung meist ausreicht.

Patienten mit eingeschränkter Leberfunktion

- Bei Patienten mit eingeschränkter Lebersyntheseleistung muss die Dosis vorsichtig titriert werden. Die benötigte Dosis ist in der Regel niedriger. Sowohl die Wirkstärke als auch die Wirkdauer kann erhöht sein.

Nebenwirkungen

- Atemdepression, Apnoe, Atemstillstand (bei Überdosierung und zu rascher Injektion)
- Ataxie, Schläfrigkeit, anterograde Amnesie
- Hypotonie, Bradykardie, Herzstillstand (bei Überdosierung und zu rascher Injektion)
- kognitive Dysfunktionen, Halluzinationen
- Agitiertheit
- unwillkürliche Bewegungen, Muskeltremor
- Hyperaktivität, Aggressivität, paroxysmale Erregung
- Übelkeit, Erbrechen, Obstipation
- Hautausschlag, Urtikaria, Pruritus
- Kopfschmerzen, Schwindel

Interaktionen

Da Midazolam über das Cytochrom P-450-3A4-Enzym verstoffwechselt wird, wird die Midazolam-Clearance durch Inhibitoren (z. B. Azol-Antimykotika, Makrolid-Antibiotika, Verapamil) bzw. Induktoren (z. B. Rifampicin, Phenytoin, Carbamazepin) des Enzyms beeinflusst. Diese Interaktion kann gerade nach längerer kontinuierlicher Infusion klinisch relevant werden.

- **Antihypertensiva, zentral wirksame**: sedierende Wirkung ↑, Atemdepression ↑
- **Antidepressiva, sedierende**: sedierende Wirkung ↑, Atemdepression ↑
- **Antipsychotika**: sedierende Wirkung ↑, Atemdepression ↑
- **Aprepitant**: Midazolam-Plasmakonzentration ↑, Midazolam-Eliminationshalbwertszeit ↑: Die Interaktion ist abhängig von der Aprepitant-Dosierung (ab 80 mg/Tag)
- **Atorvastatin**: Midazolam-Plasmakonzentration ↑
- **Barbiturate**: sedierende Wirkung ↑, Atemdepression ↑
- **Benzodiazepine**: sedierende Wirkung ↑, Atemdepression ↑
- **Carbamazepin**: Midazolam-Plasmakonzentration ↓, Midazolam-Eliminationshalbwertszeit ↓
- **Clarithromycin**: Midazolam-Plasmakonzentration ↑, Midazolam-Eliminationshalbwertszeit ↑
- **Diltiazem**: Midazolam-Plasmakonzentration ↑, Midazolam-Eliminationshalbwertszeit ↑
- **Erythromycin**: Midazolam-Plasmakonzentration ↑, Midazolam-Eliminationshalbwertszeit ↑
- **Etomidat**: sedierende Wirkung ↑, Atemdepression ↑
- **Fluconazol**: Midazolam-Plasmakonzentration ↑, Midazolam-Eliminationshalbwertszeit ↑
- **H1-Antihistaminika**: sedierende Wirkung ↑, Atemdepression ↑
- **Johanniskraut**: Midazolam-Plasmakonzentration ↓, Midazolam-Eliminationshalbwertszeit ↓
- **Ketamin**: sedierende Wirkung ↑, Atemdepression ↑
- **Opioide**: sedierende Wirkung ↑, Atemdepression ↑
- **Phenytoin**: Midazolam-Plasmakonzentration ↓, Midazolam-Eliminationshalbwertszeit ↓
- **Posaconazol**: Midazolam-Plasmakonzentration ↑
- **Propofol**: sedierende Wirkung ↑, Atemdepression ↑
- **Rifampicin**: Midazolam-Plasmakonzentration ↓, Midazolam-Eliminationshalbwertszeit ↓
- **Saquinavir**: Midazolam-Plasmakonzentration ↑, Midazolam-Eliminationshalbwertszeit ↑
- **Verapamil**: Midazolam-Plasmakonzentration ↑, Midazolam-Eliminationshalbwertszeit ↑
- **Voriconazol**: Midazolam-Plasmakonzentration ↑, Midazolam-Eliminationshalbwertszeit ↑

Exkurs: Diazepam, Clonazepam, Lorazepam

Um einen Status epilepticus erfolgreich zu therapieren, stehen ebenso Diazepam, Clonazepam und Lorazepam zur Verfügung.

Diazepam (z. B. Valium®)

- **0,1 bis 0,3 mg/kg KG i. v.** Wegen seiner hohen Lipidlöslichkeit kann Diazepam rasch die Blut/Hirnschranke passieren. Der Wirkeintritt ist daher rasch (10 bis 20 Sekunden). Wegen seiner hohen Redistribution in das Fettgewebe hält die Wirkung einer einzelnen Gabe nicht länger als 20 Minuten an. Die Wahrscheinlichkeit eines erneuten Anfalls liegt bei 50 % innerhalb der nächsten zwei Stunden. Wiederholte Gaben sind möglich.

- **Bei Kindern** kommen Diazepam-Rectiolen zum Einsatz, wenn ein intravenöser Zugang zunächst nicht möglich ist:
- **Neugeborene:** ½ Rektiole = 2,5 mg. Kinder < 10 kg KG: 1 Rektiole à 5 mg.
- **Kinder > 10 kg KG:** 1 Rektiole à 10 mg.

Clonazepam (z. B. Rivotril®)

- **0,02 bis 0,04 mg/kg KG i. v.** Wirkungseintritt und -dauer sind ähnlich dem Diazepam. Entsprechend hoch ist die Wahrscheinlichkeit eines erneuten Anfalls in den folgenden zwei Stunden.

Lorazepam (z. B. Tavor®)

- **0,05 bis 0,15 mg/kg KG i. v.** Die Dauer bis zum Wirkeintritt beträgt 2 Minuten und ist im Vergleich zu den anderen Benzodiazepinen lang. Der Vorteil besteht in seiner langen Wirkdauer von 4 bis 6 Stunden aufgrund seiner weniger ausgeprägten Redistribution ins Fettgewebe. Falls ein intravenöser Zugang zunächst nicht möglich ist, kann die Gabe von Lorazepam in Form der Sublingualtabletten (z. B. Tavor expidet® 1 mg, 2,5 mg) versucht werden.
- Lorazepam ist die derzeit evidenzbasierte Empfehlung zur Initialtherapie des Status epilepticus.

Vermeidung eines erneuten Anfalls nach erfolgreicher Durchbrechung eines Status epilepticus mit Benzodiazepinen

- Diazepam und Clonazepam haben einen schnellen Wirkeintritt. Zur Vermeidung eines erneuten Anfalls müssen jedoch repetitive Dosen verabreicht oder ein zweites Antiepileptikum (z. B. Phenytoin) angesetzt werden.
- Lorazepam hat einen langsamen Wirkungseintritt und eine lange Wirkdauer.
- Lorazepam, Diazepam und Clonazepam eignen sich wegen ihrer langen Eliminationshalbwertszeit nicht für die kontinuierliche Gabe.

12.2 Phenytoin (z. B. Phenhydan®)

Wirkmechanismus

Phenytoin blockiert spannungsabhängige Natriumkanäle am Neuron und vermindert damit die Erregungsausbreitung (membranstabilisierender Effekt). Neben der hyperpolarisierenden Wirkung auf erregbare Zellmembranen im ZNS beeinflusst es auch die Erregungsausbreitung am Herzen.

Charakterisierung

- Phenytoin ist ein Substrat bzw. Induktor des Cytochrom P-450-Enzymsystems (CYP 2C9, 2C19, 2C 8, 3A4).
- Phenytoin besitzt keine ausgeprägte sedierende Wirkung.
- Die Eliminationshalbwertszeit ist abhängig von der Höhe des Plasmaspiegels und liegt zwischen 20 h und 60 h. Die Elimination erfolgt über Urin und Fäzes.
- Phenytoin bindet zu ca. 80–95 % an Serumalbumin. Erniedrigte Albuminwerte führen zu einer Erhöhung des freien, nicht-proteingebundenen Anteils im Serum.

Die Dosierung bzw. eine Dosissteigerung muss anhand Plasmaspiegelkontrollen erfolgen.

Aufgrund der variablen Bioverfügbarkeit kann bei Umstellung auf eine orale Therapie im Verlauf die orale Dosis über der intravenösen liegen. Engmaschige Plasmaspiegelkontrollen sind daher notwendig.

Vorhofflimmern oder -flattern wird durch Phenytoin nicht durchbrochen. Die Verkürzung der Refraktärzeit im AV-Knoten kann aber zu einer Beschleunigung der Ventrikelfrequenz führen.

Phenytoin darf nicht beim Sick-Sinus-Syndrom und beim AV-Block II. und III. Grades angewandt werden. Weitere Kontraindikationen sind Hypotonie, Myokardinfarkt in den letzten 3 Monaten, Herzinsuffizienz mit einer EF < 35 % und Knochenmarkserkrankungen.

Eine längere zu hohe Dosierung (Plasmaspiegel > 25 µg/ml) kann eine Kleinhirnatrophie zur Folge haben. Ebenso sind unter Langzeittherapie Polyneuropathien möglich.

Der Vorteil von Phenytoin liegt darin, dass mit keiner ernsten sedierenden Nebenwirkung zu rechnen ist (= neurologische Beurteilbarkeit!).

Beim kardial vorerkrankten Patienten ist Phenytoin ungeeignet.

Die intravenöse Applikation von Phenytoin muss über einen separaten intravenösen Zugang erfolgen, da die Lösung kunststoffhaltige Dreiwegehähne angreifen kann.

Indikation

Generalisierter tonisch-klonischer Krampfanfall, fokale Anfälle, Status epilepticus, perioperative Anfallsprophylaxe im Rahmen neurochirurgischer Eingriffe.

Digitalisintoxikation (siehe Exkurs Digitalisintoxikation in Teil I, Kap. 3.5).

Dosierung

- **Initial:** 15–20 mg/kg KG i. v., Infusionsgeschwindigkeit: max. 50 mg/min
- **Bei Bedarf** weitere 5 mg/kg KG i. v. bis zu einer maximalen Gesamtdosis von 30 mg/kg KG.
- **Erhalt:** 300–600 mg i. v. pro Tag
- Die Dosierung erfolgt nach Plasmaspiegel!
- **Ziel-Plasmaspiegel:** 20–25 µg/ml

Patienten mit eingeschränkter Nierenfunktion

- Es ist keine Dosisanpassung erforderlich.

Patienten mit eingeschränkter Leberfunktion

- Bei Patienten mit eingeschränkter Leberfunktion können erhöhte Plasmaspiegel auftreten. Die Dosis muss dementsprechend angepasst werden und die Plasmaspiegel sind engmaschig zu kontrollieren.

Nebenwirkungen

- kardiale Reizleitungsstörungen (am Sinus- und AV-Knoten)
- Hypotonie
- Leukopenie, Eosinophilie, megaloblastäre Anämie
- Leberfunktionsstörungen
- Phlebitis
- Hirsutismus
- Gingivahyperplasie
- Hautveränderungen, Exantheme, Stevens-Johnson-Syndrom, Lyell-Syndrom
- Osteomalazie (v. a. bei Patienten mit einer bestehenden Störung des Calciumstoffwechsels)
- **Dosisabhängige Nebenwirkungen:** Diplopie, Nystagmus, Ataxie, Schwindel, Kopfschmerzen, Erregbarkeit, hochfrequenter Ruhetremor, Dyskinesien, Abgeschlagenheit, Denkstörungen

Interaktionen

- **Amiodaron:** Phenytoin-Plasmaspiegel ↑
- **Amphotericin B:** Phenytoin-Plasmaspiegel ↑
- **Antikoagulanzien, orale:** Phenytoin-Plasmaspiegel ↑, Antikoagulanzien-Plasmaspiegel ↓
- **Benzodiazepine:** Phenytoin-Plasmaspiegel ↑
- **Calciumantagonisten:** Phenytoin-Plasmaspiegel ↑, Calciumantagonisten-Plasmaspiegel ↓
- **Carbamazepin:** Phenytoin-Plasmaspiegel ↑ oder ↓, Carbamazepin-Plasmaspiegel ↓
- **Chlordiazepoxid:** Phenytoin-Plasmaspiegel ↑ oder ↓
- **Ciclosporin:** Ciclosporin-Plasmaspiegel ↓

- **Cimetidin:** Phenytoin-Plasmaspiegel ↑
- **Ciprofloxacin:** Phenytoin-Plasmaspiegel ↑ oder ↓
- **Clozapin:** Clozapin-Plasmaspiegel ↓
- **Diazepam:** Phenytoin-Plasmaspiegel ↑ oder ↓
- **Digitoxin:** Digitoxin-Plasmaspiegel ↓
- **Erythromycin:** Phenytoin-Plasmaspiegel ↑
- **Ethosuximid:** Phenytoin-Plasmaspiegel ↑
- **Fluconazol:** Phenytoin-Plasmaspiegel ↑
- **Fluoxetin:** Phenytoin-Plasmaspiegel ↑
- **Furosemid:** Furosemid-Plasmaspiegel ↓
- **Glukokortikoide:** Glukokortikoid-Plasmaspiegel ↓
- **Lamotrigin:** Lamotrigin-Plasmaspiegel ↓
- **Nicht-steroidale Antirheumatika:** Phenytoin-Plasmaspiegel ↑
- **Omeprazol:** Phenytoin-Plasmaspiegel ↑
- **Paroxetin:** Paroxetin-Plasmaspiegel ↓
- **Phenobarbital:** Phenytoin-Plasmaspiegel ↑ oder ↓
- **Primidon:** Phenytoin-Plasmaspiegel ↓
- **Psychopharmaka, trizyklische:** Phenytoin-Plasmaspiegel ↑, Plasmaspiegel der trizyklischen Psychopharmaka ↓
- **Ranitidin:** Phenytoin-Plasmaspiegel ↑
- **Rifampicin:** Rifampicin-Plasmaspiegel ↑
- **Sulfonamide:** Phenytoin-Plasmaspiegel ↑
- **Tetracycline:** Tetracyclin-Plasmaspiegel ↓
- **Theophyllin:** Phenytoin-Plasmaspiegel ↓, Theophyllin-Plasmaspiegel ↓
- **Ticlopidin:** Phenytoin-Plasmaspiegel ↑
- **Valproat:** Phenytoin-Plasmaspiegel ↑, Valproat-Plasmaspiegel ↓

12.3 Valproat (z. B. Ergenyl®)

Wirkmechanismus

Valproat erhöht die GABA-vermittelte Inhibition der Erregung neuronaler Membranen im ZNS, indem der enzymatische Abbau von GABA gehemmt wird.

Charakterisierung

- Valproat wirkt abhängig von der Dosierung sedierend.
- Die Metabolisierung erfolgt in der Leber über Glukuronidierung und Oxidation, wobei die Metaboliten zum Teil hepatotoxisch sind.
- Die Eliminationshalbwertszeit beträgt ca. 12–16 Stunden, in Kombination mit anderen Antiepileptika (z. B. Phenytoin, Carbamazepin, Phenobarbital) aufgrund der Enzyminduktion nur ca. 4–9 Stunden. Bei Patienten mit Lebererkrankungen ist die Eliminationshalbwertszeit möglicherweise erhöht (bis zu 30 h). Valproat wird über den Urin eliminiert.
- Valproat ist zu 90–95 % an Plasmaproteine gebunden, hauptsächlich an Albumin.

Die Dosierung bzw. eine Dosissteigerung muss anhand von Plasmaspiegelkontrollen erfolgen.

Valproat kann Blutgerinnungsstörungen und damit eine verstärkte Blutungsneigung verursachen.

Bei einer länger andauernden, hochdosierten Therapie mit Valproat besteht die Gefahr einer Valproatenzephalopathie. Das Risiko erhöht sich insbesondere in Kombination mit anderen Antiepileptika.

Valproat ist kontraindiziert bei Patienten mit Leber- und Pankreaserkrankungen, Diabetes mellitus, Knochenmarkserkrankungen und bei blutungsgefährdeten Patienten.

Unter Therapie mit Carbapenemen (z. B. Meropenem, Imipenem) müssen die Plasmaspiegel sorgfältig kontrolliert werden, da Carbapeneme die Plasmaspiegel von Valproat erniedrigen können und selbst ein krampfauslösendes Potenzial besitzen.

Da Valproat zu einer verstärkten Blutungsneigung führen kann, ist es für die Anwendung in der perioperativen Phase oder beim Trauma-Patienten ungeeignet.

Indikation

Generalisierter tonisch-klonischer Krampfanfall, fokale Anfälle, Status epilepticus.

Dosierung

- **Initial:** 20–30 mg/kg KG i. v. über 5–10 min,
- **danach** kontinuierliche Infusion bis 10 mg/kg KG/h i. v. Die Tageshöchstdosis beträgt 9600 mg i. v.
- **Erhalt:** Bis zu 2500 mg i. v./p. o. pro Tag. Die Dosierung erfolgt nach Plasmaspiegel!
- **Die orale Tagesdosis** entspricht der intravenösen.
- **Ziel-Plasmaspiegel:** 100–120 µg/ml

Patienten mit eingeschränkter Nierenfunktion

- Bei Patienten mit Niereninsuffizienz ist keine Dosisanpassung notwendig.

Patienten mit eingeschränkter Leberfunktion

- Bei Patienten mit Leberinsuffizienz muss mit einer Verlängerung der Plasmahalbwertszeit gerechnet werden. Da als unerwünschte Nebenwirkung Blutgerinnungsstörungen auftreten können, darf Valproat nicht bei Patienten mit eingeschränkter Lebersynthese angewandt werden.

Nebenwirkungen

- Schädigung von Leber und Pankreas
- Blutgerinnungsstörungen: Thrombozytopenie, Faktor VIII-Erniedrigung, Erniedrigung von Fibrinogen, Blutungen
- Leukopenie (oft vorübergehend), Neutropenie, Panzytopenie, Anämie
- Verwirrtheit, Reizbarkeit, Hyperaktivität
- Übelkeit, Diarrhoe, Hypersalivation
- periphere Ödeme
- Lupus erythematodes
- Alopezie, Erythema multiforme
- Vaskulitis
- Hyperammonämie, Hyponatriämie
- dosisabhängig: Schläfrigkeit, Parästhesien, Tremor
- Kopfschmerzen, Ataxie, Spastizität
- Stupor

Interaktionen

- **Acetylsalicylsäure:** Valproat-Plasmaspiegel ↑
- **Antidepressiva:** Sedierung ↑
- **Antithrombotika:** Blutungsneigung ↑
- **Benzodiazepine:** Sedierung ↑
- **Carbamazepin:** Valproat Plasmaspiegel ↓
- **Carbapeneme** (z. B. Meropenem, Imipenem): Valproat-Plasmaspiegel ↓
- **Cimetidin:** Valproat-Plasmaspiegel ↑
- **Erythromycin:** Valproat-Plasmaspiegel ↑
- **Fluoxetin:** Valproat-Plasmaspiegel ↑ oder ↓
- **Lamotrigin:** Lamotrigin-Metabolismus ↓, Risiko für Hautreaktionen ↑
- **MAO-Hemmer:** Sedierung ↑
- **Neuroleptika:** Sedierung ↑
- **Phenobarbital:** Valproat-Plasmaspiegel ↓, Phenobarbital-Konzentration ↑, Sedierung ↑
- **Phenytoin:** Valproat-Plasmaspiegel ↓, Konzentration an freiem, nicht-proteingebundenem Phenytoin ↑, Risiko für unerwünschte Phenytoin-Nebenwirkung (v. a. Hirnschädigung) ↑
- **Zidovudin:** Zidovudin-Toxizität ↑

12.4 Levetiracetam (z. B. Keppra®)

Wirkmechanismus

Levetiracetam unterscheidet sich in seinem Wirkmechanismus von anderen Antiepileptika. Es erhöht die intraneuronale Calciumkonzentration und beeinflusst die Glycin- und GABA-gesteuerten Ströme. Außerdem bindet Levetiracetam an ein Vesikelprotein in der neuronalen Membran und inhibiert so die Exozytose von Neurotransmittern.

Charakterisierung

- Die orale Bioverfügbarkeit beträgt nahezu 100 %, so dass die orale Dosis der intravenösen entspricht.
- Aufgrund der vollständigen enteralen Resorption spielt die Kontrolle von Plasmaspiegeln eine untergeordnete Rolle.
- Levetiracetam wird kaum metabolisiert und zeigt keine klinisch relevanten Interaktionen mit dem Cytochrom P-450-Enzymsystem.
- Die Eliminationshalbwertszeit beträgt ca. 7 h. Die Ausscheidung erfolgt überwiegend renal.
- Levetiracetam bindet kaum an Plasmaproteine (< 10 %).

Levetiracetam ist ein alternatives Antikonvulsivum ohne wesentliche kardialen Nebenwirkungen. Im Gegensatz zu Valproat wirkt es trotz der möglichen Nebenwirkung einer Thrombozytopenie nicht blutungsfördernd.

Indikation

Generalisierter tonisch-klonischer Krampfanfall, fokaler Anfall, Status epilepticus.

Dosierung

- **Initial:** 30–60 mg/kg KG i. v. über 15 min.
- **Erhalt:** 2 x 500–1500 mg i. v./p. o. pro Tag
- **Die orale Dosis** entspricht der intravenösen.

Patienten mit eingeschränkter Nierenfunktion

Bei verminderter Nierenfunktion muss die Dosierung folgendermaßen angepasst werden:

- **Kreatinin-Clearance 50–80 ml/min:** 2 x 500–1000 mg pro Tag
- **Kreatinin-Clearance 30–49 ml/min:** 2 x 250–750 mg pro Tag
- **Kreatinin-Clearance < 30 ml/min:** 2 x 250–500 mg pro Tag
- **Dialysepflichtigkeit:** 1 x 500–1000 mg pro Tag, nach der Dialyse zusätzliche Einzelgabe von 250–500 mg

Patienten mit eingeschränkter Leberfunktion

- Bei einer leichten Einschränkung der Lebersyntheseleistung ist keine Dosisreduktion erforderlich. Bei schwerer Störung der Lebersynthese wird zu einer Halbierung der Tagesdosis geraten.

Nebenwirkungen

- Thrombozytopenie, Leukopenie, Neutropenie, Panzytopenie
- Somnolenz, Müdigkeit, Benommenheit, Insomnie
- Ataxie, Hyperkinesie, Aufmerksamkeits- und Gedächtnisstörungen, Amnesie, Parästhesie
- psychische Störungen, z. B. Verwirrtheit, Agitiertheit, Depression, psychotische Störungen, Halluzinationen, Aggression, Reizbarkeit, Nervosität
- Abdominalschmerzen, Diarrhoe, Nausea, Erbrechen
- Pankreatitis
- Leberfunktionsstörungen, Hepatitis, Leberversagen
- Infektionen, Nasopharyngitis
- Kopfschmerzen, Schwindel
- Diplopie, verschwommenes Sehen
- Myalgien
- vermehrter Husten
- Exanthem, Ekzem, Pruritus, Alopezie
- Anorexie, Gewichtsveränderungen

Interaktionen

Da Levetiracetam kaum metabolisiert wird, finden weder mit anderen Antiepileptika noch mit anderen Arzneimitteln klinisch relevante Interaktionen statt.

12.5 Carbamazepin (z. B. Tegretal®)

Wirkmechanismus

Carbamazepin inhibiert die Übertragung an der neuronalen Synapse und vermindert damit die Ausbreitung der Erregung.

Charakterisierung

- Carbamazepin ist hinsichtlich der pharmakologischen Eigenschaften dem Phenytoin ähnlich.
- Die orale Bioverfügbarkeit beträgt nahezu 100 %, die Resorption allerdings erfolgt langsam und ist individuell unterschiedlich.
- Der Metabolismus von Carbamazepin erfolgt in der Leber durch das Cytochrom P-450-Enzymsystem (v. a. CYP3A4). Carbamazepin selbst kann die Enzyme induzieren.
- Die Eliminationshalbwertszeit beträgt ca. 36 h, wobei sie nach längerer Therapie oder in Kombination mit anderen Antiepileptika auf ca. 12 h abfällt (Eigen- bzw. Fremdinduktion des enzymatischen Metabolismus). Zu etwa einem Drittel wird Carbamazepin über die Fäzes, zu etwa zwei Drittel über den Urin eliminiert.
- Carbamazepin wird zu 70–80 % an Plasmaproteine gebunden.

Die Dosierung muss anhand Wirksamkeit und regelmäßiger Plasmaspiegelkontrollen erfolgen. Eine Dosierung oberhalb der therapeutischen Plasmaspiegel kann zu vermehrten unerwünschten Nebenwirkungen führen (z. B. Blutbildveränderungen, Lebererkrankungen).

Die Anwendung von Carbamazepin ist bei Patienten mit AV-Block und Knochenmarkserkrankungen sowie in Kombination mit MAO-Hemmern kontraindiziert.

Patienten mit schweren Herz-, Leber- und Nierenerkrankungen sollten wenn möglich mit einem alternativen Antikonvulsivum therapiert werden.

Die Behandlung mit Voriconazol kann bei gleichzeitiger Therapie mit Carbamazepin erfolglos sein.

Carbamazepin besitzt als psychotropen Begleiteffekt eine stimmungsaufhellende Wirkung. Die Substanz eignet sich für die längerfristige Therapie und Prophylaxe des Status epilepticus.

Soll akut der maximale Plasmaspiegel schneller erreicht werden, so eignet sich die Einnahme der Carbamazepin-haltigen Suspension.

Carbamazepin wird erfolgreich in der Schmerzbehandlung bei Trigeminus-Neuralgien eingesetzt.

Die Therapie mit Carbamazepin darf bei Umstellung auf ein alternatives Antiepileptikum nicht abrupt beendet werden.

Indikation

Generalisierter tonisch-klonischer Krampfanfall, fokaler Anfall, Status epilepticus, neurologische Schmerzen (z. B. Trigeminus-Neuralgie), Prophylaxe manisch-depressiver Phasen (als Alternative zu Lithium)

Dosierung

- **Initial:** 2 x 100 mg p. o.
- **Erhalt:** 3 x 200–400 mg p. o. pro Tag

Retard-Formulierung

- **Initial:** 1 x 200 mg p. o. (bevorzugt abends)
- **Erhalt:** 400–1200 mg p. o. aufgeteilt in 1–2 Einzeldosen pro Tag

Dosissteigerungen sollten zur Vermeidung zerebraler Nebenwirkungen so langsam wie möglich vorgenommen werden, z. B. eine Erhöhung der Tagesdosis um 200 mg jede Woche.

- **Die maximale Tagesdosis** beträgt 1600 mg Carbamazepin.
- Die Dosierung erfolgt nach regelmäßiger *Kontrolle der Plasmaspiegel*!

Ziel-Plasmaspiegel

- **Krampfanfall:** 4–12 µg/ml
- **Analgesie bei Trigeminus-Neuralgie:** 5–18 µg/ml
- Ab Plasmaspiegelkonzentrationen von ca. 8–9 µg/ml erhöht sich das Risiko für Nebenwirkungen.

Patienten mit eingeschränkter Nierenfunktion

- Bei Patienten mit beeinträchtigter Nierenfunktion ist die Dosis zu reduzieren.

Patienten mit eingeschränkter Leberfunktion

- Bei Patienten mit eingeschränkter Lebersyntheseleistung ist eine Dosisreduktion vorzunehmen.

Nebenwirkungen

- Sedierung, Müdigkeit, Somnolenz
- Eosinophilie, Thrombozytopenie, Leukopenie, Leukozytose, Agranulozytose, Anämien
- Leberfunktionsstörungen, Ikterus, Hepatitis
- Bradykardie, Herzrhythmusstörungen, AV-Block, Hypertonie, Hypotonie
- Nierenfunktionsstörungen, Proteinurie, Hämaturie, Oligurie, interstitielle Nephritis, Nierenversagen
- Fieber
- allergische Hautreaktionen (z. B. Urtikaria, Pruritus, exfoliative Dermatitis, Hautrötung, Lyell-Syndrom, Stevens-Johnson-Syndrom, Purpura, Erythematodes disseminatus, Erythema exsudativum multiforme et nodosum), Alopezie, vermehrtes Schwitzen, Akne, Hirsutismus, Vaskulitis
- Nausea, Erbrechen, Diarrhoe, Obstipation
- Ataxie
- Hyponatriämie, Ödeme
- veränderte Schilddrüsenparameter in Kombination mit anderen Antikonvulsiva
- erhöhte Cholesterinspiegel, erniedrigter Folsäurespiegel
- Kopfschmerzen
- Verwirrtheit, Agitiertheit
- sehr selten Stimmungsveränderungen, Halluzination, Phobien, Aggression
- Ticks, Asterixis, Dyskinesien, Choreoathetose
- Tinnitus, Hyperakusis, Hypoakusis
- Sprechstörungen
- Polyneuropathien, Paresen, periphere Neuritis, Muskelschwäche
- Nystagmus, Doppeltsehen
- Schwindel

Interaktionen

Die meisten Interaktionen mit anderen Arzneimitteln beruhen auf der Tatsache, dass Carbamazepin über das Cytochrom P-450-Enzymsystem (v. a. CYP3A4) induziert und damit den Metabolismus anderer Arzneimittel beschleunigt. Umgekehrt wird aber auch durch einige Arzneistoffe der Plasmaspiegel von Carbamazepin verändert.

- **Acetazolamid:** Carbamazepin-Plasmakonzentration ↑
- **Antiarrhythmika:** Risiko für Überleitungsstörungen am Herzen ↑
- **Antidepressiva,** trizyklische: Plasmakonzentration der Antidepressiva ↓, Risiko für Überleitungsstörungen am Herzen ↑
- **Antikoagulanzien,** oral: Plasmakonzentration der Antikoagulanzien ↓
- **Antikonvulsiva** (z. B. Felbamat, Topiramat, Lamotrigin): Plasmakonzentration der Antikonvulsiva ↓
- **Azol-Antimykotika** (z. B. Voriconazol, Fluconazol): Plasmakonzentration der Antimykotika ↓ (bis hin zum Therapieversagen), Carbamazepin-Plasmakonzentration ↑
- **Benzodiazepine** (z. B. Clonazepam, Midazolam): Plasmakonzentration der Benzodiazepine ↓
- **Caspofungin:** Caspofungin-Plasmakonzentration ↓
- **Chinidin:** Chinidin-Plasmakonzentration ↓
- **Ciclosporin:** Ciclosporin-Plasmakonzentration ↓
- **Cimetidin:** Carbamazepin Plasmakonzentration ↑

- **Cisplatin:** Carbamazepin-Plasmakonzentration ↓
- **Digoxin:** Digoxin-Plasmakonzentration ↓
- **Doxorubicin:** Carbamazepin-Plasmakonzentration ↓
- **Erythromycin:** Carbamazepin-Plasmakonzentration ↑, Risiko für Überleitungsstörungen am Herzen ↑
- **Felodipin:** Felodipin-Plasmakonzentration ↓
- **Fentanyl:** Fentanyl-Plasmakonzentration ↓
- **Flunarizin:** Flunarizin-Plasmakonzentration ↓
- **Fluoxetin:** Carbamazepin-Plasmakonzentration ↑
- **Furosemid:** Hyponatriämie
- **Glukokortikoide** (z. B. Prednisolon, Dexamethason): Plasmakonzentration der Glukokortikoide ↓
- **Hydochlorothiazid:** Hyponatriämie
- **Isoniazid:** Carbamazepin-Plasmakonzentration ↑, Hepatotoxizität ↑
- **Johanniskraut:** Carbamazepin-Plasmakonzentration ↓
- **Calciumantagonisten** (z. B. Verapamil, Diltiazem): Carbamazepin-Plasmakonzentration ↑
- **Lithium:** Neurotoxizität ↑ (Blutspiegelkontrollen!)
- **Loratadin:** Carbamazepin-Plasmakonzentration ↑
- **Makrolid-Antibiotika** (z. B. Clarithromycin): Carbamazepin-Plasmakonzentration ↑
- **MAO-Hemmer:** Die gleichzeitige Anwendung ist kontraindiziert. Es muss ein Therapie-Abstand von mindestens 2 Wochen eingehalten werden.
- **Methadon:** Methadon-Plasmakonzentration ↓
- **Methylphenidat:** Methylphenidat-Plasmakonzentration ↓
- **Metoclopramid:** Risiko für neurologische Nebenwirkungen ↑
- **Muskelrelaxanzien:** schnellere Aufhebung der relaxierenden Wirkung möglich
- **Neuroleptika:** Plasmakonzentration der Neuroleptika ↓, Risiko für Nebenwirkungen (z. B. neuroleptisches Syndrom, Stevens-Johnson-Syndrom) ↑
- **Paracetamol:** Paracetamol-Bioverfügbarkeit ↓
- **Phenazon:** Phenazon-Plasmakonzentration ↓
- **Phenobarbital:** Carbamazepin-Plasmakonzentration ↓
- **Phenytoin:** Phenytoin-Plasmakonzentration ↓ oder ↑, Carbamazepin-Plasmakonzentration ↓
- **Primidon:** Carbamazepin-Plasmakonzentration ↓
- **Propranolol:** Propranolol-Plasmakonzentration ↓
- **Rifampicin:** Carbamazepin-Plasmakonzentration ↓
- **Ritonavir:** Carbamazepin-Plasmakonzentration ↑
- **Selektive Serotonin-Wiederaufnahmehemmer** (z. B. Fluoxetin, Citalopram): Risiko für toxisches Serotonin-Syndrom ↑
- **Tacrolimus:** Tacrolimus-Plasmakonzentration ↓
- **Terfenadin:** Carbamazepin-Plasmakonzentration ↑
- **Tetrazykline:** Plasmakonzentration der Tetrazykline ↓
- **Theophyllin:** Theophyllin-Plasmakonzentration ↓, Plasmakonzentration ↓
- **Valproat:** Valproat-Plasmakonzentration ↓, Carbamazepin-Plasmakonzentration ↓

Exkurs: Phenobarbital (z. B. Luminal®)

Phenobarbital findet hauptsächlich im Durchbrechen eines Status epilepticus seine Verwendung, wenn andere Therapiemaßnahmen (z. B. Benzodiazepine, Valproat, Levetiracetam) versagt haben.

Phenobarbital wirkt stark sedierend, hypoton und atemdepressiv. Mit 80 bis 100 Stunden besitzt es eine wesentlich längere Halbwertszeit als die anderen Antiepileptika. Die Kumulationsgefahr ist daher größer. Die Applikation muss in Intubationsbereitschaft erfolgen. Gerade nach vorangegangener Applikation sedierender Medikamente ist die Intubation oft unvermeidlich.

Dosierung

- 20 mg/kg KG intravenös mit einer Geschwindigkeit von 100 mg/min. Bis zum Wirkeintritt können 25 Minuten vergehen.

Bei Säuglingen

- wird nach erfolgloser Benzodiazepingabe zur Durchbrechung eines Status epilepticus Phenobarbital bevorzugt:
- **Dosis**: 10 bis 20 mg/kg KG intravenös (Injektionsgeschwindigkeit nicht mehr als 50 mg/min). Wiederholungsgabe nach 30 Minuten möglich.

13 Psychopharmaka

Die im Folgenden aufgeführten Arzneistoffe stellen lediglich eine kleine Auswahl der Psychopharmaka dar, welche primär für die Akutsymptomatik auf der Intensivstation relevant sind.

Im Rahmen der intensivmedizinischen Behandlung ist der Stellenwert der Psychopharmaka jedoch insgesamt aus Sicht der Autoren kritisch zu bewerten. Während der Einsatz von Neuroleptika und Sedativa zur Behandlung des Entzugssyndroms bzw. Delirs sicherlich gerechtfertigt ist, sollte vor Beginn einer Therapie mit Antidepressiva eine sorgfältige Abwägung des tatsächlichen klinischen Nutzens und Risikos für den Patienten vorgenommen werden. Abgesehen von den anxiolytischen und sedierenden Effekten stellt sich die antipsychotische/antidepressive Wirkung (Stimmungsaufhellung/Antriebssteigerung) erst nach frühestens 2 Wochen ein. Zudem kann die Anwendung von Psychopharmaka von schwerwiegenden Nebenwirkungen und Interaktionen begleitet sein. Eine medikamentöse Therapie sollte daher wenn möglich in Zusammenarbeit mit einem psychiatrischen Konsil durchgeführt werden.

13.1 Neuroleptika

Neuroleptika werden zur Therapie von psychotischen Syndromen eingesetzt und vermindern psychomotorische Erregungen sowie affektive Spannungen, Angst und Wahnvorstellungen. Die einzelnen Wirksubstanzen besitzen Affinitäten zu mehreren Rezeptoren verschiedenster Neurotransmitter (Dopamin-, Serotonin-, Acetylcholin-, Histamin- und α_1-Rezeptoren), die unterschiedlich stark ausgeprägt sein können. Deshalb ist das Wirkprofil der Neuroleptika nicht einheitlich, sondern ist abhängig von der jeweiligen neuroleptisch wirksamen Substanz.

Haloperidol (z. B. Haldol®)

Wirkmechanismus

Haloperidol blockiert im Wesentlichen die Dopamin D_2-Rezeptoren und vermindert damit die Aktivität des dopaminergen Systems. Da die Aktivierung der D_2-Rezeptoren zu einer Verminderung der Acetylcholinfreisetzung führt, kann die D_2-Blockade durch Haloperidol die Acetylcholinkonzentration im Gehirn erhöhen.

Charakterisierung

- Haloperidol gehört in die Gruppe der Butyrophenone und wirkt sehr stark antipsychotisch.
- Neben der sehr starken neuroleptischen Potenz ist die Einnahme von Haloperidol begleitet von starken extrapyramidalmotorischen Nebenwirkungen. Die sedierende Wirkung sowie Effekte auf das vegetative Nervensystem sind gering.
- Nach oraler Gabe werden nach ca. 2 h maximale Plasmakonzentrationen gemessen, der Wirkungseintritt ist im Vergleich zur intravenösen Applikation entsprechend verzögert.
- Haloperidol unterliegt einem hohen First-pass-Metabolismus. Wegen der oralen Bioverfügbarkeit von 60–70 % beträgt die orale Dosis das 1,5-fache der intravenösen Dosis.
- Haloperidol wird in der Leber über das Cytochrom P-450-Enzymsystem (CYP3A4, CYP2D6) metabolisiert. Haloperidol selbst inhibiert CYP2D6.
- Haloperidol besitzt eine Eliminationshalbwertszeit von 12–38 h. Die Elimination erfolgt zu 60 % über die Fäzes, zu 40 % über den Urin.
- Die Plasmaproteinbindung beträgt 92 %.

Auch bei vorsichtiger und niedriger Dosierung können Frühdyskinesien als extrapyramidalmotorische Nebenwirkungen auftreten, wie z. B. dystone und dyskinetische Symptome, Zungen-/Schlundkrämpfe, Blickdeviation, Parkinsonoid.

Spätdyskinesien (anhaltende, vielfach irreversible hyperkinetische Syndrome im Bereich der Kiefer- und Gesichtsmuskulatur und Extremitäten) treten in der Regel erst bei längerer Behandlung auf, ein potenzielles Risiko besteht jedoch auch schon bei kurzer und niedrig dosierter Behandlung.

Geriatrische Patienten sind besonders für extrapyramidalmotorische Störungen gefährdet, weshalb bei diesen Patienten Tageshöchstdosen von 5 mg intravenös nicht überschritten werden sollten.

Neuroleptika können verlängerte QT-Intervalle verursachen, insbesondere bei intravenöser Applikation. Deshalb sollte Haloperidol gerade bei kardialen Patienten oder in Kombination mit anderen QT-Intervall-verlängernden Arzneimitteln (z. B. Ampicillin, Clindamycin, Valproat, Tacrolimus, Antidepressiva) vorsichtig angewendet werden (siehe Teil II).

Haloperidol senkt die Krampfschwelle beim Patienten. Dies ist besonders bei Epileptikern, bei Patienten mit organischen Hirnschäden und Patienten im Alkoholentzug zu beachten, die besonders durch Krampfanfälle gefährdet sind.

In Kombination mit trizyklischen Antidepressiva können Nebenwirkungen wie z. B. QT-Intervallverlängerung, Senkung der Krampfschwelle und anticholinerge Wirkungen verstärkt auftreten. Deshalb muss die Gabe dieser Kombination vermieden werden.

Das Absetzen der Haloperidol-Therapie muss ausschleichend erfolgen.

Haloperidol gilt als Mittel der Wahl zur Behandlung des symptomatischen Delirs.

Nach Besserung der deliranten Symptome sollte die tägliche Haloperidolmenge rasch reduziert werden, z. B. täglich um ein Drittel der Dosis.

Bei Auftreten von extrapyramidalmotorischen Nebenwirkungen (z. B. Dyskinesien, Akathisie) kann versucht werden, diese über eine Dosisreduktion von Haloperidol zu vermindern.

Bei einer hochakuten Symptomatik mit psychomotorischen Erregungszuständen kann Haloperidol mit einem Sedativum (z. B. Lorazepam [Tavor®]) für kurze Zeit kombiniert werden.

Soll die intravenöse Applikation auf eine orale Gabe umgestellt werden, so muss die entsprechende Dosis um das 1,5-fache erhöht werden, um eine äquipotente Wirkung zu erhalten.

Indikation

Therapie von akuten psychotischen Syndromen (z. B. Halluzinationen, Agitiertheit), psychomotorischen Erregungszuständen, Delir.

Dosierung

Intravenös

- **Initial:** 0,5–2 mg i. v., Wiederholung nach 30 min.
- **Erhaltungsdosis:** 5–10 mg i. v. pro Tag
- **Die intravenöse Tageshöchstdosis** beträgt maximal 20 mg, bei geriatrischen Patienten 5 mg.

Oral

- **Initial:** 5–10 mg p. o. pro Tag, Wiederholung nach 30–60 min.
- **Erhaltungsdosis:** 3–15 mg p. o. pro Tag, aufgeteilt in 1–3 Einzeldosen.
- **Die orale Tageshöchstdosis** beträgt maximal 30 mg
- **Geriatrische Patienten:** 0,5–1,5 mg p. o. pro Tag, Tageshöchstdosis maximal 5 mg.

Patienten mit eingeschränkter Nierenfunktion

- Keine Dosisanpassung erforderlich.

Patienten mit eingeschränkter Leberfunktion

- Keine Dosisanpassung erforderlich. Bei Patienten mit starker Einschränkung der Lebersyntheseleistung muss Haloperidol mit Vorsicht verabreicht werden.

Nebenwirkungen

- extrapyramidalmotorische Störungen, Dyskinesien, Bradykinesie, Hypokinesie, Akathisie, Tremor
- malignes neuroleptisches Syndrom: Rigor, Stupor, hohes Fieber, Hypertonie, Somnolenz
- Parkinsonismus, Nystagmus
- Hypotonie, Hypertonie, Tachykardie, QT-Verlängerung, Kammerflimmern, ventrikuläre Arrhythmien, Extrasystolen, Torsade de pointes
- Krampfanfälle, Konvulsionen
- Obstipation, Diarrhoe, Übelkeit, Erbrechen, Mundtrockenheit, Hypersalivation
- Somnolenz
- Agitiertheit, Insomnie, Depression, Verwirrtheit, psychotische Störung
- Sehstörungen, oculogyrische Krise
- Dyspnoe, Bronchospasmus, Laryngospasmus, Larynxödem
- Kopfschmerzen
- Exanthem, Urtikaria, Pruritus, Hyperhidrose, exfoliative Dermatitis
- Harnretention
- Hepatitis, Ikterus, akutes Leberversagen, Cholestase
- Leukopenie, Thrombozytopenie, Neutropenie, Agranulozytose, Panzytopenie
- sehr selten Rhabdomyolyse
- Ödem

Behandlung eines akuten Extrapyramidal-Syndroms
Beim akuten Auftreten eines solchen Syndroms sollte Biperiden (Akineton®) verabreicht werden. Dosierung 2,5–5 mg *langsam* (!) intravenös. Achtung: Verstärkung der Wirkungen von anderen Substanzgruppen (Spasmolytika, Antihistaminika, andere Antiparkinsonpräparate) möglich. Blasenspasmus häufig. Bei erhöhter Krampfbereitschaft sehr vorsichtig dosieren!

Interaktionen

- **Alprazolam**: Haloperidol-Serumkonzentration ↑, Risiko für unerwünschte Nebenwirkungen ↑, QT-Intervall ↑
- **Antidepressiva, trizyklische**: Toxische Nebenwirkungen (z. B. QT-Intervallverlängerung, Senkung der Krampfschwelle und anticholinerge Wirkungen) ↑
- **Atropin**: Anticholinerge Wirkung ↑
- **Biperiden**: Anticholinerge Wirkung ↑
- **Buspiron**: Haloperidol-Serumkonzentration ↑, Risiko für unerwünschte Nebenwirkungen ↑, QT-Intervall ↑
- **Carbamazepin**: Haloperidol-Serumkonzentration ↓, antipsychotische Wirkung ↓
- **Chlorpromazin**: Haloperidol-Serumkonzentration ↑, Risiko für unerwünschte Nebenwirkungen ↑, QT-Intervall ↑
- **Cimetidin**: Haloperidol-Metabolismus ↓
- **Colistin**: Atemdepression ↑
- **Epinephrin**: Tachykardie, paradoxe Hypotension
- **Fluoxetin**: Haloperidol-Metabolismus ↓, Haloperidol-Serumkonzentration ↑, Risiko für unerwünschte Nebenwirkungen ↑, QT-Intervall ↑
- **Fluvoxamin**: Haloperidol-Serumkonzentration ↑, Risiko für unerwünschte Nebenwirkungen ↑, QT-Intervall ↑
- **Lithium**: neurotoxische Symptome (Bewusstseinsstörung, Hyperthermie), extrapyramidalmotorische Störungen ↑, Tremor, Müdigkeit, EEG-Veränderungen
- **Metoclopramid**: extrapyramidalmotorische Störungen ↑
- **Phenobarbital**: Haloperidol-Serumkonzentration ↓, antipsychotische Wirkung ↓
- **Phenytoin**: Haloperidol-Serumkonzentration ↓, antipsychotische Wirkung ↓
- **Paroxetin**: QT-Intervall ↑
- **Polymyxin B**: Atemdepression ↑
- **Promethazin**: Haloperidol-Serumkonzentration ↑, Risiko für unerwünschte Nebenwirkungen ↑, QT-Intervall ↑
- **QT-Intervall-verlängernde Arzneimittel** (z. B. Ampicillin, Clindamycin, Valproat, Tacrolimus, Antidepressiva): QT-Intervall ↑
- **Rifampicin**: Haloperidol-Serumkonzentration ↓, antipsychotische Wirkung ↓
- **Sertralin**: Haloperidol-Serumkonzentration ↑, Risiko für unerwünschte Nebenwirkungen ↑, QT-Intervall ↑
- **Venlafaxin**: Haloperidol-Serumkonzentration ↑, Risiko für unerwünschte Nebenwirkungen ↑, QT-Intervall ↑

Exkurs: Atypische Neuroleptika

Die atypischen Neuroleptika Risperidon (Risperdal®), Quetiapin (Seroquel®) und Olanzapin (Zyprexa®) werden als Alternative zum Haloperidol für die Behandlung des Delirs diskutiert.

Der Vorteil dieser Medikamente liegt in der geringeren Rate an extrapyramidalmotorischen Nebenwirkungen. Vor allem Patienten, die hohe Haloperidol-Dosen benötigen, könnten davon profitieren. Die kardiale Nebenwirkung einer QT-Zeit-Verlängerung kann jedoch sowohl unter einer Behandlung mit Haloperidol als auch mit diesen atypischen Neuroleptika auftreten. Eine abschließende Bewertung dieser Substanzen liegt noch nicht vor. Die Applikation kann nur oral oder intramuskulär vorgenommen werden – ein gravierender Nachteil für die Anwendung auf der Intensivstation.

13.2 Antidepressiva

Antidepressiva werden zur Therapie affektiver Störungen eingesetzt. In unterschiedlichem Ausmaß hemmen sie die Wiederaufnahme von Noradrenalin und/oder Serotonin und blockieren Neurotransmitter-Rezeptoren (Serotonin-, α-adrenerge-, Histamin-, muscarinische Acetylcholin- und Dopamin-Rezeptoren), wodurch sie je nach Substanz unterschiedlich stark depressionslösend, anxiolytisch, stimmungsaufhellend, antriebssteigernd oder sedierend wirken.

13.2.1 Trizyklische Antidepressiva

Wirkmechanismus

Trizyklische Antidepressiva werden auch als Thymoleptika bezeichnet, da ein depressionslösendes und stimmungsaufhellendes Wirkprofil überwiegt. Zum einen hemmen sie die neuronale Wiederaufnahme von Noradrenalin und Serotonin aus dem synaptischen Spalt, um deren Wirksamkeit zu erhöhen. Zum anderen blockieren sie Serotonin-, muscarinische Acetylcholin-, Histamin- und α-adrenerge Rezeptoren. Die Affinitäten zu den einzelne Rezeptorsystemen ist dabei unterschiedlich und abhängig von der Wirksubstanz.

Amitriptylin (z. B. Saroten®)

Charakterisierung

- Amitriptylin wirkt relativ stark sedierend, anxiolytisch und stimmungsaufhellend.
- Amitriptylin blockiert die neuronale Wiederaufnahme von Serotonin und Noradrenalin sowie muscarinische Acetylcholin-, Histamin-, Serotonin und α-adrenerge Rezeptoren.
- Die sedierende Wirkung tritt innerhalb weniger Stunden ein, der stimmungsaufhellende und antidepressive Effekt frühestens nach ca. 1–3 Wochen.
- Aufgrund des ausgeprägten First-pass-Effektes ist die orale Bioverfügbarkeit auf ca. 50 % reduziert.
- Amitriptylin wird in der Leber über das Cytochrom P-450-Enzymsystem (CYP3A4) in den aktiven Metaboliten Nortriptylin metabolisiert. Amitriptylin unterliegt einem enterohepatischen Kreislauf.
- Die Eliminationshalbwertszeit beträgt ca. 10–28 h. Amitriptylin wird renal eliminiert.
- Die Plasmaproteinbindung ist mit ca. 95 % sehr hoch.
- Therapeutischer Plasmaspiegel: 80–200 ng/ml.

Die Therapie muss einschleichend begonnen werden. Dosisveränderungen können z. B. in 25 mg-Schritten vorgenommen werden. Beim abrupten Absetzen einer längeren hochdosierten Behandlung können Unruhe, Schweißausbrüche, Übelkeit und Schlafstörungen auftreten.

Amitriptylin erhöht die Krampfneigung.

Amitriptylin kann die Erregungsleitung am Herzen stören und QT-Intervallverlängerungen induzieren. Die Behandlung von Patienten mit schweren kardialen Erkrankungen (z. B. koronare Herzkrankheit, Arrhythmien, QT-Intervallverlängerung) sowie bradykarden Patienten ist deshalb nicht ratsam.

Amitriptylin-behandelte Patienten dürfen aufgrund des erhöhten Risikos eines Serotonin-Syndroms nicht gleichzeitig mit MAO-Hemmern (auch Linezolid!) therapiert werden. Die Hauptsymptome sind Fieber, Myoklonie, Tremor, Delir, Halluzinationen und Erregungszustände. Darüber hinaus können gastrointestinale Beschwerden (z. B. Erbrechen, Diarrhoe) sowie Krampfanfälle, Herzrhythmusstörungen und Koma beobachtet werden.

In mehreren Fallberichten wurde eine ARDS-ähnliche pulmonale Schädigung unter Medikation mit trizyklischen Antidepressiva, insbesondere nach Überdosierung von Amitriptylin angegeben. Eine solche Schädigung soll bei bis zu 11 % der Patienten mit entsprechender, meist suizidal ausgelöster Überdosierung vorkommen.

Amitriptylin-Intoxikationen führen zu schwerwiegenden zentralen (z. B. Krampfanfälle, Verwirrtheit, Erregungszustände, Atemdepression, Atemstillstand, Bewusstseinseintrübung, Koma), kardialen (z. B. Hypotonie, Tachykardie, PQ-, QT-Intervallverlängerungen, Torsade de pointes), anticholinergen (z. B. Obstipation, Oligurie, Anurie, Sehstörungen) sowie metabolischen (v. a. metabolische Azidose) Symptomen. Diese Intoxikationssymptome können aufgrund der langen Halbwertszeit und des enterohepatischen Kreislaufs über einen sehr langen Zeitraum (4–6 Tage) anhalten: Im Rahmen einer Intoxikation ist es empfehlenswert, täglich den Plasmaspiegel zu kontrollieren. Der Natriumspiegel sollte im oberen Normbereich gehalten werden. Der pH-Wert des Blutes sollte leicht alkalisch sein (pH = 7,5).

Aufgrund der sedierenden und anxiolytischen Wirkkomponenten findet Amitriptylin hauptsächlich bei depressiven, ängstlichen und agitierten Patienten seine Anwendung.

Nicht-retardierte Formulierungen von Amitriptylin-Tabletten können aufgrund ihrer Bruchrillen einfach geteilt werden, wodurch eine schrittweise Dosierung gut möglich ist. Nach Mörsern und Suspendieren können sie auch über eine Sonde appliziert werden.

Indikation

Depression, Begleitmedikation zur Behandlung chronischer Schmerzen.

Dosierung

Oral (zur Therapie der Depression)

- **Initial:** 2 x 25 mg p. o. (schrittweise Dosiserhöhung möglich)
- **Erhalt:** 50–150 mg p. o. pro Tag in 1–3 Einzeldosen
- Bei Bedarf ist eine schrittweise Steigerung bis maximal 300 mg p. o. pro Tag möglich.

Intravenös (zur Therapie der Depression)

- 25–100 mg i. v. pro Tag als kontinuierliche Infusion unter schrittweiser Dosiserhöhung über 3–7 Tage, danach evtl. Umstellung auf orale Applikation
- Die Infusionsdauer beträgt 2–3 Stunden.

Dosierung zur Therapie chronischer Schmerzen

- 1 x 25–75 mg p. o. pro Tag, vorzugsweise abends
- Bei Bedarf ist eine schrittweise Steigerung bis maximal 150 mg p. o. pro Tag möglich.

Patienten mit eingeschränkter Nierenfunktion

Es sollte eine niedrigere Dosis gewählt werden. Auf Überdosierungssymptome ist zu achten.

Patienten mit eingeschränkter Leberfunktion

- Es sollte eine niedrigere Dosis gewählt werden. Auf Überdosierungssymptome ist zu achten.

Nebenwirkungen

- Sedierung, Müdigkeit, Benommenheit, Aggression, Delir (v. a. bei älteren Patienten), Verwirrtheit, Halluzinationen
- Obstipation, Diarrhoe
- Hypotonie, Hypertonie, Tachykardie, Arrhythmien, Erregungsleitungsstörungen, QT-Intervallverlängerung, sehr selten Kardiomyopathien, Torsade de pointes
- Sprachstörungen, Akkomodationsstörungen, Mydriasis, Mundtrockenheit
- Miktionsstörungen
- Hyponatriämie
- Hyperthermie
- Schwitzen, Schwindel
- Erhöhte Krampfneigung, sehr selten zerebrale Krampfanfälle
- Hautausschlag, Vaskulitis, Alopezie
- Kollaps
- Paralytischer Ileus
- Leukopenie, sehr selten Agranulozytose
- Störung der Leberfunktion, Cholestase
- sehr selten Akathisie, Dyskinesie, Polyneuropathie
- Kopfschmerzen
- Ataxie
- Ödeme (Gesicht, Zunge)
- Anorexie, Gewichtsveränderungen

Interaktionen

- **Anticholinergika** (z. B. Atropin, Biperiden): anticholinerge Wirkung ↑
- **Azol-Antimykotika**: Amitriptylin-Plasmakonzentration ↑
- **Cimetidin**: Amitriptylin-Plasmakonzentration ↑
- **Clonidin**: antihypertensive Wirkung ↓, Rebound-Hypertension
- **Fluoxetin**: Amitriptylin-Plasmakonzentration ↑
- **Fluvoxamin**: Amitriptylin-Plasmakonzentration ↑
- **Linezolid**: Risiko für Serotonin-Syndrom ↑
- **MAO-Hemmer**: Die gleichzeitige Gabe ist zu vermeiden, da als schwerwiegende Nebenwirkung ein Serotonin-Syndrom (z. B. Delir, Koma, Krampfanfälle, Fieber, Herzrhythmusstörungen) auftreten kann.
- **QT-Zeit-verlängernde Arzneimittel** (z. B. Ampicillin, Clindamycin, Valproat, Tacrolimus, Neuroleptika, andere Antidepressiva): QT-Intervall ↑ Deshalb sollte eine gleichzeitige Gabe vermieden werden.
- **Sympathomimetika**: adrenerge Wirkung ↑

13.2.2 Selektive Serotonin-Wiederaufnahme-Hemmer (SSRI)

Wirkmechanismus

Selektive Serotonin-Wiederaufnahme-Hemmer (Selective Serotonin Reuptake Inhibitor, SSRI) blockieren selektiv den Serotonin-Transporter und hemmen damit die Wiederaufnahme von Serotonin aus dem synaptischen Spalt in das präsynaptische Neuron. Zu anderen Neurotransmittersystemen besitzen sie keine Affinität. SSRI wirken nicht sedierend.

Escitalopram (z. B. Cipralex®)

Charakterisierung

- Escitalopram ist das antidepressiv wirksame S-Enantiomer des Racemats Citalopram.
- Escitalopram wirkt überwiegend stimmungsaufhellend und anxiolytisch, aber nicht sedierend. Die antidepressive Wirkung tritt frühestens innerhalb von 2–4 Wochen nach Behandlungsbeginn ein.
- Die orale Bioverfügbarkeit beträgt ca. 80 %.
- Der Metabolismus erfolgt in der Leber über das Cytochrom P-450-Enzymsystem. Im Wesentlichen daran beteiligt ist das Isoenzym CYP2C19, zu einem geringen Teil auch CYP3A4 und CYP2D6. Die Isoenzyme werden dabei schwach inhibiert. Die Metaboliten sind ebenfalls pharmakologisch aktiv.
- Die Eliminationshalbwertszeit beträgt ca. 30 h, die Eliminierung erfolgt hauptsächlich über den Urin.
- Escitalopram wird zu ca. 80 % an Plasmaproteine gebunden.
- Therapeutischer Plasmaspiegel: 15–80 ng/l.

Für die Thrombenbildung setzen Thrombozyten bei ihrer Aktivierung Serotonin frei, welches sie selbst aber intrazellulär nicht synthetisieren können. SSRI hemmen die Wiederaufnahme von Serotonin und vermindern damit den Serotoningehalt in den Thrombozyten. Sie beeinflussen damit die Thrombozytenfunktion, wodurch die Blutungsneigung erhöht ist. In Kombination mit Antithrombotika wird das Risiko für perioperative Komplikationen zusätzlich erhöht. Daher ist die Therapie mit Escitalopram auf einer operativen Intensivstation problematisch und nur bei stabilem Gerinnungsstatus indiziert.

Die gleichzeitige Behandlung von Escitalopram mit MAO-Hemmern (auch Linezolid!) ist kontraindiziert. Bei kombinierter Gabe kann ein Serotonin-Syndrom (z. B. Fieber, Myoklonie, Tremor, Delir, Halluzinationen, Erregungszustände, Erbrechen,

Diarrhoe, Krampfanfälle, Herzrhythmusstörungen und Koma) auftreten. Daher darf frühestens 2 Wochen nach Therapieende mit irreversiblen MAO-Hemmern (z. B. Selegilin, Tranylcypromin) Escitalopram verabreicht werden. Umgekehrt können irreversible MAO-Hemmer frühestens 7 Tage nach Absetzen von Escitalopram gegeben werden.

Escitalopram erniedrigt die Krampfschwelle.

Obwohl Escitalopram prinzipiell kein Abhängigkeitspotenzial besitzt, sollte die Therapie dennoch nicht abrupt beendet werden, sondern schrittweise über mindestens 1–2 Wochen. Symptome wie z. B. Tremor, sensorische Störungen, Schwitzen, Verwirrtheit, Angst, Agitiertheit, Übelkeit, Erbrechen, Diarrhoe oder Palpitationen können dadurch vermieden werden.

Bei Patienten über 65 Jahre ist die Eliminierung vermindert und die systemische Verfügbarkeit um die Hälfte erhöht. Daher kann eine Anfangsdosierung von 1 x 5 mg p. o. pro Tag ausreichen.

Unter der Therapie mit Escitalopram können Hyponatriämien entwickelt werden, besonders bei älteren Patienten, Patienten mit Leberzhirrhose oder in Kombination mit anderen Arzneimitteln, die ebenfalls Hyponatriämien induzieren (z. B. Spironolacton).

Escitalopram kann nach Myokardinfarkt als Adjuvans ins Therapieschema aufgenommen werden.

Um paradoxe Angstsymptome zu vermeiden, wird initial mit einer niedrigeren Dosierung (z. B. 10 mg) für ca. 2 Wochen begonnen, die dann bei Bedarf gesteigert werden kann.

Die wirkstoffhaltigen Tabletten sind teilbar sowie zermörserbar und für die Sondenapplikation geeignet.

Indikation

Therapie der akuten Depression, Angststörungen.

Dosierung

- 1 x 10 mg p. o., maximale Tagesdosis 20 mg p. o.

Patienten mit eingeschränkter Nierenfunktion

- Bei Patienten mit stark eingeschränkter Nierenfunktion sollte Escitalopram vorsichtig verwendet werden, ansonsten ist keine Dosisanpassung notwendig.

Patienten mit eingeschränkter Leberfunktion

- Bei Patienten mit eingeschränkter Lebersyntheseleistung ist die Elimination von Escitalopram vermindert. Die Behandlung wird daher mit 1 x 5 mg p. o. für ca. 2 Wochen begonnen und kann danach bei Bedarf auf max. 10 mg pro Tag gesteigert werden.

Nebenwirkungen

- Blutungen, z. B. gastrointestinal, rektal, Hautblutungen (Ekchymosen, Purpura), Nasenbluten
- Übelkeit, Diarrhoe, Obstipation, Erbrechen, Mundtrockenheit
- Arthralgie, Myalgie
- Fieber, Ödeme
- Krampfanfälle
- Exanthem, Pruritus, Urtikaria, Alopezie, vermehrtes Schwitzen
- Akathisie, psychomotorische Unruhe
- Hyponatriämie, Hypoglykämie, Hyperglykämie
- Tachykardie, Bradykardie, QT-Intervall-Verlängerung
- Schwindel, Parästhesie, Tremor, Schlafstörungen, Müdigkeit, Synkope
- selten Serotonin-Syndrom
- Sinusitis
- Paradoxe Angstsymptome (v. a. zu Beginn der Therapie), Ruhelosigkeit, Agitation, Verwirrtheit, Panikattacken, Aggression, Halluzinationen, Nervosität
- Gewichtsveränderungen, Anorexie

- Mydriasis, Sehstörungen, Tinnitus
- selten anaphylaktische Reaktionen

Interaktionen

- **Acetylsalicylsäure**: Blutungsneigung ↑
- **Antidepressiva, trizyklische**: Blutungsneigung ↑, Krampfanfälle ↑
- **Antikoagulantien, oral**: Blutungsneigung ↑
- **Antiphlogistika, nichtsteroidale**: Blutungsneigung ↑
- **Bupropion**: Krampfanfälle ↑
- **Cimetidin**: Escitalopram-Plasmakonzentration ↑
- **Clomipramin**: Clomipramin-Plasmakonzentration ↑
- **Desipramin**: Desipramin-Plasmakonzentration ↑
- **Esomeprazol**: Escitalopram-Plasmakonzentration ↑
- **Flecainid**: Flecainid-Plasmakonzentration ↑
- **Fluvoxamin**: Escitalopram-Plasmakonzentration ↑
- **Haloperidol**: Haloperidol-Plasmakonzentration ↑
- **Linezolid**: Risiko für Serotonin-Syndrom ↑ Die gleichzeitige Gabe ist kontraindiziert.
- **Lithium**: Lithium-Nebenwirkungen ↑
- **MAO-Hemmer**: Risiko für Serotonin-Syndrom ↑ Die gleichzeitige Gabe ist kontraindiziert.
- **Mefloquin**: Krampfanfälle ↑
- **Metoprolol**: Metoprolol-Plasmakonzentration ↑, bradykarder Effekt ↑
- **Neuroleptika** (z. B. Haloperidol, Melperon, Chlorprothixen): Krampfanfälle ↑
- **Neuroleptika, atypische** (z. B. Clozapin): Blutungsneigung ↑
- **Nortriptylin**: Nortriptylin-Plasmakonzentration ↑
- **Omeprazol**: Escitalopram-Plasmakonzentration ↑
- **Phenothiazine** (z. B. Levomepromazin, Promethazin): Blutungsneigung ↑, Krampfanfälle ↑
- **Propafenon**: Propafenon-Plasmakonzentration ↑
- **Risperidon**: Risperidon-Plasmakonzentration ↑
- **Andere SSRI**: Krampfanfälle ↑
- **Ticlopidin**: Blutungsneigung ↑, Escitalopram-Plasmakonzentration ↑
- **Triptane** (z. B. Sumatriptan): Risiko für Serotonin-Syndrom ↑
- **Tramadol**: Risiko für Serotonin-Syndrom ↑, Krampfanfälle ↑
- **Tryptophan**: Risiko für Serotonin-Syndrom ↑

Exkurs: Citalopram (z. B. Cipramil®)

Citalopram ist ein racemisches Gemisch, das sich insgesamt kaum vom wirksamen reinen S-Enantiomer Escitalopram unterscheidet. Neuere Untersuchungen ergaben jedoch eine früher einsetzende antidepressive Wirksamkeit unter Escitalopram bei vergleichbaren Nebenwirkungen und Arzneimittelinteraktionen. Nach Überdosierung mit Escitalopram scheinen toxische Wirkungen geringer zu sein, Krämpfe und Tremor wurden weniger berichtet. Aus unserer Sicht ist daher Escitalopram zu bevorzugen. Zu beachten ist die zu Escitalopram unterschiedliche Dosierung des Citalopram: 1 x 20 mg p. o., maximale Tagesdosis 40 mg p. o.

13.3 Tranquillanzien

Tranquillanzien (Synonym: Ataraktika) wirken sedierend und lösen Angst-, Spannungs- und Erregungszustände. Aufgrund ihrer muskelrelaxierenden und antikonvulsiven Eigenschaften werden sie zum Teil auch als Antikonvulsiva eingesetzt. Tranquillanzien besitzen keine antipsychotische Wirkung.

13.3.1 Benzodiazepine

Wirkmechanismus

Benzodiazepine binden an die Benzodiazepin-Bindungsstelle des $GABA_A$-Rezeptors. Die Bindung von GABA an ihren Rezeptor induziert die Öffnung des Ligand-gesteuerten Ionenkanals und den Einstrom von Chlorid-Ionen. Dadurch wird die exzitatorische Wirkung auf das postsynaptische Neuron vermindert. Benzodiazepine erhöhen durch ihre Bindung an den $GABA_A$-Rezeptor die Frequenz der Ionenkanalöffnung und verstärken damit die GABA-Wirkung. Eine Benzodiazepin-Wirkung setzt somit immer die Anwesenheit von GABA voraus, d. h. Benzodiazepine wirken nur an GABA-aktivierten Synapsen.

Lorazepam (z. B. Tavor®)

Charakterisierung

- Lorazepam ist ein mittellang wirksames Benzodiazepin mit stark anxiolytischen Eigenschaften. Die Wirkdauer beträgt 4–6 Stunden.
- Die sedierende und antikonvulsive Wirkung tritt ca. 2 min. nach i. v.-Applikation ein, bei oraler Gabe nach ca. 30–60 min.
- Die orale Bioverfügbarkeit beträgt ca. 94 %.
- Lorazepam wird fast vollständig in der Leber zu inaktiven Glukuroniden metabolisiert.
- Die Eliminationshalbwertszeit beträgt 12–16 h. Lorazepam wird zum größten Teil renal eliminiert.
- Lorazepam wird zu etwa 80–90 % an Plasmaproteine, hauptsächlich an Albumin, gebunden.

Insgesamt ist der Einsatz von Lorazepam auf der Intensivstation wegen seiner langen Halbwertszeit kritisch zu betrachten. In vielen Fällen ist Midazolam (Halbwertszeit 1,5–2,5 h) für die Behandlung der Akutsymptomatik geeigneter.

Lorazepam besitzt wie alle Benzodiazepine ein starkes Abhängigkeitspotenzial, das mit der Therapiedauer und Höhe der Dosierung steigt. Eine Gabe von über 4 Wochen sollte deshalb nur in Ausnahmefällen erfolgen.

Die Behandlung mit Benzodiazepinen muss nach längerer Anwendung (> 1 Woche) ausschleichend beendet werden, um Entzugssymptome und Rebound-Effekte zu minimieren.

Lorazepam eignet sich wegen der langen Eliminationshalbwertszeit nicht für die kontinuierliche Gabe.

Beim Nicht-Entzugsdelir ist Lorazepam keine medikamentöse Option. Im Gegenteil – Benzodiazepine können selbst sogar bei Einzelgaben und delirgefährdeten Patienten ein Delir auslösen (oft als paradoxe Reaktion fehlinterpretiert).

Falls der Patient nicht schlucken kann oder die Einnahme verweigert, kann die orale Gabe von Lorazepam in Form von Sublingualtabletten (z. B. Tavor Expidet® 1 mg, 2,5 mg) versucht werden. Lorazepam-haltige Tabletten können in der Regel gemörsert bzw. suspendiert und über die Sonde appliziert werden.

Da Lorazepam nicht antipsychotisch oder antidepressiv wirkt, sollte es in diesen Fällen nicht als Monotherapie eingesetzt werden. In Kombination mit Antidepressiva bzw. Neuroleptika allerdings kann es vorübergehend bei akuten Angst- oder Errregungszuständen als Sedativum verabreicht werden.

Im Gegensatz zum Nicht-Entzugsdelir ist der Einsatz von Benzodiazepinen im Alkoholdelir sinnvoll. Allerdings ist Midazolam aufgrund seiner kurzen Halbwertszeit vorzuziehen.

Indikation

Angst-, Spannungs- und Erregungszustände, Schlafstörungen, Sedierung.

Dosierung

Angstsymptomatik/Sedierung

- **Als Bedarfsmedikation**: 0,5 bis 1 mg p. o.
- **Initiale Dauertherapie**: 3 x 0,5 mg p. o. pro Tag
- **Erhaltungsdosis**: 1–2,5 mg p. o. pro Tag in 2–3 Einzeldosen, maximal 7,5 mg pro Tag

Akute Angstsymptomatik/Agitiertheit

- 0,05 mg/kg KG i. v. (oder i. m.), bei Bedarf nach 2 h Gabe wiederholen

Prämedikation vor operativen/diagnostischen Eingriffen

- 0,05 mg/kg KG i. v. 15–20 min. i. v. vor dem Eingriff
- 1–2,5 mg p. o. am Vorabend oder 2,5 mg 1–2 h vor Eingriff
- Intravenöse Injektionsgeschwindigkeit: max. 2 mg/min

Zur intravenösen Anwendung muss die erforderliche Lorazepam-Lösung im Verhältnis 1:1 mit physiologischer Kochsalzlösung oder Aqua ad injectabilia verdünnt werden.

Patienten mit eingeschränkter Nierenfunktion

Bei p. o. Anwendung ist keine Anpassung der Dosis notwendig. Nach intravenöser Applikation können aufgrund der Zusammensetzung der Injektionslösung Intoxikationen mit Propylenglykol bzw. Polyethylenglykol (Macrogol®) auftreten, wenn die Nierenfunktion eingeschränkt ist. Diese äußern sich u. a. in Form von Laktatazidose, Hyperosmolarität, Hypotonie bzw. akute tubuläre Nekrose.

Patienten mit eingeschränkter Leberfunktion

Bei Patienten mit schwerer Einschränkung der Lebersyntheseleistung ist die Halbwertszeit von Lorazepam verlängert. Die Gabe sollte deshalb vorsichtig erfolgen.

Nebenwirkungen

- Sedierung, Benommenheit
- Ataxie, Depression, Verwirrtheit, Euphorie, Halluzinationen
- Agitiertheit, Aggressivität, Erregung
- Gedächtnisstörungen, anterograde Amnesie
- extrapyramidale Symptome, Sehstörungen, Dysarthrie, Tremor
- Hypotonie
- Apnoe, Atemdepression (bei Überdosierung und zu rascher Injektion)
- in einzelnen Fällen Erhöhung der Lebertransaminasen, Erhöhung der alkalischen Phosphatase, Bilirubinanstieg, Ikterus
- in einzelnen Fällen Thrombozytopenie, Panzytopenie, Agranulozytose
- Übelkeit, Obstipation
- Hautausschlag, Alopezie
- Muskelschwäche, Muskelverspannungen
- Angioödem
- Hyponatriämie
- Hypothermie
- Kopfschmerzen, Schwindel

Interaktionen

- **Clozapin**: Sedierung ↑, Speichelfluss ↑, gestörte Bewegungskoordination
- **Muskelrelaxanzien**: relaxierende Wirkung ↑
- **Probenecid**: Lorazepam-Wirkungsdauer ↑, in Kombination: evtl. Lorazepam-Dosis um ca. 50 % reduzieren
- **Theophyllin**: Sedierung ↓
- **Valproat**: Lorazepam-Plasmakonzentrationen ↑, in Kombination: evtl. Lorazepam-Dosis um ca. 50 % reduzieren

14 Antihypertensiva

14.1 α-Adrenozeptor-Agonisten

Clonidin (z. B. Catapresan®)

Wirkmechanismus

Clonidin ist ein zentral und peripher wirksames Antisympathotonikum, das durch Stimulierung von α_2-Rezeptoren die Aktivität des sympathischen Nervensystems („Sympathikustonus“) erniedrigt. Im ZNS erregt Clonidin postsynaptische α_2-Rezeptoren und bewirkt damit über eine Abschwächung des Vasomotorenzentrums eine reduzierte zentrale Sympathikusaktivierung. Daneben wirkt Clonidin in der Peripherie an präsynaptischen α_2-Rezeptoren agonistisch, was zu einer verminderten Freisetzung von Noradrenalin führt. Die Aktivierung an zentralen Rezeptoren überwiegt allerdings.

Charakterisierung

- Clonidin ist ein Imidazolinderivat, das aufgrund seiner hohen Lipophilie rasch die Blut-Hirn-Schranke passiert und zentral wirksam ist.
- Clonidin führt zu einer Blutdrucksenkung durch Abnahme des Herzzeitvolumens, der Herzfrequenz und des peripheren Gefäßwiderstandes. Der renale Gefäßwiderstand wird ebenfalls erniedrigt, wobei die glomeruläre Filtrationsrate gleich bleibt.
- Clonidin wirkt sedierend.
- Der blutdrucksenkende Effekt zeigt sich nach intravenöser Applikation nach ca. 10–15 min., nach oraler Gabe etwa nach 30–60 min.
- Die Wirkung hält 6–10 Stunden an.
- Die orale Bioverfügbarkeit beträgt 65–100 %.
- Die Eliminationshalbwertszeit beträgt 10–20 Stunden, die Ausscheidung erfolgt zu ca. 70 % über den Urin und zu ca. 20 % über die Fäzes.

- Clonidin wird zu 30–40 % an Plasamaproteine gebunden.

Eine Therapie mit Clonidin darf nicht bei Patienten mit Sinusknotensyndrom oder AV-Block II. und III. Grades und bei Patienten mit Bradykardie erfolgen.

Aufgrund der hypotonen Nebenwirkung müssen folgende Patientengruppen besonders sorgfältig überwacht werden: Patienten mit koronarer Herzkrankheit, schwerer Herzinsuffizienz, fortgeschrittener chronischer arterieller Verschlusskrankheit, Raynaud-Syndrom, Thrombendangiitis obliterans, zerebrovaskulärer Insuffizienz und chronischer Niereninsuffizienz.

Um zu Beginn der Behandlung mit Clonidin eine reflektorisch auftretende Erhöhung des Blutdrucks zu vermeiden, sollte die Dosierung niedrig begonnen und allmählich nach Bedarf gesteigert werden. Außerdem muss Clonidin für die intravenöse Applikation verdünnt werden (in mind. 10 ml isotonischer Kochsalzlösung) und über mindestens 10 min. infundiert werden.

Eine Therapie mit Clonidin in höheren Dosierungen (z. B. bei der Behandlung des Delirs) sowie eine länger andauernde Clonidin-Behandlung sollte nicht abrupt, sondern immer ausschleichend über mehrere Tage abgesetzt werden. Gegebenenfalls kann man schon frühzeitig auf den Alpha-2-Agonisten Dexmedetomidin wechseln. Symptome eines akuten Entzugssyndroms sind z. B. starker Blutdruckanstieg, Tachykardie, Herzrhythmusstörungen, Tremor, Unruhe und Übelkeit.

Clonidin hemmt die intestinale Peristaltik. Deshalb ist die Gabe von Clonidin bei Patienten mit bestehender Obstipation zu vermeiden.

Clonidin kann aufgrund der Hemmung der zentralen Synthese und Freisetzung von Noradrenalin sowie seiner sedierenden Wirkkomponente beim Delir eingesetzt werden. Da es jedoch keine antipsychotische Wirkung besitzt, bietet es sich als Ergänzung zu Haloperidol an, wenn eine ausgeprägte vegetative Symptomatik vorliegt und eine leichte Sedierung erwünscht ist.

Clonidin eignet sich insbesondere zur Therapie von hypertensiven Krisen oder bei akutem Auftreten einer Hypertonie auf der Intensivstation. Zur längerfristigen Behandlung der Hypertonie sind andere Antihypertonika (z. B. ACE-Hemmer, Calciumantagonisten) aufgrund der fehlenden zentralen vegetativen Dämpfung und sedierenden Wirkung besser geeignet.

Bei hartnäckig einzustellenden hohen Blutdruckwerten ist eine Kombination mit α-Adrenozeptor-Antagonisten (Urapidil, Doxazosin) möglich.

Indikation

Hypertonie, hypertensive Krise, Delir, Analgosedierung.

Dosierung

Hypertensive Krise/Hypertonie

Intravenös

- **Initial:** 75 µg i. v., als sehr langsame Infusion der verdünnten Lösung
- **Bei Bedarf** können bis zu 4 x 150 µg pro Tag i. v. appliziert werden.

Oral

- **Initial:** 150–300 µg p. o. pro Tag aufgeteilt in 2 Einzeldosen (für ca. 2 Wochen)
- **Erhalt:** Je nach Bedarf sind Dosissteigerungen bis max. 900 µg p. o. pro Tag (aufgeteilt in 3 Einzeldosen) möglich

Delir

- 30–120 µg/h i. v.

Patienten mit eingeschränkter Nierenfunktion

Bei Patienten mit stark eingeschränkter Nierenfunktion (Kreatinin-Clearance < 10 ml/min) reichen häufig 50–75 % der normalen Dosierung beim Erwachsenen aus.

Patienten mit eingeschränkter Leberfunktion

Es ist keine Anpassung der Dosis notwendig.

Nebenwirkungen

- Obstipation, Übelkeit, Erbrechen, Schmerzen in den Ohrspeicheldrüsen, Pseudoobstruktion des Colons
- Bradykardie, Hypotonie, Verstärkung von Herzrhythmusstörungen, Verstärkung einer Herzinsuffizienz, selten bei Therapiebeginn Blutdruckanstieg
- Orthostatische Dysregulation, Raynaud-Syndrom
- allergische Hautreaktionen, Exanthem, Urtikaria, Pruritus, Alopezie
- Miktionsstörungen, reduzierte Harnproduktion aufgrund verminderter Perfusion der Niere
- Müdigkeit, Kopfschmerzen
- Parästhesien
- Depression, Verwirrtheit, Halluzinationen
- Akkomodationsstörungen, verminderter Tränenfluss
- Mundtrockenheit

Interaktionen

- **Antidepressiva,** trizyklische: blutdrucksenkende Wirkung ↓, orthostatische Dysregulation ↑
- **Antirheumatika,** nicht-steroidale: blutdrucksenkende Wirkung ↓
- **β-Blocker**: Bradykardie, Herzrhythmusstörungen, AV-Block, periphere Gefäßerkrankung ↑
- **Herzglykoside**: Bradykardie, Herzrhythmusstörungen, AV-Block
- **Neuroleptika**: blutdrucksenkende Wirkung ↓, orthostatische Dysregulation ↑

14.2 α-Adrenozeptor-Antagonisten

Urapidil (z. B. Ebrantil®)

Wirkmechanismus

Urapidil wirkt als Sympatholytikum, indem es periphere α_1-Adrenozeptoren blockiert und damit den Effekt der Katecholamine Adrenalin und Noradrenalin hemmt. Die Sympathikusaktivität wird zusätzlich durch agonistische Wirkung an zentralnervösen Serotonin-Rezeptoren $5\text{-}HT_{1A}$ erniedrigt.

Charakterisierung

- Urapidil passiert die Blut-Hirn-Schranke.
- Die blutdrucksenkende Wirkung wird durch Senkung des peripheren Gefäßwiderstandes erzielt. Das Herzzeitvolumen und die Schlagfrequenz werden nicht beeinflusst.
- Nach intravenöser Applikation tritt die Wirkung nach ca. 2–5 min. ein.
- Die orale Bioverfügbarkeit beträgt ca. 70 %.
- Urapidil wird zum größten Teil in der Leber metabolisiert.
- Die Eliminationshalbwertszeit beträgt ca. 3 h. Die Elimination erfolgt zu 50–70 % renal, der andere Teil fäkal.
- Urapidil wird zu 80 % an Plasmaproteine gebunden.

Die Gabe von Urapidil darf nicht bei Patienten mit Aortenisthmusstenose und arteriovenösem Shunt erfolgen.

Die Therapie mit Urapidil muss bei Patienten mit Herzinsuffizienz (durch Aortenklappen- oder Mitralklappenstenose, Perikarderkrankung, Lungenembolie) sowie mit Leber- und Nierenfunktionsstörungen sorgfältig überwacht werden.

Bei hartnäckig einzustellenden hohen Blutdruckwerten ist eine Kombination mit Clonidin möglich.

Indikation

Hypertonie, hypertensive Krise.

Dosierung

Intravenös

- **Initial:** 10 mg langsam i. v. (2 mg/min), bei Bedarf Wiederholung, fraktionierte Gabe bis 50 mg möglich
- **Erhalt:** 10–30 mg/h

Oral

- **Initial:** 2 x 30–60 mg p. o. pro Tag
- **Erhalt:** 2 x 30–90 mg p. o. pro Tag

Patienten mit eingeschränkter Nierenfunktion

Eine Reduktion der Urapidil-Dosis kann notwendig sein.

Patienten mit eingeschränkter Leberfunktion

Eine Reduktion der Urapidil-Dosis kann notwendig sein.

Nebenwirkungen

- Tachykardie, Bradykardie, Palpitationen, Atemnot
- Übelkeit, Erbrechen
- Müdigkeit
- Schwindel, Kopfschmerzen
- Schweißausbruch
- Allergische Hautreaktionen, wie z. B. Exanthem, Erythem, Pruritus

Interaktionen

- **Cimetidin:** Urapidil-Serumspiegel ↑

Doxazosin (z. B. Doxazosin STADA®)

Wirkmechanismus

Doxazosin blockiert als Sympatholytikum periphere postsynaptische α_1-Adrenozeptoren und senkt damit die Sympathikus-Aktivierung.

Charakterisierung

- Aufgrund der vasodilatierenden Wirkung wird durch Senkung des peripheren Gefäßwiderstandes eine Blutdruckerniedrigung erreicht.
- Doxazosin kann auch zur Therapie der benignen Prostatahyperplasie (BPH) eingesetzt werden, da α_1-Adrenozeptoren in der Prostata- und Blasenhals-Muskulatur blockiert werden.
- Die antihypertensive Wirkung tritt nach oraler Einnahme nach ca. 2–6 h ein und hält ca. 24 h an.
- Die orale Bioverfügbarkeit beträgt ca. 63 %.
- Doxazosin wird fast vollständig in der Leber metabolisiert.
- Die Eliminationshalbwertszeit beträgt 22 h. Doxazosin wird hauptsächlich über die Fäzes eliminiert.
- Die Plasmaproteinbindung ist sehr hoch und beträgt ca. 98 %.

Die vasodilatierende Wirkung erfordert bei Patienten mit Herzinsuffizienz besondere sorgfältige Überwachung.

In Kombination mit Lipidsenkern gibt es Hinweise auf die Zunahme der Risiken für Schlaganfall, Herzinsuffizienz und koronare Herzkrankheit.

Bei hartnäckig einzustellenden hohen Blutdruckwerten ist eine Kombination mit Clonidin möglich.

Die klinische Beobachtung zeigt, dass bei neurochirurgischen Patienten die Einstellung therapierefraktärer hypertensiver Blutdruckwerte mit Doxazosin häufig gelingt.

Im Gegensatz zu nicht-retardierten Formulierungen sind Doxazosin-haltige Retardtabletten in der Regel nicht sondengängig.

Indikation

Hypertonie, benigne Prostatahyperplasie (BPH)

Dosierung

Hypertonie

- **Initial:** 1 x 4 mg p. o. pro Tag (für 1–2 Wochen)
- **Erhalt:** 1–2 x 4–8 mg p. o. pro Tag, maximale Tagesdosis: 16 mg

Benigne Prostatahyperplasie

- **Initial:** 1 x 1 mg p. o. pro Tag (für 1–2 Wochen)
- **Erhalt:** 1 x 2–4 mg p. o. pro Tag, maximale Tagesdosis: 8 mg

Patienten mit eingeschränkter Nierenfunktion

Eine Dosisanpassung ist nicht notwendig.

Patienten mit eingeschränkter Leberfunktion

Bei Patienten mit eingeschränkter Leberfunktion sollte Doxazosin aufgrund der beeinträchtigten Metabolisierung in der Leber unter sorgfältiger Beobachtung eingesetzt werden. Bei Patienten mit stark eingeschränkter Lebersyntheseleistung ist eine Therapie mit Doxazosin nicht ratsam.

Nebenwirkungen

- Palpitationen, Arrhythmie, Angina pectoris, Tachykardie, Myokardinfarkt
- Ödeme, Schwindel, orthostatische Hypotonie, periphere Ischämie, Synkope, zerebrovaskuläre Störungen
- Dyspnoe, Epistaxis, Bronchospasmus, Husten, Pharyngitis, Kehlkopfödem
- Muskelkrämpfe, Muskelschmerzen, Arthralgien, Muskelschwäche
- Tremor, Rigor, Parästhesien
- Übelkeit, Erbrechen, Obstipation, Diarrhoe, Abdominalschmerzen, Dyspepsie, Anorexie, Mundtrockenheit
- Erhöhung der Leberenzymwerte, Ikterus, sehr selten Cholestase, Hepatitis
- Miktionsstörungen, Dysurie
- Somnolenz, Müdigkeit, Apathie, Nervosität, Kopfschmerzen
- Exanthem, Pruritus, Purpura, Alopezie
- Akkomodationsstörungen, abnormer Tränenfluss, Verschwommensehen
- Tinnitus
- Albträume, Gedächtnisverlust, Depressionen, Agitiertheit
- Ödeme, Gesichtsödem
- Fieber
- Hypokaliämie, Hypoglykämie
- Gicht

Interaktionen

- **Antirheumatika, nicht-steroidale:** antihypertensive Wirkung ↓
- **Nitrate:** antihypertensive Wirkung ↑
- **PDE-5-Hemmer** (z. B. Sildenafil, Tadalafil, Vardenafil): symptomatische Hypotonie

14.3 β-Blocker (β-Adrenozeptor-Antagonisten)

Wirkmechanismus

Als Sympatholytikum inhibieren β-Blocker β_1-Rezeptoren am Herzen und β_2-Rezeptoren an der glatten Muskulatur. Sie werden sowohl als Antihypertonikum als auch als Antiarrhythmikum (Klasse II) eingesetzt.

Der antihypertensive Effekt wird durch Blockade der Katecholamin-vermittelten Wirkung an β-Rezeptoren erreicht.

Die Antagonisierung der β-adrenergen Rezeptoren bewirkt außerdem einen antiarrhythmogenen Effekt, indem der durch Katecholamine induzierte Calcium-Einstrom verringert wird. Es resultieren eine verzögerte AV-Überleitung sowie eine Abnahme der Sinusfrequenz.

Insgesamt hemmen β-Blocker die positiv chronotrope, positiv inotrope, positiv dromotrope und arrhythmogene Wirkung des aktivierten sympathischen Nervensystems („Sympathikotonus").

Esmolol (z. B. Esmocard®)

Wirkmechanismus

Esmolol ist ein kardioselektiver β-Blocker, der zur Akutbehandlung von supraventrikulären und ventrikulären Tachykardien und der Hypertonie eingesetzt wird. Esmolol senkt den Blutdruck und die Herzfrequenz durch einen selektiven Antagonismus an adrenergen β_1-Rezeptoren. Es hat einen raschen Wirkungseintritt und eine kurze Halbwertszeit von nur 9 Minuten, weil es im Blut durch Esterasen rasch hydrolysiert wird.

Charakterisierung

- Sofortiger Wirkungseintritt
- Gute Wirkungskontrolle wegen der kurzen Wirkdauer
- Durch die rasche Beendigung der β-Blockade nach kontinuierlicher Gabe ist eine gute Kontrolle der Nebenwirkungen möglich.

Indikationen

- Behandlung der supraventrikulären Tachykardie (ausgenommen Präexzitationssyndrome)
- Zur schnellen Senkung der Ventrikelfrequenz bei Patienten mit Vorhofflimmern (insbesondere postoperativ: Klasse I Empfehlung), Vorhofflattern und bei Sinustachykardie.

Dosierung

- Bolusgaben von 10 mg i. v., falls erforderlich repetitiv
- 50–150 µg/kg KG/min i. v. kontinuierlich

Patienten mit eingeschränkter Nierenfunktion
- Keine Dosisanpassung erforderlich.

Patienten mit eingeschränkter Leberfunktion
- Keine Dosisanpassung erforderlich.

Esmolol darf nicht eingesetzt werden beim kardiogenen Schock, bei AV-Block II. oder III. Grades, Präexzitationssyndromen (z. B. WPW-Syndrom), schwerer Hypotonie, akutem Asthmaanfall.

Esmolol ist nicht für den chronischen Gebrauch indiziert. Es kann aber vor Gabe eines langwirksamen Betablockers die Wirkung einer β-Blockade damit ausgetestet werden. Zur Blutdruckkontrolle bei akuter Aortendissektion wird es empfohlen.

Nebenwirkungen

- symptomatische oder asymptomatische Hypotonie
- Bradykardie
- Krämpfe
- Synkopen, Sprechstörungen
- Bronchospasmus

Interaktionen

- **Amiodaron:** Verlängerung der AV-Überleitungszeit, negativ inotrope Wirkung ↑
- **Antihypertensiva:** Hypotonie-Risiko ↑
- **Barbiturate:** Blutdrucksenkende Wirkung ↑
- **Clonidin:** Risiko Rebound-Hypertonie ↑ bei gleichzeitigem Absetzen
- **Disopyramid:** Verlängerung der AV-Überleitungszeit, negativ inotrope Wirkung ↑

- **Diltiazem:** Risiko AV-Blockade ↑
- **Digoxin:** Digoxin-Blutspiegel ↑ (ca. 10–20 %)
- **Ergotamin-Derivate (z. B. Methergin):** Schwere periphere Vasokonstriktion, Hypertonie
- **Morphin:** Esmolol-Blutspiegel ↑ (um ca. 40 %)
- **Moxonidin:** Risiko Rebound-Hypertonie ↑ bei gleichzeitigem Absetzen
- **Nicht steroidale Antiphlogistika (NSAIDs):** Blutdrucksenkende Wirkung ↓
- **Phenothiazine (z. B. Chlorpromazin):** Blutdrucksenkende Wirkung ↑
- **Trizyklische Antidepressiva (z. B. Amitriptylin):** blutdrucksenkende Wirkung ↑
- **Verapamil:** Risiko AV-Blockade ↑

Metoprolol (z. B. Beloc Zok®)

Charakterisierung

- Metoprolol inhibiert selektiv β_1-adrenerge Rezeptoren, d. h. die Affinität zu β_1-Rezeptoren ist höher als zu β_2-Rezeptoren.
- Unter längerer Gabe von Metoprolol kann sich die Symptomatik einer peripheren arteriellen Verschlusskrankheit verschlechtern.
- Die kardiologische Wirkung ist negativ chronotrop sowie negativ inotrop.
- Die Blutdrucksenkung tritt verzögert ein.
- Die orale Bioverfügbarkeit beträgt ca. 50 % aufgrund des ausgeprägten First-pass-Metabolismus.
- Der Wirkungseintritt nach i. v.-Applikation erfolgt nach ca. 20 Minuten.
- Nach oraler Applikation werden maximale Serumspiegel nach 1,5–2 Stunden erreicht.
- Die Wirkdauer beträgt nach i. v.-Applikation 5–8 Stunden, nach oraler Applikation 10–20 Stunden (sofort freisetzende Formulierung) bzw. etwa 24 Stunden (retardierte Formulierung)
- Der Metabolismus erfolgt über das Cytochrom P-450-Emzymsytem (CYP2D6-Isoenzym) in der Leber.
- Die Eliminationshalbwertszeit beträgt 3–5 Stunden, überwiegend renale Elimination.
- Die Proteinbindung im Plasma beträgt etwa 12 %, überwiegend an Albumin.

Metoprolol ist bei Patienten mit Asthma bronchiale, COPD, kardiogenem Schock, höhergradigem AV-Block und bei kreislaufinsuffizienten Patienten kontraindiziert.

Die Sensibilität auf Allergene und das Ausmaß einer anaphylaktischen Reaktion können erhöht sein. Darauf ist besonders bei Patienten mit schwerer Anaphylaxie in der Anamnese zu achten!

Bei Patienten mit Leberzhirrose oder portocavalem Shunt können erhöhte Metoprolol-Serumspiegel und eine verminderte Clearance auftreten. Die Dosierung muss dementsprechend reduziert werden.

ß-Blocker senken die Herzfrequenz und damit den myokardialen Sauerstoffverbrauch. Deshalb ist Metoprolol das Medikament der Wahl bei hämodynamisch stabilen Patienten mit ischämischer Herzerkrankung.

Sofern keine Kontraindikationen und keine dekompensierte Herzinsuffizienz vorliegen, erhalten Patienten nach einem Myokardinfarkt eine Dauertherapie mit einem ß-Blocker z. B. Metoprolol.

Metoprolol eignet sich aufgrund der relativ guten Verträglichkeit auch als Basisantiarrhythmikum.

Bei Patienten mit kompensierter Herzinsuffizienz kann Metoprolol angewendet werden.

Wird die orale Medikation von einem sofort wirkstofffreisetzenden auf ein retardiertes Präparat umgestellt, so kann die Gesamttagesdosis unverändert bleiben.

Die im Handel erhältlichen Beloc Zok® Retardtabletten können nach Suspendieren in Wasser über eine Sonde appliziert werden. Die Tabletten dürfen geteilt, jedoch wegen der enthaltenen Retardpellets nicht gemörsert werden!

Indikation

Hypertonie, Sinustachykardie, Vorhofflimmern, Vorhofflattern, hämodynamisch stabile ischämische Herzerkrankung

Dosierung

Intravenös

- **Akuttherapie:** 5 mg langsam über 5 Minuten, nach 5–10 Minuten Wiederholung bis zur Gesamtdosis von 15 mg, danach bei hämodynamischer Verträglichkeit Oralisierung (s. u.)

  Falls Metoprolol nur i. v. gegeben werden kann, beträgt die Maximaldosis 20 mg/Tag.

Oral

- **Akuttherapie:** Ca. 50 mg* 15 Minuten nach der letzten i. v. Injektion; in den folgenden 48 Stunden: 4 x ca. 50 mg* pro Tag
- Falls die klinische Situation keinen sofortigen Wirkungseintritt erfordert, kann die Therapie auch oral mit ca. 50 mg* Metoprolol begonnen werden. Anschließend auf 2 x ca. 50 mg/Tag* steigern, dann bei Bedarf 2 x ca. 100 mg/Tag*.

  Falls während der vorausgegangen i. v.-Therapie die Gesamtdosis von 15 mg nicht vertragen wurde, sollte mit 1 x ca. 25 mg*p. o. begonnen werden!

- **Erhaltungstherapie:** Ca. 100–200 mg* p. o. pro Tag

  * Die im Handel erhältlichen Beloc Zok®, Beloc Zok® mite bzw. Beloc Zok® Herz Retard-Tabletten beinhalten 95 mg, 47,5 mg bzw. 23,75 mg Metoprolol pro Retard-Tablette.

Patienten mit eingeschränkter Nierenfunktion

- Keine Dosisanpassung erforderlich.

Patienten mit eingeschränkter Leberfunktion

- Bei Patienten mit schwerer Leberfunktionsstörung (Leberzhirrhose, Child-Pugh C) muss die Dosis reduziert werden.

Nebenwirkungen

- Bradykardie
- Müdigkeit, Schlafstörungen
- Schwindel
- depressive Verstimmungen
- Gastrointestinale Beschwerden (Obstipation, Diarrhoe, Erbrechen)
- Kopfschmerzen
- Muskelkrämpfe, Parästhesien
- Bronchospasmus, Atemnot
- Exantheme, Rötungen, Juckreiz
- übermäßiges Schwitzen
- Kältegefühl in den Extremitäten
- Erhöhung der Lebertransaminasen, Hepatitis
- Thrombozytopenie, Leukopenie

Interaktionen

- **Amiodaron:** bradykarder Effekt ↑
- **Andere Antiarrhythmika** (CYP 450-(CYP2D6)-Enzymsubstrat): kardiodepressive Wirkung ↑, Metoprolol-Plasmaspiegel ↑
- **Antidepressiva, trizyklische:** Blutdruck ↓, Metoprolol-Plasmaspiegel ↑
- **Antihistaminika** (CYP 450-(CYP2D6)-Enzymsubstrat): Metoprolol-Plasmaspiegel ↑
- **Barbiturate:** Blutdruck ↓, Metabolismus von Metoprolol ↑
- **Calciumantagonisten,** Non-Dihydropyridine (z. B. Diltiazem, Verapamil): Blutdruck ↓
- **Clonidin:** bradykarder Effekt ↑
- **Digoxin:** bradykarder Effekt ↑
- **Diuretika:** Blutdruck ↓
- **Insulin/Antidiabetika:** hypoglykämische Wirkung ↑, Warnzeichen einer Hypoglykämie (z. B. Tachykardie) ↓
- **H_2- Antihistaminika** (CYP 450-(CYP2D6)-Enzymsubstrat): Metoprolol-Plasmaspiegel ↑

- **MAO-Hemmer**: überschießende Hypertension (kontraindiziert!)
- **Muskelrelaxanzien**, periphere: neuromuskuläre Blockade ↑
- **Narkotika**: Blutdruck ↓
- **Neuroleptika** (CYP 450-(CYP2D6)-Enzymsubstrat): Metoprolol-Plasmaspiegel ↑
- **Nifedipin**: Blutdruck ↓
- **Phenothiazine**: Blutdruck ↓
- **Rifampicin**: blutdrucksenkende Wirkung ↓, Metabolismus von Metoprolol ↑
- **Selektive Serotonin-Wiederaufnahmehemmer**: bradykarder Effekt ↑
- **Vasodilatatoren**: Blutdruck ↓

Bisoprolol (z. B. Concor®)

Charakterisierung

- Bisoprolol ist ein β_1-selektiver β-Blocker. Die Affinität zu β_2-Rezeptoren ist so gering, dass keine klinisch relevanten Wirkungen an Bronchien und Gefäßen zu erwarten sind.
- Die kardiologische Wirkung ist negativ chronotrop. Bisoprolol vermindert zudem die Herzkontraktilität und reduziert damit insgesamt den Sauerstoffverbrauch.
- Die orale Bioverfügbarkeit beträgt etwa 90 %. Bisoprolol besitzt nur einen geringen First-pass-Effekt (≤ 10 %).
- Nach oraler Gabe tritt die Wirkung nach ca. 3–4 Stunden ein. Eine maximale antihypertensive Wirkung ist allerdings erst nach längerer Einnahme (ca. 2 Wochen) zu beobachten.
- Der Metabolismus in inaktive Stoffwechselprodukte findet zu 50 % in der Leber statt.
- Bisoprolol weist eine Eliminationshalbwertszeit von 10–12 h auf. Die Elimination erfolgt renal.
- Bisoprolol wird zu 30 % an Plasmaproteine gebunden.

Bisoprolol ist bei Patienten mit starkem Asthma bronchiale, starker COPD, kardiogenem Schock, höhergradigem AV-Block, Sinusknotensyndrom, sinuatrialem Block, Spätstadien der peripheren arteriellen Verschlusskrankheit, Raynaud-Syndrom, Herzinsuffizienz und bei kreislaufinsuffizienten Patienten (Bradykardie, Hypotonie) kontraindiziert.

Die Sensibilität auf Allergene und das Ausmaß einer anaphylaktischen Reaktion können erhöht sein. Darauf ist besonders bei Patienten mit schwerer Anaphylaxie in der Anamnese zu achten!

Soll bei Patienten mit koronarer Herzkrankheit die Therapie beendet werden, muss Bisoprolol ausschleichend abgesetzt werden, um eine erneute Zunahme der Symptomatik zu vermeiden. Dabei wird die Dosis wochenweise halbiert.

Bisoprolol ist zur längerfristigen Therapie der Angina pectoris sowie für Patienten mit koronarer Herzkrankheit geeignet.

Zur Akutbehandlung des Hypertonus ist im Rahmen der Intensivtherapie Metoprolol aufgrund des schnelleren Wirkeintritts und der besseren Steuerbarkeit (kürzere Halbwertszeit) vorteilhafter.

Die in Handel erhältlichen Filmtabletten sind in der Regel mörserbar bzw. suspendierbar und können daher über die Sonde appliziert werden.

Indikation

Hypertonie, koronare Herzkrankheit, Angina pectoris.

Dosierung

- 1 x 5–10 mg p. o. pro Tag
- **Maximale Tagesdosis**: 20 mg p. o. pro Tag

Patienten mit eingeschränkter Nierenfunktion

- Keine Anpassung der Dosis notwendig. Die maximale Tagesdosis beträgt 10 mg.

Patienten mit eingeschränkter Leberfunktion

- Keine Anpassung der Dosis notwendig. Die maximale Tagesdosis beträgt 10 mg.

Nebenwirkungen

- Bradykardie, AV-Erregungsleitungsstörung, Zunahme der Herzinsuffizienz
- Müdigkeit, Asthenie, Schlafstörungen
- depressive Verstimmungen, Halluzinationen, Albträume
- Gastrointestinale Beschwerden (Obstipation, Diarrhoe, Erbrechen)
- Kopfschmerzen, Synkope
- Muskelkrämpfe, Muskelschwäche
- Bronchospasmus (bei Patienten mit COPD oder Asthma bronchiale),
- Allergische Reaktionen wie z. B. Pruritus, Exanthem, Rhinitis
- Kältegefühl/Taubheit in den Extremitäten
- Hepatitis
- Hörstörungen
- sehr selten Psoriasis oder Verschlimmerung der Symptomatik

Interaktionen

- **Amiodaron**: bradykarder Effekt ↑
- **Antiarrhythmika der Klasse I** (z. B. Chinidin, Propafenon): kardiodepressive Wirkung ↑ („Verstärkung der Wirkung auf atriale Überleitungszeit und der negativ inotropen Wirkung")
- **Antiphlogistika,** nicht-steroidale: blutdrucksenkende Wirkung ↓
- **Antidepressiva,** trizyklische: Blutdruck ↓
- **Barbiturate**: Blutdruck ↓
- **Calciumantagonisten,** Non-Dihydropyridine (z. B. Diltiazem, Verapamil): Blutdruck ↓, AV-Block
- **Clonidin**: bradykarder Effekt ↑, Vasodilatation
- **Digoxin, Digitoxin**: bradykarder Effekt ↑, atrioventrikuläre Überleitungszeit ↑
- **Diuretika**: Blutdruck ↓
- **Insulin/Antidiabetika**: Hypoglykämische Wirkung ↑, Warnzeichen einer Hypoglykämie (z-B. Tachykardie) ↓
- **MAO-Hemmer** (v. a. MAO-A-Hemmer): Blutdruck ↓, hypertensive Krise
- **Mefloquin**: Blutdruck ↓, hypertensive Krise
- **Narkotika**: Blutdruck ↓, Reflextachykardie ↓
- **Nifedipin**: Blutdruck ↓
- **Parasympathomimetika**: Bradykardie ↑, atrioventrikuläre Überleitungszeit ↑
- **Phenothiazine**: Blutdruck ↓
- **Sympathomimetika**: gegenseitige Wirkungsabschwächung möglich; bei α- und β-Agonisten Blutdruckerhöhung möglich

Exkurs: Propranolol (z. B. Dociton®)

Bei Propranolol handelt es sich um einen nichtselektiven β-Blocker, d. h. die Affinitäten zu β_1- und β_2-Rezeptoren sind in etwa gleich. Aufgrund der im Vergleich zu Metoprolol höheren Lipophilie ist die Anreicherung in Lunge und Gehirn stärker.

Da Tremor hauptsächlich durch β_2-Rezeptor-Aktivierung entsteht, eignet sich Propranolol in Kombination mit Antiparkinsonmitteln zur Behandlung von Patienten mit Parkinson. Die Praxis zeigt außerdem, dass bei neurochirurgischen Patienten eine verbesserte antihypertensive Wirkung mit Propranolol als mit β_1-selektiven β-Blockern erzielt werden kann. Außerdem kann auch eine leichte vegetative Dämpfung erreicht werden.

Dosis: 3 x 10 mg – 40 mg p. o.

14.4 Calciumantagonisten (Calciumkanalblocker)

Amlodipin (z. B. Norvasc®)

Wirkmechanismus

Amlodipin blockiert die langsamen, spannungsabhängigen Calciumkanäle (L-Typ-Calciumkanäle) und verhindert damit den Calcium-Einstrom in die Myokard- und glatten Gefäßmuskelzellen. Als Folgen ergeben sich aufgrund der geringeren Calcium-abhängigen Myosin-ATPase-Aktivität ein reduzierter Sauerstoffbedarf des Herzens sowie eine Abnahme des Gefäßmuskeltonus und damit eine Vasodilatation an den Arterien und Arteriolen.

Charakterisierung

- Amlodipin gehört zu den Calciumantagonisten des 1,4-Dihydropyridin-Typs (Nifedipin-Typ).
- Amlodipin senkt den koronaren und peripheren Widerstand (Erniedrigung der Vorlast und Nachlast) und damit den Blutdruck. Während die Herzfrequenz aufgrund der Sympathikusaktivierung reflektorisch leicht ansteigen kann, bleiben AV-Überleitung und Wirkungen auf den Sinusknoten (PQ-Zeit) sowie Herzkontraktilität weitgehend unbeeinflusst. 1,4-Dihydropyridine wirken in der Gruppe der Calciumantagonisten am stärksten vasodilatatorisch. Amlodipin besitzt keine antiarrhythmische Wirkung.
- Amlodipin wirkt durch Erniedrigung des myokardialen Sauerstoffbedarfs anti-anginös.
- Die orale Bioverfügbarkeit beträgt ca. 60-80 %.
- Der antihypertensive Effekt tritt nach 30-50 min. ein und hält ca. 24 h an.
- Amlodipin wird über das Cytochrom P-450-Enzymsystem (v. a. CYP3A4) in der Leber metabolisiert.
- Die Eliminationshalbwertszeit ist mit 35-50 h sehr lang. Amlodipin wird renal ausgeschieden.
- Die Plasmaproteinbindung beträgt ca. 98 %.

Die Gabe von Amlodipin ist bei Patienten mit höhergradiger Aortenstenose, instabiler Angina pectoris, nach akutem Myokardinfarkt (< 4 Wochen), Herz-Kreislauf-Schock oder mit stark eingeschränkter Leberfunktion kontraindiziert.

Amlodipin ist aufgrund der langsam einsetzenden und langen Eliminationshalbwertszeit nicht zur akuten Therapie des Hypertonus oder bei hypertensiven Krisen geeignet, sondern nur zur langfristigen medikamentösen Einstellung.

Während sowohl Calciumantagonisten vom Phenylalkylamin-Typ (Verapamil, Gallopamil) als auch vom Benzothiazepin-Typ (Diltiazem) aufgrund ihres negativ chronotropen und negativ dromotropen Potenzials eine antiarrhythmische Wirkung besitzen, können Calciumkanalblocker vom 1,4-Dihydropyridin-Typ (z. B. Amlodipin, Nifedipin) nicht an die Tertiärstruktur des Calciumkanals in der Repolarisationsphase (Phase 3) binden. Sie wirken daher nicht Rhythmus-stabilisierend oder bradykardisierend.

Amlodipin kann zur Langzeitbehandlung von Patienten mit Angina pectoris eingesetzt werden. Die Belastbarkeit des Patienten kann dadurch erhöht sowie der Nitratbedarf zur Anfallstherapie erniedrigt werden.

Da Amlodipin als Calciumantagonist vom 1,4-Dihydropyridin-Typ keine negativ dromotrope Wirkung besitzt, kann es mit ß-Blockern kombiniert werden (im Gegensatz zu Calciumantagonisten vom Phenylalkylamin-Typ (Verapamil) oder Benzothiazepin-Typ (Diltiazem)!).

Amlodipin kann aufgrund der fehlenden bradykardisierenden Wirkung auch bei Patienten mit bradykarden Herzrhythmusstörungen eingesetzt werden.

Zur Akutbehandlung einer hypertensiven Krise kann aufgrund der sublingualen Applikationsform Nitrendipin eingesetzt werden (z. B. Bayotensin akut®)

Indikation

Hypertonie, chronisch stabile Angina pectoris, vasospastische Angina pectoris, koronare Herzkrankheit.

Dosierung

- 1 x 5 mg p. o. pro Tag
- **Maximale Tageshöchsdosis:** 10 mg (2 x 5 mg p. o.)

Patienten mit eingeschränkter Nierenfunktion

- Keine Dosisanpassung erforderlich.

Patienten mit eingeschränkter Leberfunktion

- Die verlängerte Halbwertszeit ist bei insuffizienter Leberfunktion zu berücksichtigen. Aufgrund der hepatischen Metabolisierung ist eine Anwendung bei Patienten mit stark eingeschränkter Lebersyntheseleistung kontraindiziert.

Nebenwirkungen

- Tachykardie, Palpitationen, bei instabiler Angina pectoris evtl. Zunahme der AP-Beschwerden
- Abdominalschmerzen, Übelkeit, Erbrechen, Diarrhoe
- periphere Ödeme (z. B. Beinödeme)
- Exanthem, Erythem, Purpura, Hautverfärbungen, Pruritus, Alopezie; sehr selten Erythema exsudativum multiforme, Angioödem und Urtikaria
- Arthralgien, Myalgien, Krämpfe
- Miktionsbeschwerden
- vermehrtes Schwitzen
- Dyspnoe
- Schläfrigkeit, Müdigkeit, Schwindel, Kopfschmerzen (hauptsächlich am Therapiebeginn)
- Tremor, Hypästhesie, Parästhesie
- Synkope
- Schlafstörungen, Stimmungsschwankungen
- Geschmacksstörungen, Sehstörungen, Tinnitus
- Rhinitis
- Gewichtsveränderungen
- sehr selten Leukopenie, Thrombozytopenie
- sehr selten Anstieg der Lebertransaminasen, Hepatitis, intrahepatische Cholestase, Ikterus

Interaktionen

Da Amlodipin hauptsächlich über das Cytochrom P-450-Isoenzym CYP3A4 metabolisiert wird, muss damit gerechnet werden, dass die kombinierte Gabe von starken CYP3A4-Inhibitoren (z. B. Voriconazol, Clarithromycin, Ritonavir) bzw. -Induktoren (z. B. Rifampicin, Phenytoin, Carbamazepin) zu Interaktionen mit Amlodipin führen kann. Dementsprechende Studien fehlen allerdings bisher.

- **Antidepressiva**, trizyklische: Blutdruck ↓
- **β-Blocker:** Bei Patienten mit Herzinsuffizienz führt die Kombination zu einer Verschlechterung der Symptome.
- **Nitrate** (z. B. Nitroprussidnatrium, Glyceroltrinitrat): Blutdruck ↓

Exkurs: Nimodipin (z. B. Nimotop®) zur Vasospasmusprophylaxe

Nimodipin gehört wie Amlodipin zu den Calciumantagonisten des 1,4-Dihydropyridin-Typs, also zu der Gruppe der Calciumantagonisten mit den stärksten vasodilatatorischen Eigenschaften. Calciumantagonisten besitzen das Potenzial Vasospasmen zu beseitigen, weshalb sich Nimodipin aufgrund seiner hohen Lipophilie und damit hohen ZNS-Gängigkeit für den Einsatz zur zerebralen Vasospasmus-Prophylaxe bzw. -Therapie bei neurochirurgischen Patienten nach subarachnoidaler Blutung eignet. Ischämie-bedingte, neurologische Schäden sollen damit verhindert werden.

Dosierung 6 x 60 mg Nimodipin p. o. pro Tag.

14.5 ACE-Hemmer

Wirkmechanismus

Indem ACE-Hemmer an das aktive Zentrum binden, blockieren sie das Angiotensin-Konversions-Enzym (ACE) und inhibieren damit die katalysierte Umwandlung von Angiotensin I in das vasokonstriktorisch wirksame Angiotensin II. Neben der Hemmung der vasokonstriktorischen Aktivität, wird ebenso die Angiotensin II-vermittelte Synthese und Freisetzung des Aldosterons aus der Nebennierenrinde vermindert. Beides führt zu einer Störung des Renin-Angiotensin-Aldosteron-Systems (RAAS) und damit zu dem antihypertensiven Effekt.

Zusätzlich bewirkt die Inhibition des Angiotensin-Konversions-Enzyms, welches mit der Kininase II identisch ist, eine Hemmung der Inaktivierung der Kinine (Bradykinin, Kallidin) und der Substanz P, die über Stickstoffmonoxid (NO)- und Prostaglandin (PGI_2, PGE_2)-Freisetzung vasodilatierend wirken.

Werden für die Hämodialyse oder Hämofiltration High-Flux-Membranen (z. B. AN 69®) verwendet, so kann die Gabe von ACE-Hemmern zu einem Bradykinin-Release-Syndrom führen. Die Folge ist eine ausgeprägte Hypotonie.

Bei der vaskulären Versorgung des Glomerulum unterscheidet man ein Vas afferens (zuführende Arteriole) und ein Vas efferens (abführende Arteriole). Bei einem Abfall der Nierendurchblutung kann durch Konstriktion des Vas efferens der Druck in den Kapillaren des Glomerulum wieder erhöht und damit die Filtrationsleistung aufrechterhalten werden. Dieser Kompensationsmechanismus wird wesentlich auch von Angiotensin II vermittelt. Durch die Gabe von ACE-Hemmern wird dieser Regelkreis blockiert mit der Folge einer Dilatation des Vas efferens, einer Abnahme des Filtrationsdruckes im Glomerulum und einer Verschlechterung der Nierenfunktion.

Beim hämodynamisch instabilen Patienten sowie beim Vorliegen von Nierenperfusionsstörungen können ACE-Hemmer eine drastische Verschlechterung der Nierenfunktion bewirken. Eine Therapie mit diesen Medikamenten darf in diesen Situationen nicht begonnen, eine bestehende Vormedikation mit ihnen muss abgesetzt werden.

Im Rahmen der differentialdiagnostischen Überlegungen bei unklarer Verschlechterung der Nierenfunktion sollten ACE-Hemmer abgesetzt werden.

Die Anwendung bei Patienten mit Nierenarterienstenose ist aus Sicht der Autoren nicht empfehlenswert.

Da durch Hemmung des Angiotensin-Konversions-Enzyms und damit Hemmung der Kininase II die Konzentration an proinflammatorischen Mediatoren (Prostaglandine, Substanz P) erhöht ist, können als Nebenwirkungen trockener Husten („ACE-Husten") und angioneurotische Ödeme auftreten. Diese Ödeme verursachen lebensbedrohliche Schwellungen der Schleimhäute im Bereich der oberen Atemwege.

Die Gabe von ACE-Hemmern kann zu einer symptomatischen Hypotonie führen, insbesondere bei Volumenmangel und bei Patienten mit Herzinsuffizienz sowie bei Patienten, die mit Diuretika in hohen Dosen vortherapiert sind.

ACE-Hemmer sollten in der Regel nicht mit kaliumsparenden Diuretika (z. B. Spironolacton, Triamteren, Amilorid) kombiniert werden, da sonst leicht Hyperkaliämien hervorgerufen werden können.

Zudem können weitere Risikofaktoren in Kombination mit ACE-Hemmern Hyperkaliämien induzieren: Eingeschränkte Nierenfunktion, Alter > 70 Jahre, Diabetes mellitus, Dehydratation, metabolische Azidose und akute Herzdekompensation. Schwere Arrhythmien sind möglicherweise die Folge.

Bei diabetischer Nephropathie mit eingeschränkter Nierenfunktion (erhöhtes Kreatinin) erweist sich eine Medikation mit ACE-Hemmern als vorteilhaft: Der glomeruläre Perfusionsdruck ist bei diabetischer Nephropathie pathologisch erhöht. Die Gabe von ACE-Hemmern bewirkt eine Dilatation des Vas efferens mit konsekutivem Abfall des Druckes im Glomerulum. Die durch erhöhte Drücke im Glomerulum fortschreitende Schädigung der Niere wird gemildert.

Aufgrund der Bradykinin-Zunahme im Myokard wird den ACE-Hemmern eine protektive Wirkung auf das Herz zugeschrieben.

Zur Therapie der Herzinsuffizienz werden ACE-Hemmer in der Regel mit Diuretika und bei Bedarf mit einem ß-Blocker kombiniert.

Für Patienten nach Myokardinfarkt empfiehlt sich eine dauerhafte Therapie mit ACE-Hemmern.

ACE-Hemmer sind überwiegend gut verträgliche Substanzen, die zur antihypertensiven Therapie eingesetzt werden.

Während der Therapie mit ACE-Hemmern sollten die Kalium- und Kreatininwerte insbesondere bei Patienten mit eingeschränkter Nierenfunktion regelmäßig kontrolliert werden.

Die gebräuchlichen ACE-Hemmer ähneln sich in ihrer Wirkung und in ihrem Nebenwirkungsprofil. Exemplarisch werden Enalapril und Ramipril näher behandelt. Die Äquivalenzdosierungen weiterer ACE-Hemmer können der Tabelle 2 entnommen werden.

Enalapril (z. B. Xanef®)

Charakterisierung

- Enalapril senkt den peripheren Widerstand und damit die Nachlast.
- Enalapril ist ein Prodrug und wird in der Leber durch Hydrolyse des Esters in die aktive Substanz Enalaprilat umgewandelt.
- Die orale Bioverfügbarkeit des Enalaprilats beträgt etwa 40 %.
- Der antihypertensive Effekt tritt nach ca. 1 h ein und erreicht sein Maximum nach ca. 4–6 h.
- Eine antihypertensive Wirkdauer von etwa 24 h kann erwartet werden.
- Die Eliminationshalbwertszeit des Enalaprilats beträgt 35 h. Die Ausscheidung erfolgt hauptsächlich renal.
- Enalaprilat wird zu 50–60 % an Plasmaproteine gebunden.

Enalapril-haltige Tabletten können gemörsert und suspendiert werden und sind damit für die Sondenapplikation geeignet.

Indikation

Hypertonie, Herzinsuffizienz, (diabetische Nephropathie: siehe Praxistipp).

Dosierung

Hypertonie

- **Initial:** 1 x 5–10 mg p. o. pro Tag

Tab. 2 Äquivalenztabelle einer Auswahl von ACE-Hemmern

	Benazepril	Captopril	Enalapril	Fosinopril	Lisinopril	Quinapril	Ramipril
Handelspräparat (Beispiel)	Cibacen®	Tensobon®	Xanef®	Dynacil®	Acerbon®	Accupro®	Delix®
Übliche Tagesdosis [mg]	2,5 bis 20	6,25 bis 100	2,5 bis 20	10 bis 20	2,5 bis 20	5 bis 20	2,5 bis 10
Tageshöchstdosis [mg]	40	150	40	40	40	40	10
Durchschnittliche Äquivalenzdosis [mg]	10	50	10	15	10	10	2,5
Applikation der Tagesdosis	Einmalgabe oder 2 x tgl.	Einmalgabe (max. 50 mg) oder 2–3 x tgl.	Einmalgabe oder 2 x tgl.	Einmalgabe	Einmalgabe	Einmalgabe oder 2 x tgl.	Einmalgabe oder 2 x tgl.

- **Erhalt:** 2 x 10 mg p. o. pro Tag
- **Maximale Tagesdosis:** 40 mg pro Tag (2 x 20 mg)

Herzinsuffizienz

- **Initial:** 1 x 2,5 mg p. o. pro Tag für 1–3 Tage, danach 1 x 5 mg p. o. pro Tag für 4–7 Tage
- **Erhalt:** schrittweise Erhöhung (über 2–4 Wochen), falls erforderlich auf 2 x 10 mg pro Tag
- **Maximale Tagesdosis:** 40 mg pro Tag (2 x 20 mg)

Patienten mit eingeschränkter Nierenfunktion

Bei eingeschränkter Nierenfunktion werden folgende Dosisanpassungen empfohlen:

- **Kreatinin-Clearance 80–30 ml/min:** 1 x 5–10 mg p. o. pro Tag
- **Kreatinin-Clearance 30–10 ml/min:** 1 x 2,5 mg p. o. pro Tag
- **Kreatinin-Clearance < 10 ml/min:** 2,5 mg an den Dialyse-Tagen als zusätzliche Dosis

Enalaprilat wird dialysiert. An den Tagen ohne Dialyse erfolgt die Dosierung entsprechend der gewünschten blutdrucksenkenden Wirkung.

Werden für die Hämodialyse High-Flux-Membranen (z. B. AN 69®) verwendet, so kann die Gabe von ACE-Hemmern zu einem Bradykinin-Release-Syndrom führen. Die Folge ist eine ausgeprägte Hypotonie.

Patienten mit eingeschränkter Leberfunktion

Eine Anpassung der Dosis ist nicht notwendig.

Nebenwirkungen

- Hypotonie, Synkope, Herzrhythmusstörungen, Angina pectoris, Tachykardie, Palpitationen,
- trockener Husten (ACE-Husten), Dyspnoe, Rhinorrhoe, Rhinitis, Halsschmerzen, Heiserkeit, Bronchospasmus, Asthma, pulmonale Infiltrate, allergische Alveolitis, eosinophile Pneumonie
- Angioneurotische Ödeme
- Hyperkaliämie, Hyponatriämie
- Hypoglykämie
- Übelkeit, Diarrhoe, Obstipation, Erbrechen, Abdominalschmerzen, Ileus, Pankreatitis, Dyspepsie, peptisches Ulkus, Stomatitis, Glossitis, sehr selten intestinales Angioödem
- Exanthem, Pruritus, Urtikaria, Alopezie, Erythema multiforme, Stevens-Johnson-Syndrom, exfoliative Dermatitis, toxische epidermale Nekrolyse (Lyell-Syndrom), Pemphigus, Erythrodermie
- Kopfschmerzen, Depression, Nervosität, Verwirrtheit, Schläfrigkeit, Schlafstörungen
- Parästhesien
- Schwindel
- Anstieg der Leberenzymwerte, Bilirubinanstieg, Hepatitis, cholestatischer Ikterus
- Serumkreatininanstieg, Harnstofferhöhung, Nierenfunktionsstörungen, Nierenversagen, Proteinurie, Oligurie
- Neutropenie, Thrombozytopenie, Agranulozytose, Anämie, Hämoglobin- und Hämatokrit-Abfall, Knochenmarkdepression, Panzytopenie, Lymphknotenschwellung
- Asthenie, Krämpfe
- Tinnitus

Interaktionen

- **Acetylsalicylsäure** (ASS): Antihypertensive Wirkung ↓ Diese Interaktion ist dosisabhängig. Während 100 mg ASS keine Probleme verursachen, beeinträchtigen 300 mg ASS möglicherweise die antihypertensive Wirkung.
- **Allopurinol:** Schwere Infektionen, die zum Teil Antibiotika-resistent sind.
- **Antidepressiva**, trizyklische: Blutdruck ↓
- **Antiphlogistika**, nicht steroidale: Antihypertensive Wirkung ↓, Verschlechterung der Nierenfunktion, Kalium-Serumkonzentration ↑
- **Diuretika:** Hypotonie (insbesondere bei hoch dosierter Diuretika-Gabe)
- **Diuretika, kaliumsparende** (z. B. Spironolacton, Triamteren, Amilorid): Hyperkaliämie

- **Gold** (z. B. Natriumaurothiamalat): Nitritoide Reaktionen (Hypotonie, Übelkeit, Erbrechen, Flush)
- **Immunsuppressiva**: Schwere Infektionen, die zum Teil Antibiotika-resistent sind.
- **Insulin/orale Antidiabetika**: Hypoglykämie
- **Lithium**: Lithium-Serumkonzentration ↑, toxische Lithium-Wirkungen ↑. Eine Kombination ist daher zu vermeiden.
- **Neuroleptika**: Blutdruck ↓
- **Procainamid**: Schwere Infektionen, die zum Teil Antibiotika-resistent sind.
- **Sympathomimetika**: Antihypertensive Wirkung ↓

Ramipril (z. B. Delix®)

Charakterisierung

- Ramipril senkt den peripheren Widerstand und damit die Nachlast.
- Ramipril ist ein Prodrug und wird in der Leber durch Hydrolyse des Esters in die aktive Substanz Ramiprilat umgewandelt.
- Die orale Bioverfügbarkeit des Ramiprils ist dosisabhängig und ist im Bereich zwischen 15–28 %. Die orale Bioverfügbarkeit des Ramiprilats beträgt 45 %.
- Die antihypertensive Wirkung tritt nach oraler Applikation nach 1,5 h ein und erreicht sein Maximum nach 5–9 h.
- Ramiprilat wird phasenweise eliminiert. Die „effektive" Eliminationshalbwertszeit beträgt 13–17 h, die terminale Eliminationshalbwertszeit 4–5 Tage. Die Ausscheidung erfolgt zu ca. 60 % über den Urin und zu ca. 40 % über die Fäzes.
- Die Plasmaproteinbindung von Ramipril beträgt etwa 73 %, von Ramiprilat etwa 56 %.

Ramipril-haltige Tabletten können gemörsert und suspendiert werden und sind damit für die Sondenapplikation geeignet.

Indikation

Hypertonie, Herzinsuffizienz, nicht-diabetische glomeruläre Nephropathie, Prophylaxe nach Myokardinfarkt.

Dosierung

Hypertonie

- **Initial:** 1 x 2,5 mg p. o. pro Tag
- **Nach ca. 3 Wochen** kann bei Bedarf die Dosis auf 1 x 5 mg p. o. pro Tag erhöht werden.
- **Die maximale Tagesdosis** beträgt 10 mg pro Tag

Herzinsuffizienz

- **Initial:** 2 x 1,25–2,5 mg p. o. pro Tag für 1–2 Tage
- **Bei Bedarf** kann die Dosis auf 2 x 5 mg p. o. pro Tag schrittweise (alle 1–2 Tage) erhöht werden.

Nicht-diabetische glomeruläre Nephropathie

- **Initial:** 1 x 1,25 mg p. o. pro Tag
- Alle 2–3 Wochen kann bei Bedarf die Dosis schrittweise auf maximal 1 x 5 mg p. o. pro Tag erhöht werden.

Patienten mit eingeschränkter Nierenfunktion

- Initial: 1 x 1,25 mg p. o. pro Tag; Erhalt: 1 x 2,5 mg p. o. pro Tag. Die maximale Tagesdosis beträgt 5 mg (2 x 2,5 mg).
- Dialysepatienten dürfen nicht mit Ramipril behandelt werden, da die Datenlage derzeit noch ungenügend ist.

Patienten mit eingeschränkter Leberfunktion

- Aufgrund unzureichender Daten ist die Therapie bei Patienten mit eingeschränkter Lebersyntheseleistung kontraindiziert.

Nebenwirkungen

- Hypotonie, Synkope, Herzrhythmusstörungen, Angina pectoris, Tachykardie, Palpitationen

- trockener Husten (ACE-Husten), Dyspnoe, Rhinorrhoe, Rhinitis, Halsschmerzen, Heiserkeit, Bronchospasmus, Asthma, pulmonale Infiltrate, allergische Alveolitis, eosinophile Pneumonie
- Angioneurotische Ödeme
- Hyperkaliämie, Hyponatriämie
- Hypoglykämie
- Übelkeit, Diarrhoe, Obstipation, Erbrechen, Abdominalschmerzen, Ileus, Pankreatitis, Dyspepsie, peptischer Ulkus, Stomatitis, Glossitis, sehr selten intestinales Angioödem
- Exanthem, Pruritus, Urtikaria, Alopezie, Erythema multiforme, Stevens-Johnson-Syndrom, exfoliative Dermatitis, toxische epidermale Nekrolyse (Lyell-Syndrom), Pemphigus, Erythrodermie
- Kopfschmerzen, Depression, Nervosität, Verwirrtheit, Schläfrigkeit, Schlafstörungen
- Parästhesien
- Schwindel
- Anstieg der Leberenzymwerte, Bilirubinanstieg, Hepatitis, cholestatischer Ikterus
- Serumkreatininanstieg, Harnstofferhöhung, Nierenfunktionsstörungen, Nierenversagen, Proteinurie, Oligurie
- Neutropenie, Thrombozytopenie, Agranulozytose, Anämie, Hämoglobin- und Hämatokrit-Abfall, Knochenmarkdepression, Panzytopenie, Lymphknotenschwellung, Eosinophilie
- Asthenie
- Tinnitus

Interaktionen

- **Acetylsalicylsäure** (ASS): Antihypertensive Wirkung ↓. Diese Interaktion ist dosisabhängig. Während 100 mg ASS keine Probleme verursachen, beeinträchtigen 300 mg ASS möglicherweise die antihypertensive Wirkung.
- **Allopurinol**: Leukopenie
- **Antidepressiva,** trizyklische: Blutdruck ↓
- **Antiphlogistika,** nicht steroidale: Antihypertensive Wirkung ↓, Verschlechterung der Nierenfunktion, Kalium-Serumkonzentration ↑
- **Diuretika**: Hypotonie (insbesondere bei hoch dosierter Diuretika-Gabe)
- **Diuretika, kaliumsparende** (z. B. Spironolacton, Triamteren, Amilorid): Kalium-Serumkonzentration ↑
- **Glukokortikoide**: Leukopenie
- **Heparin**: Kalium-Serumkonzentration ↑
- **Immunsuppressiva**: Schwere Infektionen, die zum Teil Antibiotika-resistent sind.
- **Insulin/orale Antidiabetika**: Hypoglykämie
- **Lithium**: Lithium-Serumkonzentration ↑, toxische Lithium-Wirkungen ↑. Eine Kombination ist daher zu vermeiden.
- **Neuroleptika**: Blutdruck ↓
- **Procainamid**: Leukopenie
- **Sympathomimetika**: Antihypertensive Wirkung ↓

14.6 Nitrovasodilatatoren

Glyceroltrinitrat (z. B. Nitrolingual® infus.)

Wirkmechanismus

Stickstoffmonoxid (NO) vermittelt kommt es zu einer Relaxierung der glatten Gefäßmuskulatur und damit zu einer Vasodilatation. Dies findet hauptsächlich im venösen Kreislaufschenkel, in den großen Arterien sowie in den Koronararterien mit intakter Gefäßwand statt und weniger in den Widerstandsgefäßen (Arteriolen). Durch die Verminderung des Blutrückstroms zum Herzen und durch die Vasodilatation im arteriellen Kreislauf werden Vor- und Nachlast des Herzens gesenkt.

Charakterisierung

- Bei Glyceroltrinitrat handelt es sich um einen organischen Nitratester, der in der Zelle enzymatisch in Stickstoffmonoxid (NO) verstoffwechselt wird.

- Glyceroltrinitrat unterliegt in der Leber einem hohen First-pass-Metabolismus und einer Spontanhydrolyse im Blut.
- Glyceroltrinitrat wird aufgrund des hohen First-pass-Effektes nicht oral verabreicht.
- Die orale Bioverfügbarkeit beträgt lediglich 35 %.
- Nach intravenöser Applikation tritt die vasodilatierende Wirkung sofort ein.
- Die Eliminationshalbwertszeit bei intravenöser Gabe ist mit 2–2,5 min. relativ kurz. Die Ausscheidung erfolgt renal.
- Glyceroltrinitrat wird zu etwa 60 % an Plasmaproteine gebunden.
- Nach einer kontinuierlichen intravenösen Anwendung von 24–48 h kann es bereits zu einer Abschwächung der Wirkung (*Toleranzentwicklung*) kommen. Nach einer Unterbrechung der Therapie von 24 h bildet sich diese Toleranz vollständig zurück. Die Empfehlung einer intermittierenden Nitratpause kann jedoch klinisch problematisch sein.

Glyceroltrinitrat darf nicht gemeinsam mit Phosphodiesterase-5-Inhibitoren (z. B. Sildenafil) appliziert werden. Es besteht sonst die Gefahr einer kritischen Hypotonie.

Die Anwendung von Glyceroltrinitrat ist bei Vorliegen einer hypertrophen obstruktiven Kardiomoypathie (HOCM) kontraindiziert. Der Druckgradient über dem stenosierten linksventrikulären Ausflusstrakt würde sich dadurch erhöhen.

Im kardiogenen Schock darf Glyceroltrinitrat aufgrund seiner hypotonen Wirkung nicht angewendet werden.

Durch die vasodilatierende Wirkung in der pulmonalen Gefäßstrombahn kann es zur Eröffnung von Shunts kommen mit der Folge einer Umverteilung des Blutflusses in hypoventilierte Lungenareale. Eine vorübergehende Hypoxämie kann auftreten. Beim Patienten mit eingeschränktem pulmonalem Gasaustausch können sich daraus ernst zu nehmende Oxygenierungsprobleme ergeben.

PVC-haltige Infusionssysteme können Glyceroltrinitrat absorbieren und damit beträchtliche Wirkstoffverluste verursachen.

Im akuten Lungenödem oder akuten Angina pectoris-Anfall kann Gylceroltrinitrat rasch als sublinguales Spray appliziert werden: 2 Hübe (2 x 0,4 mg), bei Nicht-Ansprechen nach 10 min. nochmals 2 Hübe (z. B. Nitrolingual akut® Spray).

Bei Umstellung einer intravenösen Glyceroltrinitrat-Medikation auf eine orale Nitrat-Therapie bietet sich retardiertes Isosorbiddinitrat (ISDN) an (z. B. Isoket®).

Indikation

Schwere Angina pectoris (instabil oder vasospastisch), akuter Myokardinfarkt, akute Linksherzinsuffizienz, hypertensive Krise mit kardialer Dekompensation, zur kontrollierten Hypotension.

Dosierung

- **Initial** 1–2 mg/h i. v., danach Steigerung auf 4 (-8) mg/h möglich.
- **Oral**: Retardiertes Isosorbiddinitrat: 40–40–0 mg p. o. pro Tag.
- Aufgrund der Toleranzentwicklung wird die Abendgabe weggelassen. Steigerung auf 60–60–0 mg p. o. pro Tag möglich. Bei Hypotonie 20–20–0 mg p. o. pro Tag.

Patienten mit eingeschränkter Nierenfunktion

- Die Dosierung sollte nach klinischer Wirkung erfolgen.

Patienten mit eingeschränkter Leberfunktion

- Die Dosierung sollte nach klinischer Wirkung erfolgen.

Nebenwirkungen

- Kopfschmerzen („Nitratkopfschmerzen“)
- Synkope, Kollaps, Hypotonie, Tachykardie

- Übelkeit, Erbrechen
- allergische Hautreaktionen, Flush

Interaktionen

- **Antidepressiva,** trizyklische: Blutdruck ↓
- **Dihydroergotamin**: Dihydroergotamin-Serumkonzentration ↑, Blutdruck ↑
- **Heparin**: Heparin-Wirkung ↓
- **Neuroleptika**: Blutdruck ↓
- **Phosphodiesterase-5-Inhibitoren** (z. B. Sildenafil): Hypotonie (starker Blutdruckabfall möglich)

Nitroprussidnatrium (z. B. Nipruss®)

Wirkmechanismus

Stickstoffmonoxid (NO) vermittelt kommt es zu einer Relaxierung der glatten Gefäßmuskulatur und damit zu einer Vasodilatation. Venöses, arterielles und koronares Gefäßsystem sind davon betroffen. Im Gegensatz zu Glyceroltrinitrat findet jedoch auch an den Widerstandsgefäßen (Arteriolen) eine signifikante Vasodilatation statt. Dadurch wird eine ausgeprägte Senkung des arteriellen Blutdrucks erreicht.

Charakterisierung

- Bei Nitroprussidnatrium handelt es sich um den potentesten Vasodilatator.
- Nitroprussidnatrium wird aufgrund der raschen Inaktivierung im Gastrointestinaltrakt ausschließlich intravenös appliziert.
- Die Wirkung tritt mit Beginn der Infusion ein, die Wirkung endet mit dem Ende der Infusion.
- Im Körper wird aus Nitroprussidnatrium rasch toxisches Cyanid freigesetzt, welches zum einen Teil an Hämoglobin (nicht toxisches Cyanmethämoglobin) gebunden wird, zum anderen Teil in der Leber und in den Nieren durch Rhodanasen unter Verbrauch von Thiosulfat (Schwefeldonator) in geringer toxisches Thiocyanat umgebaut wird. Thiocyanat wird über den Urin eliminiert. Bei einer zu hohen Dosierung wird die Enzymkapazität der Rhodanasen überschritten. Das akkumulierte Cyanid reagiert mit den Cytochrom-Oxidasen in den Mitochondrien und blockiert damit die Atmungskette. Eine lebensbedrohliche Gewebehypoxie ist die Folge dieser Cyanidintoxikation.
- Die Eliminationshalbwertszeit von Nitroprussidnatrium ist mit 2 min. sehr kurz.

Die Nitroprussidnatrium-Infusionslösung darf *nur mit 5 %iger Glucoselösung* hergestellt werden.

Nitroprussidnatrium ist lichtempfindlich, weshalb die Applikation unter *Lichtschutz* erfolgen muss.

Bedingt durch die rasche Cyanidfreisetzung im Körper kann bei hohen Dosen eine *Cyanidintoxikation* auftreten. Symptome: Zunehmende metabolische Azidose, Tachykardie, Schock.

Die Gefahr einer Cyanidintoxikation steigt mit der Höhe der Dosierung und der Anwendungsdauer.

Lebensgefährliche Cyanidspiegel werden beispielsweise erreicht bei:

- 5 µg/kg/min. nach 10-stündiger Applikation,
- 10 µg/kg/min. nach 4-stündiger Applikation und
- 20 µg/kg/min. nach 1,5-stündiger Applikation.

Ab Dosen über 2 µg/kg/min. besteht die Gefahr einer Cyanidintoxikation, bei Patienten mit Niereninsuffizienz tritt eine Cyanidintoxikation früher auf.

Therapie der Cyanidintoxikation

4-DMAP (4-Dimethylaminophenolhydrochlorid) (z. B. 4-DMAP Köhler®) 3–4 mg/kg KG i. v. bzw. Natriumnitrat 5 mg/kg KG i. v. als Cyanid-Methämoglobinbildner (Bildung des nicht toxischen Cyanmethämoglobins)

Natriumthiosulfat (z. B. Natriumthiosulfat 10 % Köhler®) 10 g i. v. über 15 min. als Schwefeldonator

Hydroxycobalamin (z. B. B12- Depot-Hevert®) 0,1 mg/kg KG i. v. als Cyanid-Komplexbildner mit konsekutiver renaler Ausscheidung

Die Toxizität kann durch Gabe von Natriumthiosulfat über einen getrennten venösen Schenkel vermindert werden.

Dosierung Nitroprussidnatrium: Natriumthiosulfat im Verhältnis 1: 10 (bezogen auf die applizierten Gewichte).

Die Gabe von Nitroprussidnatrium sollte nicht länger als 2 Tage erfolgen.

Ab Dosen über 2 μg/kg/min. besteht die Gefahr einer Cyanidintoxikation.

Die Toxizität kann durch Gabe von Natriumthiosulfat über einen getrennten venösen Schenkel vermindert werden:

Dosierung Nitroprussidnatrium: Natriumthiosulfat im Verhältnis 1:10 (bezogen auf die applizierten Gewichte)

Indikation

Hypertensive Krise, Aortendissektion, kontrollierte Hypotension.

Dosierung

- 0,2–8 μg/kg KG/min. i. v.

Patienten mit eingeschränkter Nierenfunktion

- Bei Patienten mit Niereninsuffizienz tritt eine Cyanidintoxikation früher auf, weshalb die Dosierung vorsichtig erfolgen sollte.

Patienten mit eingeschränkter Leberfunktion

- Nitroprussidnatrium darf bei eingeschränkter Lebersyntheseleistung nicht appliziert werden.

Nebenwirkungen

- Cyanidvergiftung
- übermäßige Hypotension, Palpitation
- Desorientiertheit, Kopfschmerzen
- Suppression der Schilddrüsenfunktion
- Übelkeit, Erbrechen
- Muskelkrämpfe, -schwäche
- Tinnitus

Interaktionen

- **Phosphodiesterase-5-Inhibitoren** (z. B. Sildenafil): Hypotonie (starker Blutdruckabfall möglich)

15 Katecholaminerge Substanzen

Katecholamine sind Substanzen, welche entweder körpereigene Stoffe darstellen oder in Anlehnung an natürlich vorkommende Gewebshormone künstlich modifiziert wurden. Ihre Gemeinsamkeit ist die Interaktion mit α- und β-Rezeptoren des kardiovaskulären Systems, wenngleich Ausmaß und Art ihrer Wirkungen und Nebenwirkungen starke Unterschiede aufweisen. Zur Orientierung ist in Tabelle 3 ein Profil der klinisch wichtigen und etablierten Katecholamine wiedergegeben.

Adrenalin (Synonym Epinephrin, z. B. Suprarenin®)

Charakterisierung

Adrenalin ist ein im Nebennierenmark gebildetes Hormon, welches unter bestimmten akuten Belastungssituationen ausgeschüttet wird („Stresshormon“). Die Wirkungen sind dementsprechend vielfältig:

Herz-Kreislauf-System: Adrenalin vermittelt über die Aktivierung von α_1-Adrenozeptoren die Kontraktion von Kapillaren und kleinen Blutgefäßen vor allem im Bereich der Haut. Darüber hinaus aktiviert Adrenalin β_2-Adrenozeptoren, welche eine Erweiterung von Blutgefäßen der zentralen Organe und der Muskulatur bewirken. Am Herzen bewirkt Adrenalin über die Stimulierung von β_1-Rezeptoren:

- Anstieg der Herzfrequenz (positive Chronotropie),
- Beschleunigte Erregungsleitung (positive Dromotropie),
- Erhöhte myokardiale Kontraktilität (positive Inotropie),
- Senkung der Reizschwelle (positive Bathmotropie).

Intestinale Organe: Adrenalin bewirkt eine Hemmung der Peristaltik sowie eine Relaxation des Uterus als Folge der Aktivierung von β_2-Adrenozeptoren. In anderen Organsystemen, welche überwiegend von α_1-Adrenozeptoren sti-

Tab. 3 Wirkungen und Dosierungen der Katecholamine

Substanz	Effekt	Dosis	Kommentar
Adrenalin	α, β-Rezeptoren-Stimulierung	1 mg fraktioniert	zur kardio-pulmonalen Reanimation
Dobutamin	überwiegende β-Stimulation	3–8 μg/kg KG/min	Therapie der septischen Myokarddepression in Kombination mit Noradrenalin
	reine β-Stimulation	> 10 μg/kg KG/min	Hyperdynamik ↑, cave: myokardiale Überlastung!
Noradrenalin	α-Stimulation + schwache β-Stimulation	≤ 0,1 μg/kg KG/min	als Monosubstanz bei mäßiger Kreislaufinstabilität
	überwiegende α-Stimulation	> 0,1 μg/kg KG/min	beim septischen Schock in Kombination mit Dobutamin
Dopamin	renale Vasodilatation	1–3 μg/kg KG/min	„Nierendosis" umstritten, widersprüchliche Studien
	überwiegende β-Stimulation	5–8 μg/kg KG/min	mäßige Stimulation der Herzleistung
	überwiegende α-Stimulation	10–20 μg/kg KG/min	therapeutisch nicht sinnvoll, Noradrenalin besser geeignet!

muliert werden, kommt es hingegen durch Adrenalin zur Kontraktion glatter Muskulatur, z. B. der Harnblase.

Pulmonales System: Adrenalin führt zu einer Relaxation der Bronchialmuskulatur (β_2- Adrenozeptoren).

Zentrales Nervensystem: Adrenalin passiert die Blut-Hirnschranke nicht und gilt nicht als Neurotransmitter.

Energiehaushalt: Adrenalin fördert die Lipolyse durch Aktivierung von β_3- Adrenozeptoren. Darüber hinaus wird die Glukoneogenese angeregt (Hyperglykämie!) und insgesamt der Energieumsatz erhöht.

Vegetatives System/andere Organe: Adrenalin führt zu einer Erhöhung der Schweißproduktion, zur Mydriasis und – dosisabhängig – zur Beeinflussung des Blutgerinnungssystems.

Adrenalin hat eine sehr kurze **Halbwertzeit** (wenige Minuten) und wird rasch abgebaut. Seine Abbauprodukte besitzen keine nennenswerte pharmakologische Aktivität mehr.

Wechselwirkungen

Adrenalin kann bei gleichzeitiger Anwendung von volatilen Anästhetika (z. B. Sevofluran), welche das Herz für die Wirkung von vasoaktiven Substanzen sensibilisieren, erheblich wirksame Herzrhythmusstörungen bis hin zum Kammerflimmern auslösen.

Ähnliches gilt für die simultane Anwendung anderer Sympathomimetika, z. B. Orciprenalin.

Bei der Ko-Medikation mit folgenden Medikamenten/Substanzgruppen ist der Abbau von Adrenalin verlangsamt, bzw. die *Wirkung verstärkt:*

- L-Thyroxin, Theophyllin, Oxytocin, Ornipressin, Digitalis, Atropin, bestimmte Antihistaminika (z. B. Diphenhydramin, Chlorphenamin), tri- oder tetrazyklische Antidepressiva, Guanethidin, Reserpin, Levodopa, MAO-Hemmer, Hemmstoffe der COMT (Catechol-O-Methyl-Transferase zur Therapie von M. Parkinson), Alkohol.

Bei der Ko-Medikation mit folgenden Medikamenten/Substanzgruppen ist der Abbau von Adrenalin verstärkt, bzw. die *Wirkung abgeschwächt*:
- α-Rezeptorenblocker, Phenothiazine, β-Rezeptorenblocker.

Nebenwirkungen

Tachykardie, hypertensive Krise, kritische Minderperfusion von Haut und Weichteilen, Extrasystolie, Kammerflimmern, Angina pectoris, akuter Myokardinfarkt, Lungenödem, Hyperglykämie, Hypokaliämie, Hypersalivation, Übelkeit, Erbrechen, Schwindel, Kopfschmerz, zerebrale Krampfanfälle, Muskelkrämpfe, Blasenentleerungsstörungen, Mydriasis, lokale Gewebsnekrosen.

Indikationen

Adrenalin kommt intravenös, inhalativ sowie lokal zur Vasokonstriktion zur Anwendung.

Kontraindikationen

Da Adrenalin ein „rescue-Medikament" für lebensbedrohliche Situationen darstellt, gibt es keine absoluten Kontraindikationen.

Herz-Kreislaufstillstand/Reanimation

- Intravenöse Applikation von 1 mg Adrenalin
- Wiederholung nach 3–5 min.
- Hierzu ist es sinnvoll, sich eine entsprechend verdünnte Lösung (1 mg Adrenalin in 10 ml physiologischer NaCl-Lösung) herzustellen.

Trotz Entwicklung neuerer Medikamente, z. B. Vasopressin (s. u.) gilt Adrenalin nach wie vor als Mittel der 1. Wahl bei der kardiopulmonalen Reanimation (Empfehlung der „European Resuscitation Council").

Adrenalin gilt – abgesehen vom anaphylaktischen Schock – nicht als geeignetes Mittel bei anderen Schockformen, z. B. beim septischen Schock, da durch die ausgeprägte Vasokonstriktion eine weitere Verminderung der Sauerstoffversorgung der Gewebe mit zusätzlicher Organschädigung die Folge ist.

Unter geeignetem Monitoring, z. B. Pulmonalis-Katheter oder PICCO-Monitoring kann es bei schwerer myokardialer Einschränkung sinnvoll sein, Adrenalin kontinuierlich zu infundieren. Ein solches Vorgehen sollte aber einem erfahrenen Intensivmediziner/Kardiologen vorbehalten sein.

Inhalative Anwendung

Adrenalin eignet sich als Lösung für die Vernebler-Anwendung zur Abschwellung der Atemwege und wird deshalb bei akuten Atemnotzuständen von Kindern sowie in der Erwachsenen-Intensivmedizin bei Atemwegstridor nach Extubation favorisiert.

Adrenalin wird für diese Indikation als speziell zubereitete Lösung (z. B. InfectoKrupp®) angeboten. Dosierung 4–8 mg Adrenalin werden in einem Vernebler-System in 5–10 ml physiologischer NaCl-Lösung verdünnt und über einen Zeitraum von ca. 15 min. vernebelt.

Lokale Anwendung 1

Bei chirurgischen Eingriffen in Geweben mit starker Durchblutung (keine „Endstromgebiete", z. B. Finger, Penis) kann Adrenalin zur lokalen Vasokonstriktion eingesetzt werden. Zusätzlich kann die Zugabe von Adrenalin zu Lokalanästhetika deren lokale Resorption verzögern und somit die Wirkung der Lokalanästhetika verlängern. Dosierung: Herstellung einer sehr stark verdünnten Lösung, z. B. 0,1 mg Adrenalin auf 50 ml physiologischer NaCl-Lösung.

Lokale Anwendung 2

Zur Blutstillung bei lokalen starken Blutungen, z. B. Nasenbluten, wird ein Tupfer mit verdünnter Lösung (maximal 0,05 mg Adrenalin) getränkt. Auch in der Endoskopie (Gastroskopie) wird Adrenalin zum „Unterspritzen" verwendet.

Dobutamin (z. B. Dobutamin-ratiopharm®)

Wirkmechanismus

Dobutamin ist ein synthetisches Katecholamin, welches auf α_1- β_2- und besonders ausgeprägt auf die β_1-Rezeptoren wirkt (s. Tab. 3). Die Hauptwirkung ist somit eine Steigerung der Kontraktion des Myokards (positive Inotropie).

Charakterisierung

Bei Dobutamin ist die Wirkung in besonderem Maße von der Dosierung abhängig: Eine moderate Applikation (3–8 µg/kg KG/min) führt überwiegend zur β-Stimulation. Diese ist sinnvoll – in Kombination mit Noradrenalin – zur hämodynamischen Stabilisierung in der Sepsis. Eine höhere Dosierung ist in der Regel nicht sinnvoll, da die Gefahr einer hyperdynamischen „Übersteuerung" des Myokards besteht mit der Entwicklung von Herzrhythmusstörungen und Überforderung des Herzmuskels.

Die moderate, kontinuierliche Infusion von Dobutamin (z. B. 15–20 mg/h beim Erwachsenen) ist in Kombination mit Noradrenalin gut geeignet, bei schwerer Sepsis eine Stabilisierung zu erreichen, insbesondere wenn eine vermutete oder nachgewiesene (Herzzeitvolumen!) septische Myokarddepression vorliegt.

Die Wirkdauer beträgt wie beim Adrenalin nur wenige Minuten.

Indikationen

Myokardiale Insuffizienz, kardiogener Schock, septische Myokarddepression, herzchirurgische Operationen, Stress-Echokardiographie.

Die Wechsel- und Nebenwirkungen

entsprechen denen des Adrenalin.

Kontraindikationen

Schock in Folge eines Volumenmangels, hämodynamisch wirksamer Perikarderguss, obstruktive Kardiomyopathie.

Dosierung

- 3–8 µg/kg KG/min. Das entspricht für einen normalgewichtigen Erwachsenen einer Dosierung von ca. 20 mg/h iv.

Für alle Katecholamine gilt: bei Kreislaufinstabilität ist es äußerst wichtig, vor dem Einsatz von Katecholaminen zu prüfen, ob ein Volumenmangel vorliegt. Im Falle eines Volumenmangels würde die Gabe von Katecholaminen – statt Volumengabe – zu einer erheblichen Verschlechterung der Gewebeperfusion beitragen.

Noradrenalin (Synonym Norepinephrin, z. B. Arterenol®)

Wirkmechanismus

Noradrenalin ist ein natürlich vorkommendes Hormon des Nebennierenmarkes, welches – dosisabhängig – sowohl an α-Rezeptoren als auch an β-Rezeptoren wirkt und vorzugsweise zur Vasokonstriktion führt. Noradrenalin hat aber auch Eigenschaften eines Neurotransmitters und ist wesentlich an Steuerungsfunktionen des sympathischen Nervensystems beteiligt. Es kann auch im zentralen Nervensystem gebildet werden.

Charakterisierung

Noradrenalin ist in niedriger, kontinuierlich zugeführter Dosierung das „Arbeitspferd" auf Intensivstationen zur Stabilisierung des hämodynamischen Systems und – konsekutiv – zur Aufrechterhaltung eines ausreichenden Perfusionsdruckes in den Zielorganen (z. B. Nierendurchblutung). Es entfaltet nur sehr geringe Wirkung auf myokardiale Funktionen und gilt klinisch als gut geeignet zur ausschließlichen Stabilisierung des Blutdruckes durch Anhebung des peripheren Widerstandes.

Für Noradrenalin gilt besonders, dass sein Einsatz zur Kreislaufstabilisierung *auf keinen Fall* an Stelle einer dringlichen Volumensubstitution erfolgen darf: Die (gut gemeinte) Gabe von Noradrenalin beim hypovolämen Patienten kann das Gegenteil, nämlich eine Verschlechterung der Nierenfunktion, nach sich ziehen.

Wirkdauer, Interaktionen, Nebenwirkungen

Die Charakterisierung bezüglich kurzer Wirkdauer, unerwünschten Effekten bei Ko-Medikation und Nebenwirkungen sind denen der bereits beschriebenen Katecholamine ähnlich.

Da Noradrenalin ein sehr potenter Vasokonstriktor darstellt, stellt sich bei (zu) hoher Dosierung die Gefahr einer reflektorischen Bradykardie ein, da das Herz auf einen zu hohen peripheren Widerstand mit einer Reduktion der Schlagfolge reagiert.

Entwickelt sich unter kontinuierlicher Noradrenalin-Gabe eine Bradykardie, muss an die Möglichkeit einer reflektorischen Reaktion des Herzens auf eine zu große Erhöhung des peripheren Widerstandes gedacht werden. In Konsequenz ist die Noradrenalin-Dosis zu erniedrigen, bzw. ein invasives hämodynamisches Monitoring hinzu zu ziehen.

Indikationen

Ausgeprägte Hypotonie verschiedener Ursachen (kein Volumenmangel!), septischer Schock, anaphylaktischer Schock

Dosierung

- 0,1–0,3 µg/kg KG/min, bzw. nach Effekt mit der Zielvariable der Anhebung des arteriellen Mitteldruckes ≥ 70 mmHg. Abhängig von der klinischen Situation können individuell auch höhere Dosierungen notwendig sein.

Dopamin (z. B. Dopamin Carino®)

Wirkmechanismus

Dopamin ist ein biogenes Amin mit zahlreichen Eigenschaften. Es gilt als Katecholamin, hat aber auch wichtige Funktionen als Neurotransmitter vermittelt über Dopamin-Rezeptoren. Neben der Beteiligung an zahlreichen Transmitter-Tätigkeiten in verschiedenen Hirnregionen beeinflusst es u. a. die extrapyramidale Motorik. In einer spezifischen Formulierung, welche die Blut-Hirnschranke überwindet, findet Dopamin als Anti-Parkinson-Mittel und beim „restless-leg-Syndrom" Anwendung.

Charakterisierung

Dopamin wirkt als Sympathomimetikum sowohl über α-Rezeptoren- und β-Rezeptoren-Stimulierung als auch über die Interaktion mit eigenen Dopamin-Rezeptoren.

In niedriger Dosierung wurde es viele Jahre auf Intensivstationen zur Stimulierung der renalen Perfusion als Prophylaxe einer Nierenfunktionsstörung eingesetzt („Dopamin in Nierendosis"). Ein klarer Beweis für die Wirksamkeit dieses Konzeptes wurde aber nie erbracht, so dass unter Evidenz-basierten Regeln ein solches generelles Vorgehen nicht mehr zu rechtfertigen ist.

In hoher Dosierung (> 10 µg/kg KG/min) liegt eine überwiegende α-Rezeptoren-Stimulation vor, die Wirkung ist daher dem Noradrenalin vergleichbar. Allerdings wird dem Noradrenalin für eine solche Indikation (Anhebung des peripheren Widerstandes) der Vorzug gegeben.

Die generelle Applikation von Dopamin zur Prophylaxe eines Nierenversagens wird heute nicht mehr empfohlen!

Wirkdauer, Nebenwirkungen und Interaktionen

- entsprechen denen der anderen, bereits vorgestellten katecholaminergen Substanzen.

Dopexamin (z. B. Dopacard®)

Wirkmechanismus

Dopexamin ist ein strukturelles Analogon von Dopamin und besitzt dessen dopaminerge Aktivität sowie eine β_2-Adrenostimulation.

Charakterisierung

Dopexamin führt zu einer Steigerung des Herzzeitvolumens und gleichzeitig zu einer Senkung des peripheren Widerstandes. Eine solche Kombination kann bei sorgfältiger Evaluierung und Indikationsstellung bei Patienten mit „low-output-Syndrom" und erhöhtem peripheren Widerstand sinnvoll sein. Therapeutisch wird durch Dopexamin die Blockade zwischen einem insuffizienten (Stauungs-)Herzen und einem zu hohen Widerstand aufgelöst.

Dopexamin soll die Durchblutung von Nieren und Splanchnikusgebiet steigern. Zahlreiche klinische Studien zum Einsatz von Dopexamin bei Sepsis oder drohender mesenterialer Ischämie haben aber bisher keine ausreichend überzeugenden Daten geliefert.

Nebenwirkungen/Wechselwirkungen

Neben den bei der Vorstellung der anderen vasoaktiven Substanzen erwähnten Nebenwirkungen gilt für Dopexamin besonders die Begünstigung von Tachykardie und Hypotension.

Indikation

Akutes Rechtsherzversagen/pulmonale Hypertonie

Dosierung

- 0,5–1 µg/kg KG/min. intravenös.

Vasopressin

Wirkmechanismus

Vasopressin ist ein im Hypothalamus produziertes Peptidhormon mit Diurese-hemmender („anti-diuretisches Hormon") und vasokonstriktorischer Wirkung.

Charakterisierung

In einer prospektiv-multizentrischen Studie zum Einsatz von Vasopressin bei „out-of-hospitals"-Reanimationen zeigte es sich dem Adrenalin ebenbürtig, aber nicht eindeutig überlegen. Das „European Rescucitation Council" empfiehlt Vasopressin derzeit nicht als Routine-Medikament bei kardiopulmonaler Reanimation sondern befürwortet weiterhin Adrenalin.

Vasopressin ist derzeit nicht in Deutschland zugelassen, sondern muss importiert werden.

Nebenwirkungen, Interaktionen

Vasopressin übt eine anti-diuretische Wirkung aus. Über weitere spezifische Nebenwirkungen, insbesondere im Rahmen von Kreislaufinstabilität und Reanimation, liegen bisher keine ausreichenden Erfahrungen vor.

In der Surviving Sepsis Campaign wird Vasopressin (oder Adrenalin) als zusätzliches Medikament zu Noradrenalin empfohlen mit dem Ziel entweder den mittleren arteriellen Druck (MAP) anzuheben oder die Dosierung von Noradrenalin reduzieren zu können. Klinisch bewährt hat sich die Gabe von 1 IE als Bolus, dann 1–3 IE/h kontinuierlich.

In den aktuellen ACLS Guidelines von 2015 findet Vasopressin bei der Reanimation keine Erwähnung mehr.

16 Medikamente für spezielle Situationen

Rekombinanter aktivierter Faktor VII (NovoSeven®)

Wirkmechanismus

Rekombinanter aktivierter Faktor VII (rFVIIa) bindet direkt an die Phospholipidstrukturen aktivierter Thrombozyten, was einen Umsatz des Fibrinogens („Thrombinburst") bewirkt. Darüber hinaus steigert rFVIIa die Clotfestigkeit. rFVIIa wird gentechnologisch hergestellt und wurde ursprünglich für die Behandlung der kongenitalen Hämophilie entwickelt. Es handelt sich um eine sehr kostenintensive Substanz, so dass über Einsatzmöglichkeiten bei traumatischen und nichttraumatischen schwerwiegenden Blutungen ausgiebig publiziert und diskutiert wurde.

Charakterisierung

Bei schwerwiegenden, lebensbedrohlichen fulminanten Blutungen mit Massivtransfusion wurde in zahlreichen Kasuistiken über ein positives Ansprechen der rFVIIa-Therapie als „ultima ratio" berichtet.

In einer prospektiv-randomisierten Studie bei Patienten mit stumpfen und penetrierenden Thoraxtraumen wurde gezeigt, dass nur in der Patientengruppe mit stumpfem Trauma eine signifikante Reduktion der Transfusion von Blutbestandteilen durch die Gabe von rFVIIa zu erreichen war. Darüber hinaus war die Inzidenz eines ARDS in der Untersuchungsgruppe niedriger. Allerdings war dieser Effekt bei Patienten mit penetrierendem, offenem Trauma nicht nachweisbar.

Die Wirkung von rFVIIa ist pH-abhängig, so dass empfohlen wird, vor Anwendung eine Azidose (pH < 7,2) auszugleichen.

Offensichtlich wird die optimale Wirkung von rFVIIa auch erst entfaltet, wenn eine Hypofibrinogenämie und Thrombozytopenie ausgeglichen sind.

Bei Prädisposition zur Atherosklerose (periphere arterielle Verschlußkrankheit) kann die Gabe von rFVIIa zu akuten Thrombose-Ereignissen führen.

Indikationen

- Schwere Blutung traumatischer oder nicht-traumatischer Genese, welche eine Massivtransfusion von Blutprodukten nach sich zieht und als lebensbedrohlich anzusehen ist.
- Kongenitale Hämophilie, kongenitaler Faktor-VII-Mangel, erworbene Hämophilie, Thrombasthenie Glanzmann.

Dosierung

- **Initial:** 90 µg/kg KG intravenös
- **Repetitionsdosen** bei Bedarf nach 1–3 Stunden: 90 µg/kg KG intravenös

Nebenwirkungen

- Myokardinfarkt
- akute Thrombosen
- zerebrale Ischämie
- mesenteriale Durchblutungsstörungen/Infarkt
- Thrombophlebitis
- Lungenembolie

(Relative) Kontraindikationen

Da rFVIIa in bestimmten Situationen als „ultima ratio" anzusehen ist, sind die folgenden Kontraindikationen vor jeder Anwendung individuell abzuwägen:

- fortgeschrittene Atherosklerose
- disseminierte intravasale Gerinnung (DIC)
- großflächige offene (Quetsch-)Verletzungen
- bekannte Überempfindlichkeit gegen Mäuse-, Hamster- oder Rindereiweiß

Eine europäische Expertengruppe hat Empfehlungen zum Einsatz von rFVIIa abgegeben, welche folgenden Kernaussagen beinhalten:

- An erster Stelle der Behandlung schwerer, bedrohlicher Blutungen stehen die adäquate Substitution von Erythrozytenkonzentraten, Gerinnungsfaktoren und zellulären Blutbestandteilen sowie das operative Management bei chirurgisch stillbarer Blutung.
- Der Einsatz von rFVIIa darf kein Ersatz für ein solches Vorgehen sein.
- Die Behandlung mit rFVIIa ist derzeit eine „Off-label"-Anwendung. Die Entscheidung zur Substitution muss nach individueller Risikostratifizierung eng gestellt werden.
- Vor der Anwendung sollten Azidose, Hypofibrinogenämie und Thrombozytopenie ausgeglichen werden, um einen optimalen Effekt zu erzielen.
- Nach bisherigen Daten ist die Erfolgswahrscheinlichkeit der Therapie mit rFVIIa am ehesten beim Vorliegen eines stumpfen Thoraxtraumas zu erwarten und somit – trotz erheblicher Kosten – für diese Indikationsstellung zu rechtfertigen.

Enoximon (z. B. Perfan®)

Wirkmechanismus

Enoximon gehört zur Gruppe der sog. Phosphodiesterasehemmer (PDE-3-Inhibitoren) und wird bei schwerer akuter Herzinsuffizienz eingesetzt, insbesondere bei Nicht-Ansprechen von Katecholaminen wegen vermuteter Down-Regulierung derer Rezeptoren am Myokard. Phosphodiesterasen-(3) bewirken die Metabolisierung von cAMP. Die Hemmung von Phosphodiesterasen führt demnach zu einer Erhöhung des cAMP-Gehaltes. Diese Erhöhung wiederum bewirkt die Phosphorylierung von Proteinkinasen und die Aktivierung von Calciumkanälen. Diese Effekte beschleunigen die Wiederaufnahme von Calcium in intrazelluläre Speicher. Als klinischer Effekt am Ende dieser Kette wird eine positiv inotrope Wirkung am Herzen sowie eine vasodilatierende Wirkung an den Gefäßen erwartet.

Charakterisierung

Die Bioverfügbarkeit beträgt ca. 55 %, die Halbwertzeit etwa 6 h.

Die Elimination erfolgt durch hepatische Metabolisierung zu Enoximonsulfat, welches ebenfalls pharmakologisch aktiv ist und anschließend renal eliminiert wird.

Wegen des vasodilatierenden Effektes treten unter Enoximon häufiger Tachykardien auf.

Als nachteilig für diese Substanz gilt die Möglichkeit der unkontrollierten Überflutung der Myokardzelle mit Calcium mit den unerwünschten Wirkungen von Arrhythmien, Zellschädigungen und Zelluntergang.

Darüber hinaus bringen Phosphodiesterase-3-Hemmer die Myokardzellen in eine ungünstige Energiesituation und stoßen eine katabole Stoffwechselsituation an.

Indikation

Akute, sonst nicht ausreichend auf pharmakologische Therapie ansprechende Herzinsuffizienz. Postoperativ nach kardiochirurgischen Eingriffen. „Bridging" zur Herztransplantation.

Kontraindikation

- schwere obstruktive Kardiomyopathie
- hochgradige Herzvitien
- Hämodynamisch wirksame tachykarde Herzrhythmusstörungen
- akute Hypovolämie
- Herzwandaneurysma
- Nierenversagen

Dosierung

- **Initialer Bolus:** 90 µg/kg KG/min. über 20–30 min. intravenös
- **Anschließend Perfusor:** 5–10 µg/kg KG/min. intravenös

Patienten mit eingeschränkter Nierenfunktion

Bei eingeschränkter Nierenfunktion ist die Dosierung folgendermaßen zu reduzieren:

- **Kreatinin-Clearance 40–31 ml/min:** 80 % der Dosis
- **Kreatinin-Clearance 30–16 ml/min:** 66 % der Dosis
- **Kreatinin-Clearance 15–6 ml/min:** 50 % der Dosis
- **Kreatinin-Clearance 5–0 ml/min:** 33 % der Dosis

Patienten mit Nierenersatzverfahren

- **CVVH/CVVHD:** 1/10 der Standarddosis

Patienten mit eingeschränkter Leberfunktion

- Bei schwerer Einschränkung der Leberfunktion (z. B. Leberzirrhose ≥ Child B) ist eine sehr strenge, sorgfältig abgewogene Indikationsstellung gegeben!

Nebenwirkungen

- (supra-)ventrikuläre Tachykardie
- ventrikuläre Extrasystolen
- Hypotonie
- Unruhe, Kopfschmerz, Übelkeit
- Thrombozytopenie
- Übelkeit, Erbrechen, Diarrhoe, abdominelle Schmerzen
- Cholangitis, Transaminasenanstieg

Enoximon darf nicht in Glukose-haltigen Lösungen verdünnt werden!

Wegen der beschriebenen Nachteile (ungünstige Energiebilanz, „Überforderung" der Myokardzellen) wird der Routine-Einsatz von Enoximon, bzw. der anderen Phosphodiesterase-3-Hemmer (Amrinon, Milrinon, Olprinon) bei schwerer Herzinsuffizienz nicht generell empfohlen.

Nach sorgfältiger Indikationsstellung und Beachtung von Kontraindikationen und potenziell schwerwiegenden Komplikationen kann bei speziellen Situationen der Einsatz von Enoximon gerechtfertigt sein. Zu diesen Situationen gehört die Kombination eines Pumpversagens mit erhöhtem peripheren Gefäßwiderstand. Unter der Voraussetzung eines invasiven hämodynamischen Monitorings (Pulmonalis-Katheter oder PICCO-Monitoring) kann hier ein günstiger Effekt mit Enoximon erzielt werden.

Bei fehlendem Therapieerfolg innerhalb weniger Stunden sollte allerdings diese Therapieform nicht weitergeführt werden

Im Rahmen einer prospektiv-randomisierten Studie bei schwerer Herzinsuffizienz (ESSENTIAL) zeigte sich in der Patientengruppe, welche mit oraler Gabe von Enoximon behandelt wurde (25–50 mg/d) kein signifikanter Erfolg im Vergleich zur Kontrollgruppe.

Levosimendan (z. B. Simdax®)

Wirkmechanismus

Levosimendan ist ein sog. „Calcium-Sensitizer": Die Verbindung des kardialen Troponin C mit Calcium (Ca^{2+}) wird durch Levosimendan verstärkt und verlängert, indem es mit hoher Affinität mit einem Regulatorprotein des Troponin interagiert und so zu einer Erhöhung der Ca^{2+}-Sensitivität des Myokards beiträgt. Dies führt zu einem Anstieg des Schlagvolumens und des Herzminutenvolumens bei eingeschränkter linksventrikulärer Funktion. Im Unterschied zu Phosphodiesterase-3-Hemmern benötigt Levosimendan zur Wirkungsentfaltung keinen „second messenger" (cAMP). Darüber hinaus wirkt Levosimendan noch auf andere ATP-sensitive Kanäle und moduliert die K^+- und Ca^{2+}-Kanäle.

Charakterisierung

- Levosimendan ist in Deutschland noch nicht erhältlich und muss über das Ausland importiert werden.
- Levosimendan bewirkt neben der positiven Inotropie auch eine moderate Vasodilatation im arteriellen und venösen System; auch die Koronardurchblutung wird verbessert.
- Levosimendan weist nach Beendigung der Infusion noch für längere Zeit eine positive Wirkung auf, da bei der Metabolisierung in Leber und Darm ein aktiver Metabolit mit einer Halbwertszeit von ca. 70 Stunden gebildet wird.
- Levosimendan induziert keine ungünstige Energiebilanz in der Myokardzelle und steigert nicht den myokardialen Sauerstoffverbrauch.
- Die orale Bioverfügbarkeit beträgt etwa 85 %, die Proteinbindung ist hoch (98 %).
- Die Halbwertszeit beträgt ca. 60 Minuten, die Ausscheidung erfolgt über Harn und Gallenflüssigkeit.

Indikation

Schwere, akute (Links-)Herzinsuffizienz, Steigerung der myokardialen Funktion nach herzchirurgischen Eingriffen, kardiogener Schock (auch bei akutem ischämischem Koronarsyndrom!), septischer Schock (?).

Dosierung

- **Bolus:** 6–12 µg/kg KG i. v. über ca. 10 min.
- **Kontinuierliche Infusion:** 0,05–0,2 µg/kg KG/min. i. v. über 24 h

Patienten mit eingeschränkter Nierenfunktion

Beim akuten Nierenversagen wird der Einsatz von Levosimendan *nicht empfohlen*. Bei eingeschränkter Nierenfunktion zeigte sich in einigen Studien eine Besserung der Nierenfunktion durch Steigerung der Nierenperfusion nach hämodynamischer Stabilisierung. Wegen der ohnehin starken therapeutischen Dosierungsbreite erscheint es sinnvoll, bei eingeschränkter Nierenfunktion der unteren Dosierungsempfehlung zu folgen.

Patienten mit eingeschränkter Leberfunktion

Bei schwerer Leberfunktionsstörung (z. B. Leberzirrhose ≥ Child B) wird der Einsatz von Levosimendan *nicht empfohlen*.

Kontraindikation

- akute Hypovolämie mit Hypotonie
- hochgradige Herzvitien
- akutes Nierenversagen
- schwere Leberfunktionsstörung (z. B. Leberzirrhose ≥ Child B)
- Torsades de pointes in der Anamnese

Nebenwirkungen

- Tachykardie
- Extrasystolie
- tachykarde Herzrhythmusstörungen (akutes tachykardes Vorhofflimmern, Kammerflimmern)
- Schwindel, Übelkeit
- Hypotonie
- Hypokaliämie
- Erbrechen, Übelkeit, Durchfall
- Obstipation
- Anämie, Thrombozytopenie

Die „European Society of Cardiology" hat den Einsatz von Levosimendan bei schwer eingeschränkter Pumpfunktion auf dem Boden eines systolischen Herzversagens empfohlen.

Auch in der Intensivmedizin ist der Einsatz von Levosimendan bei der akuten dekompensierten Herzinsuffizienz gerechtfertigt. Die Substanz ist allerdings kostenintensiv.

Wegen der Möglichkeit der initialen Hypotonie und Tachykardie sollte die Phase der Bolus-Gabe sorgfältig überwacht werden.

Nach 24-stündiger Applikation hält der Therapieeffekt für mehrere Tage an. Neue randomisierte Studien zeigten allerdings bei Herzoperationen mit Einsatz der Herz-Lungen-Maschine keinen Vorteil von Levosimendan bezogen auf die Endpunkte Tod, Linksherzunterstützungssystem, notwendige Nierenersatztherapie sowie Herzinfarkt.

Auch beim septischen Schock konnte Levosimendan in der multizentrischen LEOPARDS-Studie keinen signifikanten Unterschied zu den Endpunkten oder der Sterblichkeit zeigen.

17 Bronchospasmolytika und Expektorantien

17.1 β_2-Sympathomimetika

Wirkmechanismus

β_2-Sympathomimetika bewirken durch β_2-Rezeptor-Agonismus eine Relaxation der Bronchialmuskulatur und führen damit zur Bronchospasmolyse bzw. zur Bronchodilatation.

Daneben wirken β_2-Sympathomimetika auch auf die Muskulatur anderer Organsysteme (z. B. Uterus).

Salbutamol (z. B. Salbutamol-ratiopharm® Inhalationslösung)

Charakterisierung

- Salbutamol ist ein kurz wirksames β_2-Sympathomimetikum zur inhalativen Anwendung.
- Salbutamol wirkt selektiv an β_2-Adrenozeptoren der glatten und quergestreiften Muskulatur agonistisch.
- Die β_2-Adrenozeptor vermittelte Vasodilatation kann reflektorisch zur Erhöhung der Herzfrequenz führen.
- Bei Schwangeren besitzt Salbutamol tokolytische Effekte.
- Lediglich 10–20 % von Salbutamol gelangen nach Inhalation in die tieferen Areale des Bronchialsystems.
- Die bronchodilatorische Wirkung erfolgt nach 5–15 min.
- Die Wirkdauer beträgt 4–6 h.
- Die Eliminationshalbwertszeit beträgt 3–5 h. Die Elimination erfolgt renal.
- Salbutamol wird zu 10 % an Plasmaproteine gebunden.

Bei längerer und hochdosierter inhalativer Anwendung ist ein klinisch wirksamer Blutspiegel mit entsprechenden hämodynamischen Wirkungen zu beobachten, weshalb Salbutamol ein ausgeprägtes Nebenwirkungsprofil aufweist.

Allgemein ergibt sich beim Inhalieren die Problematik, dass nur ein geringer Teil des Wirkstoffs (maximal 20 %) in die tieferen Areale des Bronchialsystems gelangt.

Bei inhalativer Anwendung von Aerosolen oder Pulvern im Rahmen der Behandlung eines intubierten, beatmeten Patienten ist die Abschätzung der Substanzmenge, die effektiv das Bronchialsystem erreicht, schwer. Es ist davon auszugehen, dass maximal 50 % der verabreichten Menge das „Zielorgan" erreicht, da sich ein großer Teil des Aerosols/Pulvers an der Innenseite des Tubus niederschlägt.

Salbutamol gilt bei akuter bronchialer Obstruktion als Mittel der Wahl („first-choice"-Medikament).

Salbutamol wird über Inhaliersysteme nach Aufbereitung einer Inhalationslösung (Tropfengabe in sterile isotonische Kochsalzlösung) appliziert.

Indikation

Asthma bronchiale, Status asthmaticus, COPD.

Dosierung

- 4 x 5 mg zum Inhalieren nach Herstellung einer Inhalationslösung (Verdünnung mit steriler isotonischer Kochsalzlösung im Verhältnis 1:50–100)

Die Dosierung ist unabhängig von der Art des Inhalationsvorgangs. So wird die gleiche Dosierung für spontanatmende Patienten (z. B. Inhalation über Inhalationsmaske mittels elektrischem Inhalationsgerät) und für beatmete Patienten (z. B. über ein elektrisches Aerosolgerät, das am Inspirationsteil des Beatmungsgerätes installiert wird und das Inhalat über den Tubus zuführt) gewählt.

Patienten mit eingeschränkter Nierenfunktion

- Keine Dosisanpassung erforderlich.

Patienten mit eingeschränkter Leberfunktion

- Keine Dosisanpassung erforderlich.

Nebenwirkungen

- Tachykardie, Herzrhythmusstörungen, Palpitationen, Hypertension, Hypotension
- Tremor, periorale Parästhesien, Myalgien, Muskelkrämpfe
- Übelkeit
- Kopfschmerzen, Schwindel
- Schwitzen
- Gesichtsödem
- Exanthem, Pruritus, Urtikaria
- Hypokaliämie, Hyperglykämie

Interaktionen

- **β-Blocker**: Gegenseitige Wirkung ↓
- **Digitalis** (Digoxin, Digitoxin): Hypokaliämie ↑, Risiko für Nebenwirkungen ↑
- **Diuretika**: Hypokaliämie ↑
- **Glukokortikoide**: Hypokaliämie ↑
- **Sympathomimetika**: gegenseitige Wirkungsverstärkung
- **Theophyllin**: Hypokaliämie ↑, gegenseitige Wirkungsverstärkung
- **Vasoaktive Substanzen** (Katecholamine): Bei gleichzeitiger Applikation von (kontinuierlich) zugeführten vasoaktiven Substanzen (Katecholamine) können die Herz-Kreislauf-Nebenwirkungen verstärkt werden.

Reproterol (z. B. Bronchospasmin® Injektionslösung)

Charakterisierung

- Reproterol wirkt vorwiegend an β_2-Adrenozeptoren, kann allerdings in höheren Dosierungen auch an β_1-Adrenozeptoren agonistisch wirken.
- Reproterol führt zu einer Steigerung der Herzfrequenz und der Herzkontraktionskraft.

- In höheren Dosierungen verursacht Reproterol nicht nur an der glatten Muskulatur, sondern auch an der quergestreiften Muskulatur eine Relaxation.
- Die Eliminationshalbwertszeit beträgt 1,5 h. Die Ausscheidung erfolgt renal.
- Reproterol wird zu 70 % an Plasmaproteine gebunden.

Patienten mit COPD weisen meist eine erhöhte Ko-Morbidität, insbesondere Herz- und Kreislauferkrankungen auf. Aufgrund seines kardialen Nebenwirkungsprofils sollte Reproterol in möglichst niedriger Dosierung und zeitlich begrenzt angewendet werden.

Aufgrund der relativ kurzen Halbwertszeit (90 min) wird die kontinuierliche Applikation mittels Perfusor bevorzugt.

Reproterol kann als β_2-Rezeptor-Agonist über eine Aktivierung der Na^+/K^+-ATPase Kalium nach intrazellulär verschieben (gleich dem Insulin und daher synergistisch einsetzbar) und damit zur Therapie der akuten Hyperkaliämie eingesetzt werden. Bei Patienten, die einen nicht selektiven ß-Blocker einnehmen, kann diese Wirkung nicht erzielt werden. Außerdem reagieren 30 % der Patienten nicht mit einer Abnahme des Kaliumwertes, ohne dass der pathophysiologische Grund dafür bekannt ist (vgl. Teil III: „Notfall Hyperkaliämie").

Indikation

Status asthmaticus, schwerer akuter Bronchospasmus, akute Hyperkaliämie

Dosierung

- **Bolus:** 90 µg i. v. über 2–3 min.
- **Kontinuierliche Gabe:** 30–90 µg/h i. v. über 3–4 Tage

Patienten mit eingeschränkter Nierenfunktion

- Keine Dosisanpassung notwendig.

Patienten mit eingeschränkter Leberfunktion

- Keine Dosisanpassung notwendig.

Nebenwirkungen

- Tachykardie, Herzrhythmusstörungen, Palpitationen, Hypertension, Hypotension
- Tremor, Muskelkrämpfe
- Kopfschmerzen
- Gesichtsödem
- Exanthem, Pruritus, Purpura
- Hypokaliämie, Hyperglykämie

Interaktionen

- **Antidepressiva**, trizyklische: Reproterol-Wirkung auf das Herz-Kreislauf-System ↑
- **Antidiabetika**: Hypoglykämische Wirkung ↓
- **β-Blocker**: gegenseitige Wirkungsabschwächung
- **Digitalispräparate** (Digoxin, Digitoxin): Herzrhythmusstörungen ↑
- **MAO-Hemmer**: Reproterol-Wirkung auf das Herz-Kreislauf-System ↑
- **Sympathomimetika**: gegenseitige Wirkungsverstärkung, Risiko für Nebenwirkungen ↑ (v. a. Tachykardie, Herzrhythmusstörungen)
- **Theophyllin**: gegenseitige Wirkungsverstärkung, Risiko für Nebenwirkungen ↑ (v. a. Tachykardie, Herzrhythmusstörungen)

17.2 Muscarinrezeptor-Antagonisten (Parasympatholytika)

Ipratropiumbromid (z. B. Atrovent®)

Wirkmechanismus

Ipratropiumbromid ist ein Anticholinergikum, welches als Antagonist der Muscarin-Rezeptoren der Bronchialmuskulatur bronchodilatierend wirkt und die Mukus-Produktion unterdrückt.

Charakterisierung

- Ipratropiumbromid wird zur inhalativen Therapie eingesetzt.
- Die bronchodilatierende Wirkung ist schwächer ausgeprägt als bei β_2-Sympathomimetika. Sie tritt nach Inhalation nach 3–5 min. ein. Die Wirkdauer beträgt 4–6 h.
- Die Eliminationshalbwertszeit beträgt 2–4 h. Ipratropiumbromid wird biliär und renal eliminiert.
- Ipratropiumbromid wird zu 20 % an Plasmaproteine gebunden.

Allgemein ergibt sich beim Inhalieren die Problematik, dass nur ein geringer Teil des Wirkstoffs (maximal 20 %) in das Bronchialsystem gelangt, der restliche Teil wird geschluckt.

Bei inhalativer Anwendung von Aerosolen oder Pulvern im Rahmen der Behandlung eines beatmeten Patienten ist die Abschätzung der Substanzmenge, die effektiv das Bronchialsystem erreicht, schwer. Es ist davon auszugehen, dass maximal 50 % der verabreichten Menge das „Zielorgan" erreicht, da sich ein großer Teil des Aerosols/Pulvers an der Innenseite des Tubus niederschlägt.

Ipratropiumbromid ist insgesamt ein allgemein gut verträgliches Bronchospasmolytikum.

Da nach inhalativer Anwendung von Ipratropiumbromid keine nennenswerte Diffusion ins Blut erfolgt, weist die Therapie ein relativ geringes Nebenwirkungsprofil auf.

Um eine stärkere bronchodilatierende Wirksamkeit zu erzielen, kann die fixe **Kombination mit dem β2-Sympathomimetikum Fenoterol** *(z. B. Berodual®) zur inhalativen Therapie eingesetzt werden. Die Anwendung dieser Kombination kann bei Patienten mit akuter schwerer Obstruktion notwendig sein. Da das Nebenwirkungsprofil sich allerdings deutlich erhöht, ist bei kritisch kranken Intensivpatienten mit hämodynamischer Instabilität die Verwendung der Kombination Ipratropiumbromid/Fenoterol kritisch abzuwägen.*

Dosierung von Fenoterol: *Bei schwerer akuter Obstruktion: 100 µg Fenoterol/40 µg Ipratropiumbromid (2 Hübe) als Einzeldosis; bei längerer Behandlung: 3–4 x 50 µg Fenoterol/20 µg Ipratropiumbromid pro Tag.*

Im Rahmen der inhaltiven Therapie kann Ipratropiumbromid auch mit Salbutamol kombiniert werden (Ipratropiumbromid 4 x 250 µg jeweils im Wechsel mit Salbutamol 4 x 5 mg).

Indikation

Asthma bronchiale, Status asthmaticus, COPD.

Dosierung

- 4 x 250 µg zur Inhalation pro Tag

Patienten mit eingeschränkter Nierenfunktion

- Keine Dosisanpassung erforderlich.

Patienten mit eingeschränkter Leberfunktion

- Keine Dosisanpassung erforderlich.

Nebenwirkungen

- Husten, Bronchospasmus, selten Laryngospasmus
- Kopfschmerzen, Schwindel
- Exanthem, Pruritus, Urtikaria, selten anaphylaktische Reaktionen und Angioödem
- Tachykardie, Palpitationen, Vorhofflimmern
- Mundtrockenheit
- Diarrhoe, Obstipation, Abdominalschmerzen, Erbrechen, Übelkeit
- leichte Sedierung
- Miktionsbeschwerden
- Engwinkelglaukom, Akkomodationsstörungen, selten Augenschmerzen, Mydriasis, Erhöhung des intraokularen Drucks

Interaktionen

- **Anticholinergika**: gegenseitige Wirkungsverstärkung
- **β-Sympathomimetika**: gegenseitige Wirkungsverstärkung
- **Theophyllin**: gegenseitige Wirkungsverstärkung

17.3 Xanthin-Derivate

Theophyllin (z. B. Bronchoparat®)

Wirkmechanismus

Theophyllin ist ein Xanthin-Derivat, das seit ca. 50 Jahren zur Behandlung der Bronchialobstruktion eingesetzt wird. Als Methylxanthin hemmt es verschiedene Phosphodiesterasen kompetitiv und nicht-selektiv. Phosphodiesterasen wiederum regulieren den Abbau von cyclo-Adenosin-Monophosphat (cAMP) zu Adenosin-Monophosphat, so dass unter Gabe von Theophyllin die cAMP-Konzentration ansteigt. In der glatten Muskulatur wird dadurch Calcium freigesetzt, was zu einer Relaxation der Bronchialmuskulatur führt.

Charakterisierung

- Theophyllin ist ein Xanthin-Derivat (Methylxanthin) mit geringer therapeutischer Breite. Ein zu geringer Serumspiegel ist wirkungslos, ein zu hoher Serumspiegel kann eine Vielzahl potenziell bedrohlicher Komplikationen auslösen.
- Die bronchospasmolytische Wirkung ist stark und mit β_2-Sympathomimetika vergleichbar. Sie tritt nach intravenöser Gabe innerhalb weniger Minuten ein.
- Die orale Bioverfügbarkeit beträgt etwa 95 %.
- Theophyllin wird in der Leber über das Cytochrom P-450-Enzymsystem (CYP1A2, CYP3A4, CYP2E1) metabolisiert.
- Die Eliminationshalbwertszeit beträgt etwa 8 h. Die Elimination erfolgt renal.
- Die Plasmaproteinbindung beträgt 60 %.

Zu hohe Theophyllin-Serumspiegel (> 20 µg/ml) können zu schwerwiegenden Nebenwirkungen führen. Besonders bei der Therapie von multimorbiden Intensivpatienten ergibt sich ein erhöhtes Risiko für schwerwiegende Nebenwirkungen. Daher sind Theophyllin-Serumspiegelkontrollen unabdingbar.

Bei einer oralen Vormedikation mit Theophyllin müssen zusätzliche intravenöse Bolusgaben in der Akutsituation vorsichtig erfolgen.

Bei Patienten mit Herzinsuffizienz oder Cor pulmonale ist die Eliminationshalbwertszeit und damit die Gefahr von Nebenwirkungen erhöht.

Eine Kombination mit CYP1A2-Inhibitoren kann aufgrund der geringen therapeutischen Breite von Theophyllin zu klinisch relevanten Interaktionen mit ernsthaften Komplikationen (z. B. tachykarde Herzrhythmusstörungen) führen. Eine wiederholte Gabe von Theophyllin ist daher in der Intensivmedizin nicht sinnvoll bzw. nur unter engmaschigen Serumspiegelkontrollen vertretbar.

Bei gleichzeitiger Gabe von Chinolonen (z. B. Ciprofloxacin) muss die Theophyllin-Dosierung auf ≤ 60 % reduziert werden. Außerdem ist eine regelmäßige Serumspiegelkontrolle von Theophyllin ratsam.

Bei längerer Applikationsdauer (> 48 h) ist beim Intensivpatienten eine effektive Therapiesteigerung nur mittels regelmäßiger Serumspiegelkontrollen möglich.

Die hepatische Verstoffwechselung ist von verschiedenen Faktoren abhängig (z. B. Alter, Herz-, Lungen-, Lebererkrankung, Raucher/Nichtraucher) und kann daher individuell unterschiedlich ausgeprägt sein. Unterschiedliche Serumkonzentrationen und Eliminationshalbwertszeiten sind die Folge.

Theophyllin eignet sich bei sehr schweren Episoden von pulmonaler Obstruktion nur zur akuten intravenösen Bolusgabe. Eine wiederholte Anwendung oder gar kontinuierliche Infusion hingegen ist wegen der schlechten Steuerbarkeit und des hohen Komplikationspotenzials (z. B. Herzrhythmusstörungen) abzulehnen.

Ebenso ist die Gabe retardierter Theophyllin-Präparate kritisch zu sehen.

Die im Handel erhältlichen retardierten Hartkapseln können geöffnet und die Retardpellets nach Suspendieren über die Sonde appliziert oder mit viel Flüssigkeit geschluckt werden (Inhalt nicht mörsern). Für die Sondenapplikation ist allerdings zu beachten, dass aufgrund der Pelletgröße und Quellmöglichkeit die Sonde mind. 12 Ch betragen und die Applikation sofort nach Herstellung der Suspension erfolgen muss. Alternativ können Tropfen (z. B. Solosin® Tropfen) verabreicht werden (CAVE: Bei den Tropfen besteht keine retardierte Wirkstofffreisetzung!).

Indikation

Akute Bronchokonstriktion, Asthma bronchiale, Status asthmaticus, COPD.

Dosierung

- **Initial:** 2 x 200 mg i. v.
- **Erhalt:** 11–13 mg/kg KG p. o. pro Tag (retardierte Form), aufgeteilt in 2 Einzeldosen. Bei der Dosisberechnung wird das Normalgewicht zugrundegelegt.
- **Raucher** benötigen im Vergleich zu Nichtrauchern höhere Dosierungen.
- **Die intravenöse Applikation** muss langsam über mindestens 10 min. erfolgen, um schwer wiegende Nebenwirkungen zu vermeiden.
- **Der therapeutische Serumspiegel** liegt zwischen 5–15 µg/ml.
- **Serumspiegel von 20 µg/ml** sollten aufgrund des erhöhten Risikos für schwer wiegende Nebenwirkungen *nicht überschritten* werden.

Patienten mit eingeschränkter Nierenfunktion

Die Abbauprodukte können bei stark eingeschränkter Nierenfunktion kumulieren. Eine Dosisreduktion muss daher erfolgen (Dosierung nach Serumspiegel).

Patienten mit eingeschränkter Leberfunktion

Bei Patienten mit eingeschränkter Lebersyntheseleistung ist die Theophyllin-Halbwertszeit verlängert (möglicherweise > 24 h). Eine Dosisreduktion muss daher erfolgen (Dosierung nach Serumspiegel).

Nebenwirkungen

- Tachykarde Herzrhythmusstörungen, Kammerflimmern, Palpitationen, Hypotonie
- Übelkeit, Erbrechen
- Krämpfe, Tremor
- Hypokaliämie, Hyperglykämie
- Hyperurikämie, Anstieg von Serumkreatinin
- Kopfschmerzen, Unruhe, Erregungszustände, Schlaflosigkeit
- Exanthem, Pruritus, Urtikaria, anaphylaktische Reaktionen
- Verstärkte Diurese

Interaktionen

Folgende Medikamente beeinflussen die Serumkonzentration des Theophyllins:

- **Aciclovir**: Serumkonzentration ↑
- **Allopurinol**: Serumkonzentration ↑
- **Barbiturate**: Serumkonzentration ↓
- **Benzodiazepine**: Benzodiazepin-Wirkung ↓
- **β-Blocker**: β-Blocker-Wirkung ↓
- **Calciumantagonisten** (z. B. Verapamil, Diltiazem): Serumkonzentration ↑
- **Carbamazepin**: Serumkonzentration ↓
- **Chinolone/Gyrasehemmer** (z. B. Ciprofloxacin, Moxifloxacin): Serumkonzentration ↑
- **Cimetidin**: Serumkonzentration ↑
- **Disulfiram**: Serumkonzentration ↑
- **Fluvoxamin**: Serumkonzentration ↑
- **Interferon**: Serumkonzentration ↑
- **Lithium**: Lithium-Wirkung ↓
- **Makrolid-Antibiotika** (z. B. Erythromycin, Clarithromycin): Serumkonzentration ↑: Die Theophyllin-Dosierung muss auf 50 % reduziert werden.
- **Mexiletin**: Serumkonzentration ↑
- **Pentoxifyllin**: Serumkonzentration ↑
- **Phenytoin**: Serumkonzentration ↓
- **Primidon**: Serumkonzentration ↓
- **Propafenon**: Serumkonzentration ↑
- **Propranolol**: Serumkonzentration ↑
- **Ranitidin**: Serumkonzentration ↑
- **Rifampicin**: Serumkonzentration ↓
- **Ritonavir**: Serumkonzentration ↓
- **Ticlopidin**: Serumkonzentration ↑

17.4 Expektorans

Acetylcystein (z. B. Fluimucil® 10 %)

Wirkmechanismus

Acetylcystein spaltet im Bronchialsystem die Disulfid-Brücken der Mucopolysacccharide des Schleimes und vermindert damit die Viskosität des Bronchialschleims.

Acetylcystein stellt darüber hinaus die hepatischen Glutathion-Speicher wieder her, die im Rahmen einer Paracetamol-Überdosierung aufgebraucht werden und für die Elimination des hepatotoxischen Paracetamol-Metaboliten N-Acetyl-p-benzochinonimin notwendig sind.

Charakterisierung

- Acetylcystein wirkt sekretolytisch und sekretomotorisch.
- Acetylcystein unterliegt einem hohen First-pass-Metabolismus in der Leber. Der aktive Metabolit und damit die eigentliche Wirksubstanz ist Cystein.
- Die orale Bioverfügbarkeit beträgt aufgrund des hohen First-pass-Metabolismus lediglich 10 %.
- Die Eliminationshalbwertszeit nach intravenöser Gabe misst etwa 30–40 min. Die Ausscheidung erfolgt renal.
- Die Plasmaproteinbindung beträgt ca. 50 %.

Indikation

Akute und chronische bronchopulmonale Erkrankung, Störung von Schleimproduktion oder -transport, Antidot bei Paracetamol-Intoxikation

Dosierung

- 3 x 300–600 mg i. v. pro Tag

Die routinemäßige, regelmäßige Gabe von Acetylcystein bei allen beatmeten Intensivpatienten wird von vielen Intensivstationen favorisiert. Dieses Vorgehen ist allerdings auf keinerlei gut abgesichertes Studienmaterial gestützt. Darüber hinaus ist kritisch zu hinterfragen, ob eine „Dauerverflüssigung" von Mukus wirklich die pulmonale Funktion verbessert und die Atemmechanik während der Entwöhnung steigert. Die Autoren empfehlen nicht die „automatische" Dauer-Anwen-

dung von Acetylcystein, sondern nur die Gabe bei klaren klinischen Hinweisen auf eine Einschränkung der Mukus-Mobilisierung.

Paracetamol-Intoxikation
(s. auch Exkurs in Teil I, Kap. 5.2.2)

- **Initialdosis:** 150 mg/kg KG in 200 ml Glukose 5 % i. v. über 15 Minuten,
- **dann** 50 mg/kg KG in 500 ml Glukose 5 % i. v. über 4 Stunden,
- **dann** 100 mg/kg KG in 1000 ml Glukose 5 % i. v. über 16 Stunden.
- (zusätzlicher Elektrolytersatz nach Bedarf)

Patienten mit eingeschränkter Nierenfunktion

- Keine Dosisanpassung notwendig.

Patienten mit eingeschränkter Leberfunktion

- Obwohl bei eingeschränkter Lebersyntheseleistung die Halbwertszeit verlängert ist, muss die Dosis nicht reduziert werden.

Nebenwirkungen

- Übelkeit, Erbrechen, Diarrhoe, Abdominalschmerzen, Stomatitis
- Kopfschmerzen, Fieber
- Exanthem, Urtikaria, Pruritus, Rash, sehr selten Lyell-Syndrom, Stevens-Johnson-Syndrom
- allergische Reaktionen (z. B. Angioödem, Bronchokonstriktion, Tachykardie, Hypotension, Schock)
- Dyspnoe, Bronchospasmen (v. a. bei Patienten mit Asthma bronchiale)
- Tinnitus

Interaktionen

- **Aminoglykoside**, oral appliziert: Inaktivierung des Antibiotikums möglich, daher orale Gabe in einem Abstand von mindestens 2 h empfehlenswert.
- **Antitussiva**: Sekretstau
- **Penicilline**, oral appliziert: Inaktivierung des Antibiotikums möglich, daher orale Gabe in einem Abstand von mindestens 2 h empfehlenswert.
- **Tetracycline**, oral appliziert: Inaktivierung des Antibiotikums möglich, daher orale Gabe in einem Abstand von mindestens 2 h empfehlenswert.

18 Insulin

Physiologisch wird Insulin in den B-Zellen der Langerhans-Inseln des Pankreas synthetisiert. Dort wird zunächst nach Translation das Prä-Pro-Insulin gebildet, das nach Abspaltung des Signalpeptids als Proinsulin in die Vesikel des Golgi-Apparates aufgenommen wird. Proteasen spalten das C-Peptid ab, das A- und B-Kette des Proinsulins verbindet, und bilden das Insulin. Sowohl das Insulin als auch das C-Peptid werden in den Vesikeln gespeichert und gemeinsam äquimolar über Exocytose in das Blut sezerniert.

Im Rahmen des Stressstoffwechsels entsteht bei Intensivpatienten häufig eine diabetogene Stoffwechsellage, die wie auch bei Patienten mit vorbestehendem Diabetes (Typ I und II) in der Regel mit exogenem Insulin therapiert werden muss. Dabei wird auf der Intensivstation aufgrund der guten Steuerbarkeit anstatt Depotinsulin ein kurzwirksames Normalinsulin (Altinsulin) bevorzugt eingesetzt, worauf im folgenden Kapitel näher eingegangen wird.

Normalinsulin (Altinsulin)

Wirkmechanismus

Nach Bindung von Insulin an seinen Insulinrezeptor, eine Tyrosinkinase, werden über mehrere Phosphorylierungsreaktionen metabolische und proliferative Signalwege aktiviert, die Genexpression sowie Zellwachstum und Zelldifferenzierung vermitteln, den Glukosetransport in die Zelle steigern und die Effekte auf den Kohlenhydrat-, Lipid- bzw. Protein-Stoffwechsel induzieren.

Bezüglich des Lipid- bzw. Proteinstoffwechsels wirkt Insulin hauptsächlich als Speicherhormon. So werden die Aufnahme von Fettsäuren in die Fettzellen sowie die Aufnahme von Aminosäuren in die Muskelzellen aus dem Blut gesteigert und diese als Triglyceride bzw. Proteine gespeichert. Zusätzlich werden die Spaltung der Triglyceride (Lipolyse) sowie der Abbau der Proteine (Proteolyse) durch Insulin gehemmt.

Im Falle des Kohlenhydratstoffwechsels fördert Insulin die Aufnahme von Glukose in die Muskel- und Fettzellen und stimuliert dort die Speicherung von Glukose in Form von Glykogen. Der Glykogenabbau (Glykogenolyse) wird dagegen inhibiert. Außerdem bewirkt Insulin eine Hemmung der Gluconeogenese in der Leber und in den Nieren.

Über die Aktivierung der Na-K-ATPase am Skelettmuskel bewirkt Insulin eine Verschiebung von Kalium von extra- nach intrazellulär.

Charakterisierung

- Insulin ist ein Peptidhormon, das aus zwei Aminosäureketten besteht, die über Disulfidbrücken miteinander verbunden sind.
- Normalinsulin besteht aus Human-Insulin, das entweder enzymatisch aus Schweineinsulin oder gentechnisch aus E. coli-Stämmen hergestellt wird.
- Normalinsulin ist ein schnell wirksames Insulin.
- Die Wirkungsdauer ist kurz und beträgt ca. 4–6 h.
- Insulin wird in der Leber und in den Nieren abgebaut.

Hypoglykämie (Blutzucker < 60 mg/dl):

Symptome einer Hypoglykämie sind Teilnahmslosigkeit, Verwirrtheit, Herzklopfen, Kopfschmerzen, Schwitzen und Erbrechen.

Durch diabetische Neuropathie oder bestimmte Medikamente (z. B. β-Blocker) können **Frühwarnsymptome einer Hypoglykämie verändert** und damit schlechter erkannt werden.

Bei Auftreten einer Hypoglykämie werden in der **Intensivmedizin** 40 ml Glukoselösung 40 % (= 16 g Glukose) als Bolus intravenös verabreicht.

Im intensivmedizinischen Alltag kommt es besonders bei Unterbrechung der enteralen Sondenkostgabe zu Hypoglykämien, wenn die gleichzeitige Reduktion der kontinuierlichen Insulinzufuhr vergessen wird.

Eine schwere Hypoglykämie (< 40 mg/dl) kann das **Mortalitätsrisiko** bei Intensivpatienten erhöhen.

Sowohl Hypo- als auch Hyperglykämien können zu **schwerwiegenden Folgen** wie Bewusstlosigkeit, Koma bis hin zum Tod führen.

***Der angestrebte Blutzuckerspiegel** beträgt bei einem hyperglykämischen Intensivpatienten unter kontinuierlicher Insulingabe in der Regel ca. 140 mg/dl.*

Bei niedrigeren Blutzuckerspiegeln besteht die Gefahr, schnell in den hypoglykämischen Bereich zu kommen.

Mit der Messung des C-Peptid-Spiegels im Serum kann die endogene Insulinsynthese in den B-Zellen im Pankreas beurteilt werden, auch wenn Normalinsulin verabreicht wurde (z. B. nach Pankreas-Transplantation).

Indikation

- Hyperglykämie im Rahmen des Stressstoffwechsels
- Entgleister Diabetes mellitus
- Hyperkaliämie

Dosierung

Hyperglykämie im Rahmen des Stressstoffwechsels

- Nach Blutzuckerspiegel
- **Nicht-Diabetiker:** max. 4 IE/h i. v.
- **Diabetiker:** max. 8–10 IE/h i. v.
- **Angestrebter Blutzuckerspiegel:** 140 mg/dl

Erläuterung: Stressstoffwechsel und Blutglukose-Spiegel
Unter den Bedingungen des Stressstoffwechsels führen zwei Mechanismen zu einer Erhöhung des Blutglukose-Spiegels:
Vermehrte Ausschüttung anti-insulinär wirkender, d. h. die Blutglukose erhöhender Hormone (Adrenalin, Cortisol, Glukagon).

Periphere Insulinresistenz, d. h. die Wirkung des Insulins an der Membran der Körperzelle ist stark vermindert: Höhere Insulinspiegel sind notwendig, um noch eine Aufnahme der Glukose in die Zellen zu erreichen.

Sowohl Nicht-Diabetiker als auch Diabetiker können vom Stressstoffwechsel betroffen sein.

Beim Nicht-Diabetiker werden als obere Grenze der kontinuierlichen **Insulinzufuhr 4 IE/h** angesehen. Eine Steigerung der Insulindosis kann zwar eventuell noch eine Zunahme der Glukose-Aufnahme in die Zelle bewirken, eine adäquate Verstoffwechslung findet jedoch nicht mehr statt. Um diese Dosierungsgrenze nicht zu überschreiten, kann die parenterale und/oder enterale Ernährung reduziert werden.
Beim Diabetiker bestand bereits vor dem Einsetzen des Stressstoffwechsels ein Insulinmangel (Typ I) oder eine periphere Insulinresistenz (Typ II). Deshalb muss die kontinuierliche Insulindosis höher gewählt werden (**max. 8–10 IE/h**). Eine zu starke Reduktion der parenteralen und/oder enteralen Ernährung, um z. B. nur 4 IE/h zu benötigen, könnte zu einem mangelhaften Angebot von Glukose an die Körperzellen führen. Die Folge wäre eine Zunahme der Katabolie.

Entgleister Diabetes mellitus, Coma diabeticum

Im Coma diabeticum werden beim Patienten Blutglukose-Spiegel über 600 mg/dl gemessen. Bei der ketoazidotischen Form können auch nur Werte um 400 mg/dl vorliegen. Bei der hyperosmolaren Form können die Blutzucker-Werte bis auf 700–800 mg/dl ansteigen. Ziel der Therapie mit Normalinsulin ist die kontrollierte Absenkung der Blutglukose-Spiegel:

- **Initiale Bolus-Gabe** von 8–10 IE Normalinsulin i. v.
- **In den folgenden 6–8 Stunden** soll der Blutglukose-Spiegel um nicht mehr als 50 % seines Ausgangswertes abgesenkt werden. Der Blutglukose-Spiegel fällt damit um 50 bis 70 mg/dl pro Stunde. Um dieses Therapie-Ziel zu erreichen, wird Normalinsulin kontinuierlich mit einer Dosierung von 4–6 IE/h appliziert.
- Fällt der Blutglukose-Spiegel innerhalb von 2 Stunden nicht ab, ist eine **Erhöhung bis Verdoppelung** der Insulin-Dosis erforderlich.
- Engmaschige, mindestens stündliche **Blutzucker-Kontrollen** sind erforderlich.
- Bei Erreichen eines **Blutglukose-Spiegels von 200 bis 250 mg/dl** soll zunächst keine weitere Absenkung stattfinden. Um ein erneutes Ansteigen der Blutglukose-Werte zu vermeiden, sind meist Insulindosen von 2–3 IE/h Normalinsulin erforderlich.
- **Die Gefahr der Hypoglykämie** ist in diesem Stadium erhöht. Bei stabilen Blutglukose-Werten kann zur Prävention einer Hypoglykämie begleitend eine Glukoselösung in niedriger Dosierung verabreicht werden (z. B. Glukose 5 % mit 10 ml/h i. v.).
- Engmaschige Kontrollen des **Säure-Basen-Status sowie des Kaliumspiegels** sind erforderlich.

Notfall: Hyperkaliämie

Kurzinfusion von 40 IE Normalinsulin in 100 ml Glukose 40 % Lösung (= 40 g Glukose) über 5 Minuten intravenös (vgl. Teil III, Kap. 5.1.1).

Patienten mit eingeschränkter Nieren- oder Leberfunktion

Im Rahmen der klinischen Anwendung in der Intensivtherapie mit engmaschiger Überwachung des Blutglukose-Spiegels spielen theoretische pharmakokinetische Auswirkungen keine Rolle.

Exkurs: Insulintherapie und Hämofiltration/Dialyse
Patienten, die im Rahmen der Ernährungstherapie eine parenterale Glukose- und Insulinzufuhr benötigen, können bei Beginn einer kontinuierlichen Hämofiltration/Dialyse hypoglykäm werden: Ein Teil der parenteral zugeführten Glukose wird eliminiert, die Glukosekonzentration im Blut nimmt ab. Wenn die Insulinzufuhr unverändert bleibt, können hypoglykäme Blutzuckerwerte auftreten.

Nebenwirkungen

- Hypoglykämie
- Sehr selten systemische Allergie (generalisierte Insulinallergie) mit folgenden Symptomen, die lebensbedrohlich sein können: Hautausschlag am ganzen Körper, Tachypnoe, Blutdruckabfall, Tachykardie, Schwitzen

Interaktionen

- **ACE-Hemmer (Captopril, Enalapril)**: Insulinbedarf ↓ aufgrund hypoglykämischer Wirkung
- **Acetylsalicylsäure**: Insulinbedarf ↓ aufgrund hypoglykämischer Wirkung
- **Alkohol**: Insulinbedarf ↓ aufgrund hypoglykämischer Wirkung
- **Angiotensin II-Rezeptorblocker (Sartane)**: Insulinbedarf ↓ aufgrund hypoglykämischer Wirkung
- **Antidiabetika, oral**: Insulinbedarf ↓ aufgrund hypoglykämischer Wirkung
- **β-Blocker**: Hypoglykämie-Symptome (z. B. Tachykardie) sind schwächer ausgeprägt bzw. nicht zu erkennen
- **β-Blocker, nicht-selektiv** (z. B. Propranolol): Insulinbedarf ↓ aufgrund hypoglykämischer Wirkung
- **β2-Sympathomimetika** (z. B. Salbutamol, Terbutalin): Insulinbedarf ↑ aufgrund hyperglykämischer Wirkung
- **Glukokortikoide**: Insulinbedarf ↑ aufgrund hyperglykämischer Wirkung
- **MAO-Hemmer**: Insulinbedarf ↓ aufgrund hypoglykämischer Wirkung
- **Schilddrüsenhormone**: Insulinbedarf ↑ aufgrund hyperglykämischer Wirkung
- **Somatostatin-Analoga** (z. B. Octreotid): Insulinbedarf ↑ oder ↓
- **Thiazide**: Insulinbedarf ↑ aufgrund hyperglykämischer Wirkung
- **Wachstumshormone**: Insulinbedarf ↑ aufgrund hyperglykämischer Wirkung

Exkurs 1: Hyperglykämie

Die Hyperglykämie beim Intensivpatienten hat erhebliche pathophysiologische Konsequenzen, die eine Erhöhung der Morbidität und Mortalität verursachen: Sie führt zu einer gesteigerten Infektanfälligkeit durch beeinträchtigte Komplementaktivierung und Phagozytose. Außerdem wird die Wundheilung gestört. Die Dysfunktion des Gefäßendothels führt zu Flüssigkeitsverschiebungen in das interstitielle Gewebe. Ein prokoagulatorischer Gerinnungsstatus und erhöhte inflammatorische Reaktionen können zum Multiorganversagen führen.

„Intensivierte Insulintherapie“:

Vor wenigen Jahren wurde in prospektiv-randomisierten Studien ein Überlebensvorteil für bestimmte Patientengruppen durch eine sehr enge Blutzuckereinstellung dargestellt. In neuen Studien konnte dieser Überlebensvorteil nicht bestätigt werden. Letale Hypoglykämien waren häufiger, die Sterblichkeit insgesamt sogar erhöht. In der Regel wird daher heute ein Blutzuckerspiegel von ca. 140 mg/dl angestrebt.

Exkurs 2: Insulinintoxikation

Patienten, die sich große Mengen an Insulin in suizidaler Absicht spritzen, sind von einer therapierefraktären Hypoglykämie vital gefährdet. Es genügt nicht, den Blutzucker durch eine initiale Bolusgabe von ca 100 bis 200 ml Glukose 40 % zu normalisieren. Um das Auftreten einer erneuten und unter Umständen nicht mehr beherrschbaren Hypoglykämie zu vermeiden, muss der Patient in den folgenden 24 Stunden kontinuierlich 100 bis 200 ml Glukose 40 % pro Stunde erhalten. Der Blutzucker sollte in einem Bereich von 200 bis 300 mg/dl gehalten werden. Danach kann die Glukosezufuhr langsam reduziert werden.

19 Medikamente zur Korrektur des Säure-Basen-Haushalts

19.1 Korrektur einer metabolischen Azidose

Eine metabolische Azidose liegt vor, wenn im Blutgas der pH-Wert kleiner 7,35, die Bicarbonatkonzentration kleiner 20 mmol/l und der base excess stärker negativ als –3 mmol/l ist.

Zur medikamentösen Pufferung der metabolischen Azidose eignen sich Natriumhydrogencarbonat und Trometamol.

Natriumhydrogencarbonat (= Natriumbicarbonat)

Wirkmechanismus

Nach der intravenösen Applikation von Natriumhydrogencarbonat ($NaHCO_3$) reagiert das Hydrogencarbonat (**synonyme Bezeichnung: Bicarbonat**) mit Wasserstoffionen unter Bildung von Wasser und Kohlendioxid. Als Folge steigt der pH-Wert an. Das entstandene Kohlendioxid (CO_2) muss abgeatmet werden:

$$HCO_3^- + H^+ \leftrightarrow CO_2 + H_2O$$

Charakterisierung

- Natriumhydrogencarbonat-Lösungen sind alkalisierende Lösungen.
- Natriumhydrogencarbonat ist ein Salz, in dem Natrium als Kation und Hydrogencarbonat als Anion vorliegt.
- Die handelsüblichen 8,4 %-igen Lösungen liegen als einmolare Lösungen vor, d. h. 1 ml Lösung enthält 1 mmol Hydrogencarbonat.

Überdosierung kann zu einer Hypernatriämie und Hyperosmolarität des Serums führen.

Bei Patienten mit Hypocalcämie kann die Gabe eine hypocalcämische Tetanie auslösen.

Bei rascher Applikation und ungenügender respiratorischer Elimination des entstehenden CO_2 kann es zu einem CO_2-Anstieg im Blut kommen.

Grundsätzlich sollte Natriumhydrogencarbonat nicht mit anderen Arzneimitteln gemischt werden.

Keine Applikation zusammen mit Calcium-, Magnesium-, Phosphathaltigen Lösungen.

30 Minuten nach Gabe einer Kurzinfusion der Natriumhydrogencarbonat-Lösung sollte der aktuelle Säure-Basen-Status anhand eines Blutgases überprüft werden.

Indikation

- Metabolische Azidose
- Alkalisierung des Harns bei Rhabdomyolyse

Dosierung

Das Basendefizit des Patienten wird zunächst nach folgender Formel berechnet:
Bicarbonatdefizit (in mmol) = 0,3 x kg KG x base excess
Der Faktor 0,3 steht dabei für den Anteil des Extrazellulärraums am Gesamtkörpergewicht.

- Es ist empfehlenswert zunächst lediglich die Hälfte der berechneten Menge zu ersetzen, um eine Überkorrektur mit beginnender Alkalose zu vermeiden.
- Die berechnete Menge in mmol entspricht der Menge an ml, die von den üblichen 8,4 %-igen Lösungen gegeben werden muss.
- Die Gabe erfolgt als Kurzinfusion.
- Natriumhydrogencarbonat kann mit isotonischer Kochsalzlösung oder 5 %-iger Glukoselösung gemischt werden.

Patienten mit eingeschränkter Nierenfunktion

- Keine Dosisanpassung

Patienten mit eingeschränkter Leberfunktion

- Keine Dosisanpassung

Nebenwirkungen

- Hypernatriämie im Serum
- Hyperosmolarität im Serum
- CO_2-Anstieg im Blut
- Versehentliche intraarterielle Gabe kann durch Vasokonstriktion zum Verlust der Extremität führen.

Bei Patienten mit Rhabdomyolyse (s. Teil II, Kap. 9) kann neben einer forcierten Diurese zusätzlich eine Alkalisierung des Urins durch die kontinuierliche intravenöse Zufuhr von Natriumhydrogencarbonat versucht werden, um ein akutes Nierenversagen zu verhindern. Der Urin-pH sollte über 6,5 angehoben werden. Meist ist eine Dosis von ca. 10 ml 8,4 %-iger Natriumhydrogencarbonat-Lösung (= 10 mmol Natriumhydrogencarbonat) intravenös pro Stunde nötig. Durch regelmäßige Blutgaskontrollen muss die Ausbildung einer metabolischen Alkalose verhindert werden.
Die Alkalisierung des Urins soll die toxische Wirkung der Muskelzerfallsprodukte auf die Tubuluszellen der Niere mildern.

Trometamol (= Trishydroxymethylaminomethan (THAM), z. B. TRIS®)

Wirkmechanismus

Trometamol ist eine organische Base, die Wasserstoffionen aus Kohlensäure bindet:

$$R\text{-}NH_2 + H_2CO_3 \leftrightarrow R\text{-}NH_3^+ + HCO_3^-$$

Neben der Bindung von Wasserstoffionen kommt es zu einer Vermehrung von Hydrogencarbonat (= Bicarbonat). Der pH-Wert wird angehoben und das Basendefizit ausgeglichen.

Charakterisierung

- Trometamol ist eine sehr alkalische Lösung (pH-Wert > 10).
- Nichtionisiertes Trometamol kann Zellmembranen durchdringen und ist auch intrazel-

lulär als Puffer wirksam. Bei physiologischem pH-Wert liegen 30 % in der nichtionisierten Form vor.

- Die intrazelluläre Pufferwirkung bewirkt Kaliumverschiebungen zwischen Intra- und Extrazellulärraum. Es kommt zu einer initialen Hyperkaliämie und sekundären Hypokaliämie.
- Trometamol stimuliert die Insulinsekretion und kann Hypoglykämien hervorrufen.
- Trometamol wird nicht metabolisiert. Bei der Ausscheidung über die Nieren wirkt es wie ein mildes Diuretikum.
- Der Abbau von Kohlensäure (s. o.) führt auch zu einer Abnahme des Kohlendioxids (CO_2) im Blut, da Kohlensäure aus Wasser und Kohlendioxid entsteht ($H_2CO_3 \leftrightarrow H_2O + CO_2$).
- Im Gehirn führt die intrazelluläre Pufferung über einen nicht genau bekannten Mechanismus zur Rückverteilung von Wasser und zu einer Abnahme des Hirnödems.

Bei vitaler Indikation relativieren sich Hyperkaliämie und Niereninsuffizienz als Gegenanzeigen. Die Gefahr der Verstärkung einer Hyperkaliämie besteht bei laufender kontinuierlicher veno-venöser Hämofiltration (CVVH) nicht.

Trometamol darf nicht mit anderen Arzneimitteln gemischt werden.

Bei intraarterieller oder paravenöser Gabe besteht aufgrund der hohen Alkalität der Lösung die Gefahr von Gewebenekrosen.

Die Verringerung des pCO_2- Partialdrucks im Blut kann zu einer Abnahme der Stimulation des Atemzentrums und damit zu einer Atemdepression führen.

Bei Bolusgaben von 1 mmol/kg KG wurde eine Abnahme der Gewebeoxygenierung beobachtet, die z. B. beim Schädel-Hirn-Trauma-Patienten nachteilig für das neurologische Ergebnis sein kann.

Trometamol kommt bei der metabolischen Azidose meist zum Einsatz, wenn eine alleinige mehrfache Pufferung mit Natriumbicarbonat nicht ausreichend war oder bereits zu einer Hypernatriämie und Hyperosmolarität des Serums geführt hat.

Indikation

- Metabolische Azidose, insbesondere bei Hypernatriämie
- Behandlung des therapierefraktären Hirndrucks

Dosierung

- Meist wird eine **kontinuierliche intravenöse Infusion** mit 21 mmol/h (Lösung enthält 3mmol/ml d. h. 7 ml/h) begonnen, bei Bedarf kann auch eine vorübergehende, mehrstündige Dosiserhöhung bis 60 mmol/h erforderlich sein. Die Gefahren der Bolusinjektion bezüglich nachteiliger Effekte auf die Gewebeoxygenierung werden auf diese Weise vermieden.
- Zur **Behandlung des therapierefraktären Hirndrucks:** 0,25 mmol/kg KG/h i. v.
- **Maximale Dosierung:** 5 mmol/kg KG/Tag i. v.

Patienten mit eingeschränkter Nierenfunktion

Da Trometamol über die Nieren eliminiert wird, ist die Halbwertszeit bei Niereninsuffizienz deutlich verlängert. Im Rahmen der oft vitalen Indikationsstellung muss dieser Aspekt meist vernachlässigt werden.

Patienten mit eingeschränkter Leberfunktion

- Keine Dosisanpassung

Nebenwirkungen

- Hypoglykämie
- Hypokaliämie
- Hyperkaliämie
- Atemdepression
- Bei paravenöser oder intraarterieller Injektion kann es zu Nekrosen kommen.
- Erbrechen

Interaktionen

- Verstärkung der Wirkung von Antidiabetika

19.2 Medikamente zur Korrektur einer metabolischen Alkalose

19.2.1 Pathophysiologie der metabolischen Alkalose

Eine metabolische Alkalose liegt vor, wenn der pH-Wert im Blut über 7,45 ansteigt. Ein therapeutischer Interventionsbedarf besteht ab einem pH-Wert größer 7,55. Die **Hydrogencarbonatkonzentration (synonyme Bezeichnung: Bicarbonatkonzentration)** kann dabei bis auf 40 mmol/l und der Base excess auf 10 bis 20 mmol/l ansteigen. Beim wachen, nicht intubierten Patienten aber auch bei einem spontanatmenden Patienten in einem maschinell unterstützenden Modus mit bestehender metabolischer Alkalose kann der Versuch einer respiratorischen Kompensation beobachtet werden: Durch Hypoventilation wird ein Anstieg des Kohlendioxid-Partialdruckes (pCO_2) im Blut erreicht, der den pH-Wert sinken lässt.

Neurologische Symptome zeigen sich als Schwäche, Krampfanfälle oder Delir. Die häufig begleitende Hypokaliämie begünstigt kardiale Arrhythmien: Das Krankheitsbild der metabolischen Alkalose ist mit einer deutlich erhöhten Morbidität und Mortalität verknüpft.

Die Bicarbonat-Ausscheidung über die Niere steht im Zentrum der pathophysiologischen Überlegungen bei der metabolischen Alkalose:

Im proximalen Tubulus werden 85 bis 90 % des glomerulär filtrierten Bicarbonates reabsorbiert, unabhängig davon, ob eine metabolische Alkalose oder eine normale Konzentration von Bicarbonat im Blut vorliegt. Die Steuerung der Bicarbonat-Exkretion erfolgt im kortikalen Sammelrohr der Niere. 10 bis 15 % des glomerulär filtrierten Bicarbonates können dort reabsorbiert werden:

In den Schaltzellen vom Typ A vermittelt die Carboanhydrase folgende Reaktion:

$H_2O + CO_2 \leftrightarrow H^+ + HCO_3^-$

Das Proton wird in den Urin sezerniert, Bicarbonat wird ins Blut aufgenommen.

In den Schaltzellen vom Typ B an der luminalen Zellmembran bewirkt eine Austauscher-Pumpe die Exkretion von Bicarbonat in den Urin, gegenläufig wird dafür ein Chlorid-Ion in die Zelle aufgenommen.

Chloridsensitive metabolische Alkalosen

Über die Schaltzellen vom Typ B gelingt es der Niere normalerweise, überschüssiges Bicarbonat auszuscheiden. Allerdings kann es bei einem *Chloridmangel* zu einer Beeinträchtigung der beschriebenen Austauscher-Pumpe in den Schaltzellen vom Typ B kommen: Da zu wenig Chlorid für die Resorption in die Zelle vorliegt, wird im Gegenzug auch nur wenig Bicarbonat in den Urin sezerniert. Der Ausgleich des Chloridmangels führt zu einer Normalisierung der Bicarbonat-Ausscheidung. Diese Form der metabolischen Alkalosen wird daher als *chloridsensitiv* bezeichnet.

Chloridsensitive metabolische Alkalosen entstehen durch:

- Gastralen Salzsäure-Verlust (Erbrechen, Magensonde)
- Chlorid-Verlust durch Diarrhoe
- Chlorid-Verlust durch Diuretika

Exkurs: Die posthyperkapnische Alkalose

Auch die seltene posthyperkapnische Alkalose ist chloridsensitiv: Beim nicht beatmeten Patienten mit chronisch-obstruktiver Lungenerkrankung liegt eine respiratorische Azidose mit erniedrigtem pH-Wert und erhöhtem CO_2-Wert im Blutgas vor. Kompensatorisch wird über eine verminderte renale Bicarbonat-Ausscheidung die Konzentration von Bicarbonat im Blut erhöht, der pH-Wert steigt. Wird der Patient nun intubiert und beatmet, normalisiert sich das CO_2 rasch. Die erhöhte Bicarbonat-Konzentration bleibt aber noch bestehen: Es resultiert eine metabolische Alkalose. Aus diesen Überlegungen heraus ist es nicht sinnvoll, bei dieser Patientengruppe „normale" Säure-Base-Werte anzustreben.

Chloridresistente metabolische Alkalosen

Chloridresistente metabolische Alkalosen entstehen durch eine *erhöhte Mineralokortikoid-Wirkung* (Hyperaldosteronismus):

- Ein primärer oder sekundärer Hyperaldosteronismus bewirkt an den distalen Tubuli der Niere eine vermehrte Natrium-Rückresorption ins Blut und eine vermehrte Kaliumausscheidung. Die resultierende Hypokaliämie begünstigt das Entstehen einer metabolischen Alkalose: An den Körperzellen kommt es zu einem transmembranalen Austausch von Kalium und Protonen. Bei Hypokaliämie strömt Kalium von intra- nach extrazellulär. Im Gegenstrom werden Protonen in die Zelle aufgenommen. Die Abnahme der Protonen im Extrazellulärraum führt zu einer metabolischen Alkalose.
- Außerdem fördert Aldosteron in den Schaltzellen vom Typ A die Exkretion von Protonen in den Urin und die Bicarbonat-Reabsorption ins Blut. Der resultierende Verlust von Protonen und die Zunahme der Bicarbonatkonzentration begünstigen ebenfalls das Entstehen einer metabolischen Alkalose.

Ursachen eines primären Hyperaldosteronismus

- Cushing-Syndrom
- vermehrte exogene Glukokortikoid-Zufuhr
- Zufuhr Aldosteron-ähnlicher Substanzen (z. B. Lakritze, Carbenoxolon)
- Bartter-Syndrom (vererbte renale Tubulusfunktionsstörung mit vermehrtem Kaliumverlust. Nicht zu verwechseln mit Schwartz-Bartter-Syndrom = Syndrom der inadäquaten ADH-Sekretion)

Ursachen eines sekundären Hyperaldosteronismus

- Volumenmangel des Körpers durch Diuretika-Gabe
- Nierenarterienstenose

19.2.2 Therapie der metabolischen Alkalose

Behandlung eines Chloridmangels

- Durch die Erhöhung des Chlorid-Angebots am Lumen des kortikalen Sammelrohrs wird die Bicarbonat-Elimination gefördert. Hierzu genügt meist die Gabe von **0,9 %-igen NaCl-Infusionslösungen**.
- Dadurch kann auch ein gleichzeitig bestehender **Volumenmangel** korrigiert werden. Auch einem sekundären Hyperaldosteronismus als Folge des Volumenmangels wird damit entgegengewirkt.
- Die Gabe eines **Protonenpumpenhemmers** kann einen gastralen Säureverlust verringern.
- Absetzen oder Reduktion der Diuretika-Therapie
- Ausgleich einer Hypokaliämie

Exkurs: Hypokaliämie

Wegen des transmembranösen Austausches von Kalium und Protonen an den Körperzellen bedingen sich metabolische Alkalose und Hypokaliämie gegenseitig:

Bei einer metabolischen Alkalose strömen Protonen von intra- nach extrazellulär, im Gegenzug wird Kalium in die Zelle aufgenommen. Es resultiert eine Hypokaliämie.

Bei vorbestehender Hypokaliämie strömt Kalium von intra- nach extrazellulär, im Gegenzug werden Protonen in die Zelle aufgenommen. Es resultiert eine metabolische Alkalose.

Auf die früher beschriebene Gabe von verdünnter Salzsäure kann und sollte verzichtet werden: Selbst bei korrekter Gabe kann es zu schweren Gefäßwandschäden und -nekrosen kommen.

Die Gabe von **Acetazolamid (z. B. Diamox®)** *stellt eine medikamentöse Therapieoption nach Ausschöpfung der beschriebenen Therapiemaßnahmen dar:*

Acetazolamid (z. B. Diamox®)

Wirkmechanismus

Acetazolamid inhibiert in den Schaltzellen des Typs A in den kortikalen Sammelrohren der Niere das Enzym Carboanhydrase. Die Reaktion $CO_2 + H_2O \leftrightarrow H^+ + HCO_3^-$ wird damit gehemmt. Dadurch werden weniger Protonen über den Urin eliminiert und weniger Bicarbonat ins Blut reabsorbiert. Es resultiert ein sinkender pH-Wert im Blut.

Charakterisierung

- Die Serumhalbwertszeit beträgt nach intravenöser Gabe 95 Minuten.
- Acetazolamid wird unverändert über die Nieren ausgeschieden.
- Durch Hemmung der Carboanhydrase im Auge bewirkt Acetazolamid eine Reduktion der Kammerwasserbildung und senkt damit den Augeninnendruck.
- Acetazolamid wird auch zur Behandlung der Höhenkrankheit verwendet.
- Acetazolamid wirkt als mildes Diuretikum und kann deshalb eine Hypokaliämie oder einen Volumenmangel verstärken.

Acetazolamid ist ein Sulfonamid-Derivat: Bei bekannter Allergie auf Sulfonamide oder Sulfonylharnstoffe darf es nicht angewandt werden.

Acetazolamid kommt zum Einsatz, wenn der Ausgleich eines Chlorid-, Kalium- und Volumenmangels zur Behandlung der metabolischen Alkalose noch nicht ausreichend waren.

Indikation

- Therapierefraktäre metabolische Alkalose
- (Senkung des Augeninnendrucks)

Dosierung

- 1 x 500 mg/Tag i. v. als Kurzinfusion

Patienten mit eingeschränkter Nierenfunktion

Da Acetazolamid unverändert über die Nieren ausgeschieden wird, stellt eine schwere Niereninsuffizienz (GFR < 30 ml/min) eine Kontraindikation dar: Gefahr der metabolischen Azidose.

Patienten mit eingeschränkter Leberfunktion

Bei schwerer Leberinsuffizienz ist Acetazolamid kontraindiziert, da es die Gefahr einer hepatischen Enzephalopathie erhöht.

Nebenwirkungen

- Erbrechen, Hitzegefühl, Kopfschmerzen
- Tinnitus
- Parästhesien
- Allergische Hautreaktionen (einschließlich Lyell-Syndrom)
- Hyponatriämie, Hypokaliämie
- Hyperglykämie, Hypoglykämie
- Hypercalciurie (Gefahr der Nierensteinbildung bei längerer Anwendung)
- Leukozytopenie, Thrombozytopenie
- Cholestatischer Ikterus

Interaktionen

- **Acetylsalicylsäure**, hochdosiert: Lethargie, Koma
- **Antihypertonika**: Verstärkung der blutdrucksenkenden Wirkung
- **Barbiturate**: Barbituratwirkung ↑
- **Ciclosporin**: Ciclosporin-Blutspiegel ↑
- **Digitalispräparate**: Durch Hypokaliämie Digitaliswirkung ↑
- **Lithium**: Lithiumausscheidung ↑
- **Methotrexat**: Methotrexat-Wirkung ↑
- **Phenprocoumon** (z. B. Marcumar®): Phenprocoumonwirkung ↑
- **Phenytoin**: Serumkonzentration Phenytoin ↑

- **Sulfonylharnstoffe** (z. B. Glibenclamid): Hypoglykämie durch Wirkverstärkung der Sulfonylharnstoffe

II

Vom Symptom zum auslösenden Medikament

1 Zerebrale Krampfanfälle

Medikamente aus unterschiedlichen Wirkstoffgruppen können zu einer Erhöhung der Krampfbereitschaft beitragen.

Psychopharmaka

Antidepressiva

Trizyklische Antidepressiva, SSRI (Selektive Serotoninrückaufnahme-Inhibitoren) und MAO-Hemmer, d. h. alle antidepressiven Wirkstoffgruppen führen zu einer Erhöhung der Krampfbereitschaft.

- **Trizyklische Antidepressiva**: z. B. Amitriptylin, Clomipramin, Desipramin, Doxepin, Imipramin, Maprotilin, Trimipramin.
- **SSRI**: z. B. Citalopram, Fluoxetin, Fluvoxamin, Paroxetin, Sertralin, Venlaflaxin.
- **MAO-Hemmer**: z. B. Moclobemid, Tranylcypromin.
- Auch **Mirtazapin** kann in seltenen Fällen krampfauslösend wirken.

Die Kombination von SSRI und trizyklischen Antidepressiva kann zu einer Serumspiegelerhöhung der trizyklischen Antidepressiva führen.

- **Lithium** weist eine krampfauslösende Potenz auf. Nierenfunktionsstörungen können zu einer verringerten renalen Elimination und in der Folge zu einer Intoxikation führen. Bei einer Kreatininclearance unter 60 ml/min sollte über eine alternative Medikation nachgedacht werden. Unter 30 ml/min ist Lithium kontraindiziert. Bei Erhöhung des Lithiumspiegels über den therapeutisch angestrebten Bereich von 0,6 bis 0,8 mmol/l ist mit dem Auftreten von Intoxikationserscheinungen zu rechnen (Somnolenz, Krämpfe, Tremor).

Neuroleptika

Phenothiazine, Butyrophenone und atypische Neuroleptika, d. h. alle neuroleptischen Wirkstoffgruppen, können Krampfanfälle auslösen:

- **Phenothiazine**: z. B. Chlorpromazin, Fluphenazin, Levomepromazin, Perazin, Promethazin
- **Butyrophenone**: z. B. Haloperidol, Benperidol, Pipamperon
- **Atypische Neuroleptika**: z. B. Risperidon, Clozapin, Olanzapin
- **Melperon** besitzt *keine krampfauslösende* Wirkung.

Nach Auftreten eines Krampfanfalls können Dosisreduktion, Wechsel auf ein anderes Neuroleptikum und/oder Ansetzen einer begleitenden antiepileptischen Medikation die Fortführung der neuroleptischen Therapie ermöglichen.

Antibiotika

Vertreter verschiedener Antibiotika-Klassen weisen eine krampfauslösende Potenz auf. Im Rahmen der Intensivtherapie muss die Dosierung an die aktuelle Nierenfunktion angepasst werden, um Überdosierungen und unerwünschte Nebenwirkungen zu vermeiden.

Bei folgenden Antibiotika sind Krampfereignisse als Nebenwirkung beschrieben:

- **Amphotericin B**
- **Carbapeneme** (Imipenem > Meropenem, Ertapenem)
- **Chinolone** (Gyrase-Hemmer): Ciprofloxacin, Moxifloxacin
- **Chloroquin** (Malariamedikament)
- **Fluconazol**
- **Foscarnet** (Virustatikum zur CMV-Behandlung)
- **Penicillin G**
- Piperacillin (im Vergleich zu Carbapenemen jedoch geringere krampfauslösende Wirkung)
- **Metronidazol**

Lokalanästhetika

Alle klinisch verwendeten Lokalanästhetika können bei Überdosierung oder intravasaler Injektion Krampfanfälle auslösen. Bezüglich der Toxizität ergibt sich folgende absteigende Reihenfolge:

- Bupivacain > Lidocain > Mepivacain > Prilocain > Procain

Behandlung: Sauerstoffgabe, Diazepam i. v.

Sonstige Medikamente mit krampfauslösender Wirkung

- Amantadin
- Cisplatin
- H1-Antihistaminika z. B. Dimetinden (Fenistil®)
- **Immunsuppressiva**: Ciclosporin, Tacrolimus (Sirolimus hat keine neurotoxischen Nebenwirkungen)
- **Morphin** (Akkumulation von Morphin-3-Glucuronid v. a. bei eingeschränkter Nierenfunktion führt zu Myoklonien)
- **Theophyllin**
- **Tranexamsäure**

2 Medikamenteninduzierter Bronchospasmus

Ein Bronchospasmus wird durch die erhöhte Reizbarkeit des Tracheobronchialsystems auf verschiedenartige Stimuli hervorgerufen. Differenzialdiagnostisch muss beim Intensivpatienten auch an eine Induktion durch Medikamente gedacht werden. Die allergische Reaktion auf ein Medikament kann eine mögliche Ursache sein. Bei einer Reihe von Medikamenten wird das Symptom Bronchospasmus jedoch auch als unerwünschte Arzneimittelwirkung beschrieben:

Analgetika

- An erster Stelle stehen alle **nichtsteroidalen Antirheumatika**.
- In geringerer Häufigkeit treten Bronchospasmen jedoch auch bei Acetylsalicylsäure, Metamizol und Paracetamol auf.
- Durch Histaminliberation kann auch **Morphin** einen Asthmaanfall auslösen. Bei anderen Opiaten ist mit dieser Nebenwirkung kaum zu rechnen.

Herz-/Kreislaufmedikamente

- Adenosin ist beim Asthmatiker kontraindiziert.
- Bei **β-Blockern** lässt sich die Atemwegsverengung durch den sympathikolytischen Effekt erklären. Auch selektiv wirkende β-Blocker und in Einzelfällen sogar β-blockierende Mydriatika können einen Bronchospasmus auslösen.
- ACE-Hemmer können ebenfalls einen Bronchospasmus auslösen.
- In seltenen Fällen Amiodaron.

Antibiotika

- **Sulfonamide** und alle **β-Lactam-Antibiotika (Penicilline und Cephalosporine)** können einen Asthmaanfall auslösen. Einzelne Fälle sind auch für **Teicoplanin** beschrieben.

Antihistaminika

- in seltenen Fällen

Cholinerg wirkende Substanzen

- Neostigmin, Distigmin, Physostigmin. Die cholinerge, parasympathomimetische Wirkung führt zur Verengung der Atemwege.

Weitere Medikamente mit Bronchospasmus als seltener Nebenwirkung:

- Acetylcystein, Baclofen, Chloroquin, Clopidogrel
- Iloprost, Insulin, Milrinon, Nifedipin
- Piroxicam, Promethazin, Propafenon
- Streptokinase, Vinblastin, Zanamivir
- **Impfstoffe** können ebenfalls einen Bronchospasmus auslösen.

Therapie

- *Absetzen des als Auslöser verdächtigten Medikamentes*
- *Inhalation von* Salbutamol *(5 mg)*
- *intravenöse Gabe von* Reproterol *(90 µg über 3 min.)*
- *beim intubierten, beatmeten Patienten Vertiefung der Sedierung*

3 Akutes Lungenödem – „Die weiße Lunge"

Eine akute Störung der pulmonalen Flüssigkeitsbalance mit klinischen Symptomen (Verschlechterung des Gasaustausches, Dyspnoe, Auskultationsbefund) und radiologischer Manifestation (Transparenzminderung) kann vielfältige Ursachen haben. Neben den beiden „klassischen" diagnostischen Pfaden der Unterscheidung eines kardiogen assoziierten Lungenödems von einem „Permeabilitätsödem" auf dem Boden einer akuten Schädigung des Lungenparenchyms gibt es zahlreiche weitere Differenzialdiagnosen der akuten pulmonalen Flüssigkeitseinlagerung oder einer akuten toxischen Alveolitis. Die wichtigsten sind im Folgenden aufgezählt:

- akute pulmonale Infektion (Bakterien, Viren, Pilze)
- akute Flüssigkeits-Überladung
- beginnende Sepsis mit systemischer Inflammationsreaktion
- Transfusions-assoziierte akute Lungenschädigung („transfusion related acute lung injury" [TRALI])
- akute Aspiration von Magenflüssigkeit (pulmonale Aspiration)
- akute pleurale Flüssigkeitseinlagerung (Pleuraergüsse)
- Medikamenten-assoziierte akute Lungenschädigung

Im Folgenden werden Medikamente dargestellt, welche eine akute Lungenschädigung auslösen können. Arzneimittel-assoziierte pulmonale Schädigungsmechanismen bestehen neben der Ödembildung in einer akuten Alveolitis und/oder Fibrosis oder in ausgeprägten Bronchospasmen.

Mit der Aufzählung sollen differenzialdiagnostisch Hinweise gegeben werden, die *nach Ausschluss bzw. Berücksichtigung aller anderen oben erwähnten Ursachen* hilfreich sein können.

Trizyklische Antidepressiva

In mehreren Fallberichten wurde eine ARDS-ähnliche pulmonale Schädigung unter Medikation mit trizyklischen Antidepressiva, insbesondere nach Überdosierung von *Amitriptylin* (z. B. Saroten®) angegeben. Eine solche Schädigung soll in bis zu 11 % der Patienten mit entsprechender, meist suizidal ausgelöster Überdosierung vorkommen. Im Tierexperiment führt die pulmonale Flutung mit Amitriptylin zu einer Erhöhung der Endothelin-1-Spiegel. Diese Substanz ist als pulmonales Gewebshormon ein sehr potenter Vasokonstriktor.

Amiodaron (z. B. Cordarex®)

Eine akute Lungenschädigung durch das Antiarrhythmikum Amiodaron ist schon lange bekannt. Der zu Grunde liegende Mechanismus ist noch nicht ganz klar. Zum einen kann Amiodaron eine pulmonale Phospholipidose mit rascher Induktion einer Fibrosebildung hervorrufen. Zum anderen wird aber auch ein direkter zytotoxischer Effekt auf die Alveolarzellen postuliert. In einer japanischen retrospektiven Analyse an 500 Patienten betrug die Häufigkeit einer Amiodaron-induzierten Lungenschädigung nach 1-jähriger Behandlung ca. 8 %, wobei diese Schädigung auch bei Patienten auftrat, bei denen keine überhöhten Spiegel festzustellen waren. Mit welcher Häufigkeit eine solche Schädigung bei kurzfristiger, hoch-dosierter Gabe auf der Intensivstation auftritt, ist derzeit nicht bekannt. Es gibt allerdings mehrere Fallberichte von Intensiv-Patienten, bei denen nach akuter Amiodaron-Gabe zum Zwecke der Rhythmuskontrolle bei instabilem Vorhofflimmern eine konsekutive ARDS-ähnliche Lungenschädigung gesehen wurde.

Bei akuter Verschlechterung des pulmonalen Gasaustausches während Amiodaron-Therapie sollte umgehend ein Röntgen-Bild des Thorax angefertigt werden, wenn akut keine andere Ursache zu identifizieren ist.

Bleomycin

Verschiedene chemotherapeutische Substanzen (z. B. *Vinblastin, Mitomycin, Cytosin-Arabinosid, Methotrexat*) vor allem aber Bleomycin, weisen ein pulmonales toxisches Potenzial auf. Hier werden zwei Mechanismen diskutiert:

1. Die akute, interstielle Lungenschädigung. Das Risiko hierfür steigt besonders, wenn Patienten zuvor eine Bestrahlungstherapie erhielten und/oder sich während/nach Chemotherapeutika-Exposition einem Eingriff in Allgemeinanästhesie mit positiver Druckbeatmung und erhöhter inspiratorischer fraktioneller Sauerstoffkonzentration unterziehen mussten.
2. Durch Chemotherapeutika kann eine chronische Fibrosierung eingeleitet werden, welche langsam – ähnlich dem Bild einer Lungengerüsterkrankung – voranschreitet.

Ein akutes ARDS-ähnliches Syndrom des akuten Lungenversagens bei einem onkologischen Patienten, welcher nach Radio/Chemotherapie einen (längeren) operativen Eingriff in Allgemeinanästhesie und Beatmung mit Sauerstoff erhalten hat, muss an eine akute Chemotherapie-induzierte Lungenschädigung denken lassen.

Acetylsalicylsäure (z. B. Aspirin®)

Bei Patienten mit einer Überdosierung von Acetylsalicylsäure sind Zustände mit akuter, schwerer respiratorischer Insuffizienz beschrieben. Meist handelt es sich um Suizid-Patien-

Tab. 4 Weitere Medikamente, nach deren Applikation eine arzneimittelinduzierte Lungenschädigung berichtet wurde

Lungenödem	Ciclosporin, Penicillin, Haloperidol, Hydrochlorothiazid, Methadon, Naloxon, Propranolol, Protamin, Salbutamol, Terbutalin
Diffuser Alveolarschaden (toxische Alveolitis)	Azathioprin, Colchizin, Goldsalze, Nitrofurantoin, Penicillamin, Streptokinase, Sulfathiazol

ten, aber auch um chronische Schmerzpatienten, welche ihre tägliche Dosis immer höher schrauben. Die Toxizität rührt von der Umwandlung in nicht-ionisiertes Salicylat nach oraler Aufnahme, welches Zellmembranen überwindet und in verschiedenen Organen (vor allem auch im zentralen Nervensystem) schwere toxische Reaktionen auslöst.

Die Entwicklung einer schweren Gasaustauschstörung nach Aufnahme von (häufig jungen!) Patienten nach Suizid-Versuch kann die Möglichkeit einer Arzneimittel-induzierten Lungenschädigung (trizyklische Antidepressiva und/oder Acetylsalicylsäure) beinhalten. Hier ist eine rasche Diagnostik (bildgebende Verfahren, Serum-Spiegelbestimmung) erforderlich, um unmittelbar eine invasive Therapie (Nierenersatzverfahren) zu beginnen. Die Mortalitätsrate ist bei diesen Patienten hoch!

Eine Arzneimittelinduzierte Lungenschädigung ist in *Fallberichten* bisher nach Applikation folgender Medikamente (zusätzlich zu den oben dargestellten) berichtet worden (s. Tab. 4, nur Generika-Angabe).

Grundsätzlich ist bei vermuteter oder nachgewiesener Arzneimittel-induzierter Lungenschädigung das Medikament abzusetzen. Die weitere Therapie richtet sich nach spezifischen Empfehlungen. In manchen Situationen ist die „Entgiftung" mittels Nierenersatzverfahren notwendig. Bei schwerer toxischer Alveolitis wird eine Therapie mit Glukokortikoiden empfohlen. Spezielle Therapieempfehlungen finden sich in Intensivmedizin-Fachbüchern bzw. in toxikologischer Fachliteratur.

4 Medikamentenbedingte Unverträglichkeitsreaktionen der Haut

Allergische Reaktionen

Die häufigste medikamentenbedingte Unverträglichkeitsreaktion der Haut ist die *allergische Reaktion*, die mit einem makulopapulären Exanthem, einem flächigen Erythem und/oder urtikariellen Veränderungen einhergeht. Prinzipiell kann jedes Medikament eine allergische Reaktion auslösen.

- An erster Stelle stehen **Antibiotika**, **nichtsteroidale Antirheumatika** und **ACE-Hemmer**.

Die Reaktion tritt wenige Tage bis Wochen nach dem Ansetzen eines auslösenden Medikamentes auf, bei Reexposition erheblich früher (oft bereits nach wenigen Minuten oder Stunden). Das auslösende Medikament muss identifiziert und abgesetzt werden.

Erythema multiforme

Eine Arzneimittelunverträglichkeitsreaktion kann auch in Form eines *Erythema multiforme* auftreten. Es handelt sich dabei um bis zu 3 cm große runde Flecken, die sich aus 2 bis 3 konzentrischen Ringen unterschiedlicher Hautverfärbung zusammensetzen. Dadurch entsteht das Muster einer Kokarde oder Zielscheibe. Zentral ist die Färbung meist purpurfarben und es kann zu einer blasigen subepidermalen Abhebung kommen. Das Erythema multiforme tritt auch gehäuft bei Herpes-Infektionen auf.

DRESS-Syndrom

Eine weitere kutane Form der Arzneimittelunverträglichkeit ist das DRESS – Syndrom (*drug eruption with eosinophilia and systemic symptoms* – die frühere Bezeichnung lautete HSS = drug hypersensitivity syndrome). Das Syndrom tritt 1 bis 8 Wochen nach Ansetzen des auslösenden Medikamentes auf, bei Reexposition innerhalb eines Tages.

Die Hautveränderungen beginnen in der Regel als makuläres Erythem im Gesicht und am oberen Körperstamm mit Konjunktivitis und periorbitalem Ödem. Das Exanthem schreitet im Verlauf zu den unteren Extremitäten fort. Eine Pharyngitis sowie zervikale Lymphadenopathie können auftreten. Häufig entwickelt sich Fieber bis 40 Grad. Eine entzündliche Beteiligung innerer Organe kommt in unterschiedlicher Ausprägung vor. Sie kann auch um 1 bis 4 Wochen zeitlich versetzt zu den Hauterscheinungen auftreten. Am häufigsten betroffen ist die Leber. Im Differentialblutbild tritt häufig eine Eosinophilie auf. Die Variabilität der Symptome unterstreicht die Überschneidung mit den Kapiteln medikamenteninduziertes Fieber sowie arzneimittelinduzierte Leberschädigung in diesem Buch. Die Häufigkeit des Auftretens wird mit 1:1000 bis 1:10000 angegeben.

Auswahl der häufig beschriebenen auslösenden Medikamente

- **Antikonvulsiva:** Carbamazepin, Lamotrigin, Phenytoin, Phenobarbital
- **Antibiotika:** An erster Stelle Sulfonamide, prinzipiell jedoch sind alle Antibiotika potenzielle Auslöser, auch Tuberkulostatika
- **ACE-Hemmer, Allopurinol, Antidepressiva**
- **Calciumantagonisten, Neuroleptika**
- **NSAR (nichtsteroidale Antirheumatika)**
- **Virustatika**

Wird ein DRESS-Syndrom nicht erkannt und die Exposition des auslösenden Medikamentes nicht konsequent beendet, folgt eine erhöhte Mortalität bis zu 10 %. Die Therapie besteht im Absetzen des auslösenden Medikamentes. Glucocorticoide werden empfohlen (1 bis 3 mg/kg KG pro Tag). Eine Abstimmung der Therapie sollte mit einer internistischen und/oder dermatologischen Fachklinik erfolgen.

Stevens-Johnson-Syndrom (SJS) und toxische epidermale Nekrolyse (TEN = Lyell-Syndrom)

Stevens-Johnson-Syndrom (SJS) und toxische epidermale Nekrolyse (TEN) ähneln sich in ihrer Symptomatik, zwischen beiden Krankheitsbildern gibt es fließende Übergänge. Es ist noch nicht restlos geklärt – auch wenn vieles dafür spricht – ob es sich um ein identisches Krankheitsbild mit gleicher Pathophysiologie handelt. T-Zellen spielen dabei eine entscheidende Rolle.

Klinik

Bei beiden Krankheitsbildern beginnen die *Hautveränderungen* mit einem roten oder purpurfarbenen fleckigen Exanthem. Es können auch Kokarden wie beim Erythema multiforme auftreten. Die TEN beginnt in 50 % der Fälle mit einem großflächigen Erythem. Es kommt zu großflächigen subepidermalen Abhebungen der Haut. Beim SJS sind bis zu 10 % der Körperoberfläche betroffen, bei der TEN mehr als 30 % (zwischen 10 % und 30 % wird ein Übergangsbereich angenommen). Die Schleimhäute sind regelmäßig betroffen. Besonders gefährlich ist dabei eine ausgeprägte Konjunktivitis, die zu erheblichen Vernarbungen, Keratitis und damit Beeinträchtigung der Sehfähigkeit führen kann. Vor allem bei der TEN ist die Haut sehr schmerzhaft.

Vor Beginn der Hautveränderungen kommt es 1 bis 3 Tage lang zu *Fieber und Krankheitsgefühl*. Vor allem die TEN geht mit Temperaturen über 39 Grad einher.

Die TEN wird fast ausschließlich medikamenteninduziert ausgelöst. Das SJS kann durch Medikamente aber auch durch Infekte ausgelöst werden. Wenige Tage bis 3 Wochen nach Ansetzen der auslösenden Medikation beginnen die beschriebenen Krankheitssymptome, bei Reexposition früher. Auch nach Absetzen des verantwortlichen Medikamentes schreitet die Erkrankung noch einige Tage fort. Danach beginnt die

Phase der Reepithelialisierung der Haut, die nach 2 bis 3 Wochen abgeschlossen ist.

Die großflächige Abhebung der Epidermis über eine große Körperoberfläche führt zu vielen intensivmedizinischen Problemen: Elektrolytstörungen, Nieren- und Kreislaufinsuffizienz, Infektionen. Über die Beteiligung der *tracheobronchialen Schleimhaut* kann es auch zu einem *ARDS* kommen.

Die Inzidenz beträgt 2 bis 3 Fälle pro 1 Million Einwohner, die Mortalität 25 bis 35 %.

Auslösende Medikamente

Die Auslösung eines SJS/TEN wurde für ca. 100 Medikamente beschrieben. Eine auffällige Häufung von SJS/TEN findet sich bei *antikonvulsiven Medikamenten*, den *NSAR* (nicht steroidale Antirheumatika), den *Sulfonamiden und Allopurinol*.

- **Bei den Antibiotika** findet sich ein SJS/TEN *in absteigender Häufigkeit*: Sulfonamide > Penicilline > Cephalosporine > Chinolone > Vancomycin, Rifampicin, Ethambutol.
- **Bei den Antikonvulsiva** sind am häufigsten beschrieben: Phenobarbital, Phenytoin, Lamotrigin, Carbamazepin, Valproinat.
- **Sonstige Medikamente**: Pantoprazol, Sertralin, Tramadol, Schleifendiuretika (z. B. Furosemid).

Therapie

- Absetzen des auslösenden Medikamentes.
- Glukokortikoide sind umstritten, da die Wundheilung und Reepithelialisierung beeinträchtigt sein könnte. Die Gabe soll daher zeitlich begrenzt erfolgen z. B. 1 bis 3 mg/kg KG über 4 bis max. 7 Tage.
- Intravenöse Immunglobuline stellen eine Therapieoption dar mit Dosen bis 2,7 g/kg KG pro Tag über 4 Tage.
- Die Behandlung in einem Verbrennungszentrum kann wegen der ausgedehnten Hautveränderungen empfehlenswert sein.
- Bei der Lokalbehandlung der Haut müssen sulfonamidhaltige Salben vermieden werden, da Sulfonamide selbst ein SJS/TEN auslösen können.
- Die Behandlung der Konjunktivitis sollte in engmaschiger Absprache mit dem Ophtalmologen erfolgen.
- Ein Plasmaaustausch kann reaktive Arzneimittelmetabolite und Antikörper entfernen und in Erwägung gezogen werden.
- Ciclosporin (3–5 mg/kg KG/Tag p. o.) hemmt CD8 Zellen. Es wurde gezeigt, dass es die Dauer einer aktiven Erkrankung in einigen Fällen um 2–3 Tage und möglicherweise die Mortalität verringern kann.

Die Abbildung 4 zeigt die typischen Hautveränderungen) bei einem Patienten mit TEN (Lyell-Syndrom). Das auslösende Medikament war Furosemid.

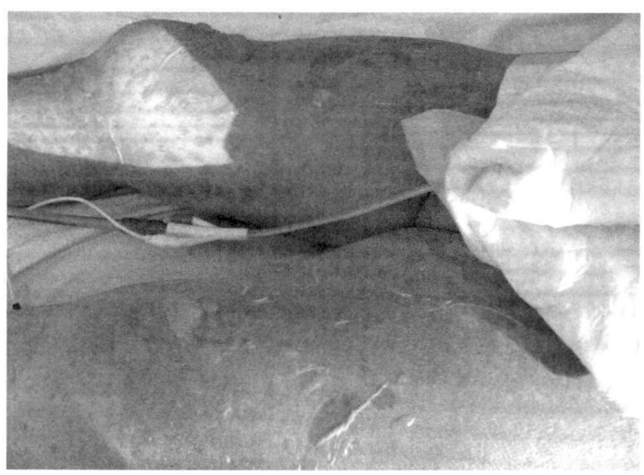

Abb. 4 Großflächige subepidermale Abhebungen der Haut bei einem Patienten mit TEN (Lyell-Syndrom)

Die staphylokokkenbedingte epidermale Nekrolyse (staphylococcal scalded skin syndrome = SSSS) geht ebenfalls mit einer blasigen Abhebung der Haut einher. Ursächlich sind epidermiolytische Toxine im Rahmen eines Staphylokokkus aureus-Infektes. Anamnestisch liegt ein Infekt und keine Medikamenteneinnahme vor. In der Regel geht der Blasenbildung keine Hautrötung voraus und die Schleimhäute bleiben ausgespart. Histologisch zeigt sich eine intraepidermale Blasenbildung im Vergleich zur subepidermalen Blasenbildung bei SJS/TEN. Kinder und Neugeborene sind häufiger betroffen. Die Therapie besteht in der antibiotischen Behandlung des Staphylokokken-Infektes.

5 Medikamenteninduzierte Anämie

Für eine medikamentös induzierte Anämie kommen folgende pathophysiologische Mechanismen in Betracht:

- direkte Schädigung der Hämatopoese im Knochenmark
- immunologisch vermittelte Hämolyse der Erythrozyten im Blut
- Beeinträchtigung des oxidativen Stoffwechsels der Erythrozyten mit folgender Hämolyse

Im Knochenmark werden Erythrozyten, Leukozyten und Thrombozyten produziert. Die toxischen Effekte von Medikamenten können eine Zellreihe supprimieren, dann liegt eine isolierte Zytopenie vor. Werden zwei oder alle Zellreihen erfasst (Bi- oder Trizytopenie = Panzytopenie), liegt definitionsgemäß eine aplastische Anämie vor.

Im Falle einer medikamenteninduzierten Panzytopenie fällt die rasche Senkung der neutrophilen Granulozyten auf (Lebensdauer der Neutrophilen im Blut 7–10 Stunden), es folgt nach wenigen Tagen der Abfall der Thrombozyten (Lebensdauer im Blut 6–9 Tage), verzögert lässt sich erst nach Wochen der Abfall der Erythrozyten registrieren (Lebensdauer im Blut 100–120 Tage).

Bei der immunologisch vermittelten Anämie kommt es zur Anlagerung des Medikamentes als Hapten oder Immunkomplex an die Erythrozytenmembran mit konsekutiver Hämolyse.

Die Beeinträchtigung des oxidativen Stoffwechsels im Erythrozyten spielt ebenfalls eine pathophysiologische Rolle:

Der Großteil des an Hämoglobin gebundenen Sauerstoffs verlässt den Erythrozyten als molekularer Sauerstoff. In einem geringen Maße findet im Erythrozyten jedoch stets eine Autooxidation mit der Bildung von Methämoglobin ($HbFe_3^+$) und Sauerstoffsuperoxid (O_2^-) bzw. Wasserstoffperoxid statt. Die Menge an Methämoglobin beträgt ca. 1 % des gesamten Hämoglobins.

Zwei wichtige Stoffwechselwege fördern die Reduktion des Methämoglobins zurück zum Hämoglobin und Verhindern damit eine kritische Zunahme der Autooxidation:

- NADH-abhängige Reduktion des Methämoglobins mittels Methämoglobin-Reduktase
- Reduktion des Sauerstoffsuperoxides bzw. Wasserstoffperoxids durch reduziertes Glutathion (GSH) mittels Glutathion-Peroxidase. Dabei entsteht oxidiertes Glutathion (GSSG). Die erneute Reduktion und damit Wiederherstellung des Glutathions geschieht durch die Glutathion-Reduktase. Als Koenzym wird NADPH benötigt. Dieses wird durch die Glukose-6-Phosphat-Dehydrogenase generiert.

Medikamente können entweder direkt Hämoglobin zu Methämoglobin reduzieren, oder zur Bildung von Superoxiden beitragen sowie die beschriebenen schützenden Stoffwechselwege stören. Der oxidative Angriff richtet sich sowohl gegen die Erythrozytenmembran als auch gegen das Hämoglobin.

Laborchemisch lassen sich Hämolyse-Zeichen nachweisen: Zunahme der LDH und des indirekten Bilirubins, Abnahme des Haptoglobins im Serum.

Im Differentialblutbild lassen sich unter Umständen Sphärozyten nachweisen, die infolge des oxidativen Angriffs auf die Erythrozytenmembran entstehen sowie nach Spezialfärbung Heinz-Körper im Erythrozyten, eine Folge denaturierten, oxidierten Hämoglobins.

Sphärozyten oder Erythrozyten mit Heinz-Körpern werden in der Milz rasch phagozytiert. Kompensatorisch kann die Bildung von Erythrozyten im Knochenmark erhöht sein. Im peripheren Blut lässt sich dann eine erhöhte Zahl an Retikulozyten nachweisen.

Unter den verschiedenen Medikamentengruppen lösen vor allem Antibiotika eine hämolytische Anämie aus (s. Tab. 5).

Glukose-6-Phosphat-Dehydrogenase-Mangel

Das Enzym Glukose-6-Phosphat-Dehydrogenase spielt – wie oben ausgeführt – eine entscheidende Rolle beim Schutz des Erythrozyten vor oxidativem Stress:

Die Generierung von NADPH durch die Glukose-6-Phosphat-Dehydrogenase ermöglicht die Bereitstellung reduzierten Glutathions im Erythrozyten. Die Glutathion-Peroxidase benötigt reduziertes Glutathion als Kosubstrat, um Wasserstoffperoxid und Sauerstoffsuperoxid zu reduzieren und damit unschädlich zu machen.

Bei einem Teil der Weltbevölkerung (ca. 420 Millionen Menschen) liegt das Enzym aufgrund eines genetischen Defektes in geringerer Aktivität vor. Am häufigsten tritt dieser Enzymmangel bei Personen auf, die den Malariaregionen entstammen (Träger dieses Enzymdefektes haben eine höhere Resistenz gegenüber Malaria und besitzen somit in den Malariaregionen einen Selektionsvorteil). Es bestehen unterschiedliche Ausprägungsgrade: Es kann eine chronische Hämolyse bei schwerer Enzymdefizienz vorliegen. Bei den leichteren Formen wird eine Hämolyse nur bei Infekten oder nach Medikamentenexposition beobachtet:

Klasse I:
sehr niedrige Enzymaktivität mit chronischer, nicht-sphärozytischer hämolytischer Anämie
Klasse II:
Enzymaktivität <10 % mit intermittierender Hämolyse
Klasse III:
Enzymaktivität 10–60 % mit induzierter intermittierender Hämolyse
Klasse IV:
Enzymaktivität 60-100 %, keine Symptome
Klasse V:
Enzymaktivität > 110 %, keine Symptome
In Mitteleuropa beträgt die Häufigkeit in der Bevölkerung 0,5 %.

Tab. 5 Medikamente, die selten eine Anämie verursachen können (Zytostatika ausgenommen)

Name	Nebenwirkungsmechanismus	
	Knochenmarktoxizität (Anämie/Panzytopenie)	Hämolyse
Acetazolamid		+
Allopurinol	+	
Amitriptylin	+	
Acetylsalicylsäure	+	
Azathioprin	+	
Bosentan	+	+
Captopril	+	+
Carbamazepin	+	+
Carvedilol	+	
Ceftazidim		+
Cefuroxim		+
Celecoxib	+	
Chinidin		+
Chlorpromazin	+	+
Ciclosporin	+	+
Cimetidin	+	
Ciprofloxacin	+	+
Clopidogrel	+	
Cotrimoxazol		+
Deferoxamin	+	
Diclofenac	+	+
Diflunisal		+
Enalapril	+	+
Enoxaparin		+
Ethosuximid	+	
Fluoxetin	+	
Fondaparinux		+
Glimepirid	+	+
Gold	+	
Hydralazin	+	
Hydrochlorothiazid	+	+
Ibuprofen	+	+
Imipenem		+
Isoniazid	+	

Name	Nebenwirkungsmechanismus	
	Knochenmarktoxizität (Anämie/Panzytopenie)	**Hämolyse**
Ketoconazol		+
Lamivudin	+	
Lamotrigin	+	
Levofloxacin		+
Losartan	+	+
Mefloquin	+	
Metformin	+	
Methyldopa	+	+
Micafungin		+
Moxifloxacin		+
Mycophenolat	+	
Nifedipin	+	+
Nitrofurantoin		+
Omeprazol		+
Paracetamol		+
Penicillin		+
Pentoxyphyllin	+	
Phenobarbital	+	
Pioglitazon	+	
Piroxicam	+	
Posaconazol		+
Primaquin		+
Probenecid		+
Phenytoin	+	+
Ranitidin		+
Rifampicin		+
Rosiglitazon	+	
Streptomycin		+
Sulfasalazin	+	
Tacrolimus	+	+
Ticlopidin	+	
Tolbutamid		+
Valproinat	+	
Valsartan	+	+
Zidovudin	+	

Therapie

Tritt akut eine hämolytische Krise auf, kann nur symptomatisch therapiert werden:

- Gabe von Erythrozytenkonzentraten bei schwerer Anämie.
- Durchführung einer forcierten Diurese und Harnalkalisierung zur Nephroprotektion.

Prävention

Im intensivmedizinischen Bereich müssen alle Medikamente vermieden werden, die entweder durch Bildung von Wasserstoffperoxid und Sauerstoffsuperoxid oder durch Methämoglobinbildung den oxidativen Stress in den Erythrozyten erhöhen. Die Hämolyse kann bis zu drei Tage nach Absetzen eines auslösenden Medikamentes auftreten.

Tritt eine *Methämoglobinämie bei Patienten mit Glukose-6-Phosphat-Dehydrogenase-Mangel* auf, darf *kein Methylenblau verabreicht* werden. Zur Reduktion von Methämoglobin zu Hämoglobin mittels Methylenblau wird NADPH als Koenzym benötigt. Dies kann jedoch bei Glukose-6-Phosphat-Dehydrogenase-Mangel nicht ausreichend generiert werden. Die Gabe von Methylenblau führt deshalb zur Zunahme des oxidativen Stresses im Erythrozyten.

Medikamente, die bei Glukose-6-Phosphat-Dehydrogenase-Mangel kontraindiziert sind

- **Analgetika**: Acetylsalicylsäure, Metamizol, nichtsteroidale Antirheumatika (NSAR)
- **Antibiotika**: Chloramphenicol, Chloroquin, Cotrimoxazol, Isoniazid, Nalidixinsäure, Nitrofurantoin, Penicillin, Primaquin, Streptomycin, Sulfonamide
- **Lokalanästhetika**: Lidocain, Prilocain
- **Antihypertensiva**: Nitroprussidnatrium
- **Andere Medikamente**: Acetazolamid, Ascorbinsäure in hoher Dosis, Dapson, Vitamin K, Methylenblau, Metoclopramid, Toluidinblau

Die oben angeführten Medikamente sind bei allen Formen des Glukose-6-Phosphat-Dehydrogenase-Mangels kontraindiziert.

Bei einer Reihe von weiteren Medikamenten besteht Sicherheit bei der Anwendung an Patienten mit Klasse II oder III Enzymdefizienz. Bezüglich der Anwendung bei Patienten mit Klasse I Enzymdefizienz (ständiger chronischer Hämolyse) wird dennoch zur Vorsicht geraten. Diese Medikamente sind:

- Chinidin, Colchizin, L-Dopa
- p-Aminobenzoesäure, Paracetamol*, Phenytoin
- Probenecid, Procainamid, Pyrimethamin

* Zur Schmerztherapie können unbedenklich mittelstarke und starke Opiate angewandt werden (z. B. Tramadol, Piritramid).

6 Medikamenteninduzierte Neutropenie und Agranulozytose

Definition

- **Leukopenie**: Leukozytenzahl < 4000/µl
- **Neutropenie**: Zahl der neutrophilen Granulozyten < 1500/µl
- **Agranulozytose**: Zahl der neutrophilen Granulozyten < 500/µl

Im Routinelabor fällt meist zunächst eine Leukopenie auf, bevor ein Differentialblutbild die Diagnose einer Neutropenie erbringt.

Die Leukopenie/Neutropenie auf der Intensivstation ist am häufigsten Folge einer Infektion. Die Leukopenie mit einer Leukozytenzahl < 4000/µl ist Bestandteil der Sepsiskriterien.

Rheumatologische Erkrankungen wie Lupus erythematosus, Hypersplenismus oder myelodysplastische Syndrome können ebenfalls eine Neutropenie verursachen.

Auf die regelhaft zu erwartende Neutropenie unter *Zytostatika-Therapie* wird in der Folge nicht eingegangen.

Differentialdiagnostisch muss immer auch an eine medikamenteninduzierte Leukopenie/Neutropenie gedacht werden. Am häufigsten tritt sie auf unter einer Therapie mit dem Neuroleptikum Clozapin, allen Thyreostatika (Carbimazol, Thiamazol, Propylthiouracil), Sulfasalazin und Ticlopidin. Die Häufigkeit wird mit bis zu 0,5 % angegeben. Bei einer Reihe anderer Medikamente aus unterschiedlichen Wirkstoffgruppen gilt die Inzidenz als sehr selten. Allerdings ist es schwierig, aus einzelnen Fallberichten eine valide statistische Häufigkeit abzuleiten.

Pathogenetisch spielen bei der medikamenteninduzierten Neutropenie die toxische Wirkung auf die myeloische Zellreihe im Knochenmark und daraus entstehende immunologische Reaktionen eine Rolle.

Eine Beeinträchtigung des oxidativen Stoffwechsels mit konsekutiver Zerstörung von granulopoetischen Zellen im Knochenmark und von im peripheren Blut zirkulierenden neutrophilen Granulozyten wurde ebenfalls registriert (z. B. Clozapin).

Die Auslösung einer immunologischen Reaktion lässt sich folgendermaßen erklären: Das Medikament oder ein reaktiver Metabolit lagern sich an die Zellmembran der im Blut zirkulierenden Granulozyten entweder als Hapten an oder verändern deren makromolekulare Struktur derart, dass sie als Antigen identifiziert wird (vgl. Medikamenten-induzierte Thrombozytopenie). Für β-Lactam-Antibiotika, Thyreostatika und Sulfasalazin wird dieser Mechanismus diskutiert.

Im Knochenmarkpunktat zeigt sich bei toxischer Knochenmarkschädigung eine Verringerung der gesamten myeloischen Zellreihe. Bei immunologisch vermittelter Neutropenie fällt oft das Fehlen reifer myeloischer Zellen auf (sie werden wahrscheinlich durch die zirkulierenden Antikörper zerstört).

Für ein spezifisches Medikament lässt sich meist keine sichere Unterscheidung zwischen knochenmarkstoxischer oder immunologischer Pathogenese treffen.

Nach Ansetzen des auslösenden Medikamentes entwickelt sich eine Neutropenie meist nach 2 bis 60 Tagen, in einzelnen Fällen auch noch nach 6 Monaten. Das Auftreten innerhalb weniger Tage nach Reexposition gegenüber einem bereits früher angesetzten Medikament spricht für eine immunologische Reaktion.

Therapie

Absetzen des auslösenden Medikamentes. Eine Erholung der neutrophilen Granulozyten erfolgt im Durchschnitt in einer bis drei Wochen. In Einzelfällen kann sie jedoch bis zu 60 Tagen benötigen.

Therapie der Agranulozytose

Fällt die Zahl der neutrophilen Granulozyten unter 500/µl liegt definitionsgemäß eine Agranulozytose vor. Beim wachen Patienten zeigen sich klinisch Fieber und eine unspezifische Pharyngitis.

- **Zur Reduktion der Infektgefahr muss der Patient „Umkehr-isoliert" werden** (Betreten der Behandlungsbox nur mit Kittel, Haube, Mundschutz und Handschuhen, sorgfältige Händedesinfektion). Die Durchführung einer Umkehrisolation ist bereits bei Vorliegen einer Neutropenie empfehlenswert.
- **Ansetzen einer Breitspektrumantibiose** nach Abnahme von mikrobiologischen Proben (Uricult®, Endotrachealsekret, Wundabstriche, Proben aus Drainagen). Die Auswahl der Antibiotika richtet sich nach vermuteter Infektionsart und bereits ermitteltem Keimspektrum.

Die rasche eingeleitete kalkulierte Antibiotikatherapie ist bei Fieber in der Neutropenie entscheidend:

- **Breitspektrum-Penicillin** (z. B. Piperacillin/Sulbactam) **oder Gyrasehemmer** (z. B. Ciprofloxacin) in Kombination mit einem Aminoglykosid (z. B. Gentamicin)
- **Monotherapie mit einem Carbapenem** (z. B. Meropenem)
- **Ergänzung durch ein Antimykotikum** vor allem bei Fieberpersistenz (z. B. Fluconazol)
- Bei Verdacht auf Infektion durch zentrale Venenkatheter, Port, externe Ventrikeldrainagen wird **Vancomycin** zusätzlich verabreicht.

Die Gabe von Granulozyten-Kolonie-stimulierendem Faktor (G-CSF) erscheint in der Phase der Neutropenie oder Agranulozytose nützlich. Die Leukozytenzahlen erholen sich dadurch rascher und die notwendige Zeitdauer einer antibiotischen Therapie kann kürzer sein. Ein Überlebensvorteil ist in Studien nicht gesichert.

Dosierung: 5–10 µg/kg KG pro Tag einmalig subcutan, z. B. Filgrastim (z. B. Neupogen®)

Die Gabe erscheint auch empfehlenswert, da dieses Medikament eine geringe Nebenwirkungsrate hat: In erster Linie allergische Reaktionen und vorübergehende Leberwerterhöhungen.

Bei Anstieg der Leukozytenwerte über 4000/µl muss Filgrastim wieder abgesetzt werden, um eine überschiessende Leukozytose zu vermeiden.

Medikamente, die eine Neutropenie oder Agranulozytose hervorrufen können

- **Analgetika**: Acetylsalizylsäure, Goldsalze, Metamizol, Nichtsteroidale Antirheumatika (NSAR z. B. Diclofenac), Paracetamol
- **Antibiotika/Antimykotika/Virustatika**: Amphotericin B, Cephalosporine*, Ciprofloxacin, Clindamycin, Chloroquin, Cotrimoxazol Erythromycin, Ethambutol, Flucytosin, Fusidinsäure, Ganciclovir, Gentamicin, Isoniazid, Linezolid, Mebendazol, Meropenem, Metronidazol, Moxifloxacin, Nitrofurantoin, Norfloxacin, Penicilline*, Rifampicin, Roxithromycin, Streptomycin, Tetracycline, Vancomycin, Valganciclovir, Zidovudin (*alle β-Lactam-Antibiotika)
- **Antiepileptika**: Carbamazepin, Lamotrigin, Phenytoin, Valproinat
- **Diuretika**: Furosemid, Spironolacton, Thiazide
- **Kardiovaskuläre Medikamente**: Ajmalin, Amiodaron, Captopril, Digoxin, Enalapril, Flecainid, Lisinopril, Methyl-Dopa, Nifedipin, Procainamid, Propranolol, Ramipril
- **Thyreostatika**: Carbimazol, Propylthiouracil, Thiamazol
- **Psychopharmaka**: Neuroleptika: Clozapin, Olanzapin, Risperidon (atypische Neuroleptika), Chlorpromazin (ein Phenothiazin), Haloperidol (ein Butyrophenon)
- **Tri- und tetrazyklische Antidepressiva**: Amitriptylin, Clomipramin, Doxepin, Desipramin, Imipramin, Maprotilin, Mianserin
- **SSRI** (Selektive Serotoninrückaufnahmeinhibitoren): Citalopram, Fluoxetin
- **Benzodiazepine**: Lorazepam
- **Sonstige**: Acetazolamid, Allopurinol, Amantadin, Bromocriptin, Clopidogrel, Colchizin, Dapsone, Gabapentin, H_2-Rezeptorantagonisten (z. B. Ranitidin), Mesalazin, Metoclopramid, Omeprazol, Pamidronat, Prednisolon, Spironolacton, Sulfasalazin, Tacrolimus, Ticlopidin, Tolbutamid

7 Medikamenteninduzierte Thrombozytopenie

Zahlreiche Medikamente können durch selektive Suppression der Megakaryozyten im Knochenmark oder durch die Auslösung immunologischer Vorgänge eine Thrombozytopenie induzieren (beide Mechanismen treten auch kombiniert auf, z. B. bei Thiazid-Diuretika). Meistens lässt sich ein Abfall der Thrombozyten, evtl. mit Auftreten petechialer Blutungen am 5. bis 7. Tag nach Behandlungsbeginn registrieren. Bei intermittierender Anwendung eines Medikamentes geschieht dies auch unmittelbar nach erneutem Ansetzen.

Immunologisch werden mehrere pathophysiologische Mechanismen wirksam

- Das Medikament wirkt als Hapten: seine Molekülgröße ist zu klein, um eine immunologische Antwort zu provozieren. Durch die Anlagerung an Strukturen der Thrombozytenmembran kann es jedoch seine Antigenität exprimieren und die Bindung von Antikörpern verursachen (z. B. Penicillin).
- Das verabreichte Medikament wirkt als eine Art Zwischenglied auf eine Struktur der Thrombozytenmembran, welche dadurch zum Antigen komplettiert wird und somit das Anbinden von Antikörpern (z. B. Chinidin, Sulfonamide) ermöglicht.
- Das Anbinden des Medikamentes führt zu einer Änderung der räumlichen Konformation einer Struktur der Thrombozytenmembran, die sich dann als Antigen präsentiert (Glykoprotein IIb/IIIa – Antagonisten z. B. Tirofiban)
- Es bestehen präexistente Antikörper gegen murine Strukturen (z. B. Abciximab). „Murin" bedeutet: das Medikament enthält Proteinstrukturen von der Maus.
- In seltenen Fällen kommt es zur Bildung von Autoantikörpern gegen Thrombozyten (z. B. Gold).

Die mit Antikörpern beladenen Thrombozyten werden phagozytiert.

Die jeweiligen immunologischen Mechanismen sind für die einzelnen Medikamente nicht vollständig geklärt.

Bei einem Teil der Medikamente ist die Auslösung einer **thrombotisch thrombozytopenen Purpura (TTP)** möglich, ohne dass hierfür eine Erklärung vorliegt: Neben der Thrombozytopenie entwickeln sich thrombotische, mikroangiopathische Veränderungen mit konsekutiver Hämolyse. Eine Sonderform stellt das **Hämolytisch Urämische Syndrom (HUS)** mit dem führenden Symptom des akuten Nierenversagens dar.

Diagnostik

- Zum Ausschluss einer Pseudothrombozytopenie sollte die *Thrombozytenzahl in Citratblut* kontrolliert werden.
- Die *Bestimmung retikulierter Thrombozyten* im Blut kann einen Hinweis auf die Knochenmarkfunktion und die Thrombozytenbildung geben.
- Bei TTP und HUS sind laborchemisch die *Hämolyseparameter erhöht*. Im Differentialblutbild müssen Fragmentozyten nachzuweisen sein.
- Die spezifische immunologische Diagnostik bzw. Antikörperdiagnostik steht klinisch meist nicht zur Verfügung und ist *wenig erfolgversprechend*: Das Medikament müsste bei der in vitro Testung stets gut gelöst vorliegen; ein Metabolit kann die Immunreaktion in vivo auslösen, welcher in vitro nicht erfasst würde. Darüber hinaus bestehen weitere methodische und technische Probleme.

Da es keine zuverlässige Diagnostik gibt, muss bei akuter Thrombozytopenie – neben anderen Ursachen wie z. B. einer HIT – stets auch an eine medikamentöse Ursache gedacht werden.

Das möglicherweise auslösende Medikament muss abgesetzt werden. Die Thrombozytenzahl sollte sich dann in 5 bis 7 Tagen normalisieren. Symptomatisch können Thrombozytenkonzentrate verabreicht werden.

Falls keine Erholung der Thrombozytenzahl stattfindet, werden Maßnahmen wie bei der **Idiopathischen thrombozytopenischen Purpura (M. Werlhof)** vorgeschlagen, die aber in Ihrer Wirksamkeit nicht gesichert sind:

- Prednisolon 1 mg/kg KG pro Tag
- Evtl. hochdosiert Immunglobuline (zur vorübergehenden Blockade des Retikulo-histiozytären Systems mit der Folge einer geringeren Phagozytose der Thrombozyten)
- **Beim HUS** wird auch eine Plasmapherese empfohlen

Medikamente, die eine Thrombozytopenie auslösen können

- **Antibiotika**: Penicillin, Ampicillin, Cephalosporine, Ciprofloxacin, Cotrimoxazol, Imipenem, Linezolid, Moxifloxacin, Rifampicin, Vancomycin
- **Antimykotika**: Fluconazol, Posaconazol
- **Antiepileptika**: Carbamazepin, Levetiracetam, Phenytoin, Valproat, Primidon
- **Antihypertensiva**: Amlodipin, Enalapril, Losartan, Methyldopa, Minoxidil, Nifedipin
- **Antikoagulanzien**: Heparin, NMH, Danaparoid
- **Diuretika**: Thiazide, Spironolacton, Furosemid
- **Immunsuppressiva**: Ciclosporin, Sirolimus, Tacrolimus, Mycophenolat
- **Magenschutzpräparate**: Pantoprazol, Ranitidin
- **Nichtsteroidale Antirheumatika** (NSAR)
- **Statine**: Atorvastatin, Simvastatin
- **Thrombozytenaggregationshemmer**: Abciximab (Thrombozytopenie meist innerhalb weniger Stunden), Tirofiban, Clopidogrel
- **Virustatika**: Aciclovir, Ganciclovir

Sonstige Medikamente
(kein Anspruch auf Vollständigkeit)

- Bosentan
- Chinidin
- Diazepam, Digoxin, Digitoxin, Doxepin
- Enoximon
- Filgrastim
- Gold
- Tamoxifen

Medikamente, die eine TTP oder HUS auslösen können

- Ciclosporin, Tacrolimus, Sirolimus
- Chinidin
- Ticlopidin, Clopidogrel
- orale Kontrazeptiva
- Rifampicin
- Valganciclovir
- Zytostatika: Bleomycin, Mitomycin

Bei der **HIT II** kommt es zur Immunkomplexbildung mit Heparin/Plättchenfaktor 4 und Antikörpern, die zur Aggregation von Thrombozyten führt. Sie kann nach 5 bis 10-tägiger Therapie mit unfraktioniertem oder niedermolekularem Heparin auftreten. Besonders gefährdet sind orthopädische und herz/thoraxchirurgische Patienten. Klinisch führend sind Thrombozytopenie und Thrombosen.
Die **Therapie** besteht im Absetzen des Heparins und einer Antikoagulation mit einem Antikoagulans, das keine Kreuzreaktivität bezüglich HIT aufweist (Argatroban, Fondaparinux) oder nur eine geringe (Danaparoid). Thrombozytenkonzentrate sollten nur im Falle schwerer Blutungen transfundiert werden, da die Gefahr der Thrombosierung innerhalb der ersten 48 Stunden nach Absetzen des Heparins steigt. Nach ca. 5 Tagen sollten sich die Thrombozytenwerte langsam erholen.

Gerinnungsstörungen können auch durch eine **beeinträchtigte Thrombozytenfunktion (Thrombozytopathie)** bei normaler Thrombozytenzahl verursacht werden. Alle Penicilline (Penicillin G, Ampicillin, Piperacillin etc.) können diese seltene Nebenwirkung bieten. Ursache sind komplexe Beeinträchtigungen auf der physiologischen Mediatorenebene, welche die Thrombozytenaggregation begünstigt.

8 Nephrotoxische Medikamente

Die Verschlechterung der Nierenfunktion oder die Entwicklung eines akuten Nierenversagens stellen bei Intensivpatienten ein häufiges Problem dar. In bis *zu 20 % der Fälle kann ein nephrotoxisches Medikament* die Ursache sein. Auch im Rahmen eines multifaktoriellen Geschehens muss der pathophysiologische Anteil einer nephrotoxischen Medikation stets berücksichtigt werden.

Bei akuter Verschlechterung der Nierenfunktion auf der Intensivstation müssen folgende **Differentialdiagnosen** sofort überprüft werden:

- **prärenales Nierenversagen**: Volumenmangel, Herz-/Kreislaufschock
- **postrenales Nierenversagen**: Stauung in den ableitenden Harnwegen (Ureter, Blase, Prostata, Urethra)
- **Harnwegsinfekte**: Pyelonephritis, Zystitis
- **gestörte Nierenperfusion**: Nierenarterienstenose, Dissektion der Nierenarterie z. B. bei Aortenaneurysma, intra- oder postoperative Gefäßkompression
- **nephrotoxische Medikamente**

Meist ist die Verschlechterung der Nierenfunktion reversibel, wenn eine nephrotoxische Medikation frühzeitig erkannt und abgesetzt wird.

Mehrere **pathophysiologische Mechanismen** lassen sich als Ursache für die Nephrotoxizität von Medikamenten differenzieren:

- Einschränkung der Nierenperfusion
- akute tubuläre Nekrose
- Ausfällung von Medikamenten im renalen Tubulus
- akute interstitielle Nephritis

Nephrotoxizität durch Einschränkung der Nierenperfusion

ACE-Hemmer und Angiotensin II-Rezeptor-Antagonisten (AT II-Rezeptorantagonisten)

ACE-Hemmer blockieren die Konversion von Angiotensin I in Angiotensin II. AT II-Rezeptorantagonisten blockieren die Wirkung von Angiotensin II am Rezeptor.

Bei der vaskulären Versorgung des Glomerulum unterscheidet man ein Vas afferens (zuführende Arteriole) und ein Vas efferens (abführende Arteriole). Bei einer Reduktion der Nierendurchblutung wird durch Konstriktion des Vas efferens der Druck in den Kapillaren des Glomerulum wieder erhöht und damit die Filtrationsleistung aufrechterhalten. Dieser Kompensationsmechanismus wird wesentlich von Angiotensin II vermittelt. Durch die Gabe von ACE-Hemmern oder AT II-Rezeptorantagonisten wird dieser Regelkreis blockiert mit der Folge einer Dilatation des Vas efferens, einer Abnahme des Filtrationsdruckes im Glomerulum und einer Verschlechterung der Nierenfunktion.

Beim hämodynamisch instabilen Patienten sowie bei vermuteter (Hypotension) oder nachgewiesener (Doppler-Sonografie) Einschränkung der Nierenperfusion können ACE-Hemmer und AT II-Rezeptorantagonisten eine drastische Verschlechterung der Nierenfunktion bewirken. Eine Therapie mit diesen Medikamenten darf in diesen Situationen nicht begonnen, eine bestehende Vormedikation mit ihnen muss abgesetzt werden.

Im Rahmen der differentialdiagnostischen Überlegungen bei unklarer Verschlechterung der Nierenfunktion sollten diese Medikamente abgesetzt werden.

Bei diabetischer Nephropathie mit erhöhten Kreatininwerten erweist sich eine Medikation mit ACE-Hemmern oder AT II-Rezeptorantagonisten als vorteilhaft: Der glomeruläre Perfusionsdruck ist bei diabetischer Nephropathie pathologisch erhöht. Die Gabe von ACE-Hemmern oder AT II-Rezeptorantagonisten bewirkt eine Dilatation des Vas efferens mit konsekutivem Abfall des Druckes im Glomerulum. Die fortschreitende Schädigung der Niere durch erhöhte Drücke im Glomerulum wird gemildert.

Nichtsteroidale Antirheumatika (NSAR)

Nicht steroidale Antirheumatika blockieren die Cyclooxygenase und damit die Prostaglandinsynthese (z. B. Diclofenac, Ibuprofen, Indomethacin, Piroxicam).

Bei hämodynamischer Instabilität oder Störung der Nierenperfusion findet in der Niere sowohl durch Cyclooxygenase 1 als auch durch Cyclooxygenase 2 vermittelt eine vermehrte Prostaglandinsynthese statt, die eine gesteigerte Durchblutung des Glomerulums zur Folge hat. Die Nierenfunktion kann dadurch aufrechterhalten werden. NSAR blockieren diesen Regelkreis, eine Verschlechterung der Nierenfunktion ist die Folge.

Aufgrund des beschriebenen physiologischen Regelkreises ergibt sich, dass auch selektive COX 2-Inhibitoren diese Nebenwirkung bieten.

NSAR dürfen beim Patienten mit hämodynamischer Instabilität oder Störung der Nierenperfusion nicht angesetzt werden.

Im Rahmen der differentialdiagnostischen Überlegungen bei unklarer Verschlechterung der Nierenfunktion sollten diese Medikamente abgesetzt werden.

Calcineurininhibitoren (Ciclosporin, Tacrolimus)

Calcineurininhibitoren führen zu einer verminderten Perfusion des Glomerulum durch Vasokonstriktion des Vas afferens und des Vas efferens. Der pathophysiologische Mechanismus ist nicht vollständig geklärt. Eine Verschlechterung der Nierenfunktion kann die Folge sein. Auf eine korrekte Dosierung und ausreichend lange Infusionsdauer (4 Stunden) muss geachtet werden. Da die medikamentöse Immunsuppression im Rahmen einer Organtransplantation unverzichtbar ist, muss bei einer Verschlechterung der Nierenfunktion über die alternative Gabe von weniger nephrotoxischen Immunsuppressiva nachgedacht werden (z. B.Mycophenolat, Sirolimus).

Akute tubuläre Nekrose

Eine Reihe von Medikamenten kann eine toxische akute tubuläre Nekrose hervorrufen. Die intrazelluläre Akkumulation dieser Medikamente in Zellen des proximalen Tubulus führt zur Störung des Stoffwechsels und konsekutiv zum Zelluntergang. Der Effekt tritt meist nach 5 bis 10 Tagen auf.

Folgende Medikamente können eine akute tubuläre Nekrose verursachen

- **Antibiotika:** Aminoglykoside, Amphotericin B, Pentamidin, Vancomycin
- **Virustatika:** Adefovir, Cidofovir, Foscarnet, Tenofovir
- **Chemotherapeutika:** Cisplatin, Methotrexat
- **Bisphosphonate** (z. B.Pamidronat)

Bei Verschlechterung der Nierenfunktion eines Patienten auf der Intensivstation sollte eine Therapie mit oben angeführten Medikamenten entweder abgesetzt oder auf nicht-nephrotoxische Alternativen umgesetzt werden.

Ausfällung von Medikamenten im renalen Tubulus

Das Ausfällen von Medikamenten im renalen Tubulus (Kristallurie) kann zu einer Obstruktion des Tubulussystem der Niere mit konsekutiver Abnahme der Diurese führen. Nach Absetzen der auslösenden Medikamente ist die Verschlechterung der Nierenfunktion meist reversibel. Prophylaktisch sollte bei Gabe von Medikamenten mit dieser potenziellen Nebenwirkung auf eine ausreichende „Spülung" der Niere geachtet werden: Beseitigung eines Volumenmangels, zusätzliche Gabe von Diuretika.

Potenziell kristallurisch wirkende Medikamente

- Aciclovir
- Indinavir
- Methotrexat
- alle Sulfonamide (z. B. Cotrimoxazol)

Akute interstitielle Nephritis

Eine akute interstitielle Nephritis kann als seltene unvorhersehbare Überempfindlichkeitsreaktion auf bestimmte Medikamente auftreten. Es kommt zu einer akuten inflammatorischen Reaktion im Bereich des Tubulus-Systems und Nieren- Interstitiums. Eine Verschlechterung der Nierenfunktion tritt nach 7 bis 14 Tagen auf.

An eine medikamenteninduzierte akute interstitielle Nephritis sollte gedacht werden, wenn andere Ursachen für eine Störung der Nierenfunktion ausgeschlossen werden konnten.

Auslösende Medikamente

- **Antibiotika:** Chinolone (Ciprofloxacin, Moxifloxacin), Makrolide (Clarithromycin, Erythromycin, Roxithromycin), Penicilline, Cephalosporine, Sulfonamide, Rifampicin, Tetracycline
- **Antihistaminika:** Cimetidin, Ranitidin
- Diuretika: Thiazide (z. B.Hydrochlorothiazid), Schleifendiuretika (z. B.Furosemid), Triamteren
- **NSAR (Nichtsteroidale Antirheumatika):** z. B. Diclofenac, Ibuprofen
- **Sonstige:** Allopurinol, Omeprazol, Phenytoin

Der Verdacht auf eine interstitielle Nephritis wird gestützt, wenn weitere Symptome vorliegen, die typisch für eine Überempfindlichkeitsreaktion sind: Allergische Hautreaktionen, Eosinophilie, medikamenteninduziertes Fieber (Ausschluss anderer Fieberursachen, siehe auch: medikamenteninduziertes Fieber).

9 Rhabdomyolyse

Unter Rhabdomyolyse versteht man die Lyse quergestreifter Skelettmuskulatur. Der Zelluntergang kann zu Nierenversagen, Hyperkaliämie und metabolischer Azidose führen. Laborchemisch aussagekräftig ist der Nachweis einer erhöhten CK im Serum. Bei einem Myoglobinwert von mehr als 250 µg/ml im Urin wird die Myoglobinurie durch rötliche Färbung sichtbar.

Ursachen können eine thermische, traumatische, ischämische Schädigung der Muskulatur, übermäßige Kontraktion (z. B. Epilepsie), Infektionen, metabolische Störungen (Hypokaliämie, Hypophosphatämie), genetische Enzymdefekte und Nebenwirkungen von Medikamenten sein. Vaskulitiden und Autoimmunerkrankungen kommen ebenfalls in Betracht. Alkohol- und Drogenabusus üben toxische Effekte auf die Muskulatur aus und können eine Rhabdomyolyse hervorrufen.

Pathophysiologisch bedeutsam ist die Erhöhung und Entgleisung der intrazellulären Kalziumhomöostase durch Hemmung membranöser Elektrolyt-Pumpensysteme: Durch Beeinträchtigung der Na^+/K^+-ATPase kommt es zum Ansteigen der intrazellulären Natriumkonzentration. Dem Na^+/Ca^{2+}-Austausch folgt ein Anstieg des intrazellulären Kalziums. Die Ca^{2+}-ATPase ist für den Transport von Kalzium in das sarkoplasmatische Retikulum verantwortlich. Ihre Hemmung führt ebenfalls zu einem Anstieg des intrazellulären Kalziums. Die Folge ist eine Entgleisung des muskulären Stoffwechsels, es kommt zur Aktivierung von Lipasen und Proteasen und schließlich zur Zell-Lyse.

Medikamentöse Ursachen für eine Rhabdomyolyse

- Amphotericin B, Antidepressiva, Anticholinergika, Antihistaminika, Azathioprin
- Barbiturate, Benzodiazepine
- Colchizin, Ciclosporin
- Daptomycin
- Diuretika

- Fibrate
- Glukokortikoide
- Interferon
- Laxanzien, L-Dopa
- Naltrexon, Neuroleptika, Nicht-steroidale Antirheumatika
- Opiate
- Paracetamol, Penicillamin, Phenytoin
- Statine
- Theophyllin, Trimethoprim-Sulfamethoxazol
- Zidovudine

Die Behandlung besteht im Absetzen des auslösenden Medikamentes, in der Durchführung einer forcierten Diurese und der Alkalisierung des Harnes durch intravenöse Gabe von Natriumhydrogencarbonat (s. Teil I, Kap. 19.1 Natriumhydrogencarbonat).

Die Schädigung der Integrität der Muskelzelle kann auch *sekundäre Folge von Medikamentennebenwirkungen* sein:

- **Hypokaliämie** führt zur Beeinträchtigung des zellulären Stoffwechsels (Diuretika).
- **Hypophosphatämie** beeinträchtigt den zellulären Energiehaushalt durch verminderte ATP-Synthese (Diuretika, Glukokortikoide, Mineralokortikoide begünstigen die vermehrte renale Exkretion von Phosphat. Durch Insulin oder Adrenalin wird die vermehrte Verschiebung von Phosphat nach intrazellulär begünstigt).
- **Das maligne neuroleptische Syndrom** und das **zentrale Serotoninsyndrom** bieten ebenfalls das Symptom einer Rhabdomyolyse.
- **Das maligne neuroleptische Syndrom** wird durch Neuroleptika hervorgerufen und entspricht pathophysiologisch der aus der Anästhesie bekannten malignen Hyperthermie. Die Behandlung erfolgt ebenfalls mit Dantrolen. In der Regel tritt es zwei Wochen nach Beginn einer neuroleptischen Therapie auf. Die Symptome umfassen extrapyramidalmotorische Störungen wie Rigor, Akinesien, Hyperkinesien, Bewusstseinsstörungen, Tachykardie, Fieber. Die Symptomatik sistiert in der Regel erst nach einigen Tagen.

Das Serotoninsyndrom

Beim Serotoninsyndrom kommt es zu einer *zentralen serotonergen Überaktivität*. Das auslösende Medikament muss abgesetzt werden. Symptome sind Fieber, Hyperrigidität, Delir, Übelkeit, Diarrhoe, Krampfanfälle, Herzrhythmusstörungen. Im *Gegensatz zum malignen neuroleptischen Syndrom* tritt die Symptomatik innerhalb von 24 Stunden auf und kann sich nach Absetzen des auslösenden Medikamentes im gleichen Zeitraum zurückbilden.

Auslösende Medikamente sind in erster Linie Antidepressiva

- **SSRI** (selektive Inhibitoren der Serotoninrückaufnahme)
- **Trizyklische Antidepressiva, MAO-Hemmer, Venlafaxin, Lithium**
- **Triptane (z. B. Sumatriptan, Naratriptan)**
- **5-HT3-Rezeptorantagonisten** (Dolasetron, Ondansetron, Tropisetron, Granisetron) verursachen eine Konzentrationssteigerung des Serotonins über die Hemmung der Wiederaufnahme aus dem synaptischen Spalt.
- **L-Dopa** (fördert indirekt die Serotoninfreisetzung)
- **Drogen:** Kokain, Amphetamine, Ecstasy, LSD

Pharmakologisch bedeutsam ist die kontraindizierte Kombination mit folgenden Mitteln:

- ***Linezolid:*** *Da dieses Antibiotikum MAO-hemmende Wirkung hat, würde ein Serotoninsyndrom begünstigt.*
- ***Fentanyl:*** *Studien zeigen eine schwache Serotoninwiederaufnahmehemmung sowie eine Verstärkung der Serotoninfreisetzung. Unter analgetischer Therapie mit Fentanyl in sämt-*

lichen Applikationsformen in Kombination mit serotonerg wirkenden Substanzen sollte sorgfältig auf mögliche Zeichen eines Serotoninsyndroms geachtet werden.

- ***Tramadol:** Tramadol in Kombination mit serotonergen Substanzen kann ebenfalls ein Serotoninsyndrom auslösen. Die Kombination mit MAO-Hemmern ist absolut kontraindiziert.*

Die Behandlung ist symptomatisch. Das auslösende Medikament muss abgesetzt werden. Benzodiazepine werden zur Kontrolle der Agitation empfohlen, auch Tachykardie und Hypertension werden günstig beeinflusst. Medikamenten mit kurzer Halbwertszeit wie Esmolol oder Nitroprussidnatrium sollte der Vorzug vor langwirksamen Substanzen gegeben werden.

Bei Erfolglosigkeit aller Maßnahmen kann das **Antihistaminikum** Cyproheptadin (z. B. Peritol®) versucht werden. Es besitzt unspezifische 5-HT_{1a}- und 5-HT_{2a}-antagonisierende Eigenschaften. Es ist nur oral verfügbar, kann jedoch gemörsert und über Magensonde appliziert werden. Die initiale Dosis beträgt 12 mg, gefolgt von 2 mg alle 2 Stunden bis zum Sistieren der klinischen Symptomatik. Die Wirksamkeit des Cyproheptadins beruht auf Fallberichten und ist nicht evidenzbasiert.

10 Medikamenteninduziertes Fieber

Tritt bei einem Patienten in zeitlichem Zusammenhang mit der Verordnung eines Medikamentes Fieber auf und kann keine andere Ursache für das Fieber gefunden werden, muss differenzialdiagnostisch an ein medikamenteninduziertes Fieber gedacht werden.

Die Temperaturerhöhung kann eine Folge der Medikamentenwirkung sein

- **Bei Zytostatika-Gabe** bewirkt der Zellzerfall eine inflammatorische Reaktion im Körper des Patienten mit konsekutiver Temperaturerhöhung.
- **Unter Antibiotika-Therapie** kann in seltenen Fällen die sogenannte **Jarisch-Herxheimer Reaktion** auftreten: Der Zerfall von Bakterien führt zur Einschwemmung von bakteriellen Zerfallsprodukten ins Blut mit inflammatorischer Reaktion (Fieber). Beobachtet wurde dies bei der Behandlung von Brucellose, Schistosomiasis, Trypanosomiasis und Borellieninfektionen (früher klassisch bei der Syphilisbehandlung).
- **Anticholinerg wirkende Medikamente** beeinflussen die Temperaturregulation im Hypothalamus und führen dadurch zur Fieberentwicklung: Atropin, Antihistaminika, trizyklische Antidepressiva, Neuroleptika.
- **Drogen wie Amphetamine, Kokain und „Ecstasy"** haben einen ähnlichen Effekt auf die Thermoregulation durch ihre sympathomimetische Wirkung.

Medikamenteninduziertes Fieber als Folge einer immunologischen Vermittlung

Als unerwartete unerwünschte Arzneimittelwirkung tritt medikamenteninduziertes Fieber bei immunologischer Vermittlung auf:

Medikamente können als Hapten fungieren: Durch Anlagerung an körpereigene Strukturen wird eine neue Struktur gebildet, die als Antigen wirkt und immunologische Vorgänge auslöst. T-Zell-vermittelte Immunreaktionen scheinen ebenfalls eine Rolle zu spielen. Konsekutiv kann sich Fieber entwickeln.

Typischerweise entsteht das Fieber in diesen Fällen nach wenigen Tagen bis 3 Wochen.

Bei folgenden Medikamenten ist dieses Phänomen beobachtet worden

- **Antikonvulsiva:** Carbamazepin, Lamotrigin, Phenytoin, Phenobarbital, Primidon
- **Antibiotika:** Sulfonamide, Nitrofurantoin
- **Diuretika:** Thiazid, Furosemid
- **Allopurinol**
- **Celecoxib**
- **Acetazolamid**
- **Heparin**

Zellschädigung durch massives Trauma (Operation) oder Infektion wirken offensichtlich begünstigend für diese Form des medikamenteninduzierten Fiebers.

Therapie: Absetzen des auslösenden Medikamentes. Typischerweise sollte sich das Fieber nach 3 bis 4 Tagen zurückbilden. In Einzelfällen wurde eine Entfieberung erst nach 1 Woche beobachtet.

Bei einem Teil dieser Patienten liegt im Differentialblutbild eine *Eosinophilie* vor.
Neben der Entwicklung von Fieber kann es auch zu einer *Beeinträchtigung von Leber, Niere oder Lunge* im Rahmen dieser immunologischen Reaktion kommen. *Leberwerte* und *Kreatinin* sollten daher im Serum bestimmt sowie eine Röntgenaufnahme der Lunge angefertigt werden.

Bei folgenden Medikamenten wurde ebenfalls die seltene Nebenwirkung eines Medikamenten-induzierten Fiebers beobachtet ohne genaue Kenntnis des auslösenden Mechanismus

- **Antibiotika/Antimykotika/Virustatika:** Amphotericin B, Caspofungin, Cefalexin, Cefuroxim, Clarithromycin, Clindamycin, Daptomycin, Imipenem, Isoniazid, Lamivudin, Linezolid, Moxifloxacin, Norfloxacin, Penicillin, Posaconazol, Tigecyclin, Vancomycin, Zanamivir
- **Sonstige:** Carbimazol, Celecoxib, Clozapin, Ciclosporin, Diltiazem, Dobutamin, Enalapril, Filgrastim, Fondaparinux, Ibuprofen, Levothyroxin, Methyldopa, Morphin, Nifedipin, Pamidronat, Pantoprazol, Parecoxib, Ranitidin, Telmisartan

Das Auftreten von Fieber ist bei Intensivpatienten nicht selten. Die häufigsten Ursachen sind inflammatorische Reaktionen auf Infekte, Trauma, Operation oder Störungen der Thermoregulation. Bei Auftreten von Fieber ohne eine der erwähnten Auslösemechanismen sollte an ein Medikamenten-induziertes Fieber gedacht werden.

11 QT-Zeitverlängerung durch nicht-kardiale Medikamente

Medikamente verschiedener Substanzklassen können eine Verlängerung der QT-Zeit im EKG hervorrufen mit dem Risiko von Torsade de pointes-Tachykardien und konsekutivem Kammerflimmern.

Pathophysiologische Grundlage hierfür ist die Hemmung des Kaliumausstroms auf der zellulären Ebene der kardialen Erregungsbildung. Besonders betroffen ist die schnell aktivierte Komponente des verzögerten Kaliumausgleichsstroms (I_{Kr}). Die Repolarisationsphase des Aktionspotenzials wird dadurch verlängert, so dass dessen Gesamtdauer zunimmt. Im EKG spiegelt sich diese Veränderung als QT-Zeit-Verlängerung wieder. Am Ende der verlängerten Plateau-Phase des Aktionspotenzials können sogenannte frühe Nachdepolarisationen auftreten. Sie sind der elektrophysiologische Ausgangspunkt für das Entstehen von Torsade de pointes-Tachykardien.

Das Ausmaß der Hemmung des I_{Kr}-Ausgleichstroms korreliert nur mäßig mit dem Grad der QT-Zeit-Verlängerung. Ebenso kann vom Ausmaß der QT-Zeit-Verlängerung das Risiko für Torsade de pointes nicht sicher abgeschätzt werden.

Beim Ansetzen von Medikamenten, die eine potenziell QT-Zeit-verlängernde Wirkung haben (Beispiele s. u.), sollte ein Ausgangs-EKG angefertigt werden. Eine in der Folge gemessene QT-Zeit von 500 ms gilt als riskant. Als weiterer Parameter, der die Herzfrequenz berücksichtigt, gilt die **korrigierte QT_c-Zeit:**

QT_c = QT-Zeit/Wurzel des RR-Abstandes
(Messung der QT-Zeit in Millisekunden, Angabe des RR-Abstandes in Sekunden)

Werte der QT_c-Zeit über 500 ms sind als riskant einzustufen.

Eine Zunahme der QT_c-Zeit von 30 bis 60 ms unter Therapie mit einem potenziell QT-Zeit verlängernden Medikament gilt als auffällig. Ein deutliches pro-arrhythmogenes Risiko wird ab einer Zunahme von 60 ms angenommen.

Neben dem Medikament selbst kann eine Reihe von **Faktoren das Risiko zusätzlich erhöhen**:

- vorbestehende QT-Verlängerung, Bradykardie
- Hypokaliämie
- Myokardiale Hypertrophie
- zusätzliche weitere Medikamente mit QT-Zeit verlängernder Wirkung
- langsamere Elimination eines QT-Zeit verlängernden Medikamentes durch Wechselwirkung mit anderen Medikamenten

Medikamentengruppen

- **Antibiotika**: Ampicillin, Clarithromycin, Clindamycin, Erythromycin, Moxifloxacin, Roxithromycin, Trimethoprim-Sulfamethoxazol
- **Neuroleptika**: Clozapin, Droperidol, Fluphenazin, Haloperidol, Melperon, Olanzapin, Quetiapin, Risperidon
- Selektive Serotonin-Wiederaufnahmehemmer und **Triptane**
- Tri- und tetrazyklische Antidepressiva
- **Sonstige**: Amantadin, Chloralhydrat, Chloroquin, Domperidon, Foscarnet, Levomethadon, Lithium, Mefloquin, Octreotid, Ondansetron, Tacrolimus, Tamoxifen, Venlafaxin, Valproinat

Bei der kongenitalen Form des Long-QT-Syndroms zählen Betablocker zur Standardtherapie. Bei einem medikamentös induzierten Long-QT-Syndrom sind sie jedoch kontraindiziert, da sie Bradykardien verstärken oder hervorrufen können und so das Risiko von malignen Rhythmusstörungen erhöhen.

12 Delirauslösende Medikamente

Zur Pathophysiologie des Delirs siehe Teil III.

Psychopharmaka

Antidepressiva

Alle Wirkstoffgruppen der Antidepressiva können die Entwicklung eines Delirs auslösen oder fördern.

Da während eines Delirs eine vermehrte anticholinerge Aktivität im Gehirn besteht, begünstigen *trizyklische Antidepressiva* mit ihren ausgeprägten anticholinergen Nebenwirkungen die Entwicklung eines Delirs:

- **trizyklische Antidepressiva:** z. B. Amitriptylin, Clomipramin, Desipramin, Doxepin, Imipramin, Trimipramin, Maprotilin

Trotz fehlender oder geringer anticholinerger Aktivität können jedoch auch *MAO-Hemmer und SSRI (selektive Inhibitoren der Serotoninrückaufnahme)* ein Delir auslösen. Die Verstärkung der noradrenergen, serotonergen und dopaminergen Neurotransmission im Gehirn muss als Ursache angesehen werden.

- **MAO-Hemmer:** Moclobemid, Tranylcypromin
- **SSRI:** Citalopram, Fluoxetin, Fluvoxamin, Paroxetin, Sertralin, Venlafaxin
- auch **Mirtazapin** (Remergil®) kann ein Delir auslösen.

Neuroleptika

Neuroleptika mit anticholinergen Nebenwirkungen können ein Delir auslösen:

- z. B. Levomepromazin, Promethazin, Chlorprothixen, Clozapin, Perazin

Die Neuroleptika **Melperon und Haloperidol** *haben keine anticholinergen Nebenwirkungen und werden zur* Behandlung des Delirs *eingesetzt.*

Die atypischen Neuroleptika **Risperidon** (z. B. Risperdal®), **Quetiapin** (z. B. Seroquel®) und **Olanzapin** (z. B. Zyprexa®) werden als Alternative zum Haloperidol für die Behandlung des Delirs diskutiert.

Benzodiazepine und Lithium

- **Benzodiazepine und Lithium** können ebenfalls ein Delir auslösen

Antiepileptika

- **Alle Antiepileptika** können insbesondere *bei Überdosierung* oder rascher Dosissteigerung ein Delir auslösen: Valproat, Phenytoin, Lamotrigin, Carbamazepin, Levetiracetam.

Antibiotika/Antimykotika/Virustatika

- **Amphotericin B**
- **Azol-Antimykotika**: Fluconazol, Voriconazol
- **Carbapeneme**: Imipenem, Meropenem,
- **Chinolone**: Ciprofloxacin, Moxifloxacin
- **Penicilline**: Ampicillin, Piperacillin, PenicillinG
- **Sulfonamide**: Cotrimoxazol
- **Virustatika** (nicht vollständig): Aciclovir, Ganciclovir, Valganciclovir, Foscarnet, Amantadin

Weitere Medikamente, die delirante Symptome begünstigen

- H_1- und H_2-Antihistaminika
- Antiparkinson-Medikamente
  - Dopaminrezeptoragonisten: L-Dopa, Bromocriptin, Cabergolin, Ropinirol, Pergolid, Pramipexol
  - Muscarin-Rezeptorantagonisten (anticholinerg): Biperiden, Trihexyphenidyl, Metixen
  - NMDA-Antagonisten: Amantadin
- β-Blocker (sehr selten)
- Atropin (anticholinerge Wirkung)
- Digitalispräparate (v. a. bei Überdosierung)
- Glukokortikoide
- Lokalanästhetika (v. a. bei Überdosierung und intravasaler Injektion)
- Opiate
- Theophyllin

13 Arzneimittel-induzierte Leberschädigung: erhöhte Transaminasen, Cholestase, Ikterus

Eine laborchemische Erhöhung der Serumtransaminasen, der Cholestaseenzyme und des Bilirubin verbunden mit dem klinischen Aspekt eines Ikterus kann auf der **Intensivstation viele Ursachen** haben:

- vorbestehende **Lebererkrankung**;
- akute **Hepatitis** oder Exazerbation einer chronischen Hepatitis;
- **operative Eingriffe an der Leber**: Am ersten postoperativen Tag meist Erhöhung der Transaminasen im dreistelligen Bereich. Vor allem bei intraoperativen „Clamping"-Manövern (= kurzes, evtl. wiederholtes Unterbinden der Blutzufuhr über die A. hepatica und/oder Pfortader).
  In den 12–24-stündlichen Laborkontrollen müssen die Enzymwerte bei regelrechtem Verlauf rückläufig sein!
  Ein erneutes dreistelliges Ansteigen der Transaminasen in den ersten Tagen nach operativen Eingriffen an der Leber kann Hinweis auf eine ernste Durchblutungsstörung der Leber sein.
  → Kontrolle der Durchblutung von A. hepatica, Pfortader und Lebervenen in der Duplex-Sonografie!
- **Akute Cholestase** mit Erhöhung der AP und des Bilirubin bei Choledocholithiasis. Diagnose über Sonografie und ERCP (therapeutische Intervention: Konkrementextraktion und Papillotomie).
- Bei **lebertransplantierten Patienten** kann eine Erhöhung der Cholestase-Enzyme und des Bilirubin Hinweis auf eine Abstoßungsreaktion sein.
  → Kontrolle durch Leberbiopsie.
- Im Rahmen einer **Sepsis** kann es zur Entwicklung einer Zytokin-induzierten hepatozellulären Cholestase kommen (Erhöhung der AP und des Bilirubin).
  → Sonografisch zeigt sich *keine* Erweiterung der Gallengänge.
- **Sekundär sklerosierende Cholangitis** im Rahmen der Intensivbehandlung: Über die Genese des Krankheitsbildes herrscht keine Klarheit. Pathophysiologisch spielen möglicherweise

mehrtägige hoch-dosierte kontinuierliche Katecholamininfusionen (z. B. Adrenalin oder Noradrenalin) und/oder die Beatmung mit sehr hohem PEEP eine Rolle. Durch Ischämie des Gallengangssystems kommt es zu Nekrosen der Gallenwege und zur Cholestase mit Erhöhung der AP und des Bilirubin. → Sonografisch zeigen sich keine Auffälligkeiten. In der ERCP stellt sich eine Rarefizierung des Gallengangssytems dar (wichtig: Entnahme von Gallflüssigkeit zur diagnostischen Keimgewinnung!).
- Intoxikation mit hepatotoxischen Substanzen. z. B. Amatoxinsyndrom bei Intoxikation mit Knollenblätterpilzen

Üblicherweise tritt das Krankheitsbild erst 2 bis 3 Wochen nach Aufnahme auf, zu einem Zeitpunkt da die akute lebensbedrohliche Situation bereits beseitigt und der Patient kardiozirkulatorisch und pulmonal wieder stabil ist. Auch im Rahmen einer Sepsis kann ein erneuter AP- und Bilirubinanstieg im Verlauf (nach ca. 2–3 Wochen) den Beginn einer sekundär sklerosierenden Cholangitis ankündigen. Der Krankheitsverlauf ist langwierig und mündet häufig in ein chronisches Leberversagen mit Transplantationsindikation.

Differenzialdiagnostisch spielt beim Intensivpatienten auch die **medikamenteninduzierte Leberschädigung** *eine wichtige Rolle.*

Die epidemiologische Datenlage unterstreicht die Bedeutung:
- Medikamenteninduzierte Leberschädigungen machen 10 % aller unerwünschten Arzneimittelwirkungen aus.
- In der Bevölkerung ist die medikamenteninduzierte Lebertoxizität in bis zu 50 % der Fälle die Ursache eines neu aufgetretenen Ikterus.

Medikamente können auf unterschiedliche Weise die Leberzelle schädigen:
- Schädigung der Zellwand
- Beeinträchtigung von Aktinfilamenten, die für die Galleexkretion notwendig sind (cholestatische Schädigung)
- Beeinträchtigung der mitochondrialen Funktion
- Komplexbildung des Medikamentes mit Teilen des Cytochromsystems, das hierdurch blockiert wird. Der Komplex kann auch eine Immunantwort auslösen mit den Folgen einer T-Zell-Aktivierung und TNF vermittelter Apoptose.

Nicht für jedes Medikament ist der genaue **Schädigungsmechanismus** bekannt; es lassen sich jedoch drei Gruppen von Medikamenten unterscheiden:
1. Medikamente mit hepatozellulärer Schädigung
2. Medikamente mit cholestatischer Schädigung
3. Medikamente mit cholestatisch-hepatozellulärer Schädigung (gemischter Typ)

Als Differenzierungsmerkmal dienen laborchemisch die Enzymwerte der GPT (ALT) und AP. Der Bilirubinwert (gesamt und direkt) kann bei allen Formen erhöht sein. Bei Erhöhung des indirekten Bilirubins muss an eine prähepatische Ursache der Erhöhung, z. B. an eine Hämolyse, gedacht werden!

Zur Unterscheidung wird auch der Quotient R berechnet:
- **R =** *Vielfaches des oberen Normwertes der GPT geteilt durch Vielfaches des oberen Normwertes der AP.*
- **Bei hepatozellulärer Schädigung** *ist vor allem die GPT und im Verhältnis weniger die AP erhöht:*
  GPT > 2 x Normwert und/oder R ≥ 5.

- **Bei cholestatischer Schädigung** *ist vor allem die AP und im Verhältnis weniger die GPT erhöht:*
  AP > 2 x Normwert und/oder R ≥ 2
- **Bei cholestatisch-hepatozellulärer Schädigung** *sind AP und GPT erhöht:*
  GPT ≥ 2 x Normwert kombiniert mit 2 < R < 5

Symptome der Lebertoxizität treten meist wenige Tage bis Wochen nach Ansetzen eines Medikamentes auf. Wird ein auslösendes Medikament erneut angesetzt, treten die Symptome in der Regel schneller auf.

Die Leberwerte können sich auch trotz fortgeführter Gabe des Medikamentes spontan erholen. In diesen Fällen muss von einer Toleranzentwicklung der Leber gegenüber dem Medikament ausgegangen werden.

Auf diesen Effekt darf man sich jedoch keinesfalls verlassen. Die Therapie einer Medikamenten-induzierten Lebertoxizität besteht im unverzüglichen Absetzen des verdächtigten Medikamentes.

Die Leberwerte können sich nach Absetzen zunächst sogar noch weiter verschlechtern. Die Erholung kann Tage bis Monate dauern (z. B. Amiodaron: 30 Wochen). Ein Antidot existiert nur bei Paracetamol (siehe Exkurs unten). Die Leberbiopsie bietet außer zum Ausschluss anderer Erkrankungen keine diagnostische Hilfe.

Nur bei einem kleinen Teil der Medikamente tritt die **Leberschädigung dosisabhängig** auf: Paracetamol, Amiodaron, Cyclophosphamid, Ciclosporin, Methotrexat, orale Kontrazeptiva.

Bei den meisten Medikamenten tritt die Leberschädigung dosisunabhängig auf.

Die hepatozelluläre Schädigung wird gefährlicher als die cholestatische eingeschätzt: Bei einer Erhöhung der GPT über den dreifachen Normwert und einer zusätzlichen Erhöhung des Bilirubin über das zweifache der Norm beträgt die Wahrscheinlichkeit eines Leberversagens bis zu 10 %.

Eine cholestatische Schädigung kann in ihrer chronischen Verlaufsform in das klinische Bild einer sklerosierenden Cholangitis übergehen.

Medikamente mit hepatozellulärer Schädigung

- Allopurinol, Amiodaron, antiretrovirale Medikamente (HIV-Behandlung), Acetylsalicylsäure
- Baclofen
- Dronedaron
- Isoniazid
- Ketoconazol
- Lisinopril, Losartan
- Methotrexat, Methyldopa
- Nichtsteroidale Antirheumatika
- Omeprazol
- Paracetamol, Paroxetin, Pyrazinamid
- Rifampicin, Risperidon
- Sertralin, Statine
- Tetrazykline, Trazodon, Thiazolidindione (z. B. Rosiglitazon, Pioglitazon)
- Valproinat

Medikamente mit cholestatischer Schädigung

- Amoxicillin
- Ciprofloxacin, Clopidogrel
- Erythromycin
- Irbesartan
- Kontrazeptiva
- Mirtazapin, Moxifloxacin
- Östrogene
- Phenothiazin-Neuroleptika (z. B. Chlorpromazin, Fluphenazin, Perazin, Promethazin, Levomepromazin)
- Trizyklische Antidepressiva

Medikamente mit cholestatisch-hepatozellulärer Schädigung (gemischter Typ)

- Amitriptylin, Azathioprin
- Captopril, Carbamazepin, Clindamycin
- Daptomycin
- Enalapril
- Moxifloxacin
- Phenobarbital, Phenytoin
- Sulfonamide
- Verapamil

Exkurs: Paracetamolintoxikation

Bei Einnahme von mehr als 100 mg/kg KG Paracetamol besteht die Gefahr einer akuten hepatozellulären Leberschädigung mit konsekutivem Leberversagen. Jeder Patient mit einer akuten Überdosierung muss hochdosiert mit Acetylcystein (ACC) behandelt werden. ACC stellt die hepatischen Glutathion-Speicher wieder her, die im Rahmen einer Paracetamolüberdosierung aufgebraucht werden und für die Elimination notwendig sind.

Es gibt Diagramme, welche die Indikation zur ACC-Therapie in Abhängigkeit von der Serum-Paracetamolkonzentration und dem Zeitpunkt nach Einnahme darstellen (Rumack-Matthew-Diagramm). Allerdings sind damit erhebliche Risiken verbunden: Der Zeitpunkt der Einnahme ist nicht genau bekannt, mehrere hochdosierte Einnahmen können an mehreren Tagen vorgelegen haben. Durch das Warten auf den Erhalt des Serum-Paracetamolspiegels entsteht ein Zeitverlust.

Es ist ratsam jeden Patienten, der eine Paracetamolüberdosierung erhalten hat, einer raschen hochdosierten ACC-Therapie zuzuführen.

ACC-Schema

- Initialdosis: 150 mg/kg KG in 200 ml Glukose 5 % über 15 min.
- Dann 50 mg/kg KG in 500 ml Glukose 5 % über 4 Stunden
- Dann 100 mg/kg KG in 1000 ml Glukose 5 % über 16 Stunden.
- (zusätzlicher Elektrolytersatz nach Bedarf)

Ist nach Absolvierung des Schemas weiterhin Paracetamol in der Serumspiegelkontrolle nachweisbar, sollte ACC weiter gegeben werden, bis der Nachweis nicht mehr gelingt: Fortführung des letzten Schrittes, d. h. 100 mg/kg KG in 1000 ml Glukose 5 % über 16 Stunden.

Als Nebenwirkungen der hochdosierten ACC-Therapie sind allergische Reaktionen zu erwarten: Exanthem, Bronchospasmus, Übelkeit. Treten allergische Nebenwirkungen auf, kann die Fortführung des Behandlungsschemas 1 Stunde nach Applikation von Antihistaminika versucht werden.

14 Akuter Hörverlust

Aminoglykoside

Die Applikation von Aminoglykosiden erfolgt in einer einzelnen Dosis pro Tag über 60 min. und unter engmaschiger Kontrolle des Talspiegels (Bestimmung vor der nächsten Gabe). Die **Ototoxizität** der Aminoglykoside ist dosisabhängig. Dennoch kann es auch bei regelrechter Dosierung und Applikation zum Auftreten eines akuten Hörverlustes kommen, v. a. in Kombination mit anderen ototoxischen Medikamenten.

Die Ursache ist eine Schädigung der äußeren Haarzellen in den basalen Anteilen der Kochlea. Zunächst wird dadurch das Hören der hohen Töne betroffen. Bei fortschreitender Exposition mit Aminoglykosiden schreitet die Schädigung Richtung Kochleaspitze fort, so dass dann auch tiefe Töne schlechter gehört werden. Aminoglykoside lassen sich auch noch nach Monaten im Innenohr nachweisen. Dies erklärt wohl das erhöhte ototoxische Risiko bei Reexposition.

Auf molekularer Ebene scheint ein Komplex aus Aminoglykosiden und Eisen zu entstehen, der die Bildung von Sauerstoff-Radikalen aus ungesättigten Fettsäuren fördert. Diese wiederum induzieren den apoptotischen Zelluntergang der Haarzellen.

Bei Aminoglykosiden ist die Hörschädigung bilateral und irreversibel.

Die Ergebnisse verschiedener tierexperimenteller Untersuchungen **zur Otoprotektion** werden diskutiert: Die Gabe von Chelatbildnern, Acetylsalicylsäure oder N-Acetylcystein. Große klinische Studien oder Empfehlungen liegen bislang nicht vor.

Die Therapie besteht im Absetzen des Aminoglykosides.

Der gleiche ototoxische Mechanismus liegt dem Zytostatikum **Cisplatin** *zugrunde.*

Schleifendiuretika

Die Ototoxizität von Schleifendiuretika ist *dosisabhängig*. Die Injektion von Boli (5 bis 10 mg) sollte langsam über mehrere Minuten erfolgen. Rasche Injektion und/oder eine Gabe von mehr als 40 mg/h erhöhen das ototoxische Risiko.

Schleifendiuretika wirken am $Na^+/K^+/Cl^-$ Carrier am dicken aufsteigenden Teil der Henle'schen Schleife. Eine Isoform dieses Moleküls kommt auch im Innenohr vor und ist für die Zusammensetzung der Endolymphe verantwortlich. Es wird ebenfalls durch Furosemid blockiert. Die Folge sind akute Hörstörungen.

Etacrynsäure wirkt stärker nephrotoxisch als Furosemid.

Die Kombination von Schleifendiuretika mit Aminoglykosiden erhöht das ototoxische Risiko.

Die Therapie besteht im Absetzen des Medikamentes. Die Hörschädigung ist nach dem Absetzen von Schleifendiuretika in der Regel reversibel.

Vancomycin, Teicoplanin

Bei diesen beiden Glykopeptid-Antibiotika sind Hörstörungen beschrieben worden. Besonders beim niereninsuffizienten Patienten erhöht sich das ototoxische Risiko, da es zu einer ausgeprägten Kumulation der Medikamente kommen kann. Weitere Risikofaktoren stellen das hohe Alter und vorbestehende Hörstörungen dar.

Die Therapie besteht im Absetzen der Medikamente. Die Dosierung sollte immer unter engmaschiger Kontrolle der Talspiegel erfolgen.

Die Hörstörungen sind zum Teil irreversibel.

Weitere Medikamente, bei denen vereinzelt Hörstörungen beschrieben wurden

Antibiotika

- Ampicillin, Chloroquin, Erythromycin,
- Lamivudin, Metronidazol, Norfloxacin
- Sulfamethoxazol

Sonstige

- ACE-Hemmer: Enalapril, Lisinopril
- AT-II-Rezeptorantagonisten: Losartan
- Antidepressiva: Amitriptylin, Doxepin, Imipramin
- Acetylsalicylsäure
- Benzodiazepine: Diazepam, Lorazepam, Oxazepam
- Carbimazol
- Calciumantagonisten: Amlodipin, Diltiazem, Nifedipin, Nitrendipin, Verapamil
- Nichtsteroidale Antirheumatika: Diclofenac, Ibuprofen
- Tacrolimus, Ticlopidin
- Valproinat, Vincristin

III

Pharmakologische Strategien bei besonderen intensivmedizinischen Herausforderungen

1 Akute Bronchialobstruktion – akutes schweres Asthma (Status Asthmaticus)

Das klinische Symptom einer *akuten Bronchialobstruktion* hat pathophysiologisch seine Ursache in einer zunehmenden Einengung des Atemweglumens. Diese kann hervorgerufen werden durch einen Spasmus der glatten Bronchialmuskulatur, ein Schleimhautödem, eine verstärkte Mukusbildung und einen dynamischen Kollaps der kleineren Luftwege während der Exspiration. Auch beim *akuten schweren Asthma* (älterer Begriff: Status Asthmaticus) kommt es zu einer massiven Zunahme des Atemwegswiderstandes durch eine Verengung der zentralen und peripheren Atemwege, allerdings sind die Dynamik des Auftretens und die Pathophysiologie deutlich unterschiedlich im Vergleich zur Bronchialobstruktion. Beim Status Asthmaticus liegt eine (per)akute Entzündungsreaktion des Bronchialsystems vor, die durch zelluläre (Granulozyten, Lymphozyten) und humorale Auslöser (Histamin) getriggert wird.

1.1 Ursachen der akuten Störung der Beatmung als Bronchialobstruktion interpretierbar

Akute Störungen der Ventilation sind – auch bei beatmeten Intensivpatienten – nicht selten. Die Gründe hierfür sind vielfältig: Zum einen führt die „moderne" Strategie einer angepassten, reduzierten Analgosedierung zur tolerierten Zunahme des Vigilanzzustandes, welche in einem „Kampf" des Patienten mit der Beatmungsmaschine resultieren kann. Ein solcher Kampf äußert sich in „Pressen" und – in Abhängigkeit vom Respirator und vom eingestellten Beatmungsmodus – in insuffizienter Ventilation mit erschwerter Ausatemphase, welche eine akute Bronchialobstruktion vortäuschen kann. Auf der anderen Seite nimmt die Behandlung von Patienten mit chronisch-obstruktiver Lungenerkrankung (COPD) auch auf Operativen Intensivstationen zu, da auf der Basis eines unverändert verbreiteten Nikotinabusus weltweit eine drastische Steigerung dieser spezifischen Erkrankung zu verzeichnen ist.

Die häufigste Ursache für eine akute Störung der Beatmung, welche als „Obstruktion" interpretiert wird, ist die Asynchronie zwischen dem erwachenden Patienten und dem Beatmungsgerät. Diese „Pseudo-Obstruktion" erklärt sich in einer Behinderung der Ausatmung durch das Beatmungsgerät, welches noch nicht ausreichend an die zunehmende Spontanatmungsaktivität des agiler werdenden Patienten adaptiert ist und gegen die Exspiration „presst". Die beste Lösung besteht in der Umstellung des Respirators (unterstützter Spontanatmungsmodus, adäquate(r) Triggermodus und -schwelle). Der Griff zur anti-obstruktiven Medikation sollte erst nach Ausschluss einer solchen „Pseudo-Obstruktion" erfolgen.

1.2 Klinik und Behandlung der „echten" akuten Bronchialobstruktion

Die akute Bronchialobstruktion kann während der Intensivbehandlung bei Patienten auftreten, welche zumeist eine COPD aufweisen und entweder wegen einer Exazerbation intensivpflichtig wurden oder sich wegen eines anderen Grundes (OP, Trauma etc.) auf der Intensivstation befinden. Im Gegensatz zum äußerst rasch einsetzenden akuten schweren Asthma baut sich eine Bronchialobstruktion häufig langsam auf – bei beatmeten Patienten kann dies klinisch unbemerkt geschehen. Die häufigste Ursache ist ein Bronchialinfekt, z. B. im Rahmen einer beatmungs-assoziierten Pneumonie. Bei vollständiger und schwerer Manifestation liegen folgende Symptome vor:

- Obstruktion der Atemwege mit Behinderung der Exspiration (Anstieg des Beatmungsdruckes, Reduktion des Tidalvolumens, Hyperkapnie, Oxygenierungsstörung)
- dynamische Überblähung (Anstieg des endexspiratorischen Lungenvolumens)
- hämodynamische Instabilität (Hypotension, Tachykardie)

Klinisch wirkt der Patient unruhig, bei geringen Oxygenierungsreserven kommt es zum Abfall der arteriellen Sauerstoffsättigung (< 90 %) und die Alarmierungssysteme des Respirators werden in Gang gesetzt (inspiratorischer Druck, Tidalvolumen, Atemminutenvolumen, Atemfrequenz). Auskultatorisch imponieren pfeifende und giemende Geräusche über allen Lungenabschnitten. Eine solche Situation einer „echten" schweren Bronchialobstruktion erfordert die sofortige Behandlungsstrategie, da die Beatmungssituation immer schwieriger wird und der Patient in eine ernste Situation geraten kann: Bei massiver Zunahme des Atemwegswiderstandes müssen der inspiratorische Druck und die Atemarbeit ständig erhöht werden, um eine adäquate Ventilation aufrecht zu erhalten. Als Konsequenz drohen die zunehmende Aggressivität des Beatmungsmusters und die Erschöpfung der Atemmuskulatur des Patienten.

Die schwerwiegende akute Bronchialobstruktion entsteht häufig bei COPD-Patienten auf dem Boden eines Bronchialinfektes. Neben der umgehenden mikrobiologischen Analyse (Entnahme Bronchialsekret) muss – wenn nicht schon verordnet – rasch die Gabe eines Antibiotikums begonnen werden (z. B. Piperacillin/Tazobactam; bei ambulant erworbenen Infekten muss zur Abdeckung atypischer Erreger Clarithromycin oder Moxifloxacin ergänzt werden).

Die medikamentöse Behandlung beinhaltet folgende Schritte: inhalative Bronchodilatatoren, systemisch applizierte Glukokortikoide, bei unzureichendem Effekt auch Theophyllin, Reproterol.

1.2.1 Inhalative Bronchodilatatoren

Salbutamol (z. B. Salbutamol-ratiopharm®)

Wirkmechanismus

Salbutamol ist ein kurz wirkendes β_2-Sympathomimetikum zur inhalativen Anwendung. Es wirkt direkt relaxierend auf die Bronchialmuskulatur und auf die Muskulatur anderer Organsysteme (Uterus).

Charakterisierung

- Salbutamol gehört zu den bevorzugten „first-choice"-Medikamenten bei akuter bronchialer Obstruktion.
- Es besitzt *bei Schwangeren* einen tokolytischen Effekt.
- **Die Applikation** erfolgt über Inhaliersysteme nach Aufbereitung einer Lösung (Tropfengabe in sterile physiologische Kochsalzlösung)
- **Die Wirkdauer** beträgt 4–6 Stunden.
- Salbutamol weist ein ausgeprägtes Nebenwirkungsprofil auf, da bei längerer und hochdosierter Anwendung ein Übertritt in die Blutbahn mit entsprechenden hämodynamischen Auswirkungen zu beobachten ist.

Nebenwirkungen

- Systemische Auswirkungen auf das Herz-Kreislaufsystem: Tachykardie, Herzrhythmusstörungen, Hypertension oder Hypotension
- Zentrales Nervensystem: Tremor, Übelkeit, Kopfschmerzen, Schwindel, periorale Parästhesien.

Allgemeine Symptome: Schwitzen, Gesichtsödem, Exanthem, Juckreiz, Hypokaliämie, Hyperglykämie

Wechselwirkungen

- Bei gleichzeitiger Applikation von (kontinuierlich) zugeführten vasoaktiven Substanzen (Katecholamine) können die Herz-Kreislauf-Nebenwirkungen verstärkt werden.
- Die Auslösung einer Hypokaliämie tritt verstärkt auf bei gleichzeitiger Medikation von Diuretika, Glukokortikoiden, Theophyllin, Digitalis.

Dosierung

- **Spontanatmender Patient:** 2,5–5 mg zum Inhalieren (z. B. mittels elektrischem Inhalationsgerät) nach Verdünnen (bis zu 4 x pro Tag).
- **Beatmeter Patient:** Herstellung einer Inhalationslösung von 5 ml (z. B. 5 mg Salbutamol in physiologischer Kochsalzlösung) und anschließende Applikation über ein elektrisches Aerosolgerät, das am Inspirationsteil des Beatmungsgerätes installiert wird (bis zu 4 x pro Tag).

Bei inhalativer Anwendung von Aerosolen oder Pulvern im Rahmen der Behandlung eines beatmeten Patienten ist die Abschätzung der Substanzmenge, welche effektiv das Bronchialsystem erreicht, schwer. Es ist davon auszugehen, dass maximal 50 % der verabreichten Menge das „Zielorgan" erreicht, da sich ein großer Teil des Aerosols/Pulvers an der Innenseite des Tubus niederschlägt.

Ipratropiumbromid (z. B. Atrovent®)

Wirkmechanismus

Ipratropiumbromid ist ein *Anticholinergikum*, welches als Antagonist der Muscarin-Rezeptoren der Bronchialmuskulatur bronchodilatierend wirkt und die Mukus-Produktion unterdrückt.

Charakterisierung

Ipratropiumbromid ist als Atropin-Derivat ein *nicht-selektiver Muscarin-Antagonist*, welcher bei inhalativer Anwendung keine nennenswerte Diffusion ins Blut aufweist (Nebenwirkungsprofil ↓).

Ipratropiumbromid steht als Einzelsubstanz, aber auch in *Kombination mit Fenoterol* zur Verfügung.

Nebenwirkungen

- Ipratropiumbromid weist bei normaler Dosierung *kein schwerwiegendes Nebenwirkungspotenzial* auf.
- Allgemeine Nebenwirkungen sind: Mundtrockenheit, leichte Sedierung, Blasenentleerungsstörungen.

Wechselwirkungen

- Anticholinergika können die Wirkung von Ipratropiumbromid verstärken.
- β-Sympathomimetika und Theophyllin können die Wirkung verstärken.

Dosierung

- 3–4 x 250 µg Ipratropiumbromid (= 10 Hübe z. B. Atrovent® pro Anwendung) pro Tag.

Fenoterol (z. B. Berotec®)

Wirkmechanismus

Fenoterol ist wie Salbutamol ein *β_2-Sympathomimetikum*, welches über die Bindung an β_2-Adrenorezeptoren eine Bronchodilatation bewirkt und ebenfalls tokolytische Effekte aufweist.

Charakterisierung

- Fenoterol wird als Aerosol eingesetzt.
- Die Wirkung setzt rasch ein und hält ca. 5 h an.

Nebenwirkungen

- Das Nebenwirkungsprofil entspricht dem von Salbutamol.

Wechselwirkungen

- Auch das Wechselwirkungsprofil ist dem von Salbutamol ähnlich.

Dosierung

- 3–4 Aerosol-Hübe à 100 µg pro Tag.

Bei sehr ähnlichem Wirkungsprofil im Vergleich zu Fenoterol wird auf Intensivstationen aus praktischen Erwägungen häufig dem Salbutamol der Vorzug gegeben, da bei beatmeten Patienten eine höhere Transportrate der Inhalationslösung zum Bronchialsystem angenommen wird.

Terbutalin (z. B. Bricanyl®)

Terbutalin ist ebenfalls ein β_2-Sympathomimetikum, welches über die Bindung an β_2-Adrenorezeptoren eine Bronchodilatation bewirkt und tokolytische Effekte aufweist. Die Charakterisierung und das Nebenwirkungs- sowie Wechselwirkungsprofil sind den bereits beschriebenen Substanzen ähnlich.

Fenoterol/Ipratropiumbromid (z. B. Berodual®)

Charakterisierung

Die Kombination eines Anticholinergikums mit einem β_2-Sympathomimetikum soll die Wirksamkeit bei akuter schwerer Obstruktion verstärken. In einer kleinen case-control-Studie an 12 Patienten vor über 20 Jahren fand man bei beatmeten COPD-Patienten bessere klinische Effekte unter Verwendung eines Kombinationspräparates im Vergleich mit Ipratropiumbromid allein. Andererseits wird durch diese Kombination das Nebenwirkungsprofil deutlich erhöht.

Nebenwirkungen

- Die Nebenwirkungen entsprechen denen der Einzelsubstanzen.

Bei kritisch kranken Intensivpatienten mit hämodynamischer Instabilität ist die Verwendung eines Kombinationspräparates Fenoterol/Ipratropiumbromid wegen des breiten Nebenwirkungsspektrums individuell abzuwägen.

Dosierung

- Bei schwerer akuter Obstruktion: *Einzeldosis von 100 µg Fenoterol/40 µg Ipratropiumbromid* (2 Hübe).
- Bei längerer Behandlung: 3–4 Aerosol-Hübe a 50 µg Fenoterol/20 µg Ipratropiumbromid pro Tag.

Budesonid (z. B. Pulmicort®)

Wirkmechanismsus

Budesonid ist ein Glukokortikoid mit entzündungshemmender Wirkung zur Inhalation.

Charakterisierung

Budesonid dient zur lokalen Anwendung (Rhinitis, pulmonale Obstruktion). Die systemische Wirkung soll bei relevanten Plasmaspiegeln wegen eines erheblichen Abbaus der Substanz während der Leberpassage nur gering sein.

Die typischen allgemeinen Kortikoidwirkungen treten daher nur sehr diskret auf.

Budesonid kann allerdings eine ausgeprägte lokale (Schleimhaut-)Immunsuppression mit Entstehung von Mykosen oder viraler Kolonisierung induzieren.

Nebenwirkung

- Budesonid verstärkt die Wirkung von inhalativen β_2-Sympathomimetika.
- Unter längerer Anwendung von Budesonid: Entstehung von Schleimhautmykosen und regionalen viralen Infekten möglich.

Wechselwirkungen (meist erst bei regelmäßiger Anwendung > 1 Woche)

- Der Abbau von Budesonid wird durch folgende Substanzen gehemmt: Ketoconazol, Itraconazol, Clotrimazol, Ciclosporin, Ritonavir.

Dosierung

- 1–2 *mg* Budesonid 2-mal täglich als Inhalation.

Die topische Applikation eines Glukokortikoid erscheint beim beatmeten Intensivpatienten zur Behandlung einer akuten Bronchialobstruktion wenig sinnvoll. Einerseits ist auch bei dieser Substanz die „wirkliche“ Dosis ungewiss, welche am Zielort ankommt. Zum anderen ist die intravenöse Applikation eines moderat dosierten Glukokortikoids (z. B. 1 mg/kg KG Prednisolon) einfacher durchführbar und im Effekt zumindest gleichwertig.

1.2.2 Intravenöse Bronchodilatatoren

Reproterol (z. B. Bronchospasmin®)

Wirkmechanismus

Reproterol ist ebenfalls ein β_2-Sympathomimetikum, welches als Racemat eingesetzt wird.

Charakterisierung

Reproterol weist ein außerordentlich hohes Nebenwirkungsprofil auf und ist deswegen bei (kritisch kranken) Intensivpatienten nur eingeschränkt einsetzbar.

Die *Halbwertszeit* beträgt ca. 90 min., daher wird die kontinuierliche Applikation mittels Perfusor bevorzugt.

Nebenwirkungen

- Das Nebenwirkungsprofil entspricht dem der bereits beschriebenen β2-Sympathomimetika, allerdings liegt bei Reproterol eine besonders ausgeprägte Interaktion mit anderen Arzneimittel-Klassen vor, welche die Behandlung in der Intensivmedizin schwierig macht.

Wechselwirkungen

Eine Beeinflussung der Reproterol-Wirkung mit Veränderung des Nebenwirkungsprofils wurde bei folgenden Pharmaka-Gruppen gesehen:
- β-Rezeptorenblocker
- Psychopharmaka
- Antidiabetika
- Digitalispräparate
- Sympathomimetika, Theophyllin, Katecholamine

Dosierung

- **Bolus-Gabe**: 0,09 mg Reproterol über 2 min.
- **Kontinuierliche Gabe**: 0,03–0,09 mg Reproterol/h über 3–4 Tage

Patienten mit COPD weisen meist eine erhöhte Ko-Morbidität, insbesondere Herz-Kreislauferkrankungen auf. Aufgrund seines kardialen Nebenwirkungsprofils sollte Reproterol in möglichst niedriger Dosierung und zeitlich begrenzt angewendet werden.

Theophyllin (z. B. Euphylong®)

Wirkmechanismus

Theophyllin ist ein Xanthin-Derivat, das seit ca. 50 Jahren zur Behandlung der Bronchialobstruktion eingesetzt wird. Als Methylxanthin hemmt es verschiedene Phosphodiesterasen kompetitiv und nicht-selektiv. Phosphodiesterasen wiederum regulieren den Abbau von cyclo-Adenosin-Monophosphat (cAMP) zu Adenosin-Monophosphat, so dass unter Gabe von Theophyllin die cAMP-Konzentration ansteigt. Hierdurch werden eine Vielzahl von Wirkungen und unerwünschten Nebenwirkungen ausgelöst. Zu den erwünschten Wirkungen gehört die Freisetzung von Calcium im glatten Muskel. Dies wiederum soll eine Relaxation der Bronchialmuskulatur nach sich ziehen.

Charakterisierung

Theophyllin hat eine außerordentlich geringe therapeutische Breite: bei zu geringem Serum-Spiegel ist es wirkungslos. Bei zu hohem Spiegel können eine Vielzahl potenziell bedrohlicher Komplikationen ausgelöst werden.

Theophyllin wird über das Cytochrom P-450-System (CYP1A2) abgebaut. Hiermit steht es in starker Konkurrenz zu anderen Pharmaka, welche bei gleichzeitiger Applikation den Serum-Spiegel (mit schmaler therapeutischer Breite) von Theophyllin erheblich beeinflussen können.

Die Halbwertszeit im Plasma beträgt ca. 8 h.

Bei länger dauernder Applikation (> 48 h) ist beim Intensivpatienten eine effektive Therapiesteuerung nur mittels regelmäßiger Serum-Spiegelmessung möglich.

Nebenwirkungen

- Potenziell gefährliche Nebenwirkungen stellen vor allem tachykarde Herzrhythmusstörungen bis hin zum Kammerflimmern dar.
- Begünstigung von Hyperglykämie und Hypokaliämie.
- Bei gleichzeitiger Gabe von Medikamenten, welche über eine Cytochrom P-450-Konkurrenz den Abbau von Theophyllin verhindern, können solche Komplikationen plötzlich und gravierend auftreten.

Wechselwirkungen

- Sowohl ein beschleunigter Abbau von Theophyllin mit Abschwächung der Wirksamkeit wird beobachtet bei gleichzeitiger Gabe von bestimmten Medikamenten als auch ein verzögerter Abbau mit Erhöhung des Wirkspiegels bei anderen Medikamentengruppen (s. Tab. 6). Letzterer Effekt dürfte der klinisch wichtigere sein.
- Dosisreduktion des Theophyllin auf 60 % bei gleichzeitiger Gabe von Chinolonen.

Wegen seiner Interaktionen mit zahlreichen Medikamenten, welche zumeist durch eine „Cytochrom-Konkurrenz" den Abbau von Theophyllin verzögern und somit die Möglichkeit ernsthafter, unerwünschter Komplikationen ansteigen lassen, ist in der Intensivmedizin die *wiederholte Gabe von Theophyllin nicht sinnvoll*, bzw. nur unter engmaschiger Spiegelbestimmung vertretbar.

Bei gleichzeitiger Gabe von *Makrolid-Antibiotika* muss die Dosierung auf 50 % reduziert werden.

Theophyllin eignet sich bei sehr schweren Episoden von pulmonaler Obstruktion nur zur akuten Bolusgabe. Eine wiederholte Anwendung hingegen ist wegen der schlechten Steuerbarkeit und des hohen Komplikationspotenzials (Herzrhythmusstörungen!) nicht zu empfehlen.

In Abwägung des Wirkungs-/Nebenwirkungsprofils der dargestellten Substanzen und unter Berücksichtigung der Applikationsweise lässt sich für das Auftreten einer akuten bronchialen Obstruktion beim Intensivpatienten folgender Algorithmus aufstellen (s. Abb. 5).

1.3 Akutes schweres Asthma (Status Asthmaticus)

Ein akuter schwerer Asthma-Anfall ist dann anzunehmen, wenn bei einem Patienten mit eindeutiger Asthma-Anamnese eine akute Bronchialobstruktion auftritt. Auch in diesen Fällen gilt es allerdings, andere Ursachen der Obstruktion auszuschließen. Ein Hinweis auf

Tab. 6 Wechselwirkungen von Theophyllin

Theophyllin-Metabolismus	Ko-Medikament
beschleunigter Abbau (Wirkspiegel ↓)	Barbiturate, Carbamazepin, Phenytoin, Rifampicin, Primidon, Johanniskraut
verzögerter Abbau (Wirkspiegel ↑)	Orale Kontrazeptiva, Makrolid-Antibiotika (Erythromycin, Clarithromycin), Chinolone (Ciprofloxacin, Moxifloxacin), Calcium-Antagonisten (Verapamil, Diltiazem), Propranolol, Propafenon, Mexiletin, Ticlopidin, Cimetidin, Allopurinol, Interferon, Pentoxifyllin, Fluvoxamin, Disulfiram, Grippe- und Tuberkulose-impfstoffe, Ranitidin, Aciclovir.

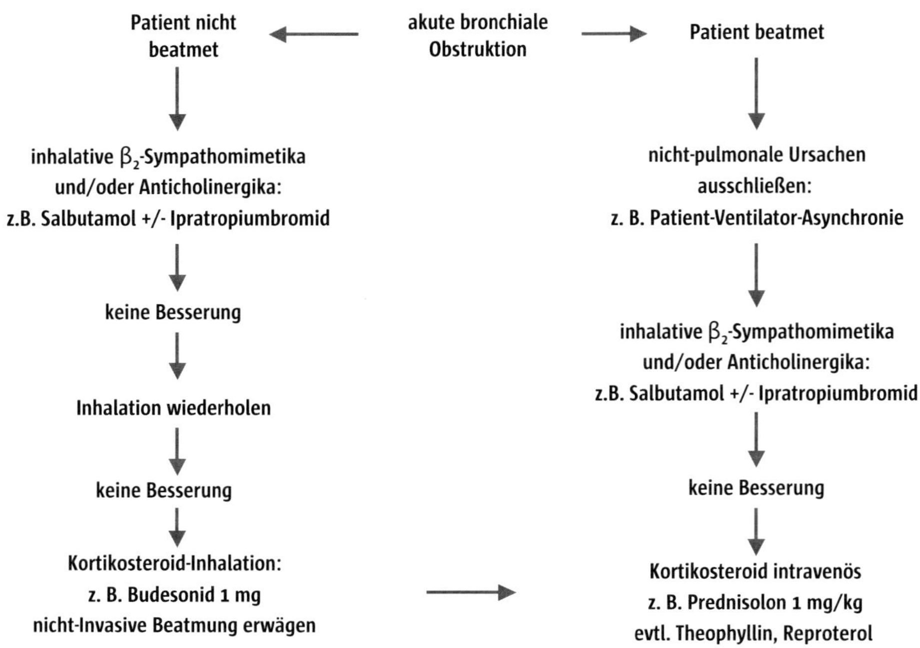

Abb. 5 Behandlungsalgorithmus bei Auftreten einer akuten bronchialen Obstruktion des Intensivpatienten

einen schweren Asthma-Anfall kann die Dynamik dieses akuten Prozesses geben: Während sich bei der akuten Obstruktion im Rahmen einer COPD eine Obstruktion „aufschaukelt", entwickelt sich ein Asthma-Anfall häufig mit rasanter Schnelligkeit. Der Trigger-Mechanismus kann von einer infektiösen Genese bis zur topischen Auslösung (z. B. Aspiration) reichen. Obwohl Asthma eine andere Pathogenese als die Exazerbation der COPD aufweist, ist die Behandlungsstrategie beim schweren Asthma-Anfall ähnlich. Allerdings ist es bei vermuteter Asthma-Genese der akuten Obstruktion von großer Wichtigkeit, den auslösenden Trigger-Mechanismus zu erkennen und möglichst zu stoppen.

Das Auftreten einer schweren Obstruktion bei Patienten mit gesicherter Asthma-Anamnese muss – nach Ausschluss anderer Ursachen – an einen akuten schweren Asthma-Anfall denken lassen. Da ein Asthma-Anfall häufig durch einen Trigger ausgelöst wird, ist es wichtig, einen solchen Auslösemechanismus zu identifizieren (z. B. stattgehabte Aspiration, Manipulationen durch endotracheales Absaugen, akute Reaktion auf ein Medikament) und möglichst zu stoppen.

Magnesiumsulfat

In den letzten Jahren wurden mehrere Studien zur Anwendung von Magnesiumsulfat beim schweren, therapierefraktären Asthma-Anfall mit guten Ergebnissen publiziert. Magnesiumsulfat führt zu einer Relaxation der Bronchialmuskulatur, weist allerdings noch weitere mögliche Wirkungen auf (Bradykardie, Hitzeflush bei schneller Injektion, Diarrhoe, Uterusrelaxation, Müdigkeit). Die Applikation der erforderlichen Menge (1–2 g Magnesiumsulfat über

30 min) darf nur unter Überwachung auf einer Intensivstation erfolgen.

Bei schwerem Therapie-refraktärem Asthma-Anfall ist die hochdosierte Gabe von Magnesiumsulfat (1–2 g/30 min) sinnvoll. Hierfür ist allerdings eine gute Überwachung des Patienten erforderlich.

1.3.1 Therapie der akuten Asthmaexazerbation

Die Therapie der akuten Asthmaexazerbation richtet sich nach folgender Strategie:

Nicht-intubierter Patient

- Identifizieren und Ausschalten des Triggers
- Sofortige und wiederholte Inhalation eines rasch wirkenden β2-Sympathomimetikums (z. B. Salbutamol, Fenoterol)
- Weitere Dosierung nach Anschlagen der Therapie bzw. Schwere der Symptome
- bei Weiterbestehen der Symptome: Applikation eines Glukokortikoids (z. B. Prednisolon 0,5–1 mg/kg KG oral oder intravenös)
- bei Weiterbestehen der Symptome: Magnesiumsulfat (1–2 g i. v./30 min)
- bei Weiterbestehen der Symptome: intravenöse Glukokortikoide, Theophyllin, Reproterol

Intubierter Patient

- Identifizieren und Ausschalten des Triggers
- Optimierung der Beatmungseinstellung
- Glukokortikoid i. v.: z. B. 50–100 mg Prednisolonäquivalent i. v. in vier- bis sechsstündigen Abständen
- Bronchodilatatoren inhalativ
  - Bevorzugt: Vernebelung von 3 ml einer Lösung mit 0,5 mg Ipratropiumbromid und 2,5 mg Salbutamol, Wiederholung alle 30–60 Minuten
  - Alternativ: Ipratropiumbromid 0,5 mg durch Vernebelung bzw. 4 Hübe a 20 µg aus einem Dosieraerolsol, Wiederholung alle 30–60 Minuten
- Beta-2-Sympathomimetikum parenteral:
  - z. B. Terbutalin 0,25–0,5 mg s. c. (ggf. Wiederholung in vier Stunden) oder
  - Reproterol 0,09 mg (1 Ampulle) langsam i. v. (Wiederholung nach 10 Minuten möglich); Perfusor: 5 Amp. Reproterol auf 50 ml (Geschwindikeit 2–10 ml pro Stunde = 0,018–0,09 mg Reproterol pro Stunde)
- Theophyllin i. v.: Initialdosis 5 mg/kg KG als i. v. Kurzinfusion; Erhaltungsdosis 0,5–0,7 mg/kg/h; bei vorheriger Theophyllin-Therapie: zuerst Bestimmung der Serumkonzentration, dann Dosisanpassung (Cave: Intoxikation)
- Magnesiumsulfat i. v.: Einzelinfusion von 2 g in 20 Minuten

2 Analgesie und Sedierung des Intensivpatienten

Der überwiegende Anteil der auf der Intensivstation behandelten Patienten erhält Medikamente zur Schmerzbekämpfung (Analgesie) und zur Dämpfung des Bewusstseins (Sedierung), häufig in Kombination (Analgosedierung). Die Ziele einer solchen Maßnahme sind:

- ausreichende Analgesie nach Trauma oder ausgedehnter Operation bzw. bei pflegerischen, diagnostischen oder therapeutischen Maßnahmen
- Dämpfung des Bewusstseins zur Toleranz der Beatmung, zur Stressreduktion und zur Vorbeugung eines „posttraumatischen Stresssyndroms“
- Reduktion einer vegetativen Stressantwort mit unerwünschten Folgen (Hypertension, Tachykardie, Schwitzen)

Auf der anderen Seite birgt die Analgosedierung – insbesondere wenn eine kontinuierliche Applikation mittels Perfusor vorgenommen wird – die Möglichkeit mehrerer **unerwünschter Nebenwirkungen**, welche den Behandlungserfolg gefährden können. Dies sind im Wesentlichen:

- zu tiefe und/oder zu lange Sedierung führt zur Verlängerung der Beatmungszeit mit unerwünschten Konsequenzen (beatmungsassoziierte Pneumonien, beatmungsassoziierte Lungenschädigung, verzögerte Entwöhnung)
- Hypotension und Bradykardie
- Reflux, Magenentleerungsstörung, Darmparalyse
- nahezu alle verwendeten Analgosedativa wirken bei hochdosierter und langer Anwendung immunsuppressiv
- hohe Fettzufuhr, z. B. durch Propofol

Aktuell wurden daher die **Ziele einer „patientenorientierten“ Analgesie und Sedierung** neu definiert:

- individuelle Steuerung einer ausreichenden, aber nicht „überschießenden“ Analgesie und Sedierung mittels ständig aktualisierter Ziele und Kontrolle des Erreichens dieser Ziele durch wiederholtes „Monitoring“

- Vermeidung von Substanzen mit schlecht steuerbarer Wirkungsdauer oder starker Neigung zur Gewebeakkumulation
- Einsatz von Protokollen oder Algorithmen zum gezielten Einsatz von Analgosedativa, um Überdosierungen zu vermeiden

Die ausführliche Darstellung und Umsetzung dieser Ziele findet sich in aktuellen Leitlinien (S3 Leitlinie: „Analgesie, Sedierung und Delirmanagement in der Intensivmedizin"), welche durch die Deutsche Gesellschaft für Anästhesiologie und Intensivmedizin (DGAI) in Zusammenarbeit mit der Arbeitsgemeinschaft Wissenschaftlich-Medizinischer Fachgesellschaften (AWMF) verabschiedet wurde (Volltext einsehbar unter: www.dgai.de oder www.awmf-online.de).

2.1 Monitoring von Analgesie und Sedierung

Eine der wesentlichen neuen Aspekte der Kernaussagen der Leitlinien ist die routinemäßige Verwendung von Überwachungsinstrumenten zur individuellen, angepassten Steuerung der Tiefe der Analgosedierung. Einfach anwendbare Monitoring-Instrumente sind Scoring-Systeme, mit deren Hilfe das Ausmaß der aktuellen Schmerzempfindung bzw. der Grad der Bewusstseinsdämpfung durch Skalen erfasst werden.

Für die Abschätzung der Schmerzempfindung des ansprechbaren Patienten eignen sich einfache „visuelle Analogskalen" (VAS), welche auch in der Anästhesiologie/Schmerztherapie angewendet werden. Beim bewusstlosen Patienten muss die Schmerzintensität indirekt über vegetative Ausprägungen abgeschätzt werden.

Für die Beurteilung der Sedierung sind gut etablierte, einfach anzuwendende Scores entwickelt, welche im klinischen Alltag die wiederholte Erfassung und Steuerung der Sedierungstiefe vereinfachen. Neben dem RAMSAY-Score, der in der Vergangenheit häufig eingesetzt wurde, wird derzeit die Richmond Agitation-Sedation-Scale (RASS) favorisiert, weil dieser Score nicht nur das Ausmaß der Bewusstseinsdämpfung, sondern auch den Grad der Agitation mittels Punkten bewertet (s. Tab. 7).

Tab. 7 Erfassung des Bewusstseinszustandes mittels Richmond Agitation-Sedation-Scale (RASS)

Punkte	Verhalten	Beschreibung
+ 4	Streitlustig	Gewaltbereit, Gefahr für das Personal
+ 3	Sehr agitiert	Aggressiv, Entfernung von Schläuchen oder Kathetern
+ 2	agitiert	Ungezielte Bewegung, „Kampf" mit dem Beatmungsgerät
+ 1	unruhig	Ruhige Spontanbewegungen
0	Aufmerksam und ruhig	
– 1	Schläfrig	intermittierende Wachphasen (> 10 s), Blickkontakt auf Ansprache
– 2	Leichte Sedierung	intermittierende Wachphasen (< 10 s), Blickkontakt auf Ansprache
– 3	Mäßige Sedierung	Augenöffnung/Bewegung nach Ansprache
– 4	Tiefe Sedierung	Augenöffnung/Bewegung durch körperlichen Reiz
– 5	Nicht erweckbar	Keine Reaktion auf verbalen oder körperlichen Reiz

Die mehrfache tägliche Erfassung (z. B. einmal pro Pflege-Schicht) des Bewusstseinszustandes ist sinnvoll und hilft, eine adaptierte ausreichende Sedierung für den Patienten festzulegen und/oder eine zu tiefe Sedierung durch Reduktion der Sedativa zu verhindern. Hierzu kann man sich eine Tafel mit der RASS-Skala an den Bettplätzen anbringen. Ein RASS-Score von 0/-1 soll so früh wie möglich etabliert werden, da die ersten 48 Stunden der Intensivbehandlung entscheidend für das Behandlungsergebnis sind.

2.2 Grundzüge der Analgesie

Die weitgehende Schmerzfreiheit ist für Intensivpatienten von essenzieller Bedeutung: Die Folgen einer ungenügenden Schmerzausschaltung reichen von Wundheilungsstörungen, Stress-bedingten vegetativen Komplikationen bis zur späteren psychischen Belastungsstörung. Auf der anderen Seite wurde gezeigt, dass eine inadäquat hohe und lang verabreichte Analgesie die Komplikationsrate, die Intensivbehandlungsdauer und letztlich die Mortalität von Patienten beeinflussen kann.

Die Kernaussagen der S3-Leitlinie zur Analgesie

- Ein routinemäßiges Monitoring der individuellen Schmerzsituation (z. B. 8-stündlich) wird empfohlen.
- Die Anlagesie wird auf der Intensivstation vorwiegend opioidbasiert durchgeführt.
- Bei postoperativen Patienten, die einer raschen Entwöhnung von der Beatmung zugeführt werden sollen, kann Remifentanil aufgrund seiner pharmakologischen Besonderheiten Vorteile bieten.
- Eine patientenkontrollierte Analgesie wird empfohlen, sobald der Zustand des Patienten dies ermöglicht (RASS 0/-1 und kein Delir)
- Auch eine Kombination mit Regionalverfahren ist möglich.
- Die Rolle von Nicht-Opioid-Analgetika wird neu diskutiert, weil beispielsweise NSAID ein vergleichsweise geringes analgetisches Potential bei einem gleichzeitig für Intensivpatienten ungünstigen Nebenwirkungsprofil aufweisen.
- Es wird die Entwicklung klinikinterner Standards empfohlen, um die Therapiesicherheit zu erhöhen und Entscheidungsfindungen zu erleichtern.

Darüber hinaus ist die adjuvante Gabe von Nicht-Opioid-Analgetika (z. B. Diclofenac, Ibuprofen) nach individueller Abwägung möglich. Clonidin wird ebenfalls häufig zusätzlich eingesetzt, da es zu einem Einspareffekt von Sedativa und Analgetika beiträgt. Die Leitlinien empfehlen einen frühzeitigen Einsatz von Clonidin in allen Phasen der Analgosedierung.

Es folgt eine kurze Charakterisierung von häufig eingesetzten Analgetika bezüglich des Einsatzes auf Intensivstationen:

Fentanyl (z. B. Fentanyl®)

Preiswert, aber unter Dauer-Infusion schlecht steuerbar wegen langer Kontext-sensitiver Halbwertszeit und Neigung zur Gewebeakkumulation. Ausgeprägte Darmparese.

- **Dosierung:** 0,1–0,3 mg/h i. v.

Sufentanil (z. B. Sufenta®)

Nicht preiswert, aber gut steuerbar und sedierend (= Einspareffekt für Sedativa). Weniger atemdepressiv als Fentanyl und daher auch in niedriger Dosierung für die Weaning-Phase geeignet. Hinweise auf eine geringere Inzidenz von Darmparalysen im Vergleich zu Fentanyl.

- **Dosierung:** 15–80 µg/h i. v.

Für die kontinuierliche Analgesie, welche für mehrere Tage (< 1 Woche) notwendig ist, z. B. nach Trauma oder bei akuter respiratorischer Insuffizienz, eignet sich die Kombination Sufentanil/Propofol besonders gut, da zwei gut steuerbare Substanzen kombiniert werden und häufig durch den sedierenden Effekt von Sufentanil eine geringe Dosierung von Propofol (z. B. 2 mg/kg KG/h) ausreichend ist.

Piritramid (z. B. Dipidolor®)

Gut geeignet für die nur kurze Zeit benötigte Analgesie, v. a. als Bolus-Gabe. Geringere Atemdepression und Darmparalyse (?) im Vergleich mit Fentanyl/Sufentanil.

- **Dosierung:** Bolusgabe 3–7,5 mg i. v., Repetition frühestens nach 3 h.

Morphin (z. B. Morphin Merck®)

Preiswert, aber wegen schlechter Steuerbarkeit und Freisetzung von aktiven Metaboliten zur kontinuierlichen Applikation nicht, bzw. nur in „Palliativsituationen" geeignet. Bolus-Applikation günstig bei akutem Myokardinfarkt oder akuter Asthma/COPD-Exazerbation.

- **Dosierung:** Bolus = 3–5 mg i. v., kontinuierlich: 5–10(–15) mg/h i. v.

Ketamin (z. B. Ketamin Inresa)

Sonderstellung unter den Analgetika, da es durch die Aktivierung zentraler sympathischer Areale zur Stimulierung des kardiovaskulären Systems führt. Wegen Auslösung von Halluzinationen und Dysphorien nicht als Mono-Therapeutikum geeignet: nur mit Propofol oder Benzodiazepinen zu kombinieren.

- **Dosierung:** 100–200 mg/h i. v.

In sehr niedriger Dosierung (0,2 mg/kg KG/h i. v.) ist Ketamin eine gute ergänzende Maßnahme bei schweren oder chronischen Schmerzzuständen (z. B. „Phantomschmerz" nach Amputation).

Die kontinuierliche Gabe von sehr niedrig dosiertem Ketamin (0,2 mg/kg KG/h i. v.) ist – ohne Notwendigkeit einer Ergänzung durch Propofol oder Benzodiazepine – geeignet, bei schwer behandelbaren oder chronischen Schmerzzuständen zu helfen und andere Analgetika einzusparen.

2.3 Grundzüge der Sedierung

Die Sedierung dient der Toleranz der Intensivbehandlung (pflegerische und ärztliche Maßnahmen, Lärm, Temperatur, Licht, Auflösung des Tag-Nacht-Rhythmus) sowie der Toleranz der mechanischen Beatmung und der Vermeidung von vegetativen und psychischen Folgeschäden. Allerdings können auch Sedativa erhebliche unerwünschte Effekte auslösen. Zu tief sedierte Intensivpatienten erleiden mehr Komplikationen, werden länger auf Intensivstationen behandelt und zeigen ein schlechteres Outcome im Vergleich zu „adaptiert" sedierten Intensivpatienten.

Die Kernaussagen der S3-Leitlinie zur Sedierung

- Die aktuelle Evidenz belegt, dass eine messbare Sedierung immer vermieden werden soll, solange keine zwingende Indikation für eine solche vorliegt.
- Eine tiefe Sedierung, auch innerhalb der ersten 48 Stunden, geht mit einer erhöhten Mortalität, einer prolongierten Beatmungsdauer und einer verlängerten Intensiv- und Krankenhausverweildauer einher.
- Außerhalb spezieller Indikationen (z. B. chirurgische Indikationen, Hirndrucksymptomatik mit drohender Einklemmung oder zur Reduktion des Sauerstoffverbrauchs bei drohender Hypoxie) soll das Ziel ein wacher, ko-

operativer Patient sein, der die intensivmedizinischen Maßnahmen gut toleriert (RASS 0/-1).

- Eine adäquate Sedierung erfordert die regelmäßige Überprüfung und ggf. Korrektur des Sedierungsgrades.
- Patienten bedürfen keiner Aufwachversuche, wenn keine Sedierung durchgeführt wird. Der Stellenwert von täglichen Sedierungsunterbrechungen (daily sedation interruptions [DSI]) zeigt sich in einem aktuellen systemischen Review nicht mehr der protokollbasierten Sedierung überlegen.
- Der Ziel RASS 0/-1 soll so früh wie möglich etabliert werden, da die ersten 48 Stunden der Intensivbehandlung entscheidend für das Behandlungsergebnis sind. Daher sollte ein Sedierungsprotokoll mit dem Prinzip der „early goal directed therapy" folgen.
- Für eine Sedierungsdauer < 24 h empfiehlt sich der Einsatz von Propofol.
- Für eine Sedierungsdauer > 24 h können Propofol und/oder Midazolam sowie eine inhalative Sedierung empfohlen werden.
- Bei länger dauernder Anwendung von Propofol muss auf die Zeichen eines Propofol-Infusions-Syndroms geachtet werden.
- Die Beendigung einer Sedierung, die > 72 h zugeführt worden war, sollte zur Vermeidung schwerer Entzugssyndrome ausschleichend erfolgen.

Es folgt eine kurze Charakterisierung von häufig eingesetzten Sedativa bezüglich des Einsatzes auf Intensivstationen:

Propofol (z. B. Disoprivan®)

Gut steuerbare Substanz, aber Kosten-intensiv. Bei hochdosierter oder längerer Anwendung: mögliche Entwicklung des „Propofol-Infusions-Syndroms", einer schwerwiegenden, potenziell bedrohlichen Komplikation. Erhebliche Zufuhr von Fetten durch Propofol beachten!

- **Dosierung:** 2–4 mg/kg KG/h.

Midazolam (z. B. Dormicum®)

Gute Anxiolyse und Sedierung mit (theoretischer) günstiger Halbwertszeit. Unter kontinuierlicher Applikation ausgeprägte Gewebeakkumulation: nach Absetzen mehrtägiges „Warten" auf Vigilanzrückkehr! Daher für die kontinuierliche Gabe nur sehr eingeschränkt und in Ausnahmefällen geeignet.

Die kontinuierliche Applikation von Midazolam mittels Perfusor über einen längeren Zeitraum (> 24 h) führt zur Anreicherung der Substanz im Gewebe. Nach Absetzen „flutet" Midazolam in die Blutbahn zurück und kann somit eine nicht-vorhersehbare Wirkungsverlängerung – insbesondere beim älteren Intensivpatienten – hervorrufen.

Midazolam-Perfusor nur in Ausnahmefällen verwenden! Wenn Perfusor, regelmäßige Unterbrechung der Zufuhr („drug holidays"). Besser ist eine wiederholte, bedarfs-gesteuerte Bolus-Applikation (z. B. 5–10 mg).

Lormetazepam (z. B. Sedalam®)

Lormetazepam wird ohne Kombination mit anderen Sedativa eingesetzt, wenn nur noch eine geringe Sedierung zur Tubustoleranz für einige Tage erforderlich ist. Die Gefahr einer Toleranzentwicklung ist dann gering. Lormetazepam ist gut steuerbar und besitzt eine geringe Kumulationsneigung. Deutlich geringeres Risiko einer Hypotonie oder Bradykardie als unter Clonidin oder Dexmedetomidin.

- **Dosierung:** Kontinuierliche Infusion mit 0,2–0,4 mg pro Stunde beim erwachsenen Patienten

Dexmedetomidin (z. B. Dexdor®)

Dexmedetomidin wird ohne Kombination mit anderen Sedativa eingesetzt, wenn nur noch eine geringe Sedierung zur Tubustoleranz für einige Tage erforderlich ist. Die kontinuierliche Gabe wird auch beim Delir empfohlen. Es eignet sich auch zur Vermeidung von Entzugssymptomen beim Ausschleichen einer anderen länger dauernden sedierenden Therapie. Es besitzt koanalgetische Eigenschaften.

Dexmedetomidin darf nicht angewandt werden bei unbehandelter Bradykardie und Hypotonie, bei akuten zerebrovaskulären Ereignissen und Patienten mit Neigung zur malignen Hyperthermie. Die vasokonstriktorische Nebenwirkung kann sich auch bei Patienten mit KHK ungünstig auswirken.

- **Dosierung**: Kontinuierliche Infusion von 0,7 µg/kg KG/h
- **Anpassung der Dosierung**: 0,2–1,4 µg/kg KG/h

Zusammenfassend lassen sich die von den Leitlinien vorgegebenen Ziele für eine sinnvolle Analgosedierung in der Intensivmedizin schlagwortartig formulieren:

- adaptierte, individuell angepasste Anwendung
- Definition von Zielen: Schmerzfreiheit, erforderliche Sedierungstiefe (RASS 0/-1)
- regelmäßiges Monitoring durch Schmerz-Skalen und Sedierungs-Scores
- Vermeidung zu hoch dosierter und zu lang angewendeter Analgosedierung (= schlechteres Outcome!)

3 Herzrhythmusstörungen beim Intensivpatienten

3.1 Bradykarde Herzrhythmusstörungen

Sinusknoten-Syndrom, AV-Blockierungen, bradykardes Vorhofflimmern und -flattern (symptomatische Herzfrequenz < 60/min und Symptome wie Hypotonie, Schwindel, Synkope)

Im Vordergrund steht zunächst die Überprüfung einer bereits bestehenden antiarrhythmischen Medikation. Bradykardisierende Medikamente (z. B. β-Blocker, Digitalis-Präparate) müssen abgesetzt werden.

3.1.1 Medikamentöse Therapie

Atropin (z. B. Atropinsulfat B Braun®)

0,5 bis 1 mg intravenös. Wiederholungsgaben bei Erfolglosigkeit. Ab einer Gesamtdosis von 3 mg sind keine weiteren therapeutischen Effekte mehr zu erwarten, da die maximale parasympatholytische Wirkung am Sinusknoten und AV-Knoten erreicht ist. In den aktuellen Leitlinien zur Reanimation findet Atropin keine Erwähnung mehr.

Orciprenalin (z. B. Alupent®)

Orciprenalin entfaltet β_1- und β_2- mimetische Wirkung. Als Bolus werden 0,25 bis 0,5 mg langsam intravenös gegeben. Zur kontinuierlichen Therapie beträgt die Dosis 10–30 μg/min. Da Orciprenalin den myokardialen Sauerstoffverbrauch erhöht und möglicherweise ventrikuläre Tachykardien auslösen kann, wird seine Gabe nur zur Überbrückung bis zur Anlage eines passageren Schrittmachers empfohlen.

Adrenalin (z. B. Suprarenin®)

0,02 bis 0,1 mg intravenös. Bei Erfolglosigkeit von Atropin oder bei Reanimationspflichtigkeit.

Bradyarrhythmia absoluta

Bradykarde Herzfrequenzen bei der Arrhythmia absoluta sind in ihrer Gefährlichkeit nicht gleichzusetzen mit bradykarden Frequenzen bei anderen Herzrhythmusstörungen (Sinuatrialer Block, AV-Block): Durch die unregelmäßige Frequenz kann es in der Monitorüberwachung kurz für wenige Schläge zu Frequenzen um 30/min. kommen, ohne dass beim asymptomatischen Patienten eine Intervention nötig ist. Beim herzinsuffizienten Patienten können länger anhaltende bradykarde Phasen zur akuten Dekompensation führen.

Bietet der Patient im klinischen Verlauf tachyarrhythmische Phasen, unter frequenzlimitierender Therapie jedoch bedrohliche Bradykardien, kann eine adäquate antiarrhythmische Therapie erst nach Anlage eines Schrittmachers erfolgen.

3.2 Tachykarde Herzrhythmusstörungen (Herzfrequenz > 100/min)

Bei allen tachykarden Herzrhythmusstörungen mit bedrohlicher hämodynamischer Instabilität ist eine elektrische Kardioversion indiziert.

3.2.1 Tachykardien mit schmalem QRS-Komplex

Sinustachykardie

Sinustachykardien sind in der Intensiv- und Notfallmedizin zumeist Bedarfstachykardien. Ihre Ursache muss abgeklärt werden (z. B. Sepsis, Volumenmangel, Myokardinfarkt etc.). Die Sinustachykardie ist selten „inadäquat". Ist eine Behandlung der Tachykardie aus klinischer Sicht jedoch erforderlich, so bietet der β-**Blocker Esmolol** (z. B. Esmocard®) wegen seiner kurzen Halbwertszeit von 10 min. die Möglichkeit der kurzfristigen Intervention.

- **Dosierung**: Bolusgaben von 10 mg i. v., falls erforderlich repetitiv 50–150 µg/kg/min i. v. kontinuierlich

Bei dem **β-Blocker** Metoprolol (z. B. Beloc®) muss nach intravenöser Gabe mit einer Wirkdauer von 5 bis 8 Stunden gerechnet werden.

Tachykardes Vorhofflimmern (Tachyarrhythmia absoluta)

Vorhofflimmern kann bei Patienten während des Intensivaufenthaltes akut auftreten oder als Vorerkrankung bereits chronisch vorliegen.

Die beiden Therapieziele bei der medikamentösen Behandlung der Tachyarrhythmia absoluta sind:

1. Frequenzkontrolle
2. Rhythmuskontrolle (Konversion in Sinusrhythmus)

Vor dem Einleiten einer antiarrhythmischen Therapie eines akuten Vorhofflimmerns müssen Ursachen ausgeschlossen werden, die einer spezifischen Behandlung bedürfen: Herzinfarkt, Lungenembolie, hypertensive Krise, Volumenmangel, Perikarderguss, Hyperthyreose, Fieber, Sepsis.

In der Praxis lässt sich jedoch häufig keine spezielle Ursache identifizieren.

Frequenzkontrolle

Digoxin, Amiodaron, Verapamil, Diltiazem und β-Blocker (z. B. Metoprolol) stehen prinzipiell zur Verfügung. Die Wahl des passenden Medikamentes muss die Herzfunktion, Kreislaufsituation und Nebenerkrankungen des Patienten berücksichtigen.

Digoxin (z. B. Lanicor®)

Digoxin eignet sich gut zur Frequenzkontrolle bei tachykardem Vorhofflimmern, da es im Gegensatz zu anderen Antiarrhythmika positiv inotrop wirkt. Die Herzinsuffizienz oder der instabile Kreislauf stellen keine Kontraindikation dar. Die klinische Ursache für das Vorhofflimmern spielt für die Indikation eine untergeordnete Rolle. Es kann sowohl beim akuten Myokardinfarkt als auch bei Patienten mit septischem Kreislaufversagen angewandt werden.

Digoxin *wird nicht als geeignetes Medikament zur Konversion des Vorhofflimmerns (Therapieziel 2) eingestuft. Im klinischen Alltag lässt sich jedoch manchmal eine Konversion in Sinusrhythmus nach Frequenzkontrolle der Tachyarrhythmia absoluta durch Digoxin feststellen.*

Digoxin *ist mit Amiodaron zum Erreichen einer Frequenzkontrolle kombinierbar. Bei gleichzeitiger Gabe kann es zu einer Erhöhung des Digoxinspiegels kommen.*

Eine Hypokaliämie oder Hyperkalzämie *muss vor Applikation ausgeglichen werden, um kardiotoxische Nebenwirkungen zu vermeiden. Diese können bradykarder oder tachykarder Natur sein: Sinusbradykardie, AV-Block, ventrikuläre Salven, Kammertachykardien, Kammerflimmern.*

Digoxin selbst kann bei Intoxikation eine tachykarde supraventrikuläre Rhythmusstörung mit Vorhofflattern verursachen.

Kontraindikation

- Hypertrophe obstruktive Kardiomyopathie. Durch die positiv inotrope Wirkung auf die Herzmuskulatur wird der Druckgradient über dem stenosierten linksventrikulären Ausflusstrakt erhöht, eine Kreislaufinsuffizienz kann die Folge sein.
- Verapamil stellt eine therapeutische Option dar, falls bei einer hypertrophen obstruktiven Kardiomyopathie Vorhofflimmern auftritt.

Dosierung

- **Initial** 0,4 mg Digoxin langsam intravenös, weitere 0,2 mg bis 0,4 mg nach Bedarf bis zu einer Gesamtdosis von 1,0 mg/Tag.
- Grundsätzlich sollte die Aufsättigung mit Digoxin so langsam wie möglich erfolgen, um kardiale Nebenwirkungen zu vermeiden (d. h. Gabe einer Folgedosis erst nach mehreren Stunden).
- Im klinischen Alltag ist jedoch oft bereits nach 1 Stunde eine weitere Dosis erforderlich, um eine Frequenzkontrolle bei bedrohlicher Tachyarrhythmie mit Kreislaufinsuffizienz zu erreichen.

Erhaltungsdosis

- 0,2 mg Digoxin pro Tag.
- Die intravenöse Dosis entspricht der oralen.
- Bei leicht erhöhtem Kreatinin-Wert (bis 2 mg/dl) empfiehlt sich eine Dosisreduktion auf 0,1 mg/Tag (Digoxin wird zum größten Teil renal eliminiert).
- Regelmäßige Serumspiegelkontrollen müssen erfolgen.
- Zielspiegel: 0,8 bis 2,0 ng/ml. Um einen validen Serumspiegel zu erhalten, sollte die Abnahme 6 Stunden nach der letzten Gabe erfolgen.
- Bei höheren Kreatinin-Werten sollten medikamentöse Alternativen erwogen werden, oder engmaschige Spiegelkontrollen erfolgen. Digoxin wird durch Dialyse nur zu einem kleinen Teil eliminiert.

Digitoxin (z. B. Digimerck®) stellt bei Niereninsuffizienz theoretisch eine Alternative zu Digoxin dar, da die Elimination überwiegend nicht über renale Ausscheidung sondern hepatische Metabolisierung erfolgt. Die lange Halbwertszeit von bis zu einer Woche (5 x länger als Digoxin) stellt allerdings für die Intensivmedizin ein erhebliches Problem dar, z. B. wenn im Verlauf bradykarde Herzrhythmusstörungen auftreten. Digitoxin ist zudem nicht dialysierbar.

Bei bestehender Möglichkeit der wiederholten und zeitnahen Serumspiegelbestimmung ist in der Intensivmedizin Digoxin dem Digitoxin vorzuziehen.

Amiodaron (z. B. Cordarex®)

Wegen seiner geringen Auswirkung auf die Inotropie des Herzens ist Amiodaron ein sehr effektives Medikament zur Frequenzkontrolle bei Tachyarrhythmia absoluta, gerade auch beim herzinsuffizienten und kreislaufinstabilen Patienten. Allerdings ist bei zu schneller Applikation eine akute Hypotonie zu beobachten. Amiodaron ist sowohl bei supraventrikulären als auch bei ventrikulären Tachykardien anwendbar.

Amiodaron kann zur Frequenzkontrolle mit Digoxin kombiniert werden. Im Gegensatz zu Digoxin verfügt Amiodaron auch über die Eigenschaft, Vorhofflimmern in Sinusrhythmus kardiovertieren zu können (Therapieziel 2). Die gleichzeitige Anwendung macht eine Erhöhung des Digoxinspiegels möglich.

Dosierung

- Beim normalgewichtigen Erwachsenen werden zunächst 150 mg Amiodaron über 3 min. intravenös gegeben.
- Bei ungenügendem Erfolg werden nach 15 Minuten nochmals 150 mg injiziert.
- Anschließend wird eine kontinuierliche Dauerinfusion von 0,5 mg/kg KG/h vorgenommen (Für eine ausreichende Frequenzkontrolle sind die in der Fachinformation angegebenen höheren Dosierungen für die kontinuierliche Applikation oft nicht nötig).
- Während der Aufsättigungsphase kumuliert Amiodaron im Fettgewebe. Es vergehen ein bis mehrere Monate bis ein steady-state erreicht ist. Die erste Kontrolle des Plasmaspiegels ist erst nach 5–7 Tagen erforderlich.

Ein gravierender Nachteil von Amiodaron ist seine lange Halbwertszeit von 20 bis 100 Tagen.

Nebenwirkungen

- **Schilddrüsenfunktionsstörungen**: Unter Amiodaron-Therapie kann sowohl eine Hypothyreose als auch eine Hyperthyreose auftreten.
- **Hypothyreose**: Sie entsteht initial durch die inhibitorische Wirkung der großen, im Amiodaron enthaltenen Jodmenge auf die Schilddrüse. Sie ist meist passager. Bei fehlender Klinik genügt es unter Kontrolle der Schilddrüsenparameter abzuwarten. Bei symptomatischen Patienten kann eine vorsichtige Substitutionstherapie begonnen werden.
- Da Amiodaron auch die extrathyreoidale Konversion von T4 in T3 hemmt, kann eine isolierte Erniedrigung von T3 auftreten, die therapeutisch keine Konsequenz hat.
- **Hyperthyreose**: Bei der Amiodaron induzierten Hyperthyreose (AIH) werden *zwei Typen* unterschieden:
  1. **Bei der AIH Typ I** bestehen bereits Schilddrüsenvorerkrankungen wie Struma, Schilddrüsenautonomie oder Morbus Basedow. Das erhöhte Jodangebot führt zur Hyperthyreose. Wegen der langen Halbwertszeit des Amiodaron kann Jod bis zu einem halben Jahr lang aus dem Gewebe freigesetzt werden. Therapie der Wahl ist der Einsatz von Thioamiden (z. B. Carbimazol). Amiodaron wird abgesetzt.
  2. **Bei der AIH Typ II** bestehen keine Schilddrüsenvorerkrankungen. Als Ursache der Hyperthyreose gelten inflammatorisch destruierende Prozesse oder eine arzneimittelinduzierte lysosomale Aktivierung an der Schilddrüse. In der Sonogra-

fie zeigt sich eine eher spärliche Vaskularisierung der Schilddrüse. Amiodaron wird abgesetzt. Neben Thioamiden wird Prednisolon empfohlen (1 mg/kg KG/Tag über 20 Wochen). Es erscheint jedoch fraglich, ob unter intensivmedizinischen Bedingungen eine Differenzierung zwischen Typ I und II möglich ist. Der Beginn einer Langzeit-Prednisolontherapie ist daher bei Intensivpatienten sehr kritisch zu sehen.

Beim septischen Patienten tritt häufig Vorhofflimmern auf. Dies kann auch Folge einer septischen Kardiomyopathie sein, die mit einer Dilatation aller Herzhöhlen und konsekutiven Herzrhythmusstörungen einhergeht. Eine elektrische oder medikamentöse Kardioversion ist wenig erfolgversprechend. Zur Frequenzkontrolle eignen sich Digoxin und Amiodaron. Mit Besserung des septischen Krankheitsbildes tritt oft eine spontane Konversion in den Sinusrhythmus auf, die Amiodaron-Behandlung muss nicht fortgeführt werden. Die Langzeitnebenwirkungen wie Lungenfibrose oder Optikusneuropathie müssen bei kurzer Anwendung von Amiodaron (< 1 Woche) nicht gefürchtet werden.

- Bei der spontanen Konversion in Sinusrhythmus muss analog zum nicht-septischen Patienten von einem **Risiko für embolische Ereignisse** ausgegangen werden. Beim septischen, oft frisch operierten Patienten besteht jedoch häufig ein **akutes Blutungsrisiko**, so dass eine systemische Antikoagulation nicht ohne weiteres vorgenommen werden kann. Im Rahmen der Risikoabwägung sollte eine „milde" Antikoagulation (leicht erhöhte PTT) erwogen werden (s. u. Antikoagulation zur Kardioversion).

Sotalol (z. B. Sotalex®) gehört wie Amiodaron zu den Klasse III-Antiarrhythmika und besitzt zusätzlich β-Rezeptor-blockierende Eigenschaften. Es wird zum Erhalt des Sinusrhythmus nach Konversion eines Vorhofflimmerns und zur Behandlung ventrikulärer Tachykardien eingesetzt. Wegen der Gefahr einer Verlängerung der QT-Zeit und der Gefahr proarrhythmogener Effekte wie Torsade-de-pointes-Tachykardien wird es zunehmend weniger eingesetzt. Wegen des kardial günstigeren Nebenwirkungsprofils wird für die gleichen Indikationen Amiodaron der Vorzug gegeben.

Verapamil (z. B. Isoptin®)

Verapamil kann zur Frequenzkontrolle bei Vorhofflimmern eingesetzt werden, meist in Kombination mit Digoxin, wenn die Digitalisierung nicht zu einer ausreichenden Frequenzsenkung geführt hat.

Dosierung

- **initial** 5 mg langsam (über 2 min.) i. v.
- **nach 5 bis 10 min.** nochmals 5 mg
- **kontinuierlich** 0,05 bis 0,1 mg/kg KG/h

Charakterisierung

- deutlicher Blutdruckabfall unmittelbar nach Injektion
- antihypertensive Wirkung erwünscht bei Vorhofflimmern im Rahmen einer hypertensiven Krise.
- ungeeignet beim kreislaufinsuffizienten und septischen Patienten.
- Alternative zu β-Blockern bei Patienten mit Asthma bronchiale
- bei Patienten mit hypertropher obstruktiver Kardiomyopathie (HOCM) und Vorhofflimmern einsetzbar (siehe Digoxin).
- Bei Niereninsuffizienz ist keine Dosisreduktion erforderlich. Verapamil ist nicht dialysierbar.

Diltiazem (z. B. Dilzem®), ein weiterer Calciumantagonist vom Non-Dihydropyridin-Typ wird ebenfalls zur Frequenzkontrolle beim Vorhofflimmern verwendet. Eine Überlegenheit gegenüber Verapamil besteht nicht.

Dosierung:
12 bis 25 mg intravenös über 2–3 min., Dauerinfusion mit 0,2 bis 0,5 mg/min.

Metoprolol (z. B. Beloc®)

Dosierung

- 5 mg **initial** langsam intravenös über 5 min.
- **Wiederholung** der gleichen Dosis nach 5 bis 10 min.
- **Gesamtdosis** 15 mg.

Wird die Gesamtdosis von 15 mg gut vertragen, wird die *Medikation oral* fortgeführt: 15 min nach der letzten intravenösen Injektion erhält der Patient 50 mg Metoprolol oral (z. B. BelocZok® mite 47,5 mg), in den ersten 48 Stunden 4 x 50 mg täglich. Die Erhaltungsdosis beträgt 100 bis 200 mg Metoprolol pro Tag.

Muss die Therapie intravenös fortgeführt werden, weil eine orale Therapie wegen eingeschränkter enteraler Resorption nicht erfolgversprechend ist, so beträgt die intravenöse Maximaldosis 20 mg/Tag.

Der β-Blocker Metoprolol sollte *nicht bei Kreislaufinsuffizienz und Asthma bronchiale* eingesetzt werden. Es ist das Medikament der Wahl bei Patienten mit Herzinfarkt.

Bei Patienten mit Niereninsuffizienz ist keine Dosisanpassung erforderlich.

Esmolol (z. B. Esmocard®)

Charakterisierung

- Sofortiger Wirkungseintritt
- Gute Wirkungskontrolle wegen der kurzen Wirkdauer
- Durch die rasche Beendigung der β-Blockade nach kontinuierlicher Gabe ist eine gute Kontrolle der Nebenwirkungen möglich.

Dosierung

- Bolusgaben von 10 mg i. v., falls erforderlich repetitiv
- 50–150 µg/kg/min i. v. kontinuierlich

Patienten mit eingeschränkter Nierenfunktion

- Keine Dosisanpassung erforderlich.

Patienten mit eingeschränkter Leberfunktion

- Keine Dosisanpassung erforderlich.

Esmolol darf nicht eingesetzt werden beim kardiogenen Schock, bei AV-Block II. oder III. Grades, Präexzitationssyndromen (z. B. WPW-Syndrom), schwerer Hypotonie, akutem Asthmaanfall

Esmolol ist nicht für den chronischen Gebrauch indiziert. Es kann aber vor Gabe eines langwirksamen Betablockers die Wirkung einer ß-Blockade damit ausgetestet werden.

Rhythmuskontrolle

Die Entscheidung zur elektrischen oder medikamentösen **Kardioversion** von Vorhofflimmern in Sinusrhythmus muss differenziert getroffen werden:

- **Bei akut aufgetretenem Vorhofflimmern** wird man in der Regel eine rasche Wiederherstellung des Sinusrhythmus anstreben (nach 7 Tagen entspricht die Erfolgsrate einer rein medikamentösen Kardioversion der Spontankonversionsrate). Beim septischen Patienten lässt sich eine Konversion schwer erreichen (s. Exkurs Amiodaron).
- **Bei chronischem Vorhofflimmern** müssen die Risiken der antiarrhythmischen Therapie be-

dacht werden, die zur Kardioversion und zum Erhalt des Sinusrhythmus notwendig ist. Hinsichtlich einer Lebensverlängerung bieten sich keine eindeutigen Vorteile und eine Verbesserung der Lebensqualität lässt sich oft auch durch eine effektive Frequenzkontrolle erreichen. Die kardiale Situation des Patienten (Vitium, Kardiomyopathie, koronare Herzerkrankung, Hypertrophie etc.) bestimmt individuell die Erfolgschancen und auch den Nutzen einer Kardioversion.

Antikoagulation zur Kardioversion

Die Kardioversion von Vorhofflimmern in Sinusrhythmus (spontan, medikamentös, elektrisch) birgt prinzipiell das Risiko einer zerebralen Embolisierung.

Besteht das Vorhofflimmern nicht länger als 48 Stunden, ist eine Antikoagulation nicht zwingend erforderlich.

Bei Patienten mit chronischem Vorhofflimmern ist vor geplanter Kardioversion eine *Antikoagulation für 4 Wochen* erforderlich. Unmittelbar vor der Kardioversion wird eine transösophageale Echokardiografie durchgeführt zum Ausschluss intraatrialer Thromben. Ob bei Durchführung einer transösophagealen Echokardiografie auf eine vorangehende Antikoagulation verzichtet werden kann, ist Gegenstand der Diskussion.

Nach erfolgreicher Kardioversion muss die *Antikoagulation für weitere 6 Wochen* vorgenommen werden. Erst dann hat sich die mechanische Aktivität der Vorhöfe normalisiert.

Medikamente zur Kardioversion

Amiodaron, Flecainid (z. B. Tambocor®) und Propafenon (z. B. Rytmonorm®) werden als effektive Medikamente zur Kardioversion von Vorhofflimmern beschrieben. Die Klasse IC Antiarrhythmika Flecainid und Propafenon sollen jedoch bei Patienten mit struktureller Herzerkrankung wegen eines erhöhten Mortalitätsrisikos nicht eingesetzt werden. Amiodaron ist bezüglich der Konversionsrate wirksamer und weniger negativ inotrop. Auf der Intensivstation ist es daher das Medikament der Wahl.

Wird Amiodaron nach Kardioversion zur Erhaltung des Sinusrhythmus weiter gegeben, müssen die Langzeitnebenwirkungen bedacht werden (Korneaablagerungen, Schilddrüsenfunktionsstörungen, Lungenfibrose). β-Blocker (z. B. Metoprolol) eignen sich ebenfalls zum Erhalt des Sinusrhythmus. Sotalol wird wegen der Gefahr pro-arrhythmogener Effekte zunehmend weniger eingesetzt (s. Exkurs Amiodaron). Die erwähnten Medikamente Flecainid und Propafenon können das Wiederauftreten von Vorhofflimmern nach Kardioversion ebenfalls verhindern.

Die Verordnung eines ACE-Hemmers kann langfristig zur Prävention von Vorhofflimmern dienen: Bei vielen kardialen Grunderkrankungen lässt sich eine Aktivierung des atrialen Angiotensin II-Systems feststellen. Angiotensin II führt zum einen über Fibroblastenaktivierung zur Myozytenseparation, zum anderen über vermehrte präsynaptische Katecholaminausschüttung zu fokalen Ektopien. Beide Mechanismen begünstigen das Entstehen von Vorhofflimmern.

Bei der elektrischen Defibrillation wird der biphasischen Schockform eine höhere Erfolgsrate zugesprochen. Die Angaben zur Energie variieren: Empfehlenswert ist der Beginn mit 150 Joule, bei Erfolglosigkeit 200 Joule.

Vorhofflattern

Beim Vorhofflattern kommen sowohl für die Frequenzkontrolle als auch für die Wiederherstellung des Sinusrhythmus die gleichen Medikamente zum Einsatz wie beim Vorhofflimmern. Die Chancen für eine medikamentöse

Kardioversion sind jedoch beim Vorhofflattern deutlich geringer als beim Vorhofflimmern.

Wird die atriale Frequenz beim Vorhofflattern durch eine antiarrhythmische Therapie gesenkt (< 220/min) erhöht sich die Gefahr einer 1:1 AV-Überleitung mit hoher Kammerfrequenz. Die zu kurze Dauer der Diastole kann zum Herzversagen führen.

Zur erfolgreichen Konversion von Vorhofflattern in Sinusrhythmus bieten sich zwei Alternativen an:

1. **Elektrische Kardioversion** (dabei ist oft schon eine Energie von 50 J ausreichend). Häufig wird dabei das Vorhofflattern in Vorhofflimmern übergeführt. Dadurch ist zunächst die Gefahr der 1:1 AV-Überleitung mit hoher Kammerfrequenz eingedämmt.
2. **Atriale Überstimulation** durch Einbringen einer Schrittmacherelektrode in den rechten oberen Vorhof. Die Stimulationsfrequenz sollte 115 bis 130 % der atrialen Frequenz beim Vorhofflattern betragen.

Vorhofflattern kann Symptom einer Digitalisintoxikation sein (gutes Ansprechen auf atriale Überstimulation, Kalium hochnormal halten).

AV-Knoten-Reentry-Tachykardie (AVNRT)

Diese supraventrikuläre Tachykardieform präsentiert sich im EKG mit schmalen QRS-Komplexen und regelmäßigen RR-Intervallen (Vorhofflimmern dagegen weist unregelmäßige RR-Abstände auf). Eine P-Welle ist meist nicht oder nur als Deformation des Endes des QRS-Komplexes zu erkennen.

Medikamentöse Therapieoptionen

Verapamil

- **initial** 5 mg langsam (über 2 min.) intravenös
- **nach 5 bis 10 min.** nochmals 5 mg
- **kontinuierlich** 0,05 bis 0,1 mg/kg KG/h

Ajmalin (z. B. Gilurytmal®)

- 50 mg über 5 min intravenös als Bolus
- nach 30 min. Wiederholung.

Adenosin (z. B. Adrekar®)

- Als Medikament der Wahl wird Adenosin (z. B. Adrekar®) beschrieben.
- **Dosis** 12 bis 18 mg intravenös als Bolus. Bei Applikation über einen zentralvenösen Katheter sind geringere Dosen erfolgreich (Kontraindikationen: Asthma bronchiale, COPD).
- Keine Anwendung beim herztransplantierten Patienten wegen erhöhter Empfindlichkeit des Herzens auf Adenosin.
- Die Anwendung darf nur in Reanimationsbereitschaft erfolgen.

Beim WPW-Syndrom ist Adenosin kontraindiziert, da es zur Reanimationspflichtigkeit des Patienten führen kann.

Ajmalin *ist effektiv sowohl bei AVNRT als auch bei WPW-Syndrom. Wenn eine Differenzierung der beiden Krankheitsbilder anhand des EKGs nicht eindeutig möglich ist, stellt Ajmalin das Medikament der Wahl dar.*

Atriale Überstimulation und elektrische Kardioversion sind nicht-medikamentöse Therapieoptionen.

Atrio-Ventrikuläre Reentry-Tachykardien (AVRT), z. B. WPW-Syndrom

Bei dieser supraventrikulären Rhythmusstörung kommt es durch das Vorliegen einer akzessorischen Leitungsbahn zu einer kreisenden Erregung zwischen Vorhof und Ventrikel. Die Erregung kann antegrad über den AV-Knoten und retrograd über das akzessorische Bündel verlaufen oder antegrad über das akzessorische Bündel und retrograd über den AV-Knoten (in diesem Fall sind die QRS-Komplexe oft verbreitert).

Die Differenzierung zur AV-Knoten-Reentry-Tachykardie (AVNRT) ist während der Tachykardie schwierig: Im EKG zeigen sich ebenfalls schmale QRS-Komplexe mit regelmäßigem RR-Intervall und keine P-Wellen.

Ein elektrischer Alternans (unterschiedlich hohe R-Amplitude von QRS- zu QRS-Komplex) spricht eher für das Vorliegen eines WPW-Syndroms.

Schwierig wird die Diagnose auch bei gleichzeitigem Vorliegen von Vorhofflimmern (in bis zu 30 % der Fälle).

Differenzialdiagnostisch wegweisend kann die Anamnese des Patienten oder das Vorliegen eines EKGs im asymptomatischen Zustand sein: Beim WPW-Syndrom lässt sich ein verkürztes PQ-Intervall und eine delta-Welle am Beginn des QRS-Komplexes nachweisen.

Wegen der Möglichkeit der antegraden Erregungsleitung über das akzessorische Bündel dürfen keine Medikamente gegeben werden, die den AV-Knoten blockieren. Die in der Folge ungebremste Erregung über das akzessorische Bündel kann zu Kammerflimmern und Reanimationspflichtigkeit führen.

Kontraindiziert sind daher β-Blocker, Digitalis, Verapamil und Adenosin. Amiodaron scheint weniger gefährlich zu sein, da es auch die Refraktärzeit des akzessorischen Bündels erhöht. **Medikament der Wahl ist Ajmalin.** Die nicht-medikamentöse Therapieoption besteht in der elektrischen Kardioversion.

3.2.2 Tachykardien mit breitem QRS-Komplex

Sowohl supraventrikuläre als auch ventrikuläre Rhythmusstörungen können mit einem breiten QRS-Komplex einhergehen. Weder die Kreislaufstabilität/-instabilität noch die Herzfrequenz sind verlässliche differentialdiagnostische Kriterien.

Supraventrikuläre Rhythmusstörungen mit breitem QRS-Komplex

Vorhofflimmern, -flattern, AVNRT, WPW-Syndrom mit vorbestehendem oder funktionellem Schenkelblock, WPW-Syndrom mit antegrader Leitung über das akzessorische Bündel.

Differentialdiagnostische Hilfen

- Die Breite des QRS-Komplexes > 140 ms spricht eher für ventrikuläre Tachykardie.
- Alle Brustwandableitungen mit negativem QRS-Komplex (= „negative concordant pattern"): ventrikuläre Tachykardie.

Betrachtung der Ableitungen V1 und V6 im EKG:

- Linksschenkelblock-Konfiguration: kleine Kerbe im absteigenden Teil des QRS-Komplexes in V1 und Q in V6: ventrikuläre Tachykardie.
- Rechtsschenkelblock-Konfiguration: Mono-, oder biphasischer Rechtsschenkelblock in V1 und tieferes S als R oder QS-Komplex in V6: ventrikuläre Tachykardie.

Medikamentöse Therapie

Die *supraventrikulären Rhythmusstörungen* mit breitem QRS-Komplex werden behandelt wie die supraventrikulären Rhythmusstörungen mit schmalem QRS-Komplex.

Ventrikuläre Rhythmusstörungen mit breitem QRS-Komplex

Bei den ventrikulären Rhythmusstörungen hat sich **Amiodaron** bewährt. Die Bedeutung von **Lidocain** ist demgegenüber zurückgetreten, auch beim Patienten mit Myokardinfarkt.

Falls eine eindeutige Diagnose nicht möglich ist, kann auch **Ajmalin** verwendet werden, da es sowohl supraventrikulär als auch ventrikulär wirkt.

Bei unklaren Tachykardien erscheinen Ajmalin und Amiodaron als die sichersten Medikamente für die akute Intervention. (Ajmalin birgt bei kontinuierlicher Gabe die Gefahr von EKG-Veränderungen: Verbreiterung des QRS-Komplexes, Verlängerung der QT-Zeit und entsprechend proarrhythmogene Effekte).

Bei hämodynamischer Instabilität besteht die Therapie in der elektrischen Kardioversion.

Torsade de pointes Tachykardien werden durch die Gabe von 2 g **Magnesiumsulfat** als Bolus intravenös über 5 min. behandelt, bei Erfolglosigkeit weitere 2 g über 15 min., dann 500 mg/h.

4 Behandlung des Status epilepticus

Im Rahmen der Epilepsiebehandlung lassen sich *fokale* und *generalisierte Anfälle* unterscheiden. Bei fokalen Anfällen bleibt die pathologische neuronale Erregung auf eine Hirnhemisphäre begrenzt. Treten sie ohne Bewusstseinsstörung auf, werden sie als *einfach fokal*, mit Bewusstseinsstörung als *komplex fokal* bezeichnet. Beim generalisierten, *tonisch-klonischen Grand-Mal-Anfall* werden beide Hirnhemisphären erregt. Auch fokale Anfälle können sekundär in einen generalisierten Krampfanfall übergehen. Sowohl fokale als auch generalisierte Anfälle können in einen Status epilepticus übergehen, d. h. es kommt zu einem kontinuierlichen, andauernden Anfall oder zu einer Serie von Anfällen (beim Grand-Mal-Anfall ohne Wiedererlangung des Bewusstseins). Die größere Gefahr stellt der akute *Grand-Mal-Status* dar: Unbehandelt zieht er eine Letalität von 20 bis 30 % nach sich.

4.1 Behandlung des Grand-Mal-Anfalls

Ein Grand-Mal-Anfall dauert durchschnittlich eine Minute. In diesen Fällen ist der Anfall meist vorüber bevor eine medikamentöse Intervention stattfinden kann. Ein abwartendes Verhalten ist dann gerechtfertigt: Gerade bei einem Erstereignis kann z. B. durch Benzodiazepin-Gabe eine anschließende EEG-Beurteilung gestört werden. Bei einem mehrminütigen Anfall sollte immer eine medikamentöse Intervention durchgeführt werden, um die Entwicklung eines *Grand-Mal-Status* zu verhindern. Mit der Dauer des Grand-Mal-Status nimmt der Erfolg einer medikamentösen Unterbrechung ab.

Im Rahmen eines therapeutischen Algorithmus zur Unterbrechung eines Status epilepticus stehen an erster Stelle die **Benzodiazepine**:

Diazepam (z. B. Valium®)

- 0,1 bis 0,3 mg/kg KG intravenös.
- Wegen seiner hohen Lipidlöslichkeit kann Diazepam zügig die Blut/Hirnschranke passieren. Der Wirkeintritt ist daher rasch (10 bis 20 Sekunden). Wegen seiner hohen Redistribution in das Fettgewebe hält die Wirkung einer einzelnen Gabe nicht länger als 20 min. an.
- Die Wahrscheinlichkeit eines erneuten Anfalls liegt bei 50 % innerhalb der nächsten zwei Stunden. Wiederholte Gaben sind möglich.

Bei Kindern kommen Diazepam-Rectiolen zum Einsatz, wenn ein intravenöser Zugang zunächst nicht möglich ist: **Neugeborene:** ½ Rektiole à 5 mg (= 2,5 mg). Kinder < 10 kg KG: 1 Rektiole à 5 mg.
Kinder > 10 kg KG: 1 Rektiole a 10 mg.

Midazolam (z. B. Dormicum®)

- 0,15 bis 0,2 mg/kg KG.
- Der Wirkungseintritt beträgt weniger als eine Minute. Midazolam besitzt eine kurze Halbwertszeit und eignet sich deshalb gut für repetitive Dosen oder für eine anschließende kontinuierliche Infusion (3 bis 10 mg/h unter ständiger Überwachung der Sedierungstiefe und Intubationsbereitschaft).
- Falls ein intravenöser Zugang zunächst nicht möglich ist, kann die Midazolam-Injektionslösung auch intranasal oder sublingual appliziert werden.

Lorazepam (z. B. Tavor®)

- 0,05 bis 0,15 mg/kg KG.
- Lorazepam ist die derzeit evidenzbasierte Empfehlung zur Initialtherapie des Status epilepticus.
- Die Dauer bis zum Wirkeintritt beträgt 2 min. und ist im Vergleich zu den anderen Benzodiazepinen lang. Der Vorteil besteht in seiner langen Wirkdauer von 4 bis 6 Stunden aufgrund seiner weniger ausgeprägten Redistribution ins Fettgewebe.
- Falls ein intravenöser Zugang zunächst nicht möglich ist, kann die Gabe von Lorazepam in Form der Sublingualtabletten (z. B. Tavor expidet®) versucht werden.

Clonazepam (z. B. Rivotril®)

- 0,02 bis 0,04 mg/kg KG. Wirkungseintritt und -dauer sind ähnlich dem Diazepam. Entsprechend hoch ist die Wahrscheinlichkeit eines erneuten Anfalls in den folgenden zwei Stunden.

Vermeidung eines erneuten Anfalls nach erfolgreicher Durchbrechung eines Status epilepticus mit Benzodiazepinen

- **Diazepam** und **Clonazepam** haben einen schnellen Wirkeintritt. Zur Vermeidung eines erneuten Anfalls müssen jedoch repetitive Dosen verabreicht oder ein zweites Antiepileptikum (z. B. Phenytoin) angesetzt werden.
- **Lorazepam** hat einen langsamen Wirkungseintritt und eine lange Wirkdauer.
- **Lorazepam, Diazepam und Clonazepam** eignen sich wegen ihrer langen Eliminationshalbwertszeit nicht für die kontinuierliche Gabe.
- **Midazolam** eignet sich wegen der kurzen Halbwertszeit für eine kontinuierliche Gabe.

Bei Weiterbestehen eines generalisierten tonisch-klonischen Krampfanfalls (Grand-Mal-Status) über 10 min. trotz Behandlung mit Benzodiazepinen müssen weitere antiepileptische Medikamente eingesetzt werden:

Phenytoin (z. B. Phenhydan®)

Dosierung

- **Initial** 15–20 mg/kg KG mit einer Infusionsgeschwindigkeit von nicht mehr als 50 mg/min. Bei nicht ausreichendem Ansprechen können weitere Dosen von 5 mg/kg KG appliziert werden. Eine Gesamtdosis von 30 mg/kg KG darf nicht überschritten werden.
- **Die Erhaltungsdosis** beträgt 300–600 mg i. v. pro Tag.
- **Plasmaspiegel:** 20 bis 25 µg/ml.
- Die Applikation muss über einen **separaten intravenösen Zugang** erfolgen.
- **Bei Umstellung auf eine orale Therapie** im Verlauf muss die sehr variable Bioverfügbarkeit beachtet werden: Die orale Dosis kann über der intravenösen liegen (Steigerung anhand engmaschiger Spiegelkontrollen).

Charakterisierung

- Phenytoin besitzt eine hyperpolarisierende Wirkung auf erregbare Zellmembranen im ZNS. Es beeinflusst auch die Erregungsausbreitung am Herzen. Phenytoin hat keine ausgeprägte sedierende Wirkung.

Bei fortgeschrittener Lebererkrankung *ist mit erhöhten Plasmaspiegeln zu rechnen. Erniedrigte Albuminwerte führen zu einer Erhöhung des freien, nicht-eiweißgebundenen Anteils im Serum. Daher ist eine Reduktion der Dosis sinnvoll.*

Bei niereninsuffizienten Patienten *ist keine Dosisanpassung erforderlich.*

- **Erhöhung des Plasmaspiegels durch:** Cimetidin, Ranitidin, Benzodiazepine, Sulfonamide, Erythromycin, NSAR, Fluconazol, Amphotericin B, Calciumantagonisten, Omeprazol, trizyklische Antidepressiva, Valproat
- **Erniedrigung des Plasmaspiegels durch:** Carbamazepin, Theophyllin

Nebenwirkungen

- kardiale Reizleitungsstörungen (am Sinus- und AV-Knoten)
- Hypotonie
- Leukopenie, megaloblastäre Anämie
- Phlebitis

Phenhydan darf nicht beim Sick-Sinus-Syndrom und beim AV-Block II. und III. Grades angewandt werden. Hypotonie, ein Myokardinfarkt in den letzten 3 Monaten sowie eine Herzinsuffizienz mit einer EF < 35 % sind ebenfalls Kontraindikationen. Bei Vorliegen einer Knochenmarkerkrankung muss auf ein alternatives Präparat ausgewichen werden.

Vorhofflimmern oder -flattern wird durch Phenytoin nicht durchbrochen. Die Verkürzung der Refraktärzeit im AV-Knoten kann aber zu einer Beschleunigung der Ventrikelfrequenz führen.

- Bei längerer zu hoher Dosierung (Plasmaspiegel > 25 µg/ml) kann es zu einer Kleinhirnatrophie kommen.

Valproat (z. B. Ergenyl®)

Dosierung

- 20 bis 30 mg/kg KG initial über 5 bis 10 min. Anschließend kontinuierliche Infusion bis 10 mg/kg KG/Stunde. Initiale Tagesdosierung bis zu 9600 mg. In der Folge Tagesdosierungen bis 2500 mg.
- Die orale Tagesdosis entspricht der intravenösen.
- Angestrebter Plasmaspiegel: 100 bis 120 mg/l.

Bei fortgesetzter hochdosierter Valproattherapie besteht die Gefahr einer Valproat-Enzephalopathie (vor allem in Kombination mit anderen Antiepileptika).

Charakterisierung

- Valproat erhöht die GABA-vermittelte Inhibition der Erregung neuronaler Membranen im ZNS.
- Bei Leberkranken muss mit einer Verlängerung der Plasmahalbwertszeit gerechnet werden. Bei niereninsuffizienten Patienten ist keine Dosisanpassung erforderlich.
- **Erhöhung des Plasmaspiegels** durch: Cimetidin, Erythromycin, ASS
- Erniedrigung des Plasmaspiegels durch Phenytoin, Carbamazepin, Carbapeneme (Meropenem, Imipenem)

Sorgfältige Kontrolle der Plasmaspiegel unter Carbapenemtherapie!

Nebenwirkungen

- Dosisabhängig wirkt Valproat sedierend.
- Leber/Pankreasschädigung
- Blutgerinnungsstörungen (durch Thrombozytopenie, Faktor VIII-Erniedrigung, Fibrinogenerniedrigung)

Kontraindikationen

- Valproat darf daher nicht angewendet werden bei Lebererkrankungen, Diabetes mellitus, Knochenmarkserkrankungen und blutungsgefährdeten Patienten.

Levetiracetam (z. B. Keppra®)

Dosierung

- 30 bis 60 mg/kg KG intravenös über 15 min. als Bolus. Die tägliche Erhaltungsdosis beträgt 2 x 500 bis 2 x 1500 mg.
- Wegen der hohen Bioverfügbarkeit von nahezu 100 % entspricht die orale Dosis der intravenösen. Aufgrund der verlässlichen vollständigen enteralen Resorption spielt die Kontrolle von Plasmaspiegeln eine untergeordnete Rolle.

Charakterisierung

- Levetiracetam unterscheidet sich in seinem Wirkmechanismus von anderen Epileptika. Es erhöht die intraneuronale Kalziumkonzentration und beeinflusst die Glycin- und GABA-gesteuerten Ströme. Außerdem bindet es an ein Vesikelprotein in der neuronalen Membran und inhibiert so die Exozytose von Neurotransmittern.
- Die Ausscheidung erfolgt nahezu vollständig renal. Bei verminderter Kreatininclearance muss daher eine Dosisanpassung erfolgen (s. Tab. 8).
- Bei geringer Einschränkung der Lebersyntheseleistung ist keine Dosisreduktion erforderlich.

Häufige Nebenwirkungen

- Somnolenz, Kopfschmerzen, Verwirrtheit, Agitiertheit, Ataxie, Schwindel, Diplopie
- Myalgien
- Infektionen
- Leberfunktionsstörungen
- Thrombozytopenie
- **Die Plasmaspiegel** von Levetiracetam und anderen Antiepileptika beeinflussen sich gegenseitig nicht. Da bei der Metabolisierung von Levetiracetam keine Unterformen des CYP-450-Systems der Leber beteiligt sind, finden auch keine wesentlichen Interaktionen mit dem Metabolismus anderer Arzneimittel statt.

Vergleich der aufgeführten Medikamente bezüglich längerer Anwendung

- **Phenytoin** bietet den Vorteil, dass mit keiner ernsten sedierenden Nebenwirkung gerech-

Tab. 8 Dosisanpassung von Levetiracetam bei Niereninsuffizienz

Kreatininclearance (ml/min/1,73m²)	Maximaldosis Levetiracetam pro Tag
50–80	2 X 500–2 X 1000 mg
30–49	2 X 250–2 X 750 mg
< 30	2 X 250–2 X 500 mg
Dialysepflichtigkeit	1 X 500–1 X 1000 mg (nach Dialyse zusätzlich Einzelgabe 250–500 mg)

net werden muss. Beim kardial vorerkrankten Patienten ist es ungeeignet.

- **Valproat** kann zu einer verstärkten Blutungsneigung führen. Beim perioperativen oder traumatisierten Patienten eignet es sich daher nicht.

Eine neue Alternative stellt Levetiracetam **dar.** Es wird bereits erfolgreich bei Patienten im Status epilepticus eingesetzt, der Vergleich der Wirksamkeit mit anderen Antiepileptika in großen Studien steht noch aus. Es besitzt keine wesentlichen kardialen Nebenwirkungen. Trotz der möglichen Nebenwirkung einer Thrombozytopenie wirkt es nicht blutungsfördernd wie Valproat.

Falls die ersten beiden Behandlungsschritte zum Durchbrechen eines Status epilepticus nicht ausgereicht haben, kommt Phenobarbital (z. B. Luminal®) zum Einsatz:

Phenobarbital (z. B. Luminal®)

Dosierung

- 20 mg/kg KG intravenös mit einer Geschwindigkeit von 100 mg/Minute. Bis zum Wirkeintritt können 25 min. vergehen.
- Phenobarbital wirkt stark sedierend, hypoton und atemdepressiv.
- Mit 80 bis 100 Stunden besitzt es eine wesentlich längere *Halbwertszeit* als die anderen Antiepileptika. Die Kumulationsgefahr ist daher größer.

Die Applikation muss in *Intubationsbereitschaft* erfolgen. Gerade nach Applikation bereits sedierender Medikamente ist die Intubation oft unvermeidlich.

Eine Intubationsnarkose mit Thiopental oder Propofol kann als weiterer Schritt zur Durchbrechung eines Status epilepticus vorgenommen werden.

Durch Muskelrelaxanzien werden zwar die peripheren Muskelzuckungen unterdrückt, das zerebrale Krampfgeschehen wird jedoch nicht beeinflusst (EEG-Überwachung empfehlenswert).

Bei Säuglingen wird nach erfolgloser Benzodiazepingabe zur Durchbrechung eines Status epilepticus Phenobarbital bevorzugt:
Dosis: 10 bis 20 mg/kg KG intravenös (Injektionsgeschwindigkeit nicht mehr als 100 mg/min.). Wiederholungsgabe nach 30 min. möglich.

Fokale epileptische Status sind nicht lebensbedrohlich. Die Unterbrechung des Status erfolgt, um die Handlungskontrolle des Patienten wiederherzustellen und neurologische Folgeschäden (z. B. Verschlechterung kognitiver Leistungsfähigkeit) zu vermeiden. Die medikamentöse Stufentherapie entspricht dem Algorithmus zur Behandlung generalisierter tonisch-klonischer Krampfanfälle.

5 Notfall Hyperkaliämie

Generell ist eine Hyperkaliämie ab einem Serumkaliumwert von 6,5 mmol/l lebensgefährlich.

Plötzliche kardiale Rhythmusstörungen können jedoch auch unterhalb dieses Wertes auftreten.

Die akute Hyperkaliämie mit raschem Anstieg des Serumwertes muss gefährlicher eingeschätzt werden als eine chronische Entwicklung. Besonders gefährdet sind niereninsuffiziente Patienten. Häufig wird die Entstehung der Hyperkaliämie durch Einnahme bestimmter Medikamente begünstigt (z. B. kaliumsparende Diuretika, Aldosteronantagonisten, ACE-Hemmer, Angiotensin II-Rezeptorantagonisten, β-Blocker, nichtsteroidale Antirheumatika, Ciclosporin).

Im EKG können sich folgende Veränderungen ausprägen: Zunächst zeltförmige T-Wellen, mit Zunahme der kardialen Beeinträchtigung eine Verlängerung der PQ-Zeit, ein Verschwinden des P und eine Verbreiterung des QRS-Komplexes. Schließlich eine Verschmelzung des QRS-Komplexes mit der T-Welle zu einer Sinuskurve. Zuletzt tritt Kammerflimmern oder eine Asystolie ein.

Die Höhe des Serumkaliumwertes korreliert schlecht mit den EKG-Veränderungen. Auch ohne vorangehende EKG-Veränderungen kann eine Hyperkaliämie über 6,5 mmol/l jederzeit gefährliche Herzrhythmusstörungen hervorrufen. Je länger der Patient einer akuten Hyperkaliämie ausgesetzt ist, desto grösser wird das Risiko einer plötzlichen Verschlechterung. Das initiale Fehlen von Symptomen ist trügerisch. Tritt Kammerflimmern ein, so ist dies meist therapierefraktär bis zur Senkung des Kaliumspiegels.

5.1 Therapeutische Optionen

5.1.1 Verschiebung von Kalium nach intrazellulär

Applikation einer Insulin/Glukose-Infusion

Über die Aktivierung der Na-K-ATPase am Skelettmuskel kann ein Insulin-Bolus Kalium nach intrazellulär verschieben. Zur Vermeidung einer Hypoglykämie muss gleichzeitig Glukose verabreicht werden. Die Wirkung ist dosisabhängig und setzt nach 15 min. ein, das Maximum wird nach 30 bis 60 min. erreicht. Der Effekt hält mehrere Stunden an.

Der Kaliumwert kann um 0,5 bis 1,0 mmol/l abgesenkt werden.

Kurzinfusion von 40 IE Alt-Insulin in 100 ml Glukose 40 % Lösung (= 40 g Glukose) über 5 min.: Unter dieser Dosierung weist der Patient in der Folge erhöhte Blutzuckerwerte auf, so dass er vor bedrohlichen Hypoglykämien sicherer ist. Regelmäßige und engmaschige Blutzuckerkontrollen sind nötig.

Reproterol (z. B. Bronchospasmin®)

β_2-Rezeptor-Agonisten können über eine Aktivierung der Na^+-K^+-ATPase Kalium nach intrazellulär verschieben (gleich dem Insulin und daher synergistisch einsetzbar). Bei Patienten, die einen nicht selektiven β-Blocker einnehmen, kann diese Wirkung nicht erzielt werden. Außerdem reagieren 30 % der Patienten nicht mit einer Abnahme des Kaliumwertes, ohne dass der pathophysiologische Grund hierfür bekannt ist.

Der Effekt tritt nach 30 min. ein und hält ca. 2 Stunden an. Wegen der tachykarden Wirkung kann nicht jedem Patienten die gleiche Dosis verabreicht werden. Die kaliumsenkende Wirkung ist daher unsicher, eine Angabe über den Effekt ist schwierig. Bei der inhalativen Applikation eines β_2-Agonisten tritt die Wirkung später ein.

Dosierung

- 90 µg Reproterol intravenös über 3 min.

Natriumhydrogencarbonat

Liegt eine metabolische Azidose vor, profitiert der Patient von einer Natriumhydrogencarbonatgabe: Kalium wird nach intrazellulär verschoben. Viele metabolische Azidosen gehen mit einer Hyperkaliämie einher. Die Hyperkaliämie kann jedoch auch selbst eine metabolische Azidose hervorrufen: Die renal-tubuläre Sekretion von NH_4^+ ist beeinträchtigt, einem wichtigen Eliminationsweg für saure Valenzen.

Liegt keine metabolische Azidose vor, profitiert der Patient nicht von einer Natriumhydrogencarbonat-Gabe. Ein signifikanter Kalium-Shift nach intrazellulär findet nicht statt. Durch die angeführten Maßnahmen wird nur eine Umverteilung des Kaliums von extra- nach intrazellulär erreicht, es erfolgt daher nur eine temporäre Absenkung des Kaliumspiegels. Weitere Maßnahmen zur Elimination sind daher erforderlich.

5.1.2 Kaliumelimination

Furosemid (z. B. Lasix®)

- Durch Steigerung der Diurese kann eine verstärkte renale Kaliumelimination erzielt werden.
- Wegen des raschen Wirkeintritts innerhalb von 15 min. und der starken diuretischen Wirkung ist Furosemid das Mittel der Wahl.
- Je besser die Nierenfunktion ist und je kürzer die Hyperkaliämie besteht, desto ausgeprägter fällt der kaliuretische Effekt aus.
- Bei chronischer Hyperkaliämie zeigen die Nieren eine geringere Ansprechbarkeit bezüglich der Kaliurese.

Dosierung

- entsprechend der Nierenfunktion: 20 bis 40 mg Furosemid intravenös, eine kontinuierliche Applikation (5 bis 20 mg/h) kann angeschlossen werden.

Enterale Gabe von Natriumpolystyrol-Sulfonat (z. B. Resonium A®) als Austauscherharz

- Im Gastrointestinaltrakt wird Kalium vor allem im Kolon resorbiert. Durch die enterale Gabe dieses Austauscherharzes kann die Resorption reduziert werden.
- Der Wirkungseintritt ist schneller bei *rektaler Applikation*. Bei oraler Gabe ist der kaliumsenkende Effekt ausgeprägter.

Im **Notfall** *führt man* **beide Applikationsweisen** *parallel durch*

Oral: 15 g Natriumpolystyrol-Sulfonat (z. B. Resonium A®) in 100 ml Wasser

Rektal: 30 g Natriumpolystyrol-Sulfonat (z. B. Resonium A®) in 150 bis 250 ml Wasser oder Glukose 10 %

Die Dosierungen lassen sich wiederholen: Oral 4 x 15 g pro Tag. Rektal 2 x 30 g pro Tag.

Wegen der obstipierenden Wirkung ist die **zusätzliche Gabe von Laxanzien** *empfehlenswert. In Einzelfällen wurde das Auftreten von Darmnekrosen berichtet. Sorbitol darf der Lösung nicht zugesetzt werden, da sich dieses Risiko hiermit deutlich erhöht.*

Der Gastrointestinaltrakt ist beim Intensivpatienten häufig in seiner Funktion massiv beeinträchtigt (z. B. postoperative Atonie, Opiatgabe). Der kaliumsenkende Effekt von Natriumpolystyrol-Sulfonat (z. B. Resonium A®) ist daher unzuverlässig.

5.1.3 Indikation zur Hämodialyse

Durch Hämodialyse kann Kalium *am schnellsten* aus dem Körper eliminiert werden: In einer Stunde sinkt der Kaliumspiegel um 1,0 bis 1,5 mmol/l.

Zur Verbesserung des Effektes können *Dialysat-Lösungen mit niedriger Kaliumkonzentration* verwendet werden (z. B. 1,0 oder 2,0 mmol/l). Sobald die Hyperkaliämie nicht mehr lebensbedrohlich ist (< 5 mmol/l), sind wieder die üblichen Dialysatlösungen zu verwenden (4,0 mmol/l Kalium).

Es existieren keine Richtlinien für die Entscheidung zur Hämodialyse im Rahmen der Hyperkaliämie.

Nach Ansicht der Autoren erscheint folgendes Vorgehen sinnvoll:

a) Patienten mit normaler Nierenfunktion

- **Bei Patienten mit einem Kaliumwert ≤ 6,5 mmol/l** und Fehlen von akuten Herzrhythmusstörungen ist ein konservativer Therapieversuch (= Kaliumverschiebung nach intrazellulär, Furosemidgabe) erfolgversprechend.
- **Bei Patienten mit einem Kaliumwert von 6,5 bis 7,0 mmol/l** und Fehlen von Herzrhythmusstörungen sollten neben den oben beschriebenen konservativen Maßnahmen die logistischen Vorausetzungen zur unverzüglichen Aufnahme einer Hämodialyse geschaffen werden, falls eine adäquate Absenkung des Kaliumspiegels nicht erreicht wird (Anlage eines grosslumigen Katheters, Organisation des Dialysegerätes).
- **Bei Patienten mit einem Kaliumwert > 7,0 mmol/l** ist in jedem Fall die unverzügliche Hämodialyse erforderlich

Eine Hämodialyse ist auch dann anzustreben, wenn die Ursache der Hyperkaliämie nicht rasch kontrollierbar ist, z. B. bei Rhabdomyolyse.

b) Patienten mit eingeschränkter Nierenfunktion

Bei dialysepflichtigen Patienten gelingt die erfolgreiche Kaliumelimination nur über die Hämodialyse.

- **Bei Patienten mit einer Niereninsuffizienz im Stadium der kompensierten Retention** und einem Kaliumwert ≤ 6,5 mmol/l erscheint ein konservativer Therapieversuch gerechtfertigt, wenn der Kreatininwert nur gering erhöht ist (bis 2,0 mg/dl) und eine ausreichende Nierenfunktion unter geringer Diuretika-Dosis zu erzielen war.
- **Bei einem Kaliumwert > 6,5 mmol/l** sollte die Indikation zur Hämodialyse grosszügig gestellt werden. Ebenso bei Patienten mit höhergradiger eingeschränkter Nierenfunktion. Die angegebenen konservativen Maßnahmen zur Kaliumelimination sind in diesen Fällen in der Wirkung zu unsicher.

5.1.4 Membranstabilisierende Maßnahmen

Die Hyperkaliämie führt zu einer Depolarisation des Ruhepotenzials an der kardialen Zellmembran und damit zu einer gesteigerten Exzitabilität mit der Folge der beschriebenen Rhythmusstörungen. Im Notfall sind deshalb Maßnahmen erforderlich, die zu einer elektrophysiologischen Stabilisierung beitragen. Eine Kaliumelimination wird hierdurch nicht erreicht.

Calcium

Calcium wirkt an der kardialen Zellmembran antagonistisch zu Kalium und kann das Membranpotenzial stabilisieren und die Exzitabilität reduzieren.

Dosierung

- 10 ml Calciumglukonat 10 % (= 1 g Calcium) über 10 min. i. v.
- Wirkeintritt nach 3 min.
- Tritt kein günstiger Effekt im EKG ein, Wiederholung nach 5 min. Die Wirkung hält lediglich 30 bis 60 min. an.

Kontraindikationen

- Hypercalcämie, Digitalisierung

Hypertone Kochsalzlösung

In der Literatur wird die Gabe von hypertoner Kochsalzlösung als membranstabilisierende Maßnahme diskutiert. Ein Effekt scheint jedoch nur beim hyponatriämen Patienten zu erzielen zu sein. Allerdings muss kritisch auf die bekannte Gefahr einer zerebralen pontinen Myelinolyse beim raschen Ausgleich eines niedrigen Serumnatrium-Wertes hingewiesen werden. Aus Sicht der Autoren ist diese Maßnahme daher ungeeignet.

6 Ileus/intestinale Parese

Störungen der gastro-intestinalen Motilität sind häufig bei Intensivpatienten, und die Gründe hierfür sind vielfältig. Hierzu gehören nicht nur der Chirurg durch das Operationstrauma, sondern auch der Intensivmediziner durch pharmakologische Interventionen (z. B. Analgesie, Sedierung, Relaxation), welche nachhaltig zur intestinalen Parese führen können. Auch ständig erhöhte Blutzuckerspiegel unterdrücken nachgewiesener Maßen die Aktivität der Magen- und Darmwand. Das Problem ist gravierend: Bei ca. 50 % aller Intensivpatienten liegt eine Magenentleerungsstörung oder Darmparese vor.

Bei unbehandelbarer intestinaler Parese entwickelt sich ein klinisch auffälliges *geblähtes Abdomen* bis hin zur kompletten Darmlähmung (Ileus) und – im fortgeschrittenen Fall – ein abdominelles Kompartmentsyndrom. Dieses ist definiert als Anstieg des intraabdominellen Druckes ≥ 20 mmHg mit den potenziell lebensbedrohlichen Komplikationen der kritischen Minderperfusion der Darmwand sowie des akuten Nierenversagens. Eine besonders gefürchtete Form der Ileuskrankheit stellt die Pseudoobstruktion des Kolon („Ogilvie-Syndrom") dar, bei der sich der Durchmesser des atonen Querkolons auf mehr als 6 cm erweitert. Dieses Syndrom ist mit einer hohen Sepsisgefahr und Letalität assoziiert.

Die wichtigste Maßnahme des Intensivmediziners ist daher die ***Prophylaxe*** *von schwerwiegenden intestinalen Paresen.*

Hierzu gehört im Wesentlichen der zurückhaltende Einsatz von Pharmaka, welche die gastro-intestinale Lähmung begünstigen.

Die folgende Strategie hat sich zur Vorbeugung einer Magen-Darmparalyse während der Intensivbehandlung bewährt:

- bedarfsadaptierte, zurückhaltende Analgesie (Opioide) und Sedierung (Propofol, Benzodiazepine, Alpha-2-Rezeptoragonisten)
- intensivierte, gut überwachte Insulintherapie zur Blutzucker-Kontrolle

- rationaler Einsatz von katecholaminergen Substanzen
- frühzeitige Gabe von stimulierenden Pharmaka (z. B. Laxanzien)
- physikalisch-mechanische Unterstützung (Klistier, Hebe-Senk-Einlauf, Krankengymnastik, Mobilisation des Patienten, Kolonmassage)

Daher sollten beatmete Intensivpatienten frühzeitig **Darm-stimulierende Medikamente** erhalten und physikalisch unterstützt werden. Hierzu gehören vor allem die Laxanzien, z. B. Natriumpicosulfat, Bisacodyl, oder Polyethylenglykol.

Natriumpicosulfat (z. B. Laxans-ratiopharm®)

Wirkmechanismus

Im Kolon wird Natriumpicosulfat durch Darmbakterien in freie Diphenole umgewandelt, welche eine erhöhte Motilität des Darmes bewirken, so dass durch einen schnelleren Transport dem Darminhalt weniger Wasser entzogen werden kann.

Charakterisierung

- Langsamer Wirkungseintritt erst mehrere Stunden nach oraler Verabreichung.

Nebenwirkungen

- Bei hochdosierter und langdauernder Anwendung: Elektrolytverlust möglich.

Dosierung

- 7,5 mg (= 20 Tropfen) täglich

Die frühzeitige Verabreichung von Natriumpicosulfat (7,5 mg/d) nach großem operativen Eingriff, nach Trauma oder während tiefer Analgosedierung ist eine wenig aufwendige/kostenintensive Maßnahme zur Verhinderung/Reduktion der Magen-Darmparalyse.

Bisacodyl (z. B. Dulcolax®)

Wirkmechanismus

- Ähnlich Natriumpicosulfat, allerdings besteht ein erheblicher Unterschied im Wirkungseintritt zwischen oraler und rektaler Applikation.

Charakterisierung

- rascher Wirkungseintritt (ca. 30 min.) nach rektaler Applikation
- deutlicher verzögerter Wirkungseintritt (> 6 h) nach oraler Applikation (Dragees), da die Substanz zunächst den enterohepatischen Weg durchläuft.

Nebenwirkungen

- bei hochdosierter und langdauernder Anwendung: Elektrolytverlust möglich.
- bei rektaler Applikation: Auslösung rektaler Blutungen (v. a. bei Gerinnungsstörungen!).

Dosierung

- orale Applikation/Suppositorium: 10–30 mg/d

Bisacodyl ist für die Darmstimulation des Intensivpatienten nicht gut geeignet: Die Dragees lassen sich nicht ausreichend mörsern und passieren schlecht die Ernährungssonde. Die wiederholte Anwendung von Suppositorien kann wegen Auslösung rektaler Blutungen (vor allem: bei eingeschränkter Gerinnungsfunktion) nachteilig sein.

Polyethylenglykol (PEG, z. B. Movicol®)

Wirkmechanismus

- PEG ist ein chemisch inertes, wasserlösliches, nicht-toxisches Polymer, das als Wirkstoffträger in der Pharmazie eingesetzt wird. Chemisch handelt es sich um einen Polyether des zweiwertigen Alkohols (Glykol) Ethandiol. PEG ist extrem gut löslich in Wasser, wobei flüssiges PEG hygroskopisch ist und somit mehr Wasser aufnehmen kann. Hierdurch werden Fäzes mit Wasser angereichert und schneller ausgeschieden.

Charakterisierung

- außergewöhnlich niedrige Toxizität
- breite Anwendung in der Dermatologie, Kosmetikindustrie, Nahrungsindustrie, pharmazeutischen Industrie (Wirkstoffträger, Lösevermittler)
- weiterer Einsatz: „Darmreinigung" vor diagnostischen oder therapeutischen Eingriffen

Nebenwirkungen

- bisher nicht bekannt

Dosierung

- ca. 10–40 g pro Tag p. o. in Pulverform in 1–3 Portionen (Beutel)
- Im Subileus können kurzfristig bis zu 6 Portionen (Beutel) = 80 g gegeben werden.

Raffiniertes Rizinusöl

Wirkmechanismus

- pflanzliches Laxans, welches im Darm Wasser bindet und die Stuhlpassage verbessert.

Charakterisierung

- Rizinusöl stellt eine unterstützende Maßnahme bei Darmparalyse dar. Wirkungseintritt und -ausmaß sind allerdings nicht vorhersehbar.

Nebenwirkungen

- bei hochdosierter und langdauernder Anwendung: Elektrolytverlust möglich (Kalium!).
- die gleichzeitige enterale Aufnahme fettlöslicher Vitamine kann gehemmt werden.

Dosierung

- 2–3 x 10 ml pro Tag oral bzw. über Ernährungssonde.

Lactulose (z. B. Bifiteral®)

Wirkmechanismus

Lactulose ist ein Disaccharid aus Galactose und Fructose. Es wird durch die Disaccharidasen der Dünndarmschleimhaut nicht hydrolisiert. Im Dickdarm wird es durch bakterielle Enzyme zu organischen Säuren, Methan und Wasserstoff abgebaut, diese führen zu einer osmotischen Wasserretention, das Volumen des Koloninhaltes nimmt zu und die Darmperistaltik wird indirekt angeregt. Die Säuren stimulieren direkt die Darmperistaltik.

Charakterisierung

- Wirkeintritt nach 2–10 Stunden

Dosierung

- 2 x 10–20 ml pro Tag oral bzw. über die Ernährungssonde

- Bei portokavaler Enzephalopathie Dosissteigerung bis 3 x 40 ml pro Tag oral bzw. über die Ernährungssonde

Patienten mit eingeschränkter Nierenfunktion
- Keine Dosisanpassung erforderlich.

Patienten mit eingeschränkter Leberfunktion
- Keine Dosisanpassung erforderlich.

Nebenwirkungen

- Störungen im Elektrolythaushalt
- Lactulose kann den Kaliumverlust durch andere Arzneimittel (Diuretika, Kortikosteroide, Amphothericin B) verstärken

Interaktionen

- Keine bekannt.

6.1 Darmparalyse

Eine Darmparalyse ist dann anzunehmen, wenn
- über mehr als 3 Tage keine Stuhlentleerung erfolgt,
- auskultatorisch keine propulsive Peristaltik erfassbar ist und/oder
- häufig simultan die Zeichen einer gastralen Motilitätsstörung vorliegen.

Neben den oben erwähnten allgemeinen Maßnahmen stehen zur Behandlung der manifesten Darmparalyse Cholinergika zur Verfügung.

> Vor der Applikation von Cholinergika muss bei Patienten mit Darmparalyse eine mechanische Ursache ausgeschlossen werden.

Neostigmin (z. B. Neostig®)

Wirkmechanismus

Neostigmin wirkt als indirektes Parasympathomimetikum hemmend auf die Acetylcholinesterase, wodurch die Konzentration von Acetylcholin in den Synapsen gesteigert wird. Dies wiederum erhöht den Tonus derjenigen Muskelgruppen, welche überwiegend vom Parasympathikus gesteuert werden. Die Erhöhung der Peristaltik des Dickdarms ist das klinische Ziel der Applikation von Neostigmin.

Charakterisierung

- Neostigmin wirkt auf zahlreiche, vom Sympathikus-Parasympathikus-System gesteuerte Funktionen, so dass bei kritisch kranken Intensivpatienten erhebliche Nebenwirkungen auftreten können.
- Beim wachen Intensivpatienten kann die Applikation von Neostigmin sehr schmerzhaft sein (krampfartige Bauchschmerzen).
- Die Wirkung des intravenös applizierten Neostigmin tritt rasch ein.
- Neostigmin ist bei intakter Blut-Hirnschranke nicht ZNS-gängig.

Nebenwirkungen

- Bradykardie, Bronchialobstruktion, Schweißausbrüche, krampfartige Schmerzen, Hypersalivation, sehr selten zentrale Symptome

Dosierung

- 0,5 mg – 1,5 mg subkutan oder intravenös (über mehrere Stunden!)
- Beim Intensivpatienten wird eine langsame Applikation über mehrere Stunden empfohlen, um gravierende unerwünschte Nebenwirkungen (Bradykardie, Hypotension) zu vermeiden.

Die schnelle, intravenöse Gabe von Neostigmin kann zu unvorhersehbaren, potenziell gefährlichen Komplikationen führen (Blutdruckabfall, Bradykardie, Bauchkrämpfe). Besondere Vorsicht ist bei Patienten mit chronischer β-Blocker-Therapie geboten!

Die Applikation von 1,0–1,5 mg Neostigmin über 3 Stunden mittels Perfusor wird in der Regel vom Patienten gut toleriert und zeigt ein niedriges Nebenwirkungsprofil.

Distigmin (z. B. Ubretid®)

Distigmin weist ein ähnliches Profil auf wie Neostigmin. Der Einsatz von Distigmin ist „traditionell" in der Urologie (Blasenkontraktilität und -sphinkterfunktion). Darüber hinaus wird eine erhöhte Inzidenz zentraler Nebenwirkungen (Verwirrtheit, akute Psychosen) bei Distigmin im Vergleich mit Neostigmin angenommen.

6.2 Ileus, bzw. akute Pseudo-Obstruktion des Kolon

Bei Verdacht auf Ileus bzw. akuter Pseudo-Obstruktion des Kolon sollte der Intensivmediziner

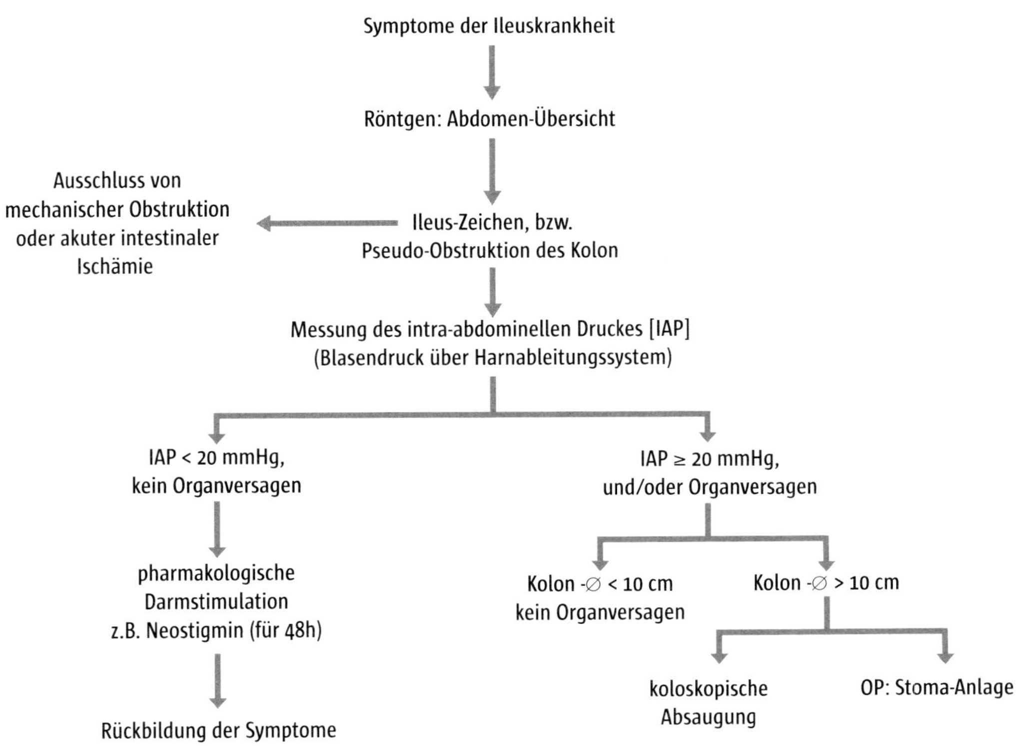

Abb. 6 Algorithmus bei klinischem Verdacht auf Ileus durch Pseudo-Obstruktion des Kolon beim Intensivpatienten (modifiziert nach Saunders MD et al. Systematic review: acute colonic pseudo-obstruction. Aliment Pharmacol Ther 2005; 22: 917–925)

einem Algorithmus folgen, der klinische und radiologische Untersuchungstechniken einschließt (s. Abb. 6). Die Therapie des manifesten Ileus richtet sich nach dem Schweregrad, wobei zwei Therapierichtungen („konservativ“ versus „chirurgisch“) konkurrieren und die Studienlage derzeit keine klare Empfehlung zulässt. Die „konservative“ Vorgehensweise zielt auf die endoskopische Dekompression der geblähten Darmschlingen durch koloskopisch gesteuertes Absaugen. Die „chirurgische“ Therapie zielt auf die Anlage eines Stomas im Bereich des Kolons oder terminalen Ileums, um das Abdomen längerfristig zu entlasten.

Pharmakologisch ist ein Therapieversuch mit Neostigmin in jedem Fall gerechtfertigt (Ausnahme: mechanischer Ileus).

Methylnaltrexoniumbromid (Relistor®)

- Mit Methylnaltrexoniumbromid liegt ein zugelassener peripher wirkender μ-Opioid-Rezeptor-Antagonist vor, der nach subkutaner Verabreichung vor allem die Opioid-Rezeptoren des Darmes blockiert und somit die Opioid-induzierte Darmparalyse aufheben soll.
- Die Studienlage ist aktuell noch uneinheitlich.

Dosierung

Die Dosierung wird gewichtsabhängig angegeben:
- **40–60 kg KG**: 8 mg Methylnaltrexoniumbromid subkutan
- **> 60 kg KG**: 12 mg Methylnaltrexoniumbromid subkutan

Diese Dosis kann nach 2 Tagen wiederholt werden.

Nebenwirkungen

- Die Nebenwirkungen beziehen sich ausschließlich auf die Effekte einer akuten Motilitätssteigerung im Darm: Durchfall, Bauchkrämpfe, Übelkeit, Flatulenz.

Die Gabe eines wasserlöslichen Röntgenkontrastmittels über eine enterale Sonde ist ein bisweilen praktiziertes Verfahren zur Stimulation gastrointestinaler Motilität. Das Wirkprinzip beruht auf der osmotischen Aktivität des Röntgenkontrastmittels, die Wirksamkeit wird als gut eingestuft. Es wird aber nicht zur Anwendung dieser Methode geraten, da
- Röntgenkontrastmittel für diese Indikation nicht zugelassen sind.
- bei akzidenteller Aspiration sich das Kontrastmittel in der Lunge befindet, dort wahrscheinlich lange verweilt und die Spätfolgen nicht absehbar sind.
- eine notwendige und folgende CT Diagnostik im Verlauf verfälscht werden kann, bzw. in ihrer Aussagekraft deutlich reduziert sein kann.
- Röntgenkontrastmittel teuer sind.
- andere osmotisch wirksame Substanzen zur Verfügung stehen, die preiswerter und zudem für diese Indikation zugelassen sind.

7 Diarrhoe

Die Diarrhoe (beschleunigte Magen-Darm-Passage) ist auf der Intensivstation seltener anzutreffen als die intestinale Parese. Sie kann kritisch kranke Patienten allerdings in eine bedrohliche Situation bringen (Flüssigkeitsverlust, Elektrolytentgleisung) und erfordert die unverzügliche Diagnostik.

> Die Diarrhoe des Intensivpatienten ist eine potenziell bedrohliche Komplikation. Eine rein symptomatische Therapie ohne Diagnostik könnte dazu führen, dass ein ernsthaftes Problem (z. B. akute entzündliche oder ischämische Darmerkrankung) übersehen wird.

Definition

Diarrhoe ist definiert als das Absetzen von ≥ 3 Stühlen täglich, einem Wassergehalt von ≥ 75 % oder einem Stuhlgewicht von ≥ 250 g/d. Zusätzlich ist die Konsistenz von Bedeutung: die kontinuierliche Produktion wässriger Stühle ist die am meisten beeinträchtigende Form der Diarrhoe.

Ursachen der akuten Diarrhoe (nach Häufigkeit)

- Unverträglichkeit der Sondenkost
- Nebenwirkung von Medikamenten
- Gastro-intestinale Infektion
- akute Ischämie des Gastrointestinaltraktes
- pseudomembranöse Kolitis

Sehr seltene Ursachen

- akute, bisher nicht diagnostizierte Pankreatitis, Hyperthyreose, Karzinoid, Zollinger-Ellison-Syndrom, Morbus Addison, Urämie.

7.1 Allgemeine Therapieprinzipien

Die Flüssigkeits- und Elektrolytsubstitution steht zunächst im Vordergrund. Vor allem geriatrische Intensivpatienten sind bei schwerer Diarrhoe akut bedroht. Das weitere Vorgehen richtet sich nach der wahrscheinlichen Ursache:

- bei Sondenkost-Ernährung: Stopp für 24 h, evtl. Wechsel des Präparates oder kontinuierliche Fortführung mit reduzierter Applikationsrate
- mikrobiologische Untersuchung einer Stuhlprobe
- Überprüfung der laufenden Medikation auf Pharmaka, welche eine Diarrhoe begünstigen (Antibiotika, Laxanzien, Zytostatika, Sorbitol- oder Magnesium-haltige orale Pharmaka, H2-Rezeptor-Antagonisten)
- bei Verdacht auf Clostridien-Kolitis oder auf ischämische Kolitis: Koloskopie und Absetzen der Antibiotika (v. a. Clindamycin), evtl. Clostridien-Therapie

7.2 Medikamentöse Therapie

In Situationen schwerer, nicht beherrschbarer Diarrhoen mit systemischer Auswirkung (Elektrolytverschiebung, Herzrhythmusstörungen, neurologischer Beeinträchtigung) kann der Einsatz einer motilitätshemmenden Medikation sinnvoll sein. Hierzu steht neben verschiedenen anderen Opioiden die Substanz Loperamid zur Verfügung, welche ebenfalls den Opioiden zugerechnet wird.

Motilitätshemmende Medikamente dürfen beim Intensivpatienten mit akuter Diarrhoe erst nach Diagnostik bzw. nach Ausschluss einer akuten Infektion in zurückhaltender Dosierung zum Einsatz kommen. Bei Intensivpatienten besteht die Gefahr eines rapiden „Umschlags" in einen Ileus durch motilitätshemmende Medikamente, da der Intensivpatient ohnehin durch die Gefahr einer Paralyse charakterisiert ist.

Die Durchführung einer Motilitätshemmung bei infektions-assoziierter Diarrhoe birgt die Gefahr einer schwersten Enteritis mit lebensbedrohlicher Sepsis!

Loperamid (z. B. Imodium®)

Wirkmechanismus

- Loperamid ist ein hauptsächlich lokal an den μ-Rezeptoren des Darmes wirkendes Opioid, welches bei therapeutischer Dosierung keine gravierenden Nebenwirkungen auf andere Organsysteme (Atemregulierung, Analgesie) ausübt.

Charakterisierung

- „Schein-Opioid" wegen fehlender Wirkung auf zentrale Opioid-Rezeptoren
- in enteraler Applikationsform (Kapseln, Tropfen) erhältlich
- rascher Wirkungseintritt, lange Wirkdauer (ca. 12 h!)
- Metabolismus überwiegend über hepatische Konjugation, Ausscheidung über Stuhl

Dosierung

- 4 mg Initialdosis, Wiederholung frühestens nach 6–12 h, in schwersten Fällen maximale Tagesdosis ≤ 16 mg

Kontraindikationen

- schwere Leberfunktionsstörung, z. B. Leberzirrhose Child B

Nebenwirkungen

- Bei Einhalten der therapeutischen Dosierung sind keine gravierenden Nebenwirkungen bekannt, zumal unter schwerer Diarrhoe häufig ein Symptomenkomplex vorliegt (Fieber, Müdigkeit, Tachykardie etc.), der eine klare Abgrenzung von Medikamenten-assoziierten Wirkungen unmöglich macht.

Wechselwirkungen

- Loperamid kann in Wechselwirkung mit anderen Pharmaka (z. B. Verapamil) die Blut-Hirn-Schranke überwinden und akute Vigilanz-Störungen verursachen.

Bei schwerer Diarrhoe ohne Nachweis einer intestinalen Infektion sind zunächst andere Ursachen auszuschalten (Sondenkost reduzieren oder stoppen, Medikation überprüfen). Besteht nach 24 h weiterhin eine ausgeprägte Diarrhoe mit Beeinträchtigung des Patienten, ist die einmalige Gabe von Loperamid gerechtfertigt. Führt diese nicht zum Erfolg, sollte statt nochmaliger Gabe eine weiterführende Diagnostik, z. B. die Koloskopie, veranlasst werden.

Ein weiterer pharmakologischer Ansatz besteht in der *Modulation der Mikroflora des Darmes* mittels Verabreichung von **probiotischen Substanzen**. Sie soll die rasche Wiederherstellung der intestinalen Flora unterstützen. Hier ist vor allem die Substanz Saccharomyces boulardii in mehreren Studien untersucht. Es konnte gezeigt werden, dass bei bestimmten Krankheitsbildern durch prophylaktische Gabe die Inzidenz von Diarrhoen gesenkt wurde. Für den therapeutischen Einsatz bei manifester Diarrhoe liegen bisher keine ausreichenden Daten vor.

Probiotika, z. B. Saccharomyces boulardii, stellen einen attraktiven Ansatz zur Vorbeugung/Behandlung der Diarrhoe dar. Ein Therapieversuch ist gerechtfertigt bei hartnäckiger Diarrhoe im Gefolge einer akut-entzündlichen Darmerkrankung sowie Diarrhöen unter Sondenernährung. Wegen des bisher nicht einschätzbaren Risikos einer generalisierten Besiedelung mit dem Wirkstoff Saccharomyces cerevisiae darf bei Patienten mit geschwächter Immunabwehr (z. B. HIV-Infektion, Organtransplantationen, Leukämie, maligne Tumoren, Bestrahlung, Chemotherapie, langzeitig hochdosierte Kortisonbehandlung) und Patienten mit liegendem Zentralvenenkatheter dieses Arzneimittel nicht angewendet werden.

Bei Patienten mit langjährig schlecht eingestelltem Diabetes mellitus mit viszeraler Neuropathie und einer Störung postganglionärer alpha-adrenerger Fasern mit der Folge sekretorischer Durchfälle kann im Idealfall die Verabreichung von Clonidin zu sehr guten Erfolgen führen.

8 Reflux/gastrale Atonie

Neben Darmparalyse und Ileus leiden Intensivpatienten häufig unter Reflux und gastraler Entleerungsstörung. Auch für diese Störung kommen viele auslösende Mechanismen in Betracht. Wesentlich aber sind die Immobilisierung, Motilitäts-hemmende Medikamente (Opioide, Sedativa, Narkotika, Katecholamine, Alpha-2-Agonisten), operative Manipulationen sowie die herabgesetzte Resorption von Nahrung.
Eine eindeutige **Definition** des gastralen Refluxes existiert nicht. Beim nüchternen Intensivpatienten ist eine Reflux-Menge > 500 ml/24 h im Sinne einer Magenatonie zu interpretieren. Beim Patienten mit enteraler Ernährung gilt eine Reflux-Menge > 1000 ml/24 h als Zeichen einer fehlenden Resportions- und/oder Transportkapazität.

Prinzipiell stehen zur Behandlung der gastralen Atonie Pharmaka zur Verfügung, welche die *Magenmotilität erhöhen („Motilika")*. Vor dem Einsatz solcher Motilika sollte aber konsequent überprüft bzw. ausgeschlossen werden:

- Oberkörper-Hochlagerung (≥ 30 °)
- Absetzen Motilitäts-hemmender Medikamente
- Unverträglichkeit der Sondenkost
- mechanisches Hindernis (Magenausgangsstenose, Ileus)
- neurologische Ursache ([diabetische] Polyneuropathie)

8.1 Motilika

Mit Motilika wird eine heterogene Gruppe von Pharmaka bezeichnet, welche die Quantität und Qualität der Peristaltik und Propulsion des Magens erhöhen sollen. Ihre Angriffspunkte sind meist zentral (Antagonismus an zentralen Dopamin-Rezeptoren) und peripher (Acetylcholinfreisetzung).

Metoclopramid (z. B. Paspertin®)

Wirkmechanismus

Metoclopramid ist ein Antagonist der zentralen und peripheren Dopamin-Rezeptoren und führt zur vermehrten Acetylcholin-Freisetzung, was wiederum die Peristaltik erhöht.

Charakterisierung

- Die Halbwertzeit beträgt ca. 5 h.
- Begrenzte Überwindung der Blut-Hirnschranke: neuroleptische Wirkung möglich.

Nebenwirkungen

- Bei höherer Dosierung oder längerer Einnahme: Schwindel, Kopfschmerz, Unruhe, Angst, Ruhelosigkeit.
- Selten tritt ein Extrapyramidalsyndrom auf mit Dyskinesien.
- Sehr selten wird ein malignes neuroleptisches Syndrom beobachtet (Fieber, Muskelstarre, Vigilanzverlust), welches potenziell lebensbedrohlich ist und sofortiges Handeln erfordert.
- Bei wiederholter intravenöser Applikation: Herzrhythmusstörungen, Tachykardie, Bradykardie.

Wechselwirkungen

- Metoclopramid kann unabhängig von der Applikationsweise die Resorption von oral verabreichtem Digoxin herabsetzen.
- Die Resorption von oral verabreichtem Levodopa (Anti-Parkinson-Medikation), Paracetamol, Antibiotika oder Lithium kann unabhängig von der Metoclopramid-Applikationsweise erhöht werden.
- Die gleichzeitige Einnahme von Neuroleptika oder selektiven Serotonin-Wiederaufnahme-Hemmern erhöht die Inzidenz und Ausprägung von neuroleptischen/extrapyramidalen Syndromen.

Dosierung

- **Oral:** 1–4 x 10 mg/Tag
- **Intravenös:** 1–3 x 10 mg/Tag

Die länger andauernde (> 3 Tage) und intravenöse Gabe von Metoclopramid erhöht das Nebenwirkungsprofil außerordentlich. Bei Intensivpatienten in der Entwöhnungsphase oder im Durchgangssyndrom sind die typischen Nebenwirkungen von Metoclopramid (Angstzustände, neuroleptische Syndrome) nicht eindeutig erkennbar. Es wird daher abgeraten, Metoclopramid über einen längeren Zeitraum intravenös zu verwenden.

Erythromycin (z. B. Erythrocin®)

Wirkmechanismus

Das Antibiotikum Erythromycin wurde „zufällig" als Motilikum identifiziert, da es als Motilin-Rezeptor-Agonist die Peristaltik von Magen und Dünndarm fördert.

Charakterisierung

- Erythromycin ist ein Makrolid-Antibiotikum mit einem bestimmten Wirkungsspektrum.
- In mehreren kleineren Studien wurde gezeigt, dass unter Gabe von Erythromycin die Platzierung einer nasogastralen/jejunalen Ernährungssonde erfolgreicher war als unter Placebo.
- Die zuverlässige und reproduzierbare Behandlung der Magenatonie bzw. des gastralen Refluxes wurde bisher nicht gezeigt. Das Medikament ist nicht für diese Indikation zugelassen.
- Erythromycin hat eine Halbwertszeit von 2–3 h.
- Bei der zur Behandlung der Motilitätsstörung erforderlichen Dosierung ist keine Reduktion bei eingeschränkter Nierenfunktion erforderlich.
- Bei oraler Gabe ist der propulsive Effekt nicht nachweisbar.

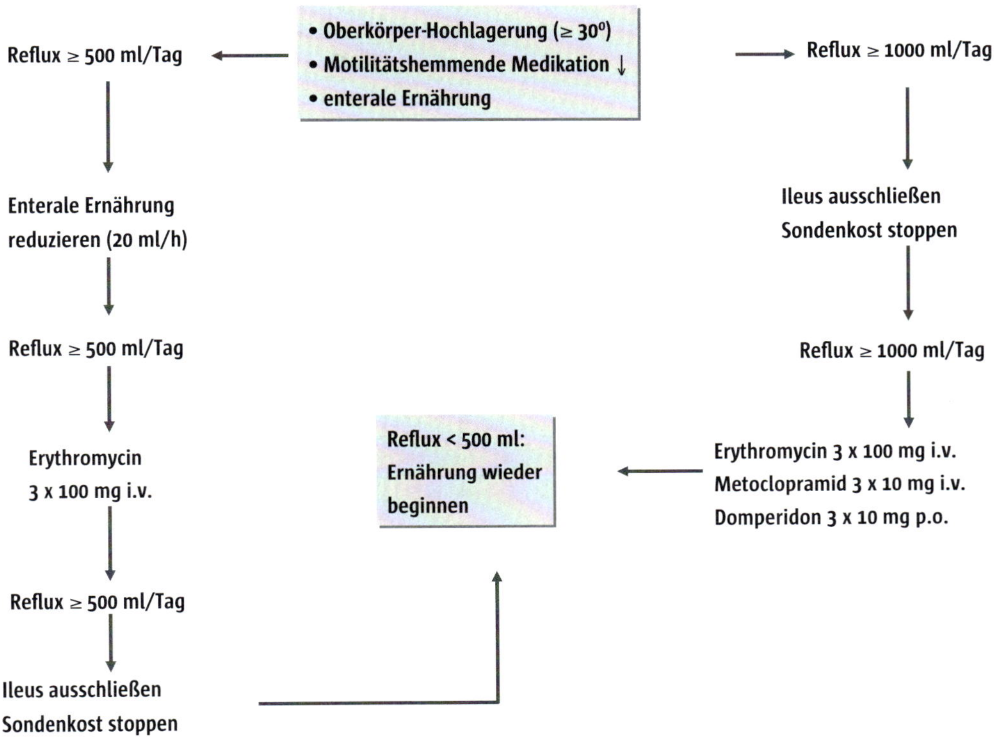

Abb. 7 Algorithmus zum Vorgehen bei Reflux/gastraler Atonie

Nebenwirkungen

- Allergische Hautreaktionen, Nausea, Erbrechen, Cholestase

Dosierung

- 3 x 100 mg i. v. für insgesamt 3 Tage.

Domperidon (z. B. Domperidon TEVA®)

Wirkmechanismus und Indikation

Domperidon ist ein Dopamin-Antagonist mit antiemetischen Eigenschaften, der jedoch die Blut-Hirn-Schranke praktisch nicht durchdringt. Bei oraler Gabe erhöht sich der Druck im unteren Ösophagus-Sphinkter, die antroduodenale Beweglichkeit verbessert sich und die Magenentleerung wird beschleunigt.

Charakterisierung

- **Eliminationshalbwertszeit:** 7–9 Stunden
- **Der Abbau** erfolgt in der Leber (über CYP3A4), die Ausscheidung über Urin und Faeces.

Dosierung

- 3 x 10 mg p. o. pro Tag

Domperidon darf nicht zusammen mit Medikamenten eingenommen werden, die die QT-Zeit verlängern können.

Kontraindiziert ist auch die gleichzeitige Einnahme mit stark wirksamen CYP3A4 Inhibitoren: Proteasehemmer, Azol-Antimykotika (z. B. Fluconazol), Makrolide (z. B. Erythromycin). Die Plasmaspiegel von Domperidon können stark erhöht sein. Dadurch steigt ebenfalls das Risiko einer QT-Zeit-Verlängerung.

Patienten mit eingeschränkter Nierenfunktion

- Bei schweren Nierenfunktionsstörungen Dosisanpassung auf 1–2 x 10 mg p. o. täglich.

Patienten mit eingeschränkter Leberfunktion

- Bei mäßigen oder schweren Leberfunktionsstörungen kontraindiziert. Bei leichter Leberfunktionsstörung keine Dosisanpassung notwendig.

Nebenwirkungen

- QT-Zeit-Verlängerung
- Mundtrockenheit
- Somnolenz, Angstzustände
- Erhöhung des Prolaktin-Blutspiegels
- Extrapyramidale Reaktionen

Bei Reflux/gastraler Atonie sollte man nach einem Algorithmus vorgehen (s. Abb. 7), der zunächst die Berücksichtigung aller physikalischen, anatomischen oder pharmakologischen Ursachen einschließt. Bei persistierendem Reflux ist ein Einsatz von Motilika gerechtfertigt. Allerdings sollte dieser wegen des hohen Nebenwirkungsprofils und fehlender harter Daten bzgl. der Wirksamkeit auf maximal 3 Tage beschränkt bleiben.

9 Delirmanagement in der Intensivmedizin

Schmerzen, Stress, Angst und ein gestörter Schlaf-Wach-Rhythmus sind häufige Symptome, die im Rahmen einer intensivmedinischen Behandlung auftreten und das Auftreten eines Delirs begünstigen. Das Delir ist eine komplexe Funktionsstörung des Gehirns, die plötzlich auftritt, einen fluktuierenden Verlauf zeigt und potenziell reversibel ist. Die *Symptome* umfassen eine Inkohärenz des Denkens, Desorientiertheit, eine wechselnde Bewusstseinslage, eine ängstliche Stimmung, einen gestörten Schlaf/Wach-Rhythmus, und Halluzinationen. Eine Antriebsstörung besteht bei Apathie (hypoaktive Form des Delirs) und bei psychomotorischer Agitiertheit (hyperaktive Form).

Die hypoaktive Form des Delirs kann leicht verkannt werden. Die führenden Symptome sind Rückzug des Patienten, Apathie, fehlende intellektuelle und emotionale Reaktion.

Die erhebliche Bedeutung des Delirs resultiert aus dem häufigen Auftreten (bis zu 30 % auf der Intensivstation), der Verlängerung der Krankenhaus-Liegedauer, der Erhöhung der Mortalität und der möglicherweise begünstigenden Entwicklung einer späteren Demenz. Kognitive Funktionen können dauerhaft beeinträchtigt bleiben.

Bei einem deliranten Patienten auf der Intensivstation müssen zunächst *kardiovaskuläre, neurologische, endokrinologische, metabolische Ursachen* sowie Elektrolytentgleisungen *ausgeschlossen* werden, bevor eine symptomatische Therapie begonnen wird. An erster Stelle stehen Hypoglykämie, Sauerstoffmangel und Intoxikationen. Wegen der speziellen therapeutischen Konsequenzen müssen Entzugsdelire (Alkohol, Opiate, Benzodiazepin-Abusus, Wegfall der Analgosedierung) erkannt werden. Medikamente, die ein Delir auslösen können, müssen abgesetzt werden (s. Teil II, Kap. 12).

Für die pharmakologische Therapie ist die *Pathophysiologie auf Neurotransmitterebene* entscheidend: Im Delir kommt es zu einer Abnahme der Acetylcholin-Synthese und Zunahme der dopaminergen und noradrenergen Aktivität im Gehirn. Im Alkoholentzug spielt auch die verminderte Aktivität des GABAergen Systems eine Rolle.

Eine sichere Strategie zur Vermeidung eines Delirs ist nicht bekannt. Durch eine Reihe nicht-medikamentöser Therapiemaßnahmen kann die Inzidenz jedoch gesenkt werden:

- *Herstellung eines Tag-Nacht-Rhythmus (Licht dämmen, Lärm reduzieren)*
- *Schaffung von Orientierungshilfen am Bettplatz (Uhr, Kalender, vertraute Alltagsgegenstände, Fotografien, Hörgeräte einsetzen, Brille aufsetzen)*
- *häufige Kommunikation mit dem Patienten (gerade dann, wenn der Patient nicht spricht, z. B. beim beginnenden hypoaktiven Delir)*
- *Einbindung der Angehörigen (häufige, längere Besuche und Kommunikation mit dem Patienten)*
- *ausreichende Schmerztherapie, vor allem bei schmerzhaften Interventionen, z. B. Verbandswechsel, ZVK-Anlage etc.*
- *Monitoring von Delir, regelmäßiges Screening (1 x pro Schicht) mittels etablierter Scores (CAM-ICU oder ICDSC)*
- *Verzicht auf störenden Blasen-Dauerkatheter, falls möglich*
- *Verzicht auf Fixierungsmaßnahmen, falls möglich*
- *Vermeidung von Sedierung wo immer möglich, da eine zu tiefe Sedierung den Behandlungserfolg erheblich verschlechtert.*

Wiederherstellung des Tag/Nacht-Rhythmus

Ein Intensivpatient schläft im Durchschnitt nur 2 Stunden pro Nacht. Durch Propofol oder Benzodiazepine kann zwar die nächtliche Schlafdauer verlängert werden, ein „normaler Schlaf" lässt sich jedoch nicht herstellen. Es kommt zu einer Fragmentation der natürlichen Schlafphasen auf Kosten des REM-Schlafes (Der REM-Anteil des Schlafes geht auf 6 % zurück, physiologischerweise beträgt er ca. 20 %).

30 bis 40 % aller Delirfälle lassen sich vermeiden!

Bei geriatrischen Patienten mit Hüftoperation wurde erstmals eine medikamentöse Delirprophylaxe versucht: Unter einer Behandlung mit **3 x 0,5 mg Haloperidol** oral bis zum dritten postoperativen Tag wurde ein Trend zur geringeren Delir-Inzidenz erreicht, der allerdings statistisch nicht signifikant war. Die Dauer und der Schweregrad des Delirs waren jedoch signifikant reduziert. Sowohl aus dieser speziellen Studie als auch aus den spärlichen anderen Untersuchungen zur medikamentösen Delirprophylaxe lassen sich keine generellen Empfehlungen ableiten.

9.1 Die symptomatische medikamentöse Therapie des Delirs

9.1.1 Delir, nicht durch Entzug verursacht

Haloperidol (z. B. Haldol®)

Haloperidol, möglichst niedrig dosiert, gilt weiterhin als Medikament der ersten Wahl zur symptomatischen Delirbehandlung. Durch die Blockade der D_2-Rezeptoren wird die Aktivität des dopaminergen Systems vermindert. Da eine Aktivierung der D_2-Rezeptoren zu einer Verminderung der Acetylcholinfreisetzung führt, kann die D_2-Blockade durch Haloperidol die Acetylcholinkonzentration im Gehirn erhöhen.

Dosierung

- **initial** 0,5 bis 2 mg intravenös, Wiederholung nach 30 min.
- Die intravenöse Tageshöchstdosis beträgt maximal 20 mg.
- Wegen der oralen Bioverfügbarkeit von 60 % bis 70 % beträgt die **orale Dosis** das 1,5 fache der intravenösen Dosis. Bei oraler Gabe werden

maximale Plasmakonzentrationen erst nach 2 Stunden gemessen. Der Wirkungseintritt im Vergleich zur intravenösen Applikation ist entsprechend verzögert.

- **Nach Besserung der deliranten Symptome** sollte die auf zwei bis drei Einzeldosen aufgeteilte tägliche Haloperidol-Dosis rasch reduziert werden (z. B. täglich um ein Drittel der Dosis).

Haloperidol wirkt sehr gut antipsychotisch und beeinflusst die Symptome Halluzinationen und Agitiertheit. Eine starke Sedierung mit der Gefahr der Atemdepression tritt in der Regel nicht auf.

Auch bei vorsichtiger und niedriger Dosierung können Frühdyskinesien als extrapyramidalmotorische Nebenwirkungen auftreten: Dystone und dyskinetische Symptome, Zungen/Schlundkrämpfe, Blickdeviation, Parkinsonoid.

Besonders gefährdet für extrapyramidalmotorische Nebenwirkungen sind geriatrische Patienten. Bei diesen Patienten sollen Tageshöchstdosen von 5 mg intravenös nicht überschritten werden.

Spätdyskinesien (anhaltende, vielfach irreversible hyperkinetische Syndrome im Bereich der Kiefer- und Gesichtsmuskulatur sowie der Extremitäten) treten in der Regel erst bei längerer Behandlung auf, ein potenzielles Risiko besteht jedoch auch schon bei kurzer und niedrig dosierter Behandlung.

Die **atypischen Neuroleptika** Risperidon (z. B. Risperdal®), Quetiapin (z. B. Seroquel®) und Olanzapin (z. B. Zyprexa®) werden als Alternative zu Haloperidol für die Behandlung des Delirs vorgeschlagen. Der Vorteil dieser Medikamente liegt in der geringeren Rate an extrapyramidalmotorischen Nebenwirkungen. Vor allem Patienten, die hohe Haloperidol-Dosen benötigen, könnten davon profitieren. Die kardiale Nebenwirkung einer QT-Zeit-Verlängerung kann jedoch sowohl unter einer Behandlung mit Haloperidol als auch mit diesen atypischen Neuroleptika auftreten. Die Applikation kann nur oral oder intramuskulär vorgenommen werden – ein gravierender Nachteil für die Anwendung auf der Intensivstation.

Melperon (z. B. Eunerpan®)

Als niedrigpotentes Neuroleptikum birgt Melperon nur ein geringes Risiko für extrapyramidalmotorische Nebenwirkungen, Spätdyskinesien sind nicht bekannt. Die Verstärkung einer deliranten Symptomatik durch Melperon ist nicht zu befürchten, da es kaum anticholinerge Wirkung zeigt.

Melperon kann mit Haloperidol kombiniert werden, wenn eine sedierende Komponente benötigt wird.

Dosierung

- Es steht als Saft zu Verfügung, als initiale Dosis wird 25 mg gewählt;
- Wiederholung nach Bedarf (bis 100 mg/Tag. Im Rahmen einer psychiatrischen Behandlung sind höhere Tagesdosen möglich).

Clonidin (z. B. Catapresan®)

Clonidin führt als zentraler α_2-Agonist zu einer Reduktion der zentralen noradrenergen Aktivität. Clonidin wirkt daher der beim Delir gesteigerten zentralen Synthese und Freisetzung von Noradrenalin entgegen. Es beeinflusst somit vor allem die vegetative Symptomatik (z. B. hypertensive Krisen und Tachykardie). Außerdem wirkt es sedierend. Clonidin hat jedoch keine antipsychotische Wirkung. Die Kernsymptome des Delirs (Desorientiertheit, Halluzinationen und formale Denkstörungen) werden durch Clonidin nicht beeinflusst.

Clonidin bietet sich daher als Ergänzung zu Haloperidol an, wenn eine ausgeprägte vegetative Symptomatik vorliegt und eine leichte Sedierung gewünscht ist. Bei Bradykardie und Kreislaufinsuffizienz ist die Anwendung beschränkt.

Dosierung

- 30 bis 120 µg/h intravenös.

Dexmedetomidin

Wirkmechanismus wie bei Clonidin, allerdings für die kontinuierliche Gabe gerade beim Delir laut neuester Leitlinien empfohlen. Eignet sich auch zur Vermeidung von Entzugssymptomen beim Ausschleichen einer anderen länger dauernden sedierenden Therapie.

Benzodiazepine sind beim Nicht-Entzugsdelir *keine* medikamentöse Option. Im Gegenteil: Sie können selbst sogar bei Einzelgaben und delirgefährdeten Patienten ein Delir auslösen (oft als paradoxe Reaktion fehlinterpretiert).

Die niedrigpotenten Neuroleptika Levomepromazin (z. B. Neurocil®) und Promethazin (z. B. Atosil®) werden wegen ihrer sedierenden Wirkung gerne in der Delir-Behandlung eingesetzt. Ihre ausgeprägte anticholinerge Wirkung kann jedoch selbst ein Delir hervorrufen oder unterhalten. Ihr Einsatz wird nicht empfohlen.

9.1.2 Entzugsdelire

Alkoholentzugsdelir

Nach zwei bis dreitägiger Unterbrechung eines chronischen Alkoholkonsums kann ein Entzugsdelir auftreten und bis zu einer Woche anhalten. Pathophysiologisch ist die GABAerge Funktion des Alkohols bedeutsam. Der Entzug des Alkohols führt zu einer Unterfunktion des GABA-Systems. Übererregbarkeit und Krampfanfälle sind die Folge. Benzodiazepine sind ebenfalls GABA-Agonisten, ihr Einsatz im Alkoholentzugsdelir ist daher sinnvoll (im Gegensatz zum Nicht-Entzugsdelir!). Midazolam bietet sich wegen seiner kurzen Halbwertszeit an. Bei langfristiger Anwendung bieten Benzodiazepine selbst ein Suchtpotenzial.

Hypomagnesiämie: Der Ausgleich einer Hypomagnesiämie oder die prophylaktische Gabe von *Magnesium* ist ebenfalls hilfreich. Magnesium scheint eine antagonistische Wirkung gegenüber dem erregenden zerebralen Glutamatrezeptorsystem zu besitzen.

Thiaminmangel (Vitamin B1): Der beim Alkoholiker bestehende Thiaminmangel (Vitamin B1) wird im Alkoholentzug noch verstärkt. Als gravierende neurologische Erkrankung kann eine *Wernicke-Enzephalopathie* entstehen. Bei hochkalorischer parenteraler Ernährung kann außerdem eine metabolische Azidose auftreten: Thiamin ist ein Coenzym der Pyruvatdehydrogenase. Durch den Mangel kommt es zu einem vermehrten Anfall von Pyruvat und Laktat mit den Folgen einer metabolischen Azidose.

Empfehlenswert ist daher eine tägliche *Gabe von Thiamin* (z. B. 300 bis 500 mg/Tag verteilt auf 2 bis 3 Einzelgaben). Mit Besserung der Symptomatik kann nach einigen Tagen auf 100 mg/Tag reduziert werden.

Clonidin wird im Alkoholentzug zur Dämpfung der vegetativen Symptomatik eingesetzt. Es besitzt jedoch keine antiepileptische Potenz. Die zusätzliche Gabe von Benzodiazepinen muss daher erwogen werden.

Haloperidol wird zusätzlich eingesetzt, wenn psychotische Symptome vorliegen. Von Nachteil ist die Senkung der Krampfschwelle beim Patienten, der durch Krampfanfälle im Alkoholentzug bereits gefährdet ist.

Propofol kann beim intubierten Patienten supplementierend gegeben werden, wenn sich die Symptomatik mit den anderen Medikamenten nicht beherrschen lässt.

Die intravenöse Alkoholsubstitution und/oder die Gabe von Clomethiazol (z. B. Distraneurin®) werden zur Behandlung des Alkoholentzug-induzierten Delirs auf der Intensivstation nicht mehr empfohlen: Die intravenöse Alkoholsubstitution bietet gravierende Nachteile:

Ein Delir kann nicht sicher verhindert werden. Die metabolischen Folgen des Alkohols bleiben bestehen. Die Wirkung aufs Immunsystem wirkt sich nachteilig aus. Manche Erkrankungen können unmittelbar verstärkt werden, wie z. B. eine Pankreatitis.

Falls möglich sollte der Patient seine *gewohnte orale Alkoholaufnahme* beibehalten, um das Entstehen eines Delirs zu vermeiden. Ist bereits ein Entzugsdelir eingetreten, wird die versuchte weitere Alkoholaufnahme nicht nur sinnlos sondern gefährlich.

Clomethiazol (z. B. Distraneurin®)

Die Gabe von Clomethiazol ist gefährlich:

- Clomethiazol ist nur noch in oraler Form verfügbar: Die intravenöse Applikation führte zu lebensbedrohlichen Atemdepressionen.
- Bei der gleichzeitigen Einnahme von Alkohol durch den Patienten (z. B. nach Verlegung auf Normalstation) kann es zu einer bedrohlichen Verstärkung der sedierenden Wirkung kommen.
- Clomethiazol führt zu einer beträchtlichen bronchialen Hypersekretion. Zusammen mit der sedierenden Wirkung wird die Entstehung nosokomialer Pneumonien massiv begünstigt. Clomethiazol bietet darüber hinaus selber ein Suchtpotenzial.

Grundsätzlich ist eine Intensivstation nicht der richtige Ort, um die Entzugsbehandlung eines Alkoholkranken zu beginnen. Eine solche Strategie wäre sinnlos und gefährlich. Sie kann allenfalls im psychiatrischen Konsil besprochen und geplant werden.

Entzugsdelir nach Absetzen der Analgosedierung

Besteht eine Analgosedierung mit Opiaten, Benzodiazepinen und/oder Propofol über eine Woche, kann nach dem Absetzen ein Entzugsdelir entstehen. Mit höherer Dosierung steigt das Risiko.

Grundsätzlich können wie bei den anderen Delirformen *Alpha-2-Agonisten (Clonidin oder Dexmedetomidin)* und *Haloperidol* zur Beherrschung der deliranten Symptomatik eingesetzt werden.

Man kann aber auch versuchen, das Medikament, dessen Absetzen das Entzugsdelir verursacht hat, gezielt in absteigender Dosierung zu verabreichen. Bei einer kombinierten Analgosedierung mit Opiaten und einem Benzodiazepin kann z. B. zunächst die Gabe eines Opiates erfolgen. Sistiert die delirante Symptomatik daraufhin, werden Opiate in absteigender Dosierung gegeben. Tritt eine Besserung erst auf die Gabe des Benzodiazepins ein, wird mit diesem Medikament in gleicher Weise verfahren.

Die mittlerweile empfohlene Praxis, die kontinuierliche Midazolam-Zufuhr zu pausieren oder im Wechsel durch eine Propofolgabe zu ersetzen, könnte zu einer Reduktion der Inzidenz des Entzugsdelirs beitragen.

Nach einer längerer Analgosedierung (≥ 1 Woche) sollte die kontinuierliche Zufuhr der Medikamente über die nächsten 48 Stunden schrittweise reduziert werden. Bestand die Analgosedierung ca. 2 Wochen, können dafür mehrere Tage nötig sein. Meist entspricht dies der Reduktion, die im Rahmen des Weanings von der Beatmung ebenfalls nötig ist.

Vermeidung eines Entzugsdelirs bei Abhängigkeit von Opiaten oder Benzodiazepinen

Eine vorbestehende Medikation mit Benzodiazepinen sollte *fortgeführt* werden.

Bei unklarem Delir auf der Intensivstation sollte darauf geachtet werden, ob im Rahmen der Dauermedikation des Patienten Benzodiazepine regelmäßig z. B. als „Schlafmittel" eingenommen wurden. Die fehlende Fortführung kann ein Delir auslösen.

Eine vorbestehende Medikation mit **Opiaten** z. B. beim chronischen Schmerz- oder Tumorpatienten muss *fortgeführt* werden. Falls die Fortführung in der bestehenden Form nicht möglich ist (z. B. keine Möglichkeit der enteralen Applikation), muss ersatzweise ein anderes Opiat gegeben werden, um einen Entzug zu vermeiden. Für die akute Schmerzbehandlung auf der Intensivstation, z. B. postoperativ, werden Opiate zusätzlich „on top" gegeben, bis die Schmerzintensität wieder auf das ursprüngliche Niveau reduziert ist.

Patienten im Methadon-**Substitutionsprogramm** erhalten weiterhin ihre tägliche Substitutionsdosis. Für die akuten Schmerzen werden ebenfalls Opiate zusätzlich gegeben, falls eine Schmerzkontrolle mit Nichtopioid-Analgetika nicht möglich ist. Auf eine intravenöse PCA-Pumpe („patient controlled analgesia") sollte verzichtet werden, da sich der Patient durch Überdosierung die euphorisierende Wirkung verschaffen kann. Die Kontrolle der Applikation muss beim medizinischen Personal verbleiben.

Bei bekanntem **Heroinabusus** wird zur Vermeidung eines Delirs eine Substitution mit Levomethadon (z. B. L-Polamidon®) begonnen. Initial werden 10 bis 20 mg (= 2 bis 4 ml der handelsüblichen Lösung) enteral verabreicht. Bei Entzugserscheinungen werden weitere 10 mg gegeben. Oft beträgt die tägliche Gesamtdosis 30 bis 40 mg (= 6 bis 8 ml der handelsüblichen Lösung).

Ist die konsumierte tägliche Heroinmenge bekannt, kann näherungsweise folgende Dosisberechnung vorgenommen werden:

Tägliche Heroinmenge in mg geteilt durch 30 entspricht der Levomethadon-Dosis in mg/Tag (im Faktor wird ein Reinheitsgrad des Straßenheroins von 10 bis 15 % einkalkuliert)

Bei der Gabe von Levomethadon (L-Polamidon®) muss die lange Halbwertszeit von 72 Stunden und die daraus folgende Kumulationsgefahr, v. a. am dritten Therapie-Tag berücksichtigt werden.

10 Antikoagulation bei Nierenersatzverfahren

Folgende Nierenersatzverfahren werden in der Intensivmedizin eingesetzt:

- Intermittierende Hämodialyse (HD)
- Kontinuierliche venovenöse Hämofiltration (CVVH)
- Kontinuierliche venovenöse Hämodiafiltration (CVVHDF)
- Langsame verlängerte tägliche Dialyse (slow extended daily dialysis = SLEDD = „Genius®-Dialyse")
- Als Überbegriff für kontinuierliche Nierenersatzverfahren dient die Bezeichnung CRRT (continuous renal replacement therapy)

Die Behandlung des Nierenversagens hat den quantitativen Flüssigkeitsentzug und die Elimination harnpflichtiger Substanzen zum Ziel:

- **Bei der intermittierenden Hämodialyse** beträgt die Behandlungsdauer ca. 4 Stunden, sie wird meist jeden zweiten Tag durchgeführt. Der rasche Flüssigkeitsentzug über einen kurzen Zeitraum kann zu einer erheblichen Kreislaufbelastung führen. Das Verfahren eignet sich daher eher für den kardiopulmonal stabilen Patienten. Die positive Flüssigkeitsbilanz bis zur nächsten Anwendung muss klinisch tolerabel sein.

Ab einer Noradrenalindosis von ca. 0,4 mg/h (normalgewichtiger Erwachsener) ist bei Anwendung der HD mit einer ausgeprägten Kreislaufreaktion zu rechnen und ein anderes Verfahren empfehlenswert.

- **Die kontinuierliche veno-venöse Hämofiltration (CVVH)** und die **kontinuierliche veno-venöse Hämodiafiltration (CVVHDF)** kommen in der Regel beim akuten Nierenversagen im Rahmen von Sepsis, ARDS und Polytrauma zum Einsatz. Der kontinuierliche Flüssigkeitsentzug ermöglicht ein exaktes Management der Flüssigkeitsbilanz bei geringerer Kreislaufbelastung, auch unter höheren Katecholamindosen. Die **CVVHDF** kombiniert Dialyse und Hämofiltration.

- **Die Genius®-Dialyse (langsame verlängerte tägliche Dialyse = SLEDD)** ist eine Weiterentwicklung zur Kombination von Hämofiltration und Dialyse. Die Behandlungsdauer beträgt 8 bis 12 Stunden. Nach diesem Zeitraum ist das Dialysat im 90-Liter-Tank in der Regel verbraucht. Bei dann weniger effizienter Dialyse kann die Behandlung zum kontinuierlichen Flüssigkeitsentzug bis insgesamt 24 Stunden ausgedehnt werden. Die Kreislaufbelastung ist ähnlich wie bei den herkömmlichen kontinuierlichen Verfahren.

Zur Durchführung der Nierenersatzverfahren wird ein doppellumiger zentralvenöser Zugang angelegt (Shaldon-Katheter). Der Blutfluss im extrakorporalen Kreislauf sollte 80 bis 180 ml/min betragen.

Die Dialyse-/Hämofiltrationssets werden mit isotonischer Kochsalz-Lösung und Antikoagulans (z. B. Heparin) vorgespült, um durch eine Adsorption an das System die „Clotting"-Neigung zu verringern. Die Spüllösung kann dann wieder aus dem System „geflusht" werden: Zunächst erfolgt der Anschluss des Schenkels, der vom Patienten zum Nierenersatzgerät führt. Anschließend wird der Schenkel, der zum Patienten zurückführt, erst angeschlossen, wenn das Blut die Spüllösung aus dem System verdrängt hat. Eine akzidentelle Überdosierung des Antikoagulans kann auf diese Weise vermieden werden.

> *Das Auftreten des „Clotting" von Filter und Schlauchsystem kann auch durch die Wahl einer hohen Blutflussgeschwindigkeit verringert werden.*

Der Kontakt des Patientenblutes mit Fremdmaterialien führt zur Gerinnungsaktivierung. Zur Vermeidung des „Clotting" oder „Zugehen" des Systems ist eine ausreichende *Antikoagulation* erforderlich.

Beim Patienten mit SIRS/Sepsis kann oft trotz schlechter plasmatischer Gerinnungswerte eine erhöhte „Clotting"-Neigung im extrakorporalen Kreislauf beobachtet werden: In neuen zellbasierten Gerinnungsmodellen spielt die Thrombingenerierung durch Gewebsthromboplastin (tissue factor), das von Monozyten freigesetzt wird, eine entscheidende Rolle. Monozyten können Gewebsthromboplastin in Form von Mikrovesikeln auch auf Thrombozyten übertragen. Die Thrombozyten werden zusätzlich durch Zytokine und Endotoxin aktiviert. Proinflammation und Prokoagulation sind auf der zellulären und mediatorvermittelten Immunkaskade miteinander verknüpft. Auch die Hämofiltration selbst aktiviert die zelluläre Inflammation. Diese beschriebene Gerinnungsaktivierung kann durch laborchemische Standardverfahren nicht erfasst werden, es bleibt der klinische Eindruck einer gesteigerten Gerinnung im extrakorporalen System.

Eine niedrigdosierte Antikoagulation ist daher bei einem septischen Patienten häufig erforderlich, obwohl der Quickwert erniedrigt und/oder die PTT erhöht ist. Wegen der in diesen Fällen erhöhten Blutungsgefahr müssen die Gerinnungswerte regelmäßig kontrolliert werden, um Verschlechterungen zu erkennen.

> **Bei Patienten mit SIRS/Sepsis ist häufig trotz eingeschränkter Gerinnungswerte eine (niedrig dosierte) Antikoagulation notwendig!**

Das Vorliegen einer erhöhten Blutungsgefahr oder einer Heparin-induzierten Thrombozytopenie vom Typ II (HIT II) erfordert eine differenzierte Auswahl des Antikoagulationsverfahrens.

10.1 Medikamente zur Antikoagulation

Unfraktioniertes Heparin (z. B. Liquemin®)

Unfraktioniertes Heparin stellt das Antikoagulans der Wahl bei Nierenersatzverfahren dar.

Die Kontrolle erfolgt über die PTT oder über die ACT (*activated clotting time*) und dient vor allem der Vermeidung einer Überdosierung des Heparins.

Die Dosierung muss lediglich eine lange Laufzeit des Nierenersatzsystems ermöglichen. Oft ist dies bereits mit einer gering erhöhten PTT oder ACT möglich. Die Halbwertszeit des Heparins beträgt unter den Bedingungen der Hämofiltration 1,5 bis 3 Stunden. Heparin wird über die Leber und Niere metabolisiert. Eine Elimination durch Dialyse oder Hämofiltration findet nicht statt.

Dosierung

Hämofiltration

- Abhängig von der Ausgangssituation der Gerinnung und der Blutungsgefahr. Bereits 400 IE/h Heparin können ausreichend sein. Ein Vorspülen des Nierenersatzsystems kann mit 10.000 IE Heparin erfolgen, wenn wie oben beschrieben die Spülflüssigkeit komplett aus dem System gespült wird, bevor der Anschluss an den Patienten erfolgt.

Dialyse

- Abhängig vom initialen Gerinnungsstatus erfolgt vor Beginn der Dialyse unter Intensivbedingungen eine Bolusgabe von 1000 bis 2000 IE Heparin. Höhere Bolusgaben können bereits zu einer therapeutischen Antikoagulation mit erhöhtem Blutungsrisiko führen. Kontinuierlich werden 400 bis 1000 IE/h verabreicht.

Bei stark blutungsgefährdeten Patienten kann auch versucht werden, das Nierenersatzverfahren „heparinfrei" zu betreiben. Das System wird lediglich mit Heparin vorgespült (s. o.), auf eine kontinuierliche Heparinzufuhr wird verzichtet. Trotzdem können oft zufriedenstellende Laufzeiten erreicht werden.

Danaparoid (z. B. Orgaran®)

Das Heparinoid Danaparoid stellt eine Alternative zur Antikoagulation bei HIT II Patienten dar. Allerdings besteht die Gefahr, dass auch Danaparoid in bis zu 10 % der Fälle eine HIT II auslösen oder unterhalten kann. Allerdings gilt das bisher in der Literatur angegebene Risiko von 10 % mittlerweile als überschätzt. Ein Restrisiko muss dennoch berücksichtigt werden.

Danaparoid wird fast ausschließlich renal eliminiert. Eine Elimination durch Dialyse oder Hämofiltration findet nicht statt. Die Halbwertszeit mit 25 Stunden ist sehr lang. Zum Monitoring der Antikoagulation muss die Anti-Faktor Xa-Aktivität im Serum bestimmt werden.

Dosierung

Hämofiltration

- Je nach initialem Gerinnungsstatus können 50 bis 150 IE pro Stunde ausreichend sein. Um eine zufriedenstellende Filterlaufzeit zu erreichen, reicht eine subtherapeutische Antikoagulation mit einer Anti-Faktor Xa Aktivität im Serum von 0,2 bis 0,4 U/ml häufig aus.
- **Zum Vorspülen des Nierenersatzsystems** können ca 2000 IE Danaparoid verwendet werden, wenn wie oben beschrieben die Spülflüssigkeit aus dem System „geflusht" wird, bevor der Anschluss an den Patienten erfolgt.
- Bei niedriger Dosierung kommt es trotz der langen Halbwertszeit bei ungeplanten operativen Eingriffen selten zu Blutungen. Wir empfehlen die Zufuhr ca. 4 Stunden vor dem Eingriff zu beenden.

Obwohl Danaparoid ausschließlich renal eliminiert wird und nicht dialysierbar oder hämofiltrierbar ist, scheint es bei kontinuierlicher Zufuhr mit einer Dosis von 50–150 IE/h im Rahmen eines Nierenersatzverfahrens nicht automatisch zu kumulieren. Offenbar liegen noch nicht bekannte zusätzliche Eliminationswege vor.

Dialyse

Die Antikoagulation erfolgt nur durch Bolusgabe vor Beginn der Dialyse.

Bolus bei	Patientengewicht ≤ 55 kg KG	Patientengewicht > 55 kg KG
1. Dialyse	2500 IE	3750 IE
2. Dialyse	2000 IE	3750 IE

Danach vor jeder weiteren Dialyse Bestimmung der Anti-Faktor Xa-Aktivität im Serum:

Anti-Xa kleiner 0,3	2000 IE	3000 IE
Anti-Xa 0,3–0,35	2000 IE	2500 IE
Anti-Xa größer 0,35	1500 IE	2000 IE

Argatroban (z. B. Argatra®)

Argatroban stellt eine gute Alternative zur Antikoagulation bei Patienten mit HIT II-Verdacht dar:

- Argatroban kann keine HIT II auslösen.
- Metabolisierung fast ausschließlich über die Leber.
- kurze Halbwertszeit von 1 bis 2 Stunden, dadurch rascher Effekt bei Dosisänderungen.
- Kontrolle über den PTT-Wert, ACT-Wert. (Der Quickwert kann in vitro abfallen, der tatsächliche in vivo Quickwert lässt sich laborchemisch nicht mehr genau bestimmen, deshalb ist er zur Therapiesteuerung ungeeignet.)

Kontraindiziert bei Leberinsuffizienz (laborchemische Hinweise auf Einschränkung der Syntheseleistung)

Dosierung

- **Für eine therapeutische Antikoagulation** wird in der Fachinformation eine Anfangsdosierung von 2 µg/kg KG/min angegeben; d. h. ein erwachsener Patient mit 70 kg würde 8,5 mg/h erhalten.
- Sehr oft wird jedoch eine therapeutische Antikoagulation bereits mit wesentlich niedrigeren Dosen z. B. 1 bis 3 mg/h erreicht.
- Für den intensivmedizinischen Bereich werden daher in einigen Publikationen niedrigere Dosierungen beginnend mit 0,1 bis 1 µg/kg/min angegeben.
- **Für eine ausreichende Antikoagulation zur Hämofiltration** sind geringere Dosen als zur therapeutischen Antikoagulation nötig.

Argatroban: *Empfehlenswert ist beim Erwachsenen eine Anfangsdosierung mit 1 bis 2 mg/h. Nach ca. 3 Stunden sollte eine PTT-Kontrolle erfolgen, die Dosis kann dann unter Berücksichtigung einer zufriedenstellenden Filterlaufzeit stufenweise angepasst werden. Bei Überdosierung kann 2 Stunden nach Abstellen der Infusion wieder eine Normalisierung der Gerinnung erreicht werden.*

Ein Vorspülen des Nierenersatzsystems mit 10 mg Argatroban ist möglich, wenn wie oben beschrieben die Spülflüssigkeit vollständig aus dem System „geflusht" wird, bevor der Anschluss an den Patienten erfolgt.

- **Für eine Dialysebehandlung** unter Intensivbedingungen kann empfohlen werden, die Infusion von Argatroban (falls noch keine Antikoagulation vorliegt) ca. 4 Stunden vor Behandlungsbeginn zu starten. Da sich nach diesem Zeitraum bereits ein „steady-state" ausgebildet hat, sollte eine ausreichende Antikoagulation gegeben sein. Kurzfristige Kontrollen können über die ACT erfolgen.

Hirudin/Lepirudin (z. B. Refludan®)

Hirudin bietet den theoretischen Vorteil, dass keine Kreuzreaktivität zu Heparin bei HIT II-Patienten besteht. Hirudin wird ausschließlich renal eliminiert und kumuliert daher stark bei Niereninsuffizienz. Eine einzige Bolusgabe von 0,005 bis 0,01 mg/kg KG kann zu einer antikoagulatorischen Wirkung über Tage führen.

Das Blutungsrisiko unter Hirudin/Lepirudin ist bei Niereninsuffizienz enorm. Ein Antidot existiert nicht.

Nur die kontinuierliche Hämofiltration kann zu einem Absinken des Serumspiegels beitragen.

Die Kontrolle erfolgt über den PTT-Wert.

Bei Vorliegen besserer Alternativen kann Hirudin wegen der schlechten Steuerbarkeit nicht zur Antikoagulation bei Hämofiltration/Dialyse empfohlen werden.

Prostacyclin (z. B. Flolan®)

Eine Reduktion der Heparin-Dosis bei blutungsgefährdeten Patienten ist durch die Anwendung von Prostacyclin (=Epoprostenol = PGI2=Flolan®) möglich.

Prostacyclin hemmt die Thrombozytenaktivierung und -aggregation. Außerdem verstärkt es die Wirkung des Heparins durch Inhibition der Expression von Plättchenfaktor 4. Heparin wird durch Plättchenfaktor 4 gehemmt. Die Halbwertszeit des Prostacyclins beträgt ca. 5–15 min. Nach Abstellen der Infusion persistiert die Wirkung auf die Thrombozyten bis zu 2 Stunden.

Prostacyclin führt zu einer systemischen Vasodilatation und damit zu einem möglichen Blutdruckabfall und einer hämodynamischen Instabilität, die eine Vasopressor – Therapie erforderlich machen kann. Die hämodynamische Wirkung ist 30 min. nach Abstellen der Infusion aufgehoben.

Durch Reduktion der Blutflussrate gelangt eine geringere Menge von Prostacyclin pro Zeiteinheit in den systemischen Kreislauf, die Hypotension kann dadurch etwas verringert werden. Allerdings steigt bei Reduktion des Blutflusses auch die „Clotting"-Gefahr am Filter.

Ein für den klinischen Alltag gebräuchliches Monitoring für die Hemmung der Thrombozytenfunktion ist noch nicht verfügbar.

Dosierung

- 2–8 ng/kg KG/min. (Applikation in den zuführenden Schenkel vor dem Filter). Die gleichzeitig zu verabreichende Heparindosis liegt bei ca. 6 IE/kg KG/h, kann aber individuell stets niedriger titriert werden, wenn noch zufriedenstellende Filterlaufzeiten erreichbar sind.
- Bei einer Dosierung des Prostacyclins über 20 ng/kg KG/min muss mit hämodynamischen Reaktionen aufgrund des vasodilatatorischen Effektes gerechnet werden.
- Um eine Antikoagulation durch alleinige Anwendung von Prostacyclin zu erreichen, muss die Dosierung auf bis zu 20 ng/kg KG/min erhöht werden. Allerdings werden damit selten Filterlaufzeiten bis 24 Stunden erzielt und es gibt Hinweise, dass das Blutungsrisiko steigt.

Kontraindikationen

- Thrombozytopenie, HIT II (wegen der gleichzeitigen Gabe von Heparin), hämodynamische Instabilität (z. B. Noradrenalin > 0,4 mg/h beim normalgewichtigen Erwachsenen)

- Eine Leberinsuffizienz stellt kein Problem dar, da Prostacyclin im Gefäßsystem hydrolisiert wird.

Citrat-Antikoagulation

Therapieprinzip

Die regionale, auf den extrakorporalen Kreislauf beschränkte Antikoagulation mit Citrat stellt eine wichtige Alternative beim stark blutungsgefährdeten Patienten dar: Im vom Patienten zum Nierenersatzgerät führenden Schenkel wird dem Patientenblut kontinuierlich eine Citratlösung zugesetzt. Das Citrat bildet mit dem Calcium im Blut einen Komplex, so dass die Calciumkonzentration im Blut, welches den Filter passiert, abnimmt. Da Calcium ein wesentlicher Bestandteil für ein intaktes Gerinnungssystem ist, wird so eine effiziente Antikoagulation erreicht. Im vom Nierenersatzgerät zum Patienten zurückführenden Schenkel wird die Calciumkonzentration im Blut gemessen und Calcium wird wieder substituiert. Die Konzentration des Calciums im systemischen Kreislauf des Patienten muss regelmäßig kontrolliert werden, um eine Überdosierung der Citratlösung oder eine mangelhafte Calciumsubstitution rechtzeitig zu erkennen.

Durch dieses Verfahren wird eine systemische Antikoagulation im Idealfall nahezu vermieden.

KDIGO-Leitlinien

Kidney Disease: Improving Global Outcomes (KDIGO) Acute Kidney Injury Work Group. KDIGO Clinical Practice Guidelines for Acute Kidney Injury [www.kdigo.org]. Kidney Int, Suppl. 2012; 2: 1–138

- Bei Patienten ohne erhöhtes Blutungsrisiko oder beeinträchtigter Gerinnung und ohne bereits vorhandene effektive systemische Antikoagulation ist die regionale Citrat-Antikoagulation der Antikoagulation mit Heparin bei kontinuierlicher Nierenersatztherapie (CRRT) vorzuziehen, wenn keine Kontraindikation für Citrat vorliegt.
- Bei Patienten mit erhöhtem Blutungsrisiko ist die regionale Citrat-Antikoagulation der „Nicht-Antikoagulation" bei CRRT vorzuziehen, wenn keine Kontraindikation für Citrat vorliegt (s. Abb. 8).

Vorteile der regionalen Citrat-Antikoagulation

- Keine Beeinflussung der systemischen Gerinnung
- Reduzierte Mortalität und erhöhte Sicherheit im Vergleich zur Standardantikoagulation mit niedermolekularen Heparinen
- Reduziertes Blutungsrisiko, geringerer Transfusionsbedarf an Erythrozytenkonzentraten und verlängerte Filterlaufzeiten im Vergleich zur Standardantikoagulation mit Heparin
- Effektivere Behandlung und reduzierte Therapieunterbrechungen durch weniger Clotting im extrakorporalen System (Clotting des Filters bei 2 % der Patienten während 72-stündiger CRRT)
- Ideale Alternative insbesondere für postoperative und/oder blutungsgefährdete Patienten bzw. Patienten mit HIT Typ II
- Bessere Biokompatibilität durch geringere Gerinnungsaktivierung, geringere Leukozytenaktivierung (Degranulierung von polymorphkernigen Granulozyten) und geringere Aktivierung von Thrombozyten
- Ökonomischer Vorteil durch längere Filterlaufzeiten und geringeren Arbeitsaufwand für das Personal

Physiologische Grundlagen

Calcium-Homöostase

- Calcium-Fraktionen im Blut:
  - ca. 47 % frei in ionisierter Form
  - ca. 40 % an Proteine gebunden

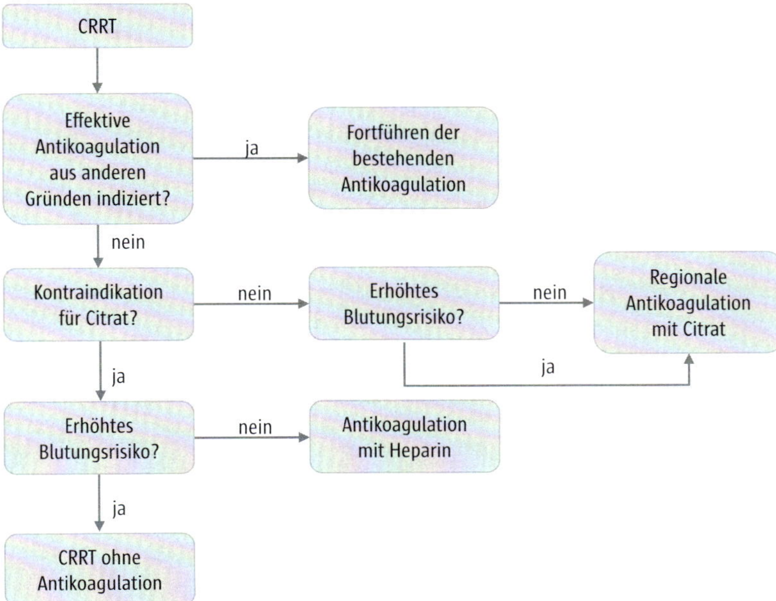

Abb. 8 Antikoagulation und CRRT

  - ca. 13 % komplexgebunden an Anionen (u. a. Citrat, Laktat)
- Die biologisch aktive Form ist das freie, ionisierte Calcium (Ca^{2+}):
  - Plasma-Normwert: 1,1–1,3 mmol/l
- Das Gleichgewicht zwischen den Fraktionen ist abhängig vom pH-Wert und der Plasma-Proteinkonzentration (v. a. Albumin).
- Regulation der Calciumhomöostase:
  - Vitamin D, Parathormon, Thyreocalcitonin
- Symptome der Hypocalcämie (mind. Ca^{2+} < 1 mmol/l):
  - Neuromuskuläre Funktionsstörungen (Parästhesien, Hyperreflexie, Tetanische Muskelkrämpfe, Laryngospasmus, Bronchospasmus)
  - Kardiovaskuläre Störungen (Bradykardie, QT-Zeitverlängerung, Kontraktilitätsabnahme des Myokards, Hypotonie)
  - Psychische Symptome (Verwirrung, Angst, Psychose)
  - Allgemeinsymptome (Übelkeit, Erbrechen, Gastrointestinale Krämpfe)
- Es besteht eine geringe Korrelation zwischen Klinik und Ausmaß der Hypocalcämie (interindividuelle Variabilität).
- Ca^{2+} ist ein essentieller Bestandteil (Faktor IV) der Hämostase. Es ist ein Kofaktor für die Aktivierung von Faktor I, II, V, VIII, IX, X, XI.
- Ein antikoagulatorischer Effekt liegt vor bei einem Ca^{2+} im Dialysesystem von < 0,5 mmol/l.
- Zielwert des ionisierten Calciumspiegels bei der regionalen Antikoagulation:
  - CVVHD: 0,25–0,34 mmol/l Postfilter-Ca^{2+}
  - CVVHDF: 0,20–0,29 mmol/l Postfilter-Ca^{2+}
  - Filterlaufzeit i. d. R. von mind. 24 Stunden bei 0,4–0,5 mmol/l Postfilter-Ca^{2+}

Citrat

- Citrat ist ein organischer Puffer (indirekte Pufferbase).
- Physiologisch niedrige Konzentration von 0,05–0,14 mmol/l (Plasma-Normwert)
- Vor allem komplexgebunden mit Kationen (Ca^{2+}, Na^{+}, Mg^{2+})
- Körpereigener Metabolit des Citratzyklus in den Mitochondrien zur Energiegewinnung (Oxidation), Gluconeogenese und Lipidsynthese
- Aerober Abbau in mehreren Schritten (u. a. über Isocitratdehydrogenase) zu Malat im Citatzyklus
- Citrat-Metabolismus vorwiegend in Leber, Skelettmuskulatur, Niere und Nebennierenrinde
- Oxidation von Citrat zu CO_2 im proximalen Tubulus der Niere
- Bei Metabolisierung entstehen aus 1 mol Ca-Citrat 3 mol Bicarbonat und 1 mol Ca^{2+}
- Halbwertszeit des Citrats bei Intensivpatienten:
  - Ohne Leberschädigung ca. 35 Minuten
  - Mit Leberzirrhose ca. 70 Minuten
- Citrat führt zu einer Chelatierung des ionisierten Calciums (und Magnesiums).
- Elimination von 35–90 % der Ca-Citrat-Komplexe über den Hämofilter (Voraussetzung: High-Flux-Filter mit mind. 1,4 m² Oberfläche)

Monitoring der Citrat-Antikoagulation

Notwendige Laborbestimmungen

- Postfilter-Calcium 5–10 min nach jeder Veränderung der Citratdosis oder ca. alle 6–8 Stunden bei stabilen Werten
- Ionisiertes systemisches Calcium vor Behandlungsbeginn (Baseline) und ca. alle 6–8 Stunden
- Gesamtcalcium 1 x/Tag
- Serum-Natrium ca. alle 6 Stunden
- Säure-Basen-Haushalt vor Behandlungsbeginn (Baseline) und ca. alle 6–8 Stunden:
  - pH-Wert, Bicarbonat bzw. Base excess
- Serum-Phosphat 1 x/Tag; Substitution bei Hypophosphatämie
- Serum-Magnesium 1 x/Tag; Substitution bei Hypomagnesiämie
- Intensiviertes Monitoring bei Risikopatienten:
  - Gesamt-Ca bei schweren Leberfunktionsstörungen oder Schockzuständen evtl. erstmalig nach ca. 6 Stunden (s. Abb. 9)

Klinisches Procedere

Im Folgenden werden allgemeingültige Modalitäten angesprochen. Die jeweiligen Tabellen für die Dosisanpassungen der jeweiligen Lösungen werden von den verschiedenen Herstellern der Dialysegeräte zur Verfügung gestellt.

Citrat-Management

- Einstellung der regionalen Antikoagulation über die Citratdosis
- Trisodiumcitrat (4 % $Na_3C_6H_5O_7$) [136 mmol/l]
- Citratzufuhr proportional zum Blutfluss
- Sicherheitstechnisch enge Kopplung des Citratflusses an den Blutfluss
- Initiale Citratdosis für ausreichende Antikoagulation: 4,0 mmol/l Blutfluss
- Zielbereich des Postfilter-Calciums: 0,25–0,35 mmol/l Ca^{2+}
- Kontrollen des Postfilter-Calciums (extrakorporal) bei Veränderung der Citratdosis nach 5–10 min, ansonsten ca. alle 6–8 Stunden ausreichend
- Die Natriumzufuhr durch 4 % Na-Citratlösung wird durch Elimination über Natrium-Diffusion in das Dialysat kompensiert, so dass eine Hypernatriämie praktisch nicht auftritt.

Calcium-Management

- Einstellung der Calcium-Bilanz über Calciumdosis
- Calciumsubstitution mit Calciumchlorid (50 % $CaCl_2$) [500 mmol/l]

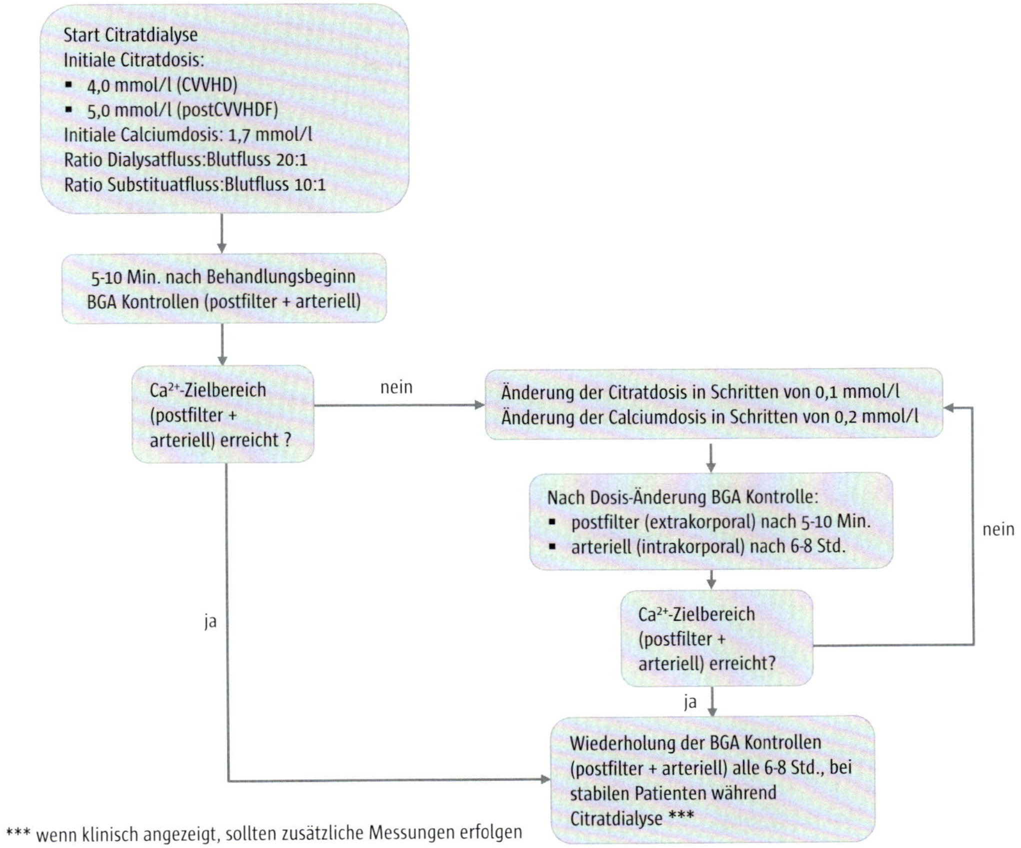

Abb. 9 Monitoring und Steuerung der Citratdialyse

- Calciumsubstitution obligat aufgrund negativer Calciumbilanz durch Dialysier- bzw. Filtrierbarkeit der Calcium-Citrat-Komplexe und des ionisierten Calciums
- Calciumverlust proportional zum Effluentfluss (= Dialysatfluss + Ultrafiltration)
- Sicherheitstechnisch enge Kopplung der Calciumsubstitution an den Dialysatfluss
- Initiale Calciumdosis für ausgeglichene Calciumbilanz: 1,7 mmol/l Effluentfluss
- Zielwert des systemischen ionisierten Calciums: 1,12–1,20 mmol/l
- Veränderungen des ionisierten Calciums im systemischen Kreislauf finden nur sehr langsam (über mehrere Stunden; bis 12 Stunden oder mehr) statt.
- Kontrollen des systemischen ionisierten Calciums (intrakorporal) ca. alle 6–8 Stunden ausreichend
- Nach Anpassung für Messwerte, die moderat außerhalb des zulässigen Bereiches liegen, sollte die nächste Anpassung normalerweise nicht innerhalb der nächsten 6–8 Stunden erfolgen.
- Bei Beginn der Citratantikoagulation (durch Citrat verursachte Hypocalcämie) häufig initial leichter Abfall des systemischen ionisierten Calciums, der sich im Regelfall wie-

der normalisiert (aufgrund der Metabolisierung des Citrats)
- Vorbestehende Hypocalcämie evtl. vor Beginn der Citratantikoagulation ausgleichen
- Beendigung der Citrat-Antikoagulation bei einer Calciumdosis von 3 mmol/l Effluentfluss

Dialysedosis-Management
- Hämodialyse (CVVHD; bis 4.800 ml/h Dialysat möglich)
- Dialysedosiskorridor: 25–35 ml/h/kgKG; „Down-Time" (Filterstandzeiten) beachten!
- Einstellung der diffusiven Effektivität der Dialysebehandlung über proportionale Änderung des Blut- und Dialysatflusses
- Dialysatfluss-Blutfluss-Verhältnis „20:1" (numerisches Zahlenverhältnis)
- Anpassung der Dialysedosis an Erkrankungsschwere und Nierenretentionsparameter

Säure-Basen-Status-Management
- Citrat ist eine indirekte Pufferbase, es wird zu Bicarbonat metabolisiert.
- Einstellung des Säure-Basen-Status über Verhältnis Blut- (ml/min) zu Dialysatfluss (ml/h)
- Bei einem Verhältnis Dialysatfluss: Blutfluss 20:1 (numerisches Zahlenverhältnis) ist ein ausgeglichener Säure-Basen-Status zu erwarten.
- Anpassung des Blut-(QB) bzw. Dialysatflusses (QD) bei Störungen des Säure-Basen-Haushaltes (s. Abb. 10)
- Eine 20 %ige Änderung des QB bzw. QD bewirkt ca. 4 mmol/l Veränderung des Base excess bzw. Bicarbonat in Richtung eines ausgeglichenen pH-Wertes (bevorzugt: QB-Änderung).
- Veränderungen des Säure-Basen-Status im systemischen Kreislauf finden nur sehr langsam (über mehrere Stunden) statt, da ein großes Verteilungsvolumen für Pufferbasen vorliegt.
- Kontrollen des Säure-Basen-Status sind ca. alle 6–8 Stunden ausreichend.
- Nach Anpassung für Messwerte, die moderat außerhalb des zulässigen Bereiches liegen, sollte die nächste Anpassung normalerweise nicht innerhalb der nächsten 6 Stunden erfolgen.
- Das Risiko einer metabolischen Alkalose aufgrund der Citratinfusion (Bicarbonatäquivalent) ist durch die reduzierte Bicarbonatkonzentration in der Dialyselösung reduziert.

Sicherheitstechnische Grenzen und Funktionen
- Blutfluss max. 200 ml/min
- Citratdosisbereich: 2,0–6,0 mmol/l
- Automatischer Stopp der Citratpumpe bei Stopp der Blutpumpe
- Automatischer Stopp der Calciumpumpe bei Stopp der Dialysatpumpe
- Automatischer Stopp der Dialysatpumpe bei Stopp der Calciumpumpe

Potentielle Komplikationen

Mögliche Elektrolytstörungen
- Ionisierte Hypocalcämie und gleichzeitige Gesamtcalcium-Erhöhung (Ratio Gesamt-Ca/Ca^{2+} > 2,25) bei gestörter Citratmetabolisierung aufgrund
  - Leberversagen
  - Schock
  - Hypoxie
- Hypercalcämie (Anstieg des ionisierten systemischen Calciums sowie des Gesamtcalciums) durch Filtermembran-Permeabilitätsverlust
- Evtl. Hypophosphatämie durch Elimination über Diffusion bei hohem Dialysatfluss und längerer Behandlung
- Evtl. Hypomagnesiämie aufgrund dialysierbarer Mg-Citrat-Komplexe
- Hypernatriämie praktisch nicht auftretend, da Natriumzufuhr über 4 % Na-Citratlösung durch Elimination über Natrium-Diffusion in das Dialysat kompensiert wird

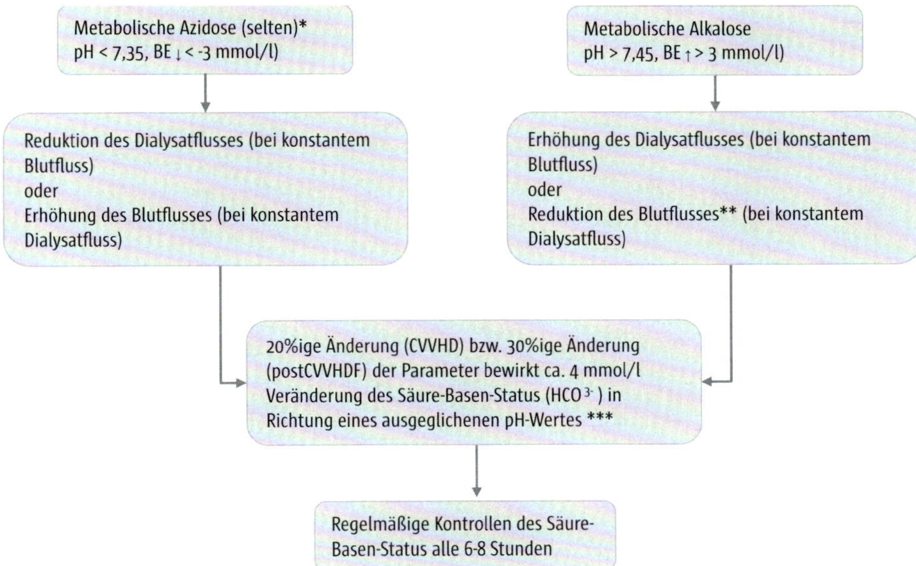

* Nur bei Auftreten im Verlauf, nicht zu Beginn der Behandlung
** Blutfluss von 80 ml/h sollte nicht unterschritten werden
*** Filterwechsel bei Fortschreiten der metabolischen Alkalose

Abb. 10 Steuerung des Säure-Basen-Status während Citratdialyse

Metabolische Komplikationen durch die Citrat-Zufuhr

- Metabolische Alkalose bei
  - fehlerhafter Einstellung der Relation Dialysatfluss : Blutfluss (< 20:1), erhöhter Citratzufuhr, Erholung einer vorher beeinträchtigten Leberfunktion, Filtermembran-Verschluss
- Metabolische Azidose bei
  - fehlerhafter Einstellung der Relation Dialysatfluss : Blutfluss (> 20:1)
  - gestörter Citratmetabolisierung aufgrund stark eingeschränkter Leberfunktion, Hypoxie oder im Schockzustand (s. Abb. 11)
    - Inzidenz der Citrat-Akkumulation von 3,6 % mit folgender Charakteristik: Eliminations-HWZ ↑, Clearance ↓, Citratspiegel ↑, fehlende Bikarbonatgenerierung, systemisches Vorliegen von Calcium-Citrat-Komplexen, Anionenlücke ↑ (Norm: 8–12 mmol/l) als Zeichen einer Citrat-Akkumulation, Abfall des ionisierten systemischen Calciums trotz Erhöhung der Calciumsubstitutionsrate bei relativem Anstieg des Gesamtcalciums
    - Marker bei Citrat-Akkumulation: Abfall des ionisierten systemischen Calciums (= kurzfristiger früher Indikator), Ratio Gesamt-Ca/Ca^{2+} > 2,25

Möglicherweise nachlassende Membrandurchlässigkeit des Filters im Verlauf der Therapie durch Protein- oder Lipid-Ablagerungen bzw. bei Tranexamsäure-Gabe mit der Folge von:

- Akkumulation von Pufferbasen (metabolische Alkalose)
- Akkumulation von Calciumkomplexen mit Hypercalcämie (Anstieg des ionisierten systemischen Calciums sowie des Gesamtcalciums)

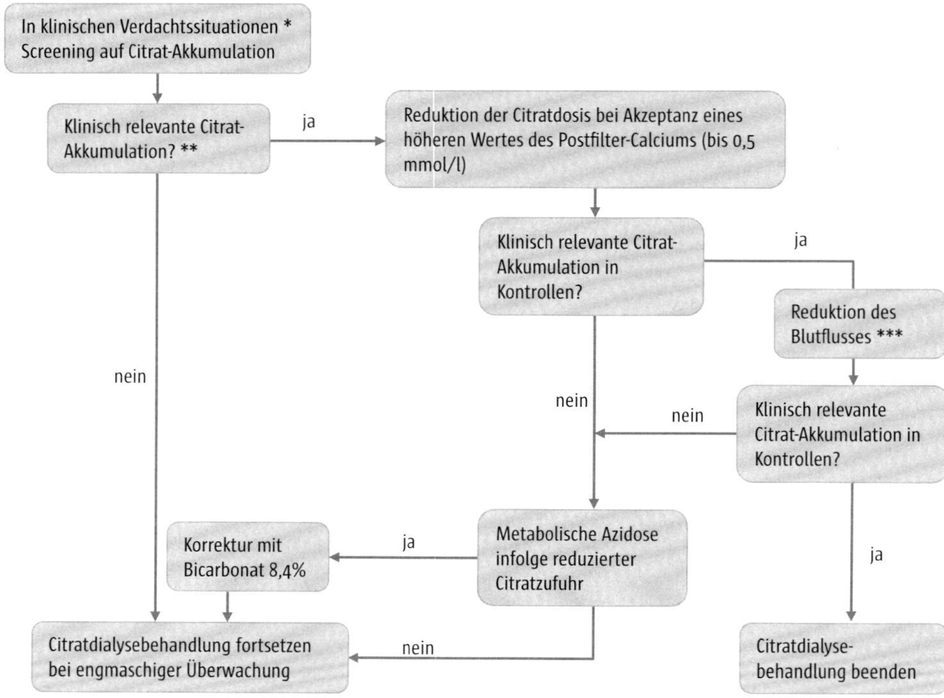

* z. B. Hypoxie unter Reanimation, schweres Leberversagen, schwerer Schock
** Kriterien:
- Starker Abfall des systemischen ionisierten Calciums
- Erhöhte Calcium-Dosis nötig, um Zielwert des systemischen ionisierten Calciums zu erreichen
- Anstieg des systemischen Gesamtcalciums >2,8 mmol/l
- Ratio Gesamtcalcium/ionisiertes Calcium >2,25

*** Nur bei CVVHD, Blutfluss von 60 ml/min in Relation zu 1500 ml/h Dialysat nicht unterschreiten!

Abb. 11 Steuerung der Citratdialyse bei Citrat-Akkumulation

- Rückläufiger Calciumbedarf
- Hypernatriämie
- Anstieg des Transmembrandrucks (TMD)
- Evtl. regrediente Citratdosis im Verlauf

Bei häufigem „Filter-Clotting" (mit Filterwechsel) trotz adäquater regionaler Citrat-Antikoagulation an HIT Typ II denken!

Relative Kontraindikationen

Akutes Leberversagen/Schwerste Leberdysfunktion

- Insbesondere bei Paracetamol-Intoxikation (mitochondriale Funktionsstörung)
- Keine Metabolisierungsprobleme bei moderater Leberdysfunktion
- Keine eindeutige Korrelation zwischen Leberfunktionsstörungen und gestörtem Citratstoffwechsel
- Sichere Anwendung bei Patienten mit hohem MELD-Score, nach Lebertransplanta-

tion und mit extrakorporalen Leberunterstützungsverfahren

Schwere Laktatazidose oder schwere Hypoxie oder schwerster Schock

- Sauerstoffabhängiger Citrat-Metabolismus
- U. a. Metformin assoziierte Laktatazidosen (mitochondriale Funktionsstörung)
- Laktatazidose im septischen Schock

Tipps für die Praxis

- Das Vorspülen des Dialyse-/Hämofiltersets kann mit 5000 IE Heparin erfolgen, falls keine HIT II vorliegt.
- Die Calciumsubstitution kann über den zurückführenden Schenkel des Systems oder direkt in einen venösen Zugang des Patienten erfolgen.
- Die Steuerung des Citratzusatzes erfolgt über die Bestimmung der Calciumkonzentration im zurückführenden Schenkel des Nierenersatzsystems.
- Ca. 30 min. nach dem Beenden der Citratzufuhr normalisiert sich die Gerinnung. Falls dialysiert wird, kann die Citratzufuhr daher 30 min. vor dem geplanten Ende der Dialyse abgestellt werden, wenn dann bereits eine normale Gerinnung vorliegen soll.

Es liegen aktuell keine Studien vor, die einen Zusammenhang zwischen der Citrat-Antikoagulation und Weaning-Problemen des intubierten Patienten aufgrund eines vermehrten Anfalls von Bicarbonat und dem konsekutiv möglichen Auftreten einer metabolischen Alkalose herstellen.

Nach Beendigung einer Dialyse/Hämofiltration ist es sinnvoll, die großlumigen Zugänge (Shaldon-Katheter) mit Citrat zu blocken, um einer Thormobosierung bis zum nächsten Anschluss an ein Ersatzverfahren zuvorzukommen. Das Füllvolumen der einzelnen Schenkel ist meist auf dem Katheter angegeben. Sollte der Katheter versehentlich angespült werden, ohne dass die Blockung vorher abgezogen wurde, sind unter Citrat-Blockung weniger Blutungskomplikationen zu erwarten als unter Heparin.

10.2 Übersicht: Antikoagulation bei Nierenersatzverfahren

Tabelle 9 zeigt eine Übersicht zu den Empfehlungen zur Antikoagulation während der Nierenersatztherapie bei bestimmten klinischen Konstellationen.

Tab. 9 Empfehlungen zur Antikoagulation während Nierenersatztherapie. UFH = unfraktioniertes Heparin, Dana = Danaparoid, Arga = Argatroban, Ci = Citrat-Antikoagulation

Patient	Hämodialyse	kontinuierliche veno-venöse Hämofiltration	kontinuierliche veno-venöse Hämodiafiltration	Genius®-Dialyse
„normaler" Patient	UFH, Ci	UFH, Ci	UFH, Ci	UFH, Ci
HIT-Patient	Ci, Arga, Dana	Ci, Arga, Dana	Ci, Arga, Dana	Ci, Arga, Dana
Patient mit starker Blutungsgefahr	UFH↓ oder Ci	Ø oder UFH↓ oder Ci	Ø oder UFH↓ oder Ci	Ø oder UFH↓ oder Ci
Patient im Leberversagen	UFH ↓	UFH ↓	UFH ↓	UFH ↓

11 Hyponatriämie

Eine Hyponatriämie entsteht entweder durch renale und extrarenale Natriumverluste oder durch eine erhöhte Sekretion von ADH (Antidiuretisches Hormon) und daraus resultierendem Wasserüberschuss im Körper.

Eine Hyponatriämie liegt vor bei einem Serumnatriumspiegel < 136 mmol/l. Es wird unterschieden zwischen einer milden (130–135 mmol/l), einer mäßigen (120–129 mmol/l) und einer schweren (< 120 mmol/l) Hyponatriämie. Außerdem wird zwischen einer akuten, weniger als 48 Stunden bestehenden und einer chronischen, länger als 48 Stunden bestehenden Hyponatriämie unterschieden.

Bei der mäßigen und schweren Hyponatriämie ist der Patient durch zwei zerebrale Komplikationen gefährdet:

1. **Hirnödem:** Als Folge der Hyponatriämie schwellen die Zellen des Gehirns durch Wasseraufnahme an. Diese Gefahr besteht vor allem bei der akuten Hyponatriämie. Je länger die Hyponatriämie besteht, desto mehr wirken Adaptationsmechanismen des Gehirns der Schwellung entgegen.
2. **Zerebrale pontine Myelinolyse:** Dieses Krankheitsbild tritt 2 bis 6 Tage nach dem zu raschen Ausgleich einer Hyponatriämie auf. Durch Demyelinisierung kommt es zum Untergang von Oligodendrozyten und Myelin im Hirnstammbereich. Die gravierenden Symptome reichen von Dysphagie, Dysarthrie, Störungen der Okulomotorik, Somnolenz bis zu Para-, Tetraspastik und „locked in"-Syndrom.

Unabhängig von ihrer Entstehung gilt, dass eine Hyponatriämie so langsam wie möglich ausgeglichen werden sollte:

- Lediglich bei der **akuten schweren Hyponatriämie** mit den Symptomen eines **Hirnödems** darf der Serumnatriumspiegel um 2 mmol/l pro Stunde angehoben werden. Allerdings nur bis zum Sistieren der Symptome und maximal bis zum Erreichen eines Spiegels von 120 bis 125 mmol/l.
- Bei einer **schweren, chronischen Hyponatriämie** ohne neurologische Symptome darf der Serumna-

triumspiegel **maximal um 0,5 mmol/l pro Stunde** ansteigen. Wird ein Spiegel von 120 bis 125 mmol/l erreicht, empfiehlt sich ein noch langsamerer Ausgleich. Es genügen beim asymptomatischen Patienten wenige mmol/l pro Tag.

11.1 Hyponatriämie durch renale und extrarenale Natriumverluste

Renale Natriumverluste können durch den Einsatz von Diuretika entstehen. Thiazide (z. B. Hydrochlorothiazid) bewirken dabei eine stärkere Natriurese als Schleifendiuretika (z. B. Furosemid). In der polyurischen Phase eines Nierenversagens sowie bei Salzverlustnephropathien kann ebenfalls eine Hyponatriämie auftreten.

Extrarenale Ursachen können Flüssigkeitsverluste des Körpers durch Erbrechen, Durchfälle, Verbrennungen und über Drainagen sein. Für das Entstehen einer Hyponatriämie ist dabei entscheidend, dass der Natriumverlust gegenüber dem Wasserverlust überwiegt.

11.1.1 Therapie

1. Durch den Natrium- und Wasserverlust liegt bei diesen Patienten neben der Hyponatriämie meist auch eine Hypovolämie vor. Ziel der Therapie ist daher zunächst der Ausgleich des Volumendefizits mit physiologischer 0,9 %iger Kochsalzlösung. Die Ursache des Natriumverlustes muss ermittelt und – falls möglich – beseitigt werden.
2. Steigt das Serumnatrium durch Zufuhr physiologischer NaCl-Lösung nicht adäquat an oder muss ein rascherer Ausgleich angestrebt werden, kann eine kontinuierliche, intravenöse Gabe von **„dickem" NaCl** (z. B. NaCl 5,85 %) erforderlich werden: **Laufrate**: 3 bis 5 ml/h NaCl 5,85 % (= 3 bis 5 mmol Natrium/h)

Eine Kontrolle des Serumnatriumspiegels ist alle zwei Stunden erforderlich.

Die oben beschriebenen Regeln für den langsamen Natriumausgleich müssen dabei unbedingt beachtet werden.

Exkurs
Bei Patienten mit einem Schädel-Hirn-Trauma oder nach einem neurochirurgischen Eingriff kann in seltenen Fällen ein sogenanntes zerebrales Salzverlustsyndrom (cerebral salt waste syndrome) auftreten. Über eine noch nicht genau geklärte Beeinträchtigung der renalen, tubulären Natriumrückresorption kommt es zu Natrium- und Wasserverlust des Körpers. Im Labor fällt wie beim SIADH (Syndrom der inadäquaten ADH-Sekretion, siehe Kap. 11.2.2) eine Hyponatriämie auf. Die Differentialdiagnose gelingt über den Volumenstatus der Patienten: Patienten mit zerebralem Salzverlustsyndrom verlieren nicht nur Natrium sondern auch Wasser. Sie sind daher hypovoläm und nicht normovoläm wie SIADH-Patienten.

11.2 ADH-vermittelte Hyponatriämie

11.2.1 Hyponatriämie bei physiologisch erhöhter ADH-Sekretion

ADH (Antidiuretisches Hormon = Vasopressin) reguliert die Osmolarität im Serum. Die Serumosmolarität gibt die Konzentration aller gelösten, osmotisch wirksamen Teilchen pro Liter an. Das Serumnatrium bildet dabei den wesentlichen Anteil. Die erhöhte Serumosmolarität bei einem Wasserdefizit des Körpers wird von **Osmo-Rezeptoren** im Bereich des vorderen Hypothalamus registriert. Die Information wird in den hinteren Hypophysenlappen weitergeleitet, wo daraufhin ADH in die Blutbahn sezerniert wird. An den Sammelrohren der Niere bewirkt ADH eine Rückresorption von Wasser, wodurch die Natriumkonzentration und die Osmolarität im Serum sinken.

Auch Afferenzen von **Barorezeptoren** im Carotissinus, im Aortenbogen und in den Vorhöfen bei Blutdruckabfall oder Reduktion des effektiven Blutvolumens im Gefäßsystem bewirken eine ADH-Sekretion.

Liegt eine Hyponatriämie (Hypoosmolarität des Serums) vor ohne Hinweis auf einen Natriumverlust, besteht der Verdacht auf eine erhöhte ADH-Sekretion. Passend hierzu muss die Urinosmolarität aufgrund der vermehrten Wasserrückresorption erhöht sein.

Eine physiologisch erhöhte ADH-Sekretion liegt bei jeder länger bestehenden intravasalen Hypovolämie vor, da der Abfall des Blutdrucks und die Reduktion des effektiven Blutvolumens zu einer Stimulation der Barorezeptoren führen. Durch die ADH-vermittelte Wasserretention kommt es zu einem Wasserüberschuss im Körper (erkennbar an der Ödembildung). Folgende Krankheitsbilder sind hierfür im Besonderen prädestiniert:

- Leberzirrhose
- Nephrotisches Syndrom
- Herzinsuffizienz

Therapie

1. Liegt aktuell eine *intravasale Hypovolämie* vor, kann eine vorsichtige **Volumengabe** erwogen werden. Bei der Herzinsuffizienz steht die Verbesserung der Inotropie an erster Stelle. Durch die Zunahme des effektiv zirkulierenden Blutvolumens gehen die Stimulation der Barorezeptoren und damit die ADH-Sekretion zurück. Es erfolgt eine vermehrte Wasserelimination, die Natriumkonzentration und Osmolarität im Serum steigen wieder an.
2. Meist liegt durch die *ADH-vermittelte Wasserretention* ein ausgeglichener intravasaler Volumenstatus und Wasserüberschuss im Körper vor. Durch eine **Flüssigkeitsrestriktion** kann daher dieses Missverhältnis zwischen Natrium- und Wassergehalt des Körpers korrigiert werden:

   ***Flüssigkeitsrestriktion** führt beim initial normovolämen Patienten zu einem langsamen Serumnatriumanstieg von 1 bis 2 mmol/l pro Tag.*

   *Die Gabe von **Furosemid**, mit dem Ziel dem Körper Wasser zu entziehen, kann den Anstieg des Serumnatriums verstärken. Allerdings kann der Effekt durch die natriuretische Wirkung des Furosemids aufgehoben werden. **Thiazide** (z. B. Hydrochlorothiazid) sind wegen ihrer noch höheren Natrium-Elimination im Vergleich zu Furosemid und anderen Schleifendiuretika ungeeignet. Sie sollten daher abgesetzt werden.*

   Bei Flüssigkeitsrestriktion sollte wegen der erhöhten Thrombosegefahr auf eine ausreichende Antikoagulation geachtet werden.

3. Steigt das Serumnatrium nicht adäquat an oder muss ein rascherer Ausgleich angestrebt werden, kann eine kontinuierliche, intravenöse Gabe von **„dickem" NaCl** (z. B. NaCl 5,85 %) erforderlich werden: **Laufrate:** 3 bis 5 ml/h NaCl 5,85 % (= 3 bis 5 mmol Natrium/h)

   Eine Kontrolle des Serumnatriumspiegels ist alle zwei Stunden erforderlich.

   Die oben beschriebenen Regeln für den langsamen Natriumausgleich müssen dabei unbedingt beachtet werden.

11.2.2 Hyponatriämie beim Syndrom der inadäquaten ADH-Sekretion (SIADH)

Beim SIADH kommt es unabhängig vom physiologischen Regelkreis zu einer vermehrten Ausschüttung von ADH mit der Folge einer Wasserretention und Hyponatriämie.

Bevor differentialdiagnostisch das Syndrom einer inadäquaten ADH-Sekretion (SIADH) erwogen wird, müssen *zwei wichtige endokrinologische*

Krankheitsbilder ausgeschlossen werden, die ebenfalls eine Hyponatriämie verursachen können:

- **Hypothyreose**: Ausschluss durch Bestimmung des TSH basal (Thyreoideastimulierendes Hormon).
- **Nebennierenrindeninsuffizienz**: Ausschluss z. B. mittels ACTH Kurztest (Adrenocorticotropes Hormon). Es werden die basale und die stimulierte Cortisolrate bestimmt. Allerdings darf dem Patienten in den letzten 24 Stunden kein Cortison oder Hydrocortison appliziert worden sein, um valide Ergebnisse zu erhalten.

Ein SIADH kann bei folgenden Erkrankungen vorliegen:

- ARDS, pulmonale Infektionen
- Tumorerkrankungen (Bronchialkarzinom, Mammakarzinom, Oropharynxkarzinom, urologische Karzinome)
- Traumen und Erkrankungen des ZNS

Therapie

1. Da bei den Patienten ein ausgeglichener intravasaler Volumenstatus mit Wasserüberschuss des Körpers vorliegt, steht die **Flüssigkeitsrestriktion** an erster Stelle:

__Flüssigkeitsrestriktion__ führt beim initial normovolämen Patienten zu einem langsamen Serumnatriumanstieg von 1 bis 2 mmol/l pro Tag.

Die Gabe von __Furosemid__, mit dem Ziel dem Körper Wasser zu entziehen, kann den Anstieg des Serumnatriums verstärken. Allerdings kann der Effekt durch die natriuretische Wirkung des Furosemids aufgehoben werden. __Thiazide__ (z. B. Hydrochlorothiazid) sind wegen ihrer noch höheren Natrium-Elimination im Vergleich zu Furosemid und anderen Schleifendiuretika ungeeignet. Sie sollten daher abgesetzt werden.

Bei Flüssigkeitsrestriktion sollte wegen der erhöhten Thrombosegefahr auf eine ausreichende Antikoagulation geachtet werden.

2. *Steigt das Serumnatrium nicht adäquat* an oder muss ein rascherer Ausgleich angestrebt werden, kann eine kontinuierliche, intravenöse Gabe von **„dickem“ NaCl** (z. B. NaCl 5,85 %) erforderlich werden: **Laufrate**: 3 bis 5 ml/h NaCl 5,85 % (= 3 bis 5 mmol Natrium/h)

Eine Kontrolle des Serumnatriumspiegels ist alle zwei Stunden erforderlich.

Die oben beschriebenen Regeln für den langsamen Natriumausgleich müssen dabei unbedingt beachtet werden.

Ein SIADH entsteht chronisch, d. h. *über einen längeren Zeitraum als 48 Stunden*. Der Ausgleich der Hyponatriämie sollte daher beim symptomfreien Patienten sehr langsam erfolgen, um zerebrale Komplikationen zu vermeiden.

3. Beim **SIADH** steht seit kurzem als medikamentöse Therapieoption **Tolvaptan** (z. B. Samsca®) zur Verfügung. Tolvaptan ist ein Vasopressin-V2-Rezeptor-Antagonist. Da es somit die Wirkung des ADH an dessen Angriffsort (Sammelrohre der Nieren) aufhebt, führt es zu einer vermehrten Wasserausscheidung. Die initiale Dosis beträgt 15 mg/Tag p.o. Niereninsuffizienz stellt eine Kontraindikation dar.

Nach Einnahme von Tolvaptan kann es zum unkontrollierten, raschen Anstieg des Serumnatriums kommen. Der Einsatz dieses Medikamentes sollte erst nach Versagen aller anderen Therapieoptionen und in enger Absprache mit einem Endokrinologen erwogen werden.

11.2.3 Medikamenteninduziertes SIADH (Syndrom der inadäquaten ADH-Sekretion) und Hyponatriämie

SIADH, medikamenteninduziert

Ein SIADH kann auch durch folgende Medikamente bedingt sein:

- **ACE-Hemmer**
- **Antidiabetika**: Sulfonylharnstoffe und Biguanide
- **Antiepileptika**: v. a. Carbamazepin, Lamotrigin, Valproinsäure
- **Clofibrat**
- **Cotrimoxazol**
- **„Ecstasy"**-Drogen
- **MAO-Hemmer** (z. B. Tranylcypromin)
- **Neuroleptika**: Butyrophenone (z. B. Haloperidol), Phenothiazine (z. B. Levomepromazin)
- **Nicht-steroidale Antirheumatika**
- **Opiate**
- **Protonenpumpeninhibitoren**: v. a. Omeprazol, Esomeprazol
- **SSRI** (Selektive Serotonin-Wiederaufnahme-Hemmer): Das SIADH entwickelt sich oft schon in den ersten beiden Wochen nach Therapiebeginn unabhängig von der Höhe der Dosierung. Alter über 60 Jahre, geringes Körpergewicht und eine vorangegangene Pneumonie scheinen Risikofaktoren zu sein. Nach Absetzen des auslösenden Medikamentes kann eine Woche bis zur Normalisierung des Serumnatriums vergehen.
- Trizyklische Antidepressiva
- **Venlafaxin** (ein selektiver Serotonin- und Noradrenalin-Wiederaufnahme-Hemmer)
- **Zytostatika**: v. a. Cyclophosphamid, Methotrexat, Vincristin, Vinblastin

Therapie

Das auslösende Medikament muss abgesetzt werden. Die Normalisierung der Natriumwerte kann 1 bis 2 Wochen benötigen.

Die weitere Therapie entspricht den Ausführungen in Kapitel 11.2.2.

Medikamenteninduzierte Hyponatriämie unklarer Genese

Bei folgenden Medikamenten wurde eine *Hyponatriämie in sehr seltenen Fällen* beobachtet, ohne dass der genaue Pathomechanismus bekannt ist:

- Amiodaron
- Calciumantagonisten
- Protonenpumpeninhibitoren
- Theophyllin

12 Hypernatriämie

Eine Hypernatriämie (Serumnatriumwert > 150 mmol/l) kann entweder durch einen Diabetes insipidus, durch Wasserverlust des Körpers, durch exzessive Natriumzufuhr oder medikamenteninduziert entstehen.

Bei der Hypernatriämie kommt es durch die erhöhte Osmolarität des Serums zum Ausstrom intrazellulärer Flüssigkeit aus den Zellen des Gehirns, die damit schrumpfen. Als Folge können zentralnervöse Symptome wie Verwirrtheit, Unruhe, Somnolenz, Hyperreflexie, Spastik, Fieber und Krampfanfälle auftreten (meist aber erst bei Natriumwerten > 160 mmol/l).

Kompensatorisch kommt es bei länger als 24 Stunden bestehender Hypernatriämie zur vermehrten Aufnahme von Elektrolyten in die Zelle und somit zum Ausgleich des osmotischen Gradienten. In der Zelle befindet sich damit jetzt eine größere Menge an osmotisch wirksamen Teilchen als vorher. Wird nun die Hypernatriämie zu rasch ausgeglichen, kann es zu einem verstärkten Einstrom extrazellulärer Flüssigkeit nach intrazellulär kommen. Es droht ein Hirnödem.

Deshalb soll sich der Serumnatriumspiegel analog der Therapiesituation bei der Hyponatriämie nur langsam ändern:

Besteht die Hypernatriämie **länger als 24 Stunden** soll der Natriumwert pro Stunde um maximal 0,5 mmol/l fallen (= 8 bis 12 mmol/Tag).

12.1 Diabetes insipidus

Beim Diabetes insipidus werden eine zentrale und eine renale Form unterschieden:

12.1.1 Zentraler Diabetes insipidus

Der zentrale Diabetes insipidus ist charakterisiert durch einen kompletten oder partiellen Ausfall der ADH-Sekretion (Antidiuretisches Hormon = Vasopressin). Er tritt nach Schädel-Hirn-Trauma, nach neurochirurgischen Eingriffen am Gehirn und bei neurologischen Erkrankungen auf. Häufig hält er nur passager für wenige Tage an. Die verringerte ADH-Sekretion führt zur vermehrten Ausscheidung von Wasser. Die Natriumkonzentration und die Osmolarität im Serum steigen daher an. Ausserdem kommt es zu einer Hypovolämie des Körpers und die Urinosmolarität nimmt aufgrund der vermehrten Wasserausscheidung stark ab (< 100 mosm/l).

Therapie

1. Die negative Flüssigkeitsbilanz durch die erhöhte Urinausscheidung kann zunächst durch die Gabe isotoner Vollelektrolytlösungen kompensiert werden.
2. Bei exzessiv erhöhten Urin-Stundenportionen (ca. 300–500 ml/h) und weiter steigendem Serumnatrium-Wert kann das ADH-Analogon **Desmopressin (z. B. Minirin®)** verabreicht werden: **Dosierung:** 0,5 bis 1,0 µg Desmopressin intravenös als Einzeldosis.

Desmopressin bewirkt als ADH-Analogon an den Sammelrohren der Niere eine vermehrte Rückresorption von Wasser, wodurch die Natriumkonzentration und die Osmolarität im Serum sinken.

Die niedrige Dosierung soll verhindern, dass ein abrupter Wechsel zwischen exzessiver Wasserausscheidung und einem massivem Rückgang der Diurese auftritt. Die Folge wäre ein zu rascher Abfall des Serumnatrium-Wertes.

Spricht der Patient auf die erste Dosis nicht adäquat an, kann nach 2 bis 3 Stunden eine weitere Dosis appliziert werden. Die weiteren Dosen werden nach Bedarf gegeben, bei persistierendem Diabetes insipidus ca. alle 6 Stunden.

12.1.2 Renaler Diabetes insipidus

Bei der renalen Form des Diabetes insipidus wird eine ausreichende Menge ADH sezerniert, die Wirkung am Zielort, den Sammelrohren in der Niere, ist jedoch beeinträchtigt. Die verminderte ADH-Wirkung führt zu einem starken Wasserverlust über die Niere. Es resultiert eine höhere Serumosmolarität und eine Hypernatriämie (Natriumwert > 150 mmol/l).

Ursachen eines renalen Diabetes insipidus

- Angeborener Diabetes insipidus
- Zystennieren, fortgeschrittene Niereninsuffizienz
- Systemerkrankungen wie Sarkoidose, Amyloidose
- chronische Elektrolytstörungen: Hypokaliämie, Hyperkalzämie
- Medikamente (s. Kap. 12.1.3)

Therapie

Durch die Gabe von Thiaziden (z. B. Hydrochlorothiazid) und die damit verbundene Natriurese kann versucht werden, den Serumnatrium-Wert zu senken.

12.1.3 Medikamenteninduzierter renaler Diabetes insipidus

Ein renaler Diabetes insipidus kann auch als Nebenwirkung von folgenden Medikamenten auftreten:

- Amphotericin B
- Cidofovir
- Foscarnet
- Gentamicin
- Lithium
- Ofloxacin
- Phenytoin

Die Therapie besteht im Absetzen des entsprechenden Medikamentes. Die Normalisierung des Serumnatriumwertes kann 1 Woche benötigen.

12.2 Hypernatriämie durch Wasserverlust

Bei starkem Schwitzen, Erbrechen, Diarrhoe sowie bei einer osmotischen Diurese im Rahmen eines entgleisten Diabetes mellitus kann der Wasserverlust den Natriumverlust übersteigen. Es resultiert eine Hypernatriämie.

Bei der Gabe von **Schleifendiuretika (z. B. Furosemid, Torasemid)** kann es zu einem Missverhältnis zwischen Wasser- und Natriumausscheidung kommen: Wird im Verhältnis mehr Wasser als Natrium ausgeschieden kommt es zu einer Hypovolämie des Patienten und einer Hypernatriämie im Serum.

12.2.1 Therapie

1. Eine diuretische Therapie sollte – falls möglich – reduziert werden, die Flüssigkeitsverluste durch Volumengabe ersetzt werden.
2. Wird keine Senkung des Serumnatrium-Wertes erreicht, bedient man sich zur Senkung der Natriumkonzentration natriumarmer Infusionslösungen (z. B. Normofundin®). Sie werden zum Ersatz kontinuierlich gegebener Vollelektrolyt- oder physiologischer Kochsalzlösungen verabreicht.
3. Nur bei therapierefraktärer Hypernatriämie werden Glukose 5 %-Infusionen gegeben. Zu beachten ist, dass die Glukose verstoffwechselt wird und dem Körper damit eine große Menge freien Wassers zugeführt wird. Die Gefahr eines Hirnödems steigt. Zu bevorzugen ist daher die vorsichtige kontinuierliche Gabe von 10 bis 30 ml einer Glukose 5 %-Infusion pro Stunde.

Unabhängig von ihrer Entstehung gilt, dass eine Hypernatriämie nur langsam ausgeglichen werden sollte (s. o.).

12.3 Medikamenteninduzierte Hypernatriämie durch vermehrte Natriumzufuhr

Die Zufuhr hypertoner Kochsalzlösung im Rahmen einer Reanimation oder Polytrauma-Versorgung kann zu einer über mehrere Tage persistierenden Hypernatriämie führen.

Die kontinuierliche Gabe von **Hydrocortison** zur Behandlung des therapierefraktären septischen Schocks führt ebenfalls häufig zu einer Hypernatriämie. Ursache ist die mineralokortikoide Wirkung des Hydrocortisons. Nach Ausschleichen des Medikamentes kann die Normalisierung des Natriumwertes bis zu einer Woche benötigen. Werte über 160 mmol/l treten hierbei in der Regel jedoch nicht auf (vgl. Teil I, Kap. 4).

Eine vermehrte Natriumzufuhr wird auch bei der Gabe folgender Medikamente erreicht:

Methohexital, Fosfomycin, γ-Hydroxybuttersäure (z. B. Somsanit®), Natriumhydrogencarbonat.

12.3.1 Therapie

1. Ausschleichen oder Absetzen des auslösenden Medikamentes, falls möglich.
2. Wird keine Senkung des Serumnatrium-Wertes erreicht, bedient man sich zur Senkung der Natriumkonzentration natriumarmer Infusionslösungen (z. B. Normofundin®). Sie werden zum Ersatz kontinuierlich gegebener Vollelektrolyt- oder physiologischer Kochsalzlösungen verabreicht.
3. Nur bei therapierefraktärer Hypernatriämie werden Glukose 5 %-Infusionen gegeben. Zu beachten ist, dass die Glukose verstoffwechselt wird und dem Körper damit eine große Menge freien Wassers zugeführt wird. Die Gefahr eines Hirnödems steigt. Zu bevorzugen ist daher die vorsichtige kontinuierliche Gabe von 10 bis 30 ml einer Glukose 5 %-Infusion pro Stunde.

13 Die Behandlung des erhöhten intrakraniellen Drucks

Eine Erhöhung des intrakraniellen Drucks mit der Folge einer gefährdeten Durchblutung des Gehirns kann bei Schädel-Hirn-Traumen, Subarachnoidalblutungen, ausgedehnten Hirninfarkten und zerebralen Blutungen auftreten. Die Überwachung des intrakraniellen Drucks (ICP) und des zerebralen Perfusionsdrucks (CPP) erfolgt durch eine ins Parenchym eingebrachte Drucksonde oder über eine externe Ventrikeldrainage. Dabei gilt:

CPP = MAP – ICP
(MAP = Mittlerer arterieller Blutdruck)

Der intrakranielle Druck (ICP) ist ab einem Wert von 25 mmHg behandlungsbedürftig.

Der zerebrale Perfusionsdruck (CPP) soll zwischen 60 und 70 mmHg liegen. Ein CPP unter 60 mmHg geht mit einem signifikant schlechterem neurologischen Ergebnis einher.

Bei den meist intubierten Patienten mit akuter zerebraler Schädigung hängen CPP und ICP vom Volumenstatus, der Katecholamin-Dosierung und der Sedierung ab:

- Der Patient sollte ausgeglichen bilanziert sein: **Hypovolämie** führt zu Hypotension und damit einem verringerten CPP. **Hypervolämie** erhöht den zerebralen Blutfluss und führt zu einer Steigerung des ICP.
- Ein ausreichender MAP und CPP wird bei Normovolämie durch die kontinuierliche Gabe von Noradrenalin erreicht.
- Bei hypertonen Blutdruckwerten kann infolge des vermehrten zerebralen Blutflusses der ICP ansteigen.
- Bei unzureichender Sedierung kann es zu einem Anstieg des ICP kommen.
- MAP und CPP können unter Steigerung der Sedierung abfallen.

Zur Behandlung des erhöhten intrakraniellen Drucks stehen medikamentöse und nicht-medikamentöse Therapieoptionen zur Verfügung (s. Abb. 12).

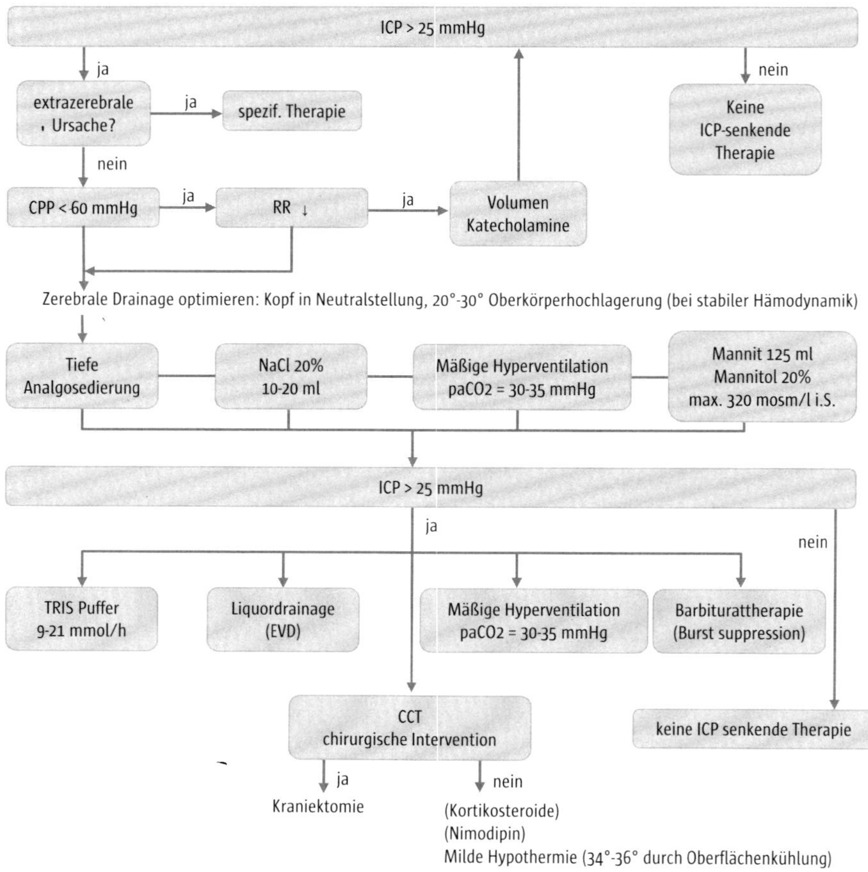

Abb. 12 Therapeutische Eskalation bei einem ICP > 25 mmHg

13.1 Nicht-medikamentöse Prophylaxe bzw. Therapieoptionen

- Auf **achsengerechte Neutrallagerung** des Kopfes achten, um den venösen Abstrom des Blutes über die Venae jugulares nicht zu behindern.
- 30 Grad **Oberkörperhochlagerung**
- Keine Bläh- bzw. „open-lung"-Manöver der Lunge
- Bei gleichzeitigem Schädel-Hirn-Trauma und schwerer Lungenschädigung besteht die Gefahr, dass ein erhöhter PEEP den venösen Abstrom aus dem Gehirn behindert und zu einem Anstieg des ICP führt. Ein PEEP bis 10 mbar ist meist unproblematisch. Erhöhungen des PEEP bis 14 mbar können in der Auswirkung für den ICP noch tolerabel sein, allerdings muss immer ein kontinuierliches Monitoring des ICP vorliegen.
- **Die maschinelle Beatmung** des Patienten sollte immer so eingestellt sein, dass eine arterielle Normokapnie resultiert ($PaCO_2$ 34–38 mmHg). **Hyperkapnie ($PaCO_2$ > 40 mmHg)** führt über die Dilatation der zerebralen Gefäße zu einem vermehrten zerebralen Blutfluss und verursacht so einen Anstieg des ICP. **Aggressive Hyper-**

ventilation mit dem Ziel einer Hypokapnie ($PaCO_2$ < 30 mmHg) kann über die Vasokonstriktion der zerebralen Gefäße zwar den zerebralen Blutfluss und damit den ICP senken, führt aber unter Umständen zu einer kritischen Minderdurchblutung von Gehirnregionen.

- **Hypothermie**: Hypothermie als Maßnahme zur Senkung des ICP ist Gegenstand kontroverser Diskussion, da sie mit folgenden Nebenwirkungen verknüpft ist: Zunahme der Diurese („Kältediurese"), Erhöhung der Blutviskosität, Beeinträchtigung der Thrombozytenfunktion und damit der Blutgerinnung, Störung der Wundheilung und Beeinträchtigung des Immunsystems.

*Bei therapierefraktärem erhöhten Hirndruck stellt eine milde **Hypothermie** zwischen 34° bis 36°C eine Therapieoption dar.*

***Hyperthermie** (> 37,0°C) darf nicht toleriert werden.*

- Wurde der Patient mit einer externen **Ventrikeldrainage (EVD)** versorgt, kann eine Druckentlastung durch kontrolliertes Ablassen einiger Milliliter Liquor erreicht werden (Sind die Liqorräume durch den hohen ICP bereits leergepresst, lässt sich keine Entlastung mehr erreichen).

13.2 Medikamentöse Prophylaxe bzw. Therapieoptionen

Zur Vermeidung eines erhöhten Hirndrucks muss der Patient ausreichend analgosediert sein.

Als Medikamente eignen sich *Sufentanil, Fentanyl, Propofol, Clonidin* und *Midazolam* in den auch sonst in der Intensivmedizin verwendeten Dosierungen.

Bei der kontinuierlichen Zufuhr von **Midazolam** muss mit einer erheblichen Kumulation gerechnet werden.

Ketamin wäre prinzipiell ebenfalls geeignet, allerdings kann als sympathomimetische Nebenwirkung eine Erweiterung der Pupillen auftreten. Die Abgrenzung dieser Medikamentenwirkung zur eventuell tatsächlich beginnenden Hirnstammeinklemmung mit konsekutiver Erweiterung der Pupillen bietet ein diagnostisches Dilemma.

Mannitol

Mannitol 20 % wirkt als Osmodiuretikum: Es wird über das Nierenglomerulum filtriert und in den Tubuli zu weniger als 10 % in die Blutbahn reabsorbiert. Durch das Verbleiben in den Tubuli bindet Mannitol Wasser, das nicht mehr reabsorbiert und damit ausgeschieden wird. Dem Körper wird auf diese Weise Wasser entzogen.

Durch den erhöhten osmotischen Druck im Plasma verlässt Wasser das Hirngewebe. Dadurch wird der intrakranielle Druck gesenkt. Bei zu hoher Dosierung kann Mannitol jedoch eine nicht mehr intakte Blut-Hirn-Schranke überschreiten und zur Akkumulation von Wasser im Hirngewebe führen.

*Bei Ansteigen des Hirndrucks über 25 mmHg werden **125 ml Mannitol 20 % als Kurzinfusion** über ca. 20 bis 30 Minuten verabreicht.*

Der intrakranielle Druck sollte im gleichen Zeitraum bei einem Ansprechen der Therapie absinken.

***Als Maximaldosis** gelten beim Erwachsenen 3 x 125 ml/Tag i. v.*

Die vermehrte Ausscheidung von Wasser führt zu einem Ansteigen der Serumosmolarität (Normalwert: 280–296 mosm/l). Bei einem Wert über 320 mosm/l sollte die Therapie nicht fortgeführt werden, da es zu einem akuten Nierenversagen und massiven Elektrolytstörungen kommen kann.

Mannitol wird nicht metabolisiert und unverändert über die Nieren ausgeschieden. Die Eliminationshalbwertszeit beträgt 2 Stunden, bei Niereninsuffizienz deutlich länger.

Inkompatibilitäten

- **Cefepim und Imipenem** sind inkompatibel mit Mannitollösungen. Bei Verabreichung von Kalium- oder Natriumchlorid über den gleichen Infusionsschenkel kann es zu Ausfällungen kommen. Eine Verabreichung von Blutkonserven über das gleiche Infusionssystem birgt das Risiko von Pseudoagglutinationen.

Hypertone Kochsalzlösung (NaCl 20 %)

Die Gabe von 10 bis 20 ml hypertoner 20 %-iger NaCl-Lösung kann einen erhöhten Hirndruck innerhalb weniger Minuten wirksam senken. Durch den erhöhten osmotischen Druck im Plasma wird dem Hirngewebe Wasser entzogen. Der wiederholten Anwendung sind durch die nachfolgende Hypernatriämie Grenzen gesetzt.

> Die Gabe hypertoner NaCl-Lösungen stellt ebenso wie die aggressive Hyperventilation häufig eine **letzte überbrückende Notfallmaßnahme** bis zur notwendigen neurochirurgischen Intervention dar.

Trometamol (z. B. TRIS®)

Trometamol bewirkt nicht nur extrazellulär sondern auch intrazellulär eine Korrektur des pH-Wertes. Dies führt zu einer Rückverteilung von Wasser aus dem Hirngewebe und damit zu einer Abnahme des Hirndrucks (Der genaue Mechanismus hierfür ist nicht bekannt).

Ein Therapieversuch bei schwer zu beherrschendem Hirndruck ist daher auch bei normalem Serum-pH-Wert gerechtfertigt.

Als Dosis empfehlen sich beim normalgewichtigen Erwachsenen 0,25 mmol/kg KG/h i. v..

Auf **Verschiebungen des Serum-pH-Wertes** in den alkalischen Bereich und entsprechende Dosiskorrekturen muss geachtet werden.

Bei Bolusgaben von 1 mmol/kg KG wurde eine Abnahme der Gewebeoxygenierung beobachtet.

> Die Anwendung von Trometamol sollte daher auf den schwer zu beherrschenden Hirndruck eingeschränkt werden (vgl. Teil I, Kap. 19.1.2).

Methohexital (z. B. Brevimytal®)

Die kontinuierliche intravenöse Zufuhr des Barbiturates Methohexital senkt die Stoffwechselleistung im Gehirn ab. Als Folge fallen der Sauerstoffbedarf und damit die Durchblutung, der Hirndruck sinkt.

Methohexital wird in der Leber in inaktive Metabolite umgewandelt. Die Eliminationshalbwertszeit beträgt 2 Stunden.

Dosierung

- **Bolus:** 0,5 bis 1 mg/kg KG i. v.
- **Kontinuierlich:** 1,0 bis 3,0 mg/kg KG/h i. v.
- Die Dosierung wird mittels eines **EEG** mit lediglich vier Kanälen kontrolliert:
- **Ziel der Dosisfindung** ist das Erreichen einer „burst suppression", d. h. eine weitgehend isoelektrische Linie wird noch von einzelnen höheramplitudigen „bursts" durchbrochen.
- **Im EEG-Monitoring** wird oft eine *„burst suppression ratio"* angegeben. Beträgt diese 100 % sind alle „bursts" unterdrückt, die Hirnaktivitäten sind damit maximal gedämpft.

Zeigt das EEG permanent eine isoelektrische Linie muss überprüft werden, ob nicht bereits eine Überdosierung vorliegt: Dann sollte die Dosis so korrigiert werden, dass sich noch einzelne „bursts" registrieren lassen.

Nebenwirkungen

- Die Kreislaufdepression führt zu einem erhöhten Katecholaminbedarf.
- Die Beeinträchtigung des Immunsystems kann bereits innerhalb von 2 bis 3 Tagen zu schwerwiegenden Infektionen (v. a. Pneumonien) führen.
- Bronchospasmus
- Intestinale Motilitätsstörung

Kontraindikation

- Intermittierende Porphyrie, Herzinsuffizienz, schwere Leberinsuffizienz
- Wegen der hepatischen Metabolisierung stellt die Niereninsuffizienz keine Kontraindikation dar.

Bewertung

Methohexital kann einen erhöhten Hirndruck wirksam senken. Die gravierenden Nebenwirkungen erfordern jedoch eine strenge zeitliche Limitierung des Einsatzes (24–48 h). Methohexital kann im Körper erheblich kumulieren.

Das Glukokortikoid Dexamethason (z. B. Fortecortin®) eignet sich nicht zur generellen Hirndruckbehandlung. Es hat seinen Stellenwert lediglich bei der Beeinflussung des perifokalen Ödems bei Hirntumoren oder -metastasen.

14 Antibiotika-Therapie bei massiver Adipositas

In der Intensivmedizin werden in den letzten Jahren zunehmend auch Patienten mit massiver Adipositas behandelt (Body mass index > 40 kg/m²). Patienten mit bis zu 200 kg Körpergewicht und mehr stellen keine Seltenheit mehr dar. Pneumonien, Weichteilinfektionen oder ein akutes Abdomen führen zu einer schweren Infektion oder Sepsis. Die operative Fokussanierung, sofern möglich, und die adäquate Antibiotikatherapie sind auch bei diesem Patientengut die Voraussetzungen für den Behandlungserfolg. Die üblichen Dosierungsangaben in den Leitlinien und Fachinformationen beziehen sich in der Regel auf ein durchschnittliches Körpergewicht von 70 kg und fallen damit möglicherweise zu niedrig aus. Ob diese in Anbetracht des enormen tatsächlichen Körpergewichtes ausreichen, ist bisher wenig untersucht. Die Körperzusammensetzung des adipösen Patienten zeigt einen größeren Anteil an Fettgewebe, einen geringeren Anteil Gesamtkörperwasser bei gleichzeitig gesteigertem Plasmavolumen sowie eine geringere fettfreie Masse.

Zu beachten ist außerdem, dass das Herzzeitvolumen erhöht ist sowie die Leber- und Nierenfunktion eingeschränkt sein können.

Das Verteilungsvolumen von lipophilen Antibiotika ist massiv erhöht, sodass bei normaler Dosis dessen Bioverfügbarkeit deutlich reduziert sein kann.

Dennoch gibt es Vorschläge, das *Dosierungsgewicht* unter Berücksichtigung des tatsächlichen Körpergewichtes (TKG), des Idealkörpergewichtes (IKG) und eines Antibiotika-Gruppen spezifischen Korrekturfaktors anzugleichen:

Berücksichtigtes Übergewicht = Korrekturfaktor x (TKG – IKG)
Dosierungsgewicht = Berücksichtigtes Übergewicht + IKG

Das Dosierungsgewicht wird der Berechnung der Dosierung zugrundegelegt.

Zwei Faktoren bestimmen die Festlegung des Korrekturfaktors in Abhängigkeit von den chemisch-physikalischen Eigenschaften des Antibiotikums:

- 30 % des adipösen Übergewichtes (TKG - IKG) werden von Wasser und damit von zusätzlichem Extrazellulärraum gebildet.
- Beim adipösen Patienten mit erhöhtem Fettanteil kann eine veränderte Kinetik des Antibiotikums vorliegen.

Die Berechnung des Dosierungsgewichtes in der dargestellten Weise sollte nach Meinung der Autoren bei Patienten mit einem Body mass index größer als 40 kg/m² vorgenommen werden.

Aminoglykoside

Aminoglykoside verteilen sich als hydrophile Antibiotika gut im Extrazellulärraum und damit auch im adipösen Gewebe. Die Dosierungen werden in mg/kg KG angegeben. Ein Korrekturfaktor von 0,4 für die Berechnung des Dosierungsgewichtes ist allgemein etabliert, d. h. die Summe aus Idealgewicht und 40 % des Übergewichtes ergibt das Dosierungsgewicht.

Bei bestehender Niereninsuffizienz sollte die Dosierung zur Vermeidung eines Nierenversagens zurückhaltender erfolgen. Zur Vermeidung von Überdosierungen sollte der Talspiegel bestimmt werden.

Beispiel

Patient mit idealem Körpergewicht 80 kg, tatsächliches Körpergewicht 180 kg. Dosierung Tobramycin: 5 mg/kg KG i. v. einmal täglich.

Dosierungsgewicht = 0,4 x (180 kg - 80 kg) + 80 kg = 40 kg + 80 kg = 120 kg

Dosis = 120 kg x 5 mg/kg = 600 mg.

Der Patient erhält somit 600 mg Tobramycin i. v. einmal täglich.

Betalaktam-Antibiotika, Carbapeneme

Betalaktam-Antibiotika (Penicilline, Cephalosporine) und Carbapeneme verteilen sich als hydrophile Antibiotika gut im Extrazellulärraum. Für Erwachsene werden die Dosierungen in Standarddosierungen angegeben und nicht in mg/kg KG. Es gibt keinen etablierten Korrekturfaktor, jedoch legt die Verteilung im Extrazellulärraum des adipösen Gewebes empirisch einen Korrekturfaktor von 0,3 nahe.

Beispiel

Patient mit idealem Körpergewicht 80 kg, tatsächliches Körpergewicht 180 kg. Standarddosierung Piperacillin: 3 x 4 g i. v./Tag.

Dosierungsgewicht = 0,3 x (180 kg - 80 kg) + 80 kg = 30 kg + 80 kg = 110 kg

Dosis: Wenn für den normalgewichtigen Erwachsenen 3 x 4 g empfohlen werden, erscheint eine zusätzliche Dosis für die 30 % des Übergewichtes (30 kg ~ ein Drittel des Idealgewichtes) nicht zu hoch. Der Patient erhält somit 4 x 4 g Piperacillin i. v./Tag.

Die Erhöhung der Tagesdosis durch Addition einer üblichen Einzeldosis erscheint in den meisten Fällen bei massiver Adipositas als der pragmatische Weg, ansonsten sollte man sich an der oberen Grenze der empfohlenen Standarddosis orientieren. Günstig wirkt sich dabei die große therapeutische Breite der Betalaktam-Antibiotika und Carbapeneme aus.

Chinolone (Gyrasehemmer)

Chinolone wie beispielsweise Ciprofloxacin verteilen sich nicht stark im Extrazellulärraum, ihre Plasmaspiegel sind im Vergleich zu Betalaktam-Antibiotika und Aminoglykosiden gering. Aufgrund der guten Gewebepenetration bietet der massiv übergewichtige Patient einen größeren Verteilungsraum an. Die Plasmaspiegel sind niedriger und fallen rascher ab als beim Normalgewichtigen, so dass von einer schnelleren Elimination ausgegangen werden muss. Deshalb wird bei Ciprofloxacin ein Korrekturfaktor von 0,45 für die Berechnung des Dosierungsgewichtes empfohlen.

Beispiel
Patient mit idealem Körpergewicht 80 kg, tatsächliches Körpergewicht 180 kg. Standarddosierung für Erwachsene 2 x 400 mg i. v./Tag
Dosierungsgewicht = 0,45 x (180 kg – 80 kg) + 80 kg = 45 kg + 80 kg = 125 kg
Dosis: Wenn für den normalgewichtigen Erwachsenen 2 x 400 mg empfohlen werden, erscheint eine zusätzliche Dosis für die 45 % des Übergewichtes (45 kg ~ halbes Idealgewicht) nicht zu hoch. Der Patient erhält somit 3 x 400 mg Ciprofloxacin/Tag.

Die Erhöhung der Tagesdosis durch Addition einer üblichen Einzeldosis erscheint in den meisten Fällen bei massiver Adipositas auch für Chinolone als der pragmatische Weg. Nähert sich der Wert des berücksichtigten Übergewichts einem Viertel des Idealgewichts, sollte die Tagesdosis je nach Schweregrad der Infektion zwischen 2 x 400 mg und 3 x 400 mg gewählt werden. Im Vergleich zu den Betalaktam-Antibiotika ist die therapeutische Breite für Ciprofloxacin geringer (Verschlechterung der Nierenfunktion, Leberwerterhöhungen mit vor allem cholestatischer Schädigung).

Für *Moxifloxacin* liegen keine Empfehlungen vor.

Vancomycin, Linezolid, Tigecyclin

Dosierungsempfehlungen bei massiver Adipositas liegen für diese Antibiotika mit ihrem wichtigen Wirkungsspektrum bei grampositiven Problemkeimen nicht vor. Linezolid scheint beim adipösen Patienten geringere Plasmaspiegel zu erzielen, welche jedoch für eine bakterizide Wirkung noch ausreichend scheinen. Eine zu hohe Dosierung von Vancomycin kann über die Bestimmung des Talspiegels vermieden werden.

Antimykotika

Caspofungin

- Patienten, die mit dem Echinocandin Caspofungin behandelt werden, erhalten üblicherweise am 1. Tag 70 mg intravenös.
- Die Therapie wird danach mit 50 mg i. v. pro Tag fortgeführt. Bei Patienten mit einem Körpergewicht größer 80 kg wird empfohlen, die Therapie mit 70 mg i. v. pro Tag fortzuführen.

Fluconazol

- Patienten, die mit dem Azol-Antimykotikum Fluconazol behandelt werden, erhalten üblicherweise am 1. Tag 800 mg intravenös.
- Die Therapie wird danach mit 400 mg i. v. pro Tag fortgeführt.

Bei Patienten mit massiver Adipositas wird eine Dosiserhöhung als notwendig betrachtet. Es liegen keine verbindlichen Empfehlungen vor. Folgendes Vorgehen erscheint jedoch sinnvoll:
- **Patienten mit einem Körpergewicht bis ca 110 kg:** Nach der Initialdosis von 800 mg Fortführung der Therapie in der Standarddosierung mit 400 mg pro Tag.
- **Patienten mit einem Körpergewicht von 110 bis 140 kg:** Nach der Initialdosis von 800 mg Fortführung der Therapie mit 600 mg pro Tag.
- **Patienten mit einem Körpergewicht größer als 140 kg:** Nach der Initialdosis von 800 mg Fortführung der Therapie mit 800 mg pro Tag.

Lipophilie und Nierenfunktion

Bei hydrophilen Antibiotika (Penicilline, Cephalosporine, Monobactame, Carbapeneme, Aminoglykoside, Fosfomycin) mit vergleichsweise geringem Verteilungsvolumen sollte eher das Dosierungsgewicht herangezogen werden.

Wegen der verstärkten Clearance lipophiler Antibiotika (Fluorchinolone, Makrolide, Clindamycin, Linezolid, Tetracyclin, Tigecyclin) mit großem Verteilungsvolumen sollte eher das aktuelle Körpergewicht (TKG) herangezogen werden.

Die Berücksichtigung der Nierenfunktion kann ebenfalls eine Herausforderung sein. Bei massiv adipösen Patienten sollte die errechnete glomeruläre Filtrationsrate (eGFR) immer anhand der individuellen Körperoberfläche berechnet werden, da in der Standardformel der übliche Wert von 1,73 m^2 angewendet wird. Dadurch wird erst eine zielführende Anpassung der Antibiotikadosierung möglich.

Die Meinung der Autoren

*Die Berücksichtigung des Übergewichtes ist bei **Aminoglykosiden** Standard.*

*Bei **Betalaktam-Antibiotika** (Penicilline, Cephalosporine) und **Carbapenemen** erscheint die Erhöhung der Tagesdosis durch zusätzliche Gabe einer üblichen Einzeldosis wegen der großen therapeutischen Breite bei massiver Adipositas vertretbar.*

*Bei **Ciprofloxacin** sollte die Dosiserhöhung sorgfältig erfolgen.*

*Bei den Antimykotika **Caspofungin und Fluconazol** ist die Dosiserhöhung bei massiv adipösen Patienten die Regel.*

Insgesamt sollte – wo immer möglich – gerade bei adipösen Patienten ein Drugmonitoring eingesetzt werden und regelmäßige Antibiotikaspiegel gemessen werden.

15 Das hepatorenale Syndrom

Patienten mit schwerwiegender, chronischer Leberfunktionsstörung, z. B. im Rahmen einer ethyltoxischen oder viralen Leberzirrhose, entwickeln häufig zusätzlich eine Niereninsuffizienz, welche bis hin zum akuten Nierenversagen reichen kann. Es handelt sich um eine prinzipiell reversible Form einer Organdysfunktion, welche pathophysiologisch durch eine ausgeprägte renale Vasokonstriktion gekennzeichnet ist.

Eine *schwerwiegende Leberfunktionsstörung in Kombination mit einer Niereninsuffizienz* bildet einen Symptomenkomplex, der als „hepatorenales Syndrom" (HRS) bezeichnet wird. Das HRS tritt besonders häufig bei Patienten mit Aszites auf und wird bei Bestehen eines Aszites von mindestens einem Jahr bei ca. 20 % der Patienten gesehen, die Auftretenshäufigkeit verdoppelt sich auf 40 % bei einer 5-Jahres-Anamnese des Aszites.

Der International Ascites Club hat Kriterien für die Diagnose HRS aufgestellt, um diesen Symptomenkomplex von anderen Formen der Niereninsuffizienz abzugrenzen (s. Tab. 10).

Tab. 10 Kriterien für die Diagnose Hepatorenales Syndrom [International Ascites Club, modif. nach PA McCormick et al., Pharmacology and Therapeutics (2008) 119: 1–6]

Leberzirrhose mit Aszites
Serum-Kreatinin > 1,5 mg/dl
Kein Schocksyndrom oder keine schwerwiegende Hypotension
Keine zurückliegende nephrotoxische Medikation
Keine durch Biopsie oder Bildgebung nachgewiesene Nierenerkrankung

Die pathophysiologische Genese des HRS ist inzwischen recht gut untersucht. Bei Patienten mit schwerer Leberfunktionsstörung liegt häufig eine erhebliche Dilatation der Gefäße im Splanchnikus-Stromgebiet vor. Die Ursachen hierfür werden in einer Kombination aus portaler Hypertension, peripherer Vasodilatation (Mediator-vermittelt: überwiegend Stickstoffmonoxid [NO]) und hyperdynamer Kreislaufsituation gesehen. Reflektorisch wird als Konsequenz die vermehrte Ausschüttung von vasokonstriktorisch wirkenden Hormonen (Renin, Angiotensin, anti-diuretisches Hormon, Katecholamine, Endothelin) angenommen, sowie eine direkte Aktivierung des renalen sympathischen Systems vermutet. Als klinisch relevantes Resultat entwickelt sich eine chronifizierte renale Hypoperfusion mit Funktionseinschränkung der Nieren.

Bei vielen Patienten mit Leberdysfunktion und den beschriebenen konsekutiven zirkulatorischen Veränderungen bleibt die renale Funktion lange Zeit kompensiert eingeschränkt. Man nimmt an, dass das akute Auftreten zusätzlicher auslösender Mechanismen die kompensierte Nierenfunktionseinschränkung in ein manifestes HRS mit klinischer Relevanz umzuwandeln vermag („second-hit-Theorie"). Zu solchen Auslösern zählen die spontane bakterielle Peritonitis, die zunehmende Cholestase, eine gastrointestinale Blutung, aber auch medizinische Interventionen (großzügige Aszites-Entlastung, ausgiebige Volumenzufuhr, Applikation nephrotoxischer Medikamente). Die Überlebensprognose bei rasch progressivem HRS ist schlecht (ca. 80 % Letalität innerhalb weniger Wochen), während die chronische und weniger schwere Form des HRS eine bessere Überlebensrate erwarten lässt.

Strategien zur Prophylaxe bei Patienten mit Risikokonstellation für ein HRS umfassen die differenzierte Steuerung der Volumenzufuhr zur Vermeidung von Dehydratation/Überwässerung, die frühe Diagnose und Therapie einer bakteriellen Peritonitis, sowie die Vermeidung pharmaka-induzierter Nierenschädigung. Klinisch bedeutsam ist in diesem Zusammenhang zum Beispiel die besonnene Auswahl (cave Aminoglykoside!) und Dosierung („Nieren-Anpassung") von Antibiotika. Letztlich gilt es, alle möglichen Auslöser entsprechend der „second-hit-Theorie" zu vermeiden bzw. frühestmöglich zu behandeln.

Die in den letzten Jahren klinisch-wissenschaftlich untersuchten pharmakologischen Therapie-Ansätze sind in Tabelle 11 dargestellt und bewertet. Als mögliche interventionelle Maßnahmen gelten die Anlage eines transjugulären intrahepatischen portosystemischen Shunts (TIPS), die extrakorporale Albumin-Dialyse („molecular absorbent recirculating system" [MARS]) oder die kontrollierte Reduktion

Tab. 11 Pharmakologische Strategien zur Behandlung des HRS

Strategie/Substanz	Dosierung	Kommentar
Albumin + Dopamin	„Nierendosis"	Nierenfunktion ≈ Überleben ≈
N-Acetylcystein	100 mg/kg KG/Tag i. v. über 5 Tage	Nierenfunktion ↑ Überleben ≈
Albumin + α-Agonist, z. B. Midodrin	20–40 mg/Tag per os	Nierenfunktion ↑ Überleben ↑
Albumin + Octreotid	300–600 µg/Tag subkutan	Nierenfunktion ↑ Überleben ≈
Vasopressin, Ornipressin (+ Albumin)	2–6 IE/h i. v.	Nierenfunktion ↑ Überleben ≈
Terlipressin (+ Albumin)	Kontinuierlich 4 mg/Tag i. v., max. 6 mg/Tag für 2–3 Tage	Nierenfunktion ↑ Überleben ↑

der Aszitesflüssigkeit bei Vorliegen eines abdominellen Kompartmentsyndroms. Für diese Verfahren liegen allerdings keine kontrollierten Studien vor und diese Maßnahmen sind zum Teil kostenaufwendig, so dass hierfür derzeit keine generellen Empfehlungen bezüglich der Behandlung des HRS gegeben werden können. Auch die Lebertransplantation stellt prinzipiell für das HRS eine Therapieoption dar und kann als definitive Behebung des Krankheitsbildes angesehen und propagiert werden.

Wie aus Tabelle 11 zu ersehen, stellt das Vasopressin-Analogon Terlipressin derzeit die am meisten favorisierte Therapieoption dar, da die klinischen Untersuchungen auf eine relevante Reduktion des HRS und eine Steigerung der Überlebensrate hoffen lassen.

Terlipressin ist charakterisiert als ein langwirkendes Vasopressin-Analogon, welches spezifisch die Rezeptoren Splanchnikus-vaskulärer Muskelzellen im Sinne einer Vasokonstriktion beeinflusst, während die renale Perfusion nicht weiter eingeschränkt wird. Als Resultat ist Terlipressin in der Lage, selektiv die Splanchnikus-Vasodilatation zu reduzieren, so dass es zu einer überwiegenden Steigerung der Nierenperfusion kommt. Dieser Effekt ist erwünscht und macht die Attraktivität von Terlipressin beim HRS aus, da die renale Perfusion verbessert und die mediator-vermittelte Vasodilatation des Splanchnikus-Gebietes reduziert wird. In zahlreichen Studien konnte eine rasche Besserung der Kreatinin-Clearance und eine Steigerung der Urinproduktion unter Gabe von Terlipressin beobachtet werden.

Als Dosierung für die Terlipressin-Therapie beim HRS wird die *kontinuierliche intravenöse Zufuhr von 4 mg/Tag für maximal 48 bis 72 Stunden* empfohlen. In einigen Studien wurde eine Steigerung des Effekts durch eine zusätzliche Gabe von Albumin (1 g/kg Körpergewicht) im Vergleich mit der alleinigen Gabe von Terlipressin gefunden.

Nebenwirkungen von Terlipressin sind kolikartige abdominelle Schmerzen, welche sehr selten als Hinweise auf das Vorliegen einer intestinalen Ischämie zu sehen sind, und kardiale Arrhythmien. Die Inzidenz solcher Nebenwirkungen wird allerdings als sehr niedrig angegeben.

Beim lebertransplantierten Patienten sollte Terlipressin postoperativ nicht angewandt werden. Die Anastomose der Arteria hepatica ist in dieser Phase vulnerabel für einen thrombotischen Verschluss. Die vasokonstriktorische Wirkung des Terlipressins an den Gefäßen des Splanchnikus-Bereichs könnte diese Komplikation begünstigen.

Zusammenfassung für die Praxis

Das hepatorenale Syndrom ist charakterisiert durch eine Nierenfunktionsstörung im Rahmen einer schweren Leberdysfunktion mit Aszitesbildung. Die rasch progrediente Form des HRS mit akutem Nierenversagen weist eine extrem schlechte Prognose auf. Als Prophylaxe eines HRS bei Patienten mit Leberzirrhose gelten ein ausgewogenes Flüssigkeitsmanagement und die frühzeitige Erkennung und Behandlung von Komplikationen (spontan bakterielle Peritonitis, gastrointestinale Blutungen). Für die Therapie eines manifesten HRS steht neben interventionellen Maßnahmen das Vasopressin-Analogon Terlipressin zur Verfügung. Nach gegenwärtigem Stand gilt die kontinuierliche intravenöse Zufuhr von Terlipressin (4 mg/Tag) über 48 bis 72 Stunden – in Kombination mit einer Albumin-Substitution – als erfolgversprechender pharmakologischer Therapieansatz zur Verbesserung der Prognose.

Sachwort- und Arzneimittelverzeichnis

D

E

I

O

T

U

V

W

X

Z